话说国医

山西卷

丛书总主编　温长路
本书主编　周益新
　　　　　张芙蓉

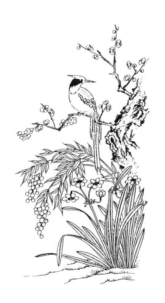

河南科学技术出版社
·郑州·

图书在版编目（CIP）数据

话说国医.山西卷/周益新，张芙蓉编著.—郑州：河南科学
技术出版社，2016.7（2021.7重印）

ISBN 978-7-5349-8017-6

Ⅰ.①话…　Ⅱ.①周…②张…　Ⅲ.①中医学-医学史-山西省
Ⅳ.①R-092

中国版本图书馆 CIP 数据核字（2016）第 084101 号

出版发行：河南科学技术出版社
　　　　地址：郑州市郑东新区祥盛街 27 号　　邮编：450016
　　　　电话：(0371) 65788613
　　　　网址：www.hnstp.cn
策划编辑：马艳茹　高 杨　吴 沛
责任编辑：吴 沛　王艳红
责任校对：柯 姣
封面设计：张 伟
版式设计：王 歌
责任印制：张 巍
印　　刷：三河市明华印务有限公司
经　　销：北京集文天下文化发展有限公司
幅面尺寸：185 mm×260 mm　　印张：32　　字数：464 千字
版　　次：2016 年 7 月第 1 版　　2021 年 7 月第 2 次印刷
定　　价：168.00 元

总　序

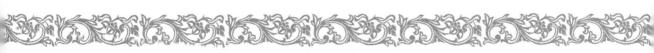

　　国医，是人们对传统中国医学的一种称谓，包括以汉民族为主体传播的中医学和以其他各不同民族为主体传播的民族医学，与现代习惯上的"中医学"称谓具有相同的意义。她伴随着数千年来人们生存、生活、生命的全过程，在实践中历练、积累，在丰富中沉淀、完善，逐渐形成了具有中国哲学理念、文化元素、科学内涵的，在世界传统医学领域内独树一帜的理论体系，为中华民族乃至全世界人民的健康做出了重大贡献。

　　中医具有鲜明的民族特征和地域特色，以其独特的方式生动展示着以中国为代表的、包括周边一些地区在内的东方文化的历史变迁、风土人情、生活方式、行为规范、思维艺术和价值观念等，成为中国优秀传统文化的有机组成部分和杰出代表，从一个侧面构建和传承了悠久、厚重的中国传统文化。自岐黄论道、神农尝百草、伏羲制九针开始，她一路走来，"如切如磋，如琢如磨"（《诗经·国风·卫风》），经过千锤百炼，逐渐形成了包括养生文化、诊疗文化、本草文化等在内的完整的生命科学体系，也是迄今世界上唯一能够存续数千年而不竭的生生不息的医学宝藏。

　　中国幅员辽阔，在不同的区域内，无论是地貌、气候还是人文、风情，都存在着较大差异。因此，在长期发展过程中也形成了具有相同主旨而又具不同特质的中医药文化。其方法的多样性、内容的复杂性、操作的灵活性，都是其他学科不可比拟也不能替代的。在世人逐渐把目光聚焦于中国文化的今天，国学之风热遍全球。国学的核心理念，不仅存在于经典的字句之中，重要的是蕴结于中国人铮铮向上的精神之中。这种"向上之气来自信仰，对文化的信仰，对人性的信赖"（庄世焜《坐在人生的边上——杨绛先生百岁答问》），是对文化传统的认知和共鸣。"文化传统，可分为大传统和小传统。所谓大传统，是指那些与国家的政治发展有关的文化内容，比如中国汉代以后的五行学说，就属于大传统。"（李河《黄帝文化莫成村办旅游》）无疑，中医是属于大传统范畴的。中国文化要全面复兴，就不能不问道于中医，不能失却对中医的信仰。要准确地把握中医药文化的罗盘，有必要对中医学孕育、形成、发展的全过程进行一次系统的梳理和总结，以从不同的地域、不同的视角、不同的画面全方位地展示中医学的深邃内涵和学术精华，为中医学的可持续发展，特别是众多学术流派的研究提供更多可信、可靠、可用的证据，为促进世界各国人民对中医更深层次的了解、认同和接受，为文化强国、富国战略的实施和中医走向世界做出更大的贡献。如此，就有了这个组织编撰大型中医药文化丛书《话说国医》的想法和策划，有了这个牵动全国中医学术界众多学者参与和未来可能影响全国众多读者眼球的举动。

《话说国医》丛书，以省（直辖市、自治区）为单位，每省（直辖市、自治区）自成一卷，分批、分期，陆续推出。丛书分则可审视多区域内的中医步履，合则能鸟瞰全国中医学之概观。按照几经论证、修改、完善过的统一范式组织编写。丛书的每卷分为以下四个部分：

第一部分——长河掠影。讲述中医从数千年的历史中走来，如何顺利穿越历史的隧道，贯通历史与现实连接的链条，是每卷的开山之篇。本篇从大中医概念入手，着眼于对各省（直辖市、自治区）与中医药发展重大历史事件关系的描述，既浓彩重笔集中刻画中医药在各地的发展状况和沧桑变迁的事实，又画龙点睛重点勾勒出中医学发展与各地政治、经济、文化的多重联系。在强调突出鲜明思想性的原则下，抓住要领、理出线条、总结规律、突出特色，纵横历史长河，概说中医源流，彰显中医药文化布散于各地的亮点。

第二部分——历史人物。该部分是对各地有代表性的中医药历史人物的褒奖之篇。除简要介绍他们的生卒年代、学术履历、社会交往等一般项目外，重点描述他们的学术思想、学术成就和社会影响。坚持按照史学家的原则，实事求是，秉笔直书，不盲目夸大，也不妄自菲薄，同时跳出史学家的叙述方式，用文学的手法将人物写活，把故事讲生动。其中也收入了一些有根据的逸闻趣事，并配合相关图片，以增加作品的趣味性和可读性，拉近古代医家与现代读者的距离。

第三部分——往事如碑。该部分表现的主题是在中国医学史上值得记上一笔的重大事件：第一，突出表现自然灾害、战争、突发疫病等与中医药的关系及其对医学发展的客观作用；第二，重点反映中医地域特色、不同时期的学术流派、药材种植技术与道地药材的形成等对中医药理论与实践传承的影响；第三，认真总结中医药在各个历史时期对政治、经济、文化生活等产生的积极作用。以充分的史料为依据，把中医药放到自然的大环境、社会的大背景下去考量，以充分显示她的普适性和人民性。

第四部分——百年沉浮。即对1840年以来中医药发展概况的回顾和陈述，特别关注在医学史上研究相对比较薄弱的民国时期中医药的发展状况，包括中医的存废之争、西学东渐对中医的挑战和影响，以及新中国成立、中医春天到来后中医药快速发展的情况和学术成就等。梁启超说："凡在社会秩序安宁、物力丰盛的时候，学问都从分析整理一路发展。"（《中国近三百年学术史》）通过对不同阶段主要历史事实的综合和比对，借镜鉴、辨是非、放视野、明目标，以利于中医未来美好篇章的谱写。

作为中医药文化丛书，《话说国医》致力于处理好指导思想一元化与文化形式多样性的关系。在写作风格上，坚持以中医科学性、思想性、知识性为导向，同时注重在文化性、趣味性、可读性上下功夫，以深入浅出的解读、趣味横生的故事、清晰流畅的阐释，图文并举，文表相间，全方位勾画出一幅中医学伟大、宏观、细腻、实用的全景式长卷。参加本书编纂的人员，都是从全国各地遴选出的中医药文化研究领域内的中青年中医药学者，他们头脑清、思维新、学识广、笔头快，在业内和社会上有较大影响和较高声誉，相信由他们组成的这支队伍共同驾驭下的这艘中医药文化航母，一定会破浪远航，受到广大读者的支持和欢迎！

丛书在全国大部分省、市、自治区全面开始运作之际，写上这些话，也算与编者、作者的一种交流，以期在编写过程中能对明晰主旨、统一认识、规范程序起到些许作用；待付梓之时，就权作为序吧！

温长路

2012 年 12 月于北京

目　录

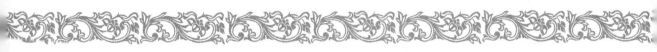

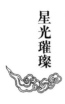

星光璀璨

往事如碑

293

百年沉浮

附

录

长河掠影

表里山河话三晋

山西是中华民族的主要发祥地和较早开发的地区之一，为华夏文明的摇篮，具有悠久的历史、优秀的文化遗产和丰富的医药文明。追溯中华文明的起源离不开山西，探寻岐黄医学的足迹也不能离开山西。

山西地处华北平原之西，黄河中游以东、太行山以西、内蒙古高原南侧，四周山河环绕，与邻省（区）有天然的分界。西隔黄河与陕西省相望，南抵黄河与河南省为邻，东及东南依太行山与河北、河南两省毗连，北界长城与内蒙古自治区相邻，是一个有天然屏障可居的行政区。全省的平面轮廓略呈一个由东北斜向西南的平行四边形，东西介于东经 $110°14′ \sim 114°33′$，宽达 385 千米；南北介于北纬 $34°34′ \sim 40°44′$，长达 682 千米；总面积为 156 579 平方千米，约占全国面积的 1.64%。

从全国来看，山西处于华北平原与内蒙古高原、黄土高原三大自然单元之间，紧靠京津和沿海经济发达地区。东部耸立着峻峭的太行山，俯瞰着京津和华北大平原，是保卫京师和沿海地区的西部天然屏障，背负大西北，西面有黄河天险阻隔，北面有两道长城为限，中部有一条纵贯全省的河谷盆地，是一条从北部边疆通向中原腹地的天然军事"走廊"。因此，山西的地理位置非常重要，"襟山带河"，素有"表里山河""最为完固"之誉，历来是兵家必争之地。元代名臣郝经所上《河东罪言》明确指出"河东，表里山河，形胜之区，控引夷夏，瞰临中原"，处于"九州之冠"的特殊地位。在《便宜新政》中，郝经重申"燕都东控辽碣，西连三晋，背负关岭，瞰临河朔"，再次指出山西地区在屏藩燕都，统一天下，方使"太平可期"的重要作用。清初著名地理学家顾祖禹在他的《读史方舆纪要》中，对山西的地理形势做了精辟的分析："其东，则太行为之屏障。其西，则大河为之襟带。于北，则大漠、阴山为之外蔽，而勾注、雁门为之内险。于南，则首阳、底柱、析城、王屋诸山，滨河而错峙。又南则孟津、潼关皆吾门户也。汾、浍萦流于右，漳、沁包络于左，则原隰可以灌注，漕粟可以转输矣。且夫越临晋，泝龙门，则泾渭之间，可折箠而下也。出天井，下壶关，邯郸、井陉而东，不可以惟吾所向乎？是故天下之形势，必有取于山西也。"至于"京师之安危，常视山西之治乱。盖以上游之势，系于山西也"，"因势乘便，可以拊天下之背而扼其吭"。并列举了上自春秋，下迄明代的 51 个战例，说明了山西的重要战略地位。

山西名称的由来

山西省的大部分地区，在春秋时期（前 770~前 476 年）为周朝的诸侯国晋国所有，所以自古简称"晋"。春秋末期韩、赵、魏分晋，史称"三晋"，后遂成为山西地区的别名。其实，这个称呼并不确切，因为当时韩、赵、魏的领土还包括今河南、河北、内蒙古的很多地方，不只是在山西一省。又因山西地处黄河中游山陕峡谷河段之东，战国时期及秦汉间，多把今山西西南部称为"河东"，唐以后就以"河东"泛指今山西全境，"河东"遂成山西又一别称。

战国至西汉，人们是以崤山（今河南省三门峡市东南）或华山（今陕西省华县东）为界来区分山西、山东地区的，当时的"山西"，是指函谷关以西地区，即今陕西西安为中心的地区，与今天山西省所辖地域无关；当时的"山东"，主要指函谷关以东的黄河流域，有时也泛指战国时期秦以外的六国领土。今天的山西地区当时是列入山东范围内的。其后，人们又以太行山为界来区分山东、山西或山左、山右，山西地区处在太行山之西、之右，于是又有山西、山右等别称。《后汉书·邓禹传》记载邓禹平定河东地区之后，光武帝下诏称赞他"斩将破军，平定山西，功效尤著"。范晔也在"后论"中讲到邓禹"中分麾下之军，以临山西之隙"。明确把今山西划到山西地区。但当时所说的"山西"，所指虽是今山西省，但仍是地区名，而不是行政区名。隋炀帝杨广大业十一年（615年）封李渊为"山西河东慰抚大使"，"命往山西河东黜陟讨捕"，此处"山西"亦是地区名。直到元代，因京师蓟门之西有太行山，故把太行山之西的政区置为河东山西道，这是以"山西"作为行政区名称的开始。明初，改元之河东山西道为山西行中书省，简称山西省，不久（1376年）又改为山西承宣布政使司。清代置山西省，沿袭至今。清代顾炎武《日知录》卷三十一"河东山西"条云："河东、山西，一地也。唐之京师在关中，而其东则河，故谓之河东；元之京师在蓟门，而其西则山，故谓之山西，各自其畿甸之所近而言之也。古之所谓'山西'即今关中。《史记·太史公自序》：'萧何填抚山西。'《方言》：'自山而东，五国之郊。'郭璞解曰：'六国惟秦在山西。'"

行政区域的沿革

山西历史悠久。早在180万年前，中华民族的祖先就在山西这块土地上繁衍生息。位于芮城县境内的西侯度遗址，是全省百余处旧石器时代文化遗址中最早的一处，也是世界上著名的最早文化遗址之一。匼河文化、丁村文化、许家窑文化、峙峪文化、下川文化遗址都是三晋史前文化的重要见证，新石器时代的文化遗址更是遍布三晋南北。历史传说中的炎帝、黄帝、水神共工的部落均活动于山西境内；神农教民稼穑于长子，后稷种植百谷于稷山，嫘祖养蚕制衣于夏县。其后，尧都平阳（今山西省临汾市）、舜都蒲坂（今山西省永济市）、禹都安邑（今山西省夏县）。女娲补天、夸父逐日、精卫填海、大禹治水、愚公移山等优美的神话都是三晋史前文化的见证。《尚书·禹贡》载，夏禹治水后，分天下为九州，今山西处于冀州之域，当时的冀州包括今山西南部和与之相连的河北、河南以及山东部分地区。

禹传位于其子启，开创了"家天下"之制。前2070年至前1600年前后，为夏王朝统治时代。关于夏都所在历来有两种说法：一种说法是在阳翟（今河南禹县），另一种说法是在安邑（今山西夏县西北）。据说，夏族兴起于晋西南，大禹时势力发展到豫西，曾建都阳翟。启建夏后，由于遭到东夷族群的反对，便迁都安邑。① 从禹曾被封在夏地，人称夏伯，最初治水的地点如壶口、首阳、霍太山等亦都在山西南部来看，晋南应是夏族和夏王朝活动的中心，自古称作"夏墟"。夏县东下冯文化等遗址的发现，也从考古学上印证了山西的晋南地区曾是夏人的活动区域。关于夏朝在山西的势力范围，邹衡从考古的角度认为："夏王朝在山西境内直接控制的地域似乎仅限于晋西南的汾水下游和涑水流域。""而其影响所及，或可到晋北，甚至内蒙古。"②

前 1600 年商汤伐夏，大战于鸣条，夏桀亡于是地。今涑水、青龙河即有土丘鸣条冈，当是其时大战之区。商朝统治着广大的中原地区，包括山西南部。山西南部的一些地方，包含在以商王为首的中央政权直接统治的"邦畿千里"之内。商朝并不是一个中央集权的国家，而是采用"方国制"，即各地方国是商王的属国，但各方国统治者同样可称王，据殷墟甲骨文记载商代方国有 50 多个。地处山西的方国有唐（今翼城）、箕（今太谷东）、缶（今永济北）、剟（今芮城）、虞（今平陆）、基方（今隰县、蒲县间）、亘方（今垣曲）、黎（今长治南）、悖方（今河津）、土方（今大同市、朔州市北部）、猃方（今吕梁市、晋中市西部）、燕京戎（今晋中市）、西落鬼戎（今吕梁市）、余无戎（今屯留北）等。曾对商朝在西北的发展起了重要作用的沚伯的封地，也在今山西西北部。

前 1046 年，武王灭商，建国号为周（前 1046～前 771 年）。周初分封诸侯，建 71 国。山西境内主要是晋国。周成王诵十年（前 1033 年），封其弟叔虞于唐（今翼城、曲沃间），叔虞卒，其子燮父改国名为晋。晋国存在约 600 年。山西境内的诸侯国，还有霍（今霍州）、魏（今芮城）、耿（今河津）、贾（今临汾）、郇（今临猗）、虞（今平陆）、杨（今洪洞）、赵（赵城，今洪洞）、黎（今黎城）、潞（今潞城）、徐（今屯留）等，先后均被晋国吞并。春秋初，晋国较小，《史记》称其地域为"河汾之东，方百里"而已，至晋献公时疆土日辟，史载宰孔言献公

① 王晓毅，乔文杰. 岁月遗珠：20 世纪山西考古重大发现的文化解读［M］. 太原：山西出版集团·山西人民出版社，2006：1.

② 邹衡. 夏商周考古学论文集［M］. 北京：文物出版社，1980：278，138. 转引自：杨秋梅. 山西历史与文化［M］. 太原：山西出版集团·三晋出版社，2008：20.

时领地："景霍（即太霍山）以为城，而汾、河、涑、浍以为渠，戎狄之民实环之。"（《国语·晋语二》）到晋文公称霸中原，吞并周围小国，兼并戎狄部落，其领地已占有今山西大部、河北南部、河南和陕西之一部分，进入了极盛时期。为了巩固统治，晋国在边僻之地设郡，在内地置县，有了郡县建制，为我国划分地方行政单位之始。《左传》载晋国有县50多个，如瓜衍（今孝义市）、邬（今介休东北）、祁（今祁县）、平陵（今文水东北）、梗阳（今清徐）、涂水（今晋中市西南）、马首（今寿阳）、盂（今阳曲大盂）、铜鞮（今沁县）、杨氏（今洪洞）、平阳（今临汾市）、箕（今太谷）等。

战国之始，三家分晋。赵国有云中（今长城北）、雁门（今右玉南）、太原、代（今广灵及河北蔚县）、上党（今长子西）诸郡，领地皋狼（今方山）、蔺（今柳林）、中阳、离石、祁、梗阳（今清徐）、晋阳（今太原市）、榆次（今晋中市）、狼孟（今阳曲）、阏与（今和顺）、仇由（今盂县）、阳邑（今太谷）、中都（今平遥）、平舒（今广灵）等地。魏国有魏（今芮城）、蒲坂（今永济市）、命瓜（今临猗令狐）、汾阴（今万荣荣河）、安邑（今夏县）、垣（今垣曲）、曲沃、绛（今襄汾汾城）、北屈（今吉县）、蒲阳（今隰县）、平周（今介休）、潞（今黎城）、泫氏（今高平）、高都（今晋城）、百邑（今沁源）等地及上党郡。韩国有涅（今武乡）、铜鞮（今沁县）、屯留、长子、端氏（今沁水）、濩泽（今阳城）、高梁（今临汾市东北）、陉城（今曲沃东）、皮牢（今翼城）、平阳（今临汾）等地。

秦朝统一中国，改分封制为郡县制，分天下为36郡。在山西境内设5郡21县，分别是：河东郡治安邑（今夏县西北禹王村），辖有安邑（今夏县）、蒲坂、左邑（今闻喜）、北屈、平阳、皮氏（今河津）6县；太原郡治晋阳（今太原市西南），辖有晋阳、界休（今介休）、邬（今介休东北）、兹氏（今汾阳西南）、离石、榆次、霍人（今繁峙东）7县；雁门郡治善无（今右玉县南），辖有善无、马邑（今朔州市）、平城（今大同市）3县；代郡治代县（今河北蔚县西南代王城），辖有班氏（今大同市西南）、延陵（今天镇，后废）2县；上党郡治长子，辖有长子、铜鞮、壶关3县。

汉朝沿袭秦郡县制，同时又分封宗亲功臣，形成郡国并存制，当时有郡国103

个、县 1 314 个,山西境内有 6 郡 95 县:河东郡,辖 24 县;太原郡,辖 21 县;上党郡,辖 14 县;代郡,辖 18 县,在山西者 11 县;雁门郡,辖 14 县;西河郡,辖 36 县,在山西者 11 县。汉初封异姓王魏王豹于晋地中部与南部,后灭魏,封韩王刘信于晋地中部与北部。汉高祖十一年(前 196 年)皇子刘恒先封代王,领有晋地中部、北部,初都晋阳,后徙中都(今榆次)。前 195 年,刘邦死,诸将诛吕氏一族,迎立刘恒继位,是为汉文帝。文帝分代国为二,一曰代,一曰太原。皇子刘武为代王,刘参为太原王。汉武帝时,取消代国,晋北雁门郡、代郡列入汉九边郡之一。武帝元封五年(前 106 年)全国设 13 州刺史部,晋地属并州刺史部,分监 9 郡:太原、上党、代郡、朔方、五原、云中、定襄、雁门、上郡。(《汉书·武帝纪》)河东郡属司隶校尉部。至东汉时,全国 13 州郡,山西分属共 3 州、1 司隶、7 郡、1 国、81 县。3 州为并州、幽州、冀州;7 郡为太原、上党、雁门、代、河东、定襄、西河;1 国为常山国(都河北元氏县);山西西南部属司隶部,北部为羌人所据有。

三国时期,东汉政权在军阀混战中灭亡,形成魏、蜀、吴三国鼎立。山西属魏国,曹魏的政区大抵沿袭东汉,为州郡县三级制。西南部属司州,有平阳、河东 2 郡。魏齐王正始八年(247 年),河东郡分为河东、平阳两郡。河东郡治安邑,领 12 县;平阳郡治平阳,领 10 县。东南部、中部、北部属并州,有雁门(治广武,即今代县)、新兴(治九原,即今忻州市忻府区)、太原(治晋阳)、西河(治兹氏,即今汾阳)、乐平(治乐平,即今昔阳)、上党(治壶关)6 郡。桑干河以北为鲜卑族拓跋氏所占。

西晋承袭汉魏旧制,山西西南部属司州,辖平阳(有永安、临汾等 12 县)、河东(有安邑、猗氏等 9 县)2 郡;北中部与东南部属并州,辖太原国(有中都、祁等 13 县)、西河国(有中阳、离石等 4 县)、上党郡(有潞、武乡等 10 县)、乐平郡(有上艾、寿阳等 5 县)、雁门郡(有平城、马邑等 8 县)、新兴郡(有定襄、云中等 5 县);东北部的平舒县(今广灵),属幽州的代郡。

西晋灭亡前十六国时期,山西先后为汉与前赵(今山西南部、中部)、后赵(今山西南部)、前燕(今山西中南、西南)、前秦(今山西中南)、代(今山西西北）诸国所占有。淝水之战后，山西中南部先后为西燕、后燕、后秦、夏占有。至北魏太延五年（439年），山西全境为北魏统一，北魏的地方行政区划依汉制也分为州、郡、县三级，在山西置有恒州（州治今山西大同）领代郡、高柳、灵丘、繁峙、善无、桑干、平齐7郡14县，朔州（州治今内蒙古和林格尔，后寄治今山西寿阳）领太安、神武、广宁、太平、附化5郡13县，云州（旧置朔州，后陷，改称云州，寄治今山西文水）领盛乐、云中、建安、真兴4郡9县，蔚州（寄治今山西介休）领始昌、忠义、附恩3郡7县，显州（寄治今山西孝义）领定戎、建平、真君、武昌4郡4县，并州领太原、武乡、上党、乐平、襄垣5郡26县，肆州（州治今山西忻州）领永安、秀容、雁门3郡11县，晋州（州治今山西临汾）领平阳、北绛、永安、西河、冀氏、南绛、义宁等12郡31县，建州（州治今山西泽州）领高都、长平、安平、泰宁4郡10县，汾州（州治今汾阳）领西河、吐京、五城、定阳4郡10县，东雍州（州治今山西新绛）领邵上、高梁、正平3郡8县，泰州（州治今山西永济蒲州）领河东、北乡2郡7县，陕州领河北郡（郡治今山西平陆）4县。①

南北朝时期，北魏分为西魏、东魏。东魏领有山西大部，西魏仅占有西南3郡。后北齐、北周分别取代东西魏。北齐在山西置有恒、朔、肆、并、西汾、南朔、戎、南汾、晋、建、东雍等12州，共24郡；北周在山西置有勋、晋、邵、虞4州，共4郡。

隋初取消郡，而在重要的诸州设总管府。在山西有并（晋阳）、代（雁门）、隰（隰州）、朔（鄯阳）4州设总管府，继而废总管府，改州为郡，为郡县两级制。在山西省有13郡、88县。即太原郡（治并州），辖晋阳、太原、交城、汾阳、文水、祁县、寿阳、榆次、太谷、乐平、和顺、辽山、平城、石艾、盂县15县；西河郡（治介州），辖隰城、介休、永安、平遥、灵石、绵上6县；离石郡（治石州），辖离石、修化、定胡、平夷、太和5县；雁门郡（治代州），辖雁门、繁峙、崞县、五台、灵丘5县；马邑郡（治朔州），辖善阳、神武、云内、开阳4县；楼烦郡，辖静乐、临泉、秀容3县；上党郡（治潞州），辖上党、长子、潞城、屯

---

① 山西省史志研究院. 山西通史·秦汉魏晋南北朝卷 [M]. 太原：山西人民出版社，2001：262-270.

留、襄垣、黎城、涉县（今在河北省境）、乡县、铜鞮、沁源10县；长平郡（治泽州），辖丹川、沁水、端氏、濩泽、高平、陵川6县；临汾郡（治晋州），辖临汾、襄陵、冀氏、杨县、霍邑、汾西、岳阳7县；龙泉郡（治隰州），辖隰川、永和、楼山、石楼、蒲县5县；文城郡（治汾州），辖吉昌、文城、伍城、昌宁4县；绛郡（治绛州），辖正平、翼城、绛县、曲沃、稷山、闻喜、垣县、太平8县；河东郡（治蒲州），辖河东、桑泉、汾阴、龙门、芮城、安邑、夏县、河北、猗氏、虞乡10县。

唐初先行州（郡）县二级建制，后演变为道统州（府）、州（府）统县的三级制。山西基本属河东道，辖2府19州110县，其中武州、新州、宪州3州8县设于唐末，原先实有16州105县。二府为太原府，武德（618~626年）初改为并州，长寿元年（692年）以太原为北都，天宝初（742年）改北都为北京，辖13县；河中府，唐初置蒲州，玄宗时改为河中府，置中都，辖13县。16州为晋、绛、慈、隰、汾、岚、蔚、石、忻、代、云、朔、潞、泽、沁、仪。

五代初，山西中北部为晋所据，后唐同光（923~926年）后，山西全省境为后唐所据，继为后晋所代，又继为后汉所代。五代后期，山西中北部并、汾、忻、代、岚、宪、隆、蔚、沁、辽、麟、石12州为北汉所据，西南部为后周所据。

宋初沿唐制，实行道、州、县三级行政管理。宋太宗时，改为路、州、县三级。山西大部属河东路，唯西南部属永兴军路。路之下在州之外，尚有同级的府、军、监，再以下是县。军是宋代特殊的地方行政机构，多设军事要地，与府、州同级，地位略低于州，长官称知军事，兼理民事，并设通判等各级官吏，员额少于府、州。其时河东路治所设在太原，辖3府、14州、8军、82县。3府为：太原府（治阳曲），辖阳曲、太谷等10县；隆德府（治上党），辖上党、屯留等8县；平阳府（治临汾），辖临汾、洪洞、霍邑等10县。14州有11州在今山西境内，即绛州（治正平），辖6县；泽州（治晋城），辖6县；代州（治雁门），辖4县；忻州（治秀容），辖2县；汾州（治西河），辖5县；辽州（治辽山），辖4县；宪州（治静乐），辖1县；岚州（治宜芳），辖3县；石州（治离石），辖3县；隰州（治隰川），辖6县；慈州（治吉乡），辖1县；丰州无辖县。麟、府二州在今陕西。八军为威胜军，辖铜鞮、武乡、沁源、绵上 4 县；平定军辖平定、乐平 2 县；岢岚军辖岚谷 1 县；宁化军辖宁化 1 县；晋宁军辖定朝、临泉 2 县；火山军、保德军、庆祚军（在平阳府）均不辖县。永兴军路在山西境内有 1 府、1 州、10 县，府即河中府，治河东，辖 7 县；1 州即解州，治解州，辖 3 县。另于府、州、军外设监，主要设在重要矿产地，也是地方行政机构。如太原设大通监（今山西省交城县西北、永利监（今山西省太原市晋祠东北），主铜铁冶炼；汾州设永利西监。

辽国兴起于中国北方后，占有今山西北部，起初，辽仅在大同设有大同军节度使、云中治所。辽重熙十三年（1044 年），辽将大同升格为西京，与上京临潢府（今内蒙巴林左旗东南波罗城）、东京辽阳府（今辽宁辽阳市）、中京大定府（今内蒙宁城西）、南京析津府（今北京城西南）并称为五京。大同升为西京后，非亲王不得主之，并在大同置西京道，下辖 1 府、1 节度使司、11 州军。西京道所辖，属今山西北部地区的为 1 府 4 州 15 县。1 府为大同府，治大同。4 州有蔚州、应州、朔州、武州宣武军。15 县有大同府的大同县（治在今大同市境）、云中县（治在今大同市境）、天成县（今天镇）、长青县（治在今阳高县大泉山）、奉义县（治在今大同市东北郊）、怀仁县（今怀仁）；蔚州的灵丘县（今灵丘）、广陵县（今广灵）；应州的金城县（今应县）、浑源县（今浑源）、河阴县（今山阴县山阴城南）；朔州的鄯阳县（今朔州市）、马邑县（今朔州市东马邑镇）、宁远县（今五寨县西北大武州一带）；武州宣武军的神武县（今神池县）。

北宋末期，金国灭辽，继而灭北宋。金遂在今山西境内设置西京路、河东北路、河东南路行政区划。西京路（辽为西京大同府），金置西京都总管府，后置留守司，所辖有大同府、德兴府及朔、武、应、宁边等 14 州。府州之下辖镇、县。河东北路，置兵马都总管府，辖有太原府及晋、忻、平定、汾、石、代、隩、宁化、岚、岢岚、保德、管等 12 州。河东南路，辖有平阳府、河中府及隰、吉、绛、解、泽、潞、辽、沁等 8 州。其中少数州、县、镇在今内蒙古、河北、河南境内者，不述。金朝在府、州之中，亦兼设军事节镇。其中西京路设置顺义军（朔州）、彰国军（应州）；河东北路设置武勇军（太原府）、汾阳军（汾州）、震武军（代州）、镇西军（岚州）；河东南路设置护国军（河中府）、绛阳军（绛州）、昭义军（潞州）与宝昌军（解州）。

元朝统一中国后实行行省制，中央为中书省；各地设行中书省，行省下有路、府、州、县四级政区。全晋及河北西北部、内蒙古部分地区，设河东山西道宣慰使司及肃政廉访司，治所在大同与太原。河东山西道宣慰使司辖大同一路。大同路统领1录事司、直辖5县、下设8州，州（府）县的设置，分布在雁北、朔州地区。河东山西道肃政廉访司，辖冀宁、晋宁两路，冀宁路统领1录事司、直辖10县、下设14州，州（府）县分布在晋中、吕梁、忻州地区并由平定州（今平定、昔阳）；晋宁路即原平阳路，统领1录事司、直辖6县、统辖1府、下设9州，州（府）县分布于临汾、运城及上党地区。另有上都路，辖山西境内的灵丘、广灵2县。

明朝行政区划是省、府（州）、县三级制，洪武元年（1368年），明承元制。洪武二年（1369年），承元制在山西置行中书省。洪武九年（1376年），明在全国各行省设承宣布政使司、提刑按察使司、都指挥使司三个互不隶属的省级地方政权机构，合称"三司"。承宣布政使司长官称布政使，掌民政财政，隶属于中央吏部和户部；提刑按察使司长官称按察使，掌司法监察，隶属于中央都察院和刑部；都指挥使司长官称都指挥使，掌军事，隶属于中央五军都督府和兵部。山西"三司"均驻太原。山西布政使司派出机构驻各地分区，称分守道，有冀宁道（驻省）、河东道（驻蒲州）、冀北道（驻大同）、冀南道（驻汾州）。布政使司下设府、州、县，初领4府、4州，万历二十三年（1595年）改汾州为府，始领5府、3直隶州、16属州、79县。州分散州、直隶州两种，散州属府，直隶州属布政使司，类似现今之地级市和县级市。5府为太原府、平阳府、汾州府、潞安府、大同府。3直隶州为泽州、沁州、辽州（今左权）。太原府治阳曲，领平定、忻、代、岢岚、保德5州，20县。平阳府治临汾，领蒲、解、绛、霍、吉、隰6州，28县。汾州府治汾阳，领永宁1州，7县。潞安府治长治，领8县。大同府治大同，领浑源、应、朔、蔚4州，7县。直隶泽州治今晋城，领4县；沁州治今沁县，领2县；辽州治今左权县，领2县。

清承明制，实行四级行政机构，即省、道、府、州县。顺治初，在山西设巡抚部院（省衙），为省最高行政机关，以巡抚领之，辖有4道、5府、3直隶州、

16 属州、77 县。巡抚部院之下设冀宁、冀南、冀北、河东 4 道，分别由 4 名分守道员掌管。冀宁道衙与巡抚衙门同住省城太原府，管辖太原府，太原府辖平定州、代州、忻州、保德州、岢岚州及阳曲、太原、榆次、五台、崞县、河曲、交城、文水、乐平等 5 州，20 县。冀南道衙驻汾州，辖汾州府、潞安府及沁州、泽州、辽州 3 个直隶州，潞安府辖长治、长子、屯留、襄垣、潞城、壶关、平顺、黎城 8 县；汾州府辖永宁州及汾阳、孝义、平遥、介休、石楼、临县、乡宁等 1 州 7 县；直隶州中沁州辖沁源、武乡 2 县，泽州辖高平、阳城、陵川、沁水 4 县，辽州辖和顺、榆社 2 县。冀北道驻大同，领管大同府及平虏等城堡，大同府辖浑源州、应州、朔州、蔚州及大同、怀仁、山阴、广灵、灵丘、马邑、广昌等 4 州，7 县。河东道驻解州安邑县之运城，辖理平阳府，平阳府辖蒲州、解州、绛州、吉州、隰州、霍州及临汾、洪洞、岳阳、汾西、安邑、平陆、河津、蒲县等 6 州 27 县。州县以下有里甲组织，属村级自治组织，不设政府官员管理。后康熙（1662～1722 年）、雍正（1723～1735 年）、乾隆（1736～1796 年）三朝，有所调整，到嘉庆（1796～1820 年）初，山西省总辖冀宁、河东、雁平、归绥 4 道，太原、汾州、潞安、泽州、平阳、蒲州、大同、宁武、朔平 9 府，平定、沁州、辽州、绛州、解州、霍州、隰州、忻州、代州、保德州 10 直隶州，岢岚、永宁、浑源、应州、朔州、吉州 6 散州及 85 县。此外，山西省还管理着归化城、萨拉齐、丰镇、清水河、托克托、宁远、和林格尔 7 直隶厅，皆在今内蒙古。

1912 年，中华民国成立后，仍承清制，山西为全国 23 省之一。1913 年改为省、县二级制，同年绥远脱离山西，为特别区；同时省内又设道，为省、道、县三级制。山西分为雁门、冀宁、河东三道，共辖 105 县。冀宁道（治阳曲），辖 44 县，大约相当今晋中、晋中南部地区；雁门道（治大同），辖 26 县，相当于今雁北和忻州地区大部；河东道（治运城），辖 35 县，相当于今晋南临汾、运城地区及晋中地区少数县。1927 年，又撤销道一级政区。抗日战争初期，山西依地理形势，将 105 县划为 7 个行政区：第一区，治五台；第二区，治岢岚；第三区，治沁县；第四区，治兴县；第五区，治长治；第六区，治汾西；第七区，治运城。各有所属县。

1937 年，日军占领太原，山西省政府迁往晋西南，辖区仅有吉县、大宁、隰县一隅。八路军总部及一一五师、一二〇师、一二九师开赴山西前线，开辟抗日根据地，先后建立晋绥边区、晋察冀边区、晋冀鲁豫边区。

1938 年，山西原有 7 个行政区，调整为 9 个，翌年又调整为 4 个；1940 年后，分全省为 18 个行政区，各区所辖县多属抗日根据地，不少县也不完全如旧，有的区甚全是虚设。

1945 年抗战胜利后，全省 105 县有 36 县为解放区，翌年又解放了晋南、晋东南、晋北各主要县，原省政府仅据有晋中铁路沿线各县。1949 年随着太原解放，全省归于统一。

新中国成立初，全省设 1 市、7 专区、92 县、8 市辖区、2 工矿区。1952 年底，调整为 6 专区、4 地级市、103 县、13 市辖区、1 镇。1958 年"大跃进"期间，省内若干县市多有撤并调整，从 1960 年至 1966 年，本省行政区划趋于稳定，分为 5 专区、4 地级市、96 县、10 市辖区。大致情况为：太原市，辖 5 区 2 县；大同市，辖 3 区；阳泉市，辖 2 区；长治市，由晋东南专区代管；雁北专区，辖 13 县，专署驻大同市；忻县专区，辖 16 县，专署驻忻县；晋中专区，辖 20 县，专署驻榆次县；晋东南专区，辖 16 县，专署驻长治市，晋南专区，辖 29 县，专署驻临汾县。

"文化大革命"期间，行政区亦时有变更；"文化大革命"后至 1995 年底，全省划为 5 个地区、6 个地级市、14 个县级市、86 个县、18 个市辖区、1 个县辖区、519 个镇、1 399 个乡、155 个街道办事处。合计 11 个地（市）、118 个县（市、区）、1 907 个乡（镇）。太原市，代管古交市，辖 5 区 3 县；大同市，辖 4 区 7 县；朔州市，辖 2 区 4 县；阳泉市，辖 3 区 2 县；长治市，辖 2 区 10 县；晋城市，辖 2 区 9 县；忻州地区，辖 2 区 12 县；晋中地区，辖 2 市 9 县；吕梁地区，辖 1 市 12 县；临汾地区，辖 3 市 14 县；运城地区，辖 3 市 10 县。

进入 21 世纪，随着改革开放中撤乡并镇、撤地设市工作的开展，山西行政区划又有新的变化。辖太原、大同、阳泉、长治、晋城、朔州、晋中、忻州、临汾、运城和吕梁 11 个地级市，古交、潞城、高平等 11 个县级市，阳曲、大同、长治、泽州、山阴、昔阳、代县、文水、汾西、闻喜等 85 县，省会太原市。其中，太原市辖杏花岭、小店、迎泽、尖草坪、万柏林、晋源 6 区，古交 1 市，清徐、娄烦、阳曲 3 县；大同市辖城区、矿区、南郊区、新荣区 4 区，左云、大同、浑源、阳高、天镇、广灵、灵丘 7 县；阳泉市辖城区、矿区、郊区 3 区，平定、盂县 2 县；长治市辖城区、郊区 2 区，潞城 1 市，长治、屯留、长子、平顺、壶关、武乡、襄垣、黎城、沁源、沁县 10 县；晋城市辖城区 1 区，高平 1 市，泽州、阳城、陵川、沁水 4 县；朔州市辖朔城、平鲁 2 区，右玉、山阴、怀仁、应县 4 县；晋中市辖榆次 1 区，介休 1 市，寿阳、平遥、灵石、祁县、太谷、榆社、左权、昔阳、和顺 9 县；忻州市辖忻府 1 区，原平 1 市，静乐、宁武、偏关、神池、五寨、河曲、保德、岢岚、代县、繁峙、五台、定襄 12 县；吕梁市辖离石 1 区，汾阳、孝义 2 市，中阳、交口、柳林、石楼、兴县、岚县、临县、方山、交城、文水 10 县；临汾市辖尧都 1 区，侯马、霍州 2 市，浮山、襄汾、曲沃、翼城、洪洞、蒲县、汾西、永和、大宁、隰县、吉县、乡宁、古县、安泽 14 县；运城市辖盐湖 1 区，永济、河津 2 市，临猗、芮城、稷山、万荣、新绛、闻喜、夏县、平陆、绛县、垣曲 10 县。

山西自然资源的特点

自然环境是由制约人类居住地域的地貌、气候、水源、生物与矿藏的形成、发展和分布等基本因素所构成的。山西省地处黄土高原东部，境内山川纵横交错，丘陵起伏跌宕，具有山多平地少的特点，从地貌形态来看，是一个被黄土广泛覆盖的山地高原。山地中地质结构复杂，地层较为齐全，成矿地质条件优越，矿产资源丰富，种类繁多，储量很大。如最常入药用的石膏矿储量丰富，含矿率平均 80%，主要产于汾河中下游的太原、平遥、介休、灵石、孝义、洪洞、蒲县、临汾，而平陆石膏储量最多，质量最佳。山西地形、气候复杂，植物种属和生态类型也较复杂多样，历史上曾是林木茂密、草原广阔，有着良好生态环境的地方。自秦汉以来无休止地砍伐垦荒，虽使生态环境逐渐破坏，但是，大部地区的森林、草原、动植物等各方面的生态资源尚处自然状态之中，加之当代对芦芽山、庞泉沟、历山、蟒河等自然区的保护，仍具有较为丰富的动植物药材资源，药用植物达 900 多种，国家级保护动物有 29 种。如兴县城东南的黑茶山、东面的石楼山、东北面的双双山等高山荒坡上各种药材丛生，野生动物成群。主要有党参、黄芪、黄芩、大黄、柴胡等各种中草药 300 多种。野生动物有金钱豹、云豹（土豹子）、麝等十余种。

山西地区属于大陆温带季风气候，南北差别较大，加上各地山岭阻隔，致使南北、东西呈现明显差异，形成复杂多变的气候特点。一般来说，春季干旱多风少雨，夏季暖热较多雨水，秋季晴和时有暴雨，冬季较为寒冷干燥；春秋短暂，冬季较长，西北高寒，东南暖湿。全境气温由南向北递减，由高山向盆地递增，昼夜温差较大。

这样的地理环境和气候条件决定了山西地区干旱、冰雹、霜冻、风沙等自然灾害频繁发生，如晋北地区十年九旱，土地贫瘠，地广人稀，广种薄收，"即大有之年，不抵南路之半"。疾病亦以外感伤寒为多，绝少温病。而三晋历代医家著作亦以研习伤寒为多，温病学著述绝无仅有。但这并不表示山西地区未有温病的发生和温病学理法方药的运用。诚如杨焕之（达夫）《温病讲义》跋中言："三晋地高气寒，向多伤寒证，自筑路开矿以后，户口日繁，煤毒熏蒸而温疫时作矣！医仍误为伤寒，贻害实深。先君时任事警厅卫生科，竭力提倡温病之治疗，每于疫病流行之时，辄多有挽救。"[1]

山西医药文化的特点

兼收并蓄，博采众长

黄河流域是中华文明最重要的发源地之一，三晋地区已被证实是黄河流域内文明最早产生并繁盛的区域之一。南部是中原农耕文化圈的中心地带，曾经是华夏民族早期的政治中心，常被称作华夏文明之摇篮；北部则属于北方游牧文化圈的边缘地带，并曾几度历经从游牧区到农耕区的变化。这样的形势，奠定了山西古代文化的基本格局，使山西成为中原文化与北方文化区系的有机结合部及民族交往融合的熔炉，从而形成了中国古代文化兼容并蓄的开放性特质，而且也使山西成为中国历史上举足轻重的战略之地和兵家逐鹿之地。山西在几千年的文明发

---

① 严世芸. 中国医籍通考（第四卷）[M]. 上海：上海中医学院出版社，1993.

展史上逐渐形成了自己独具魅力的文化特征，即三晋文化系统。这个文化系统是以华夏文化以及晋文化为核心，容纳边塞游牧文化、以佛教为代表的印度文化及来自西方的罗马、希腊文化，长期发展而形成的一种别具风格的文化系统。三晋文化具有中原农耕文化与北方游牧文化兼容并蓄、交相辉映的开放性特质，这种三晋历史文化的民族多样化的特点，不可避免地会在医学领域中渗透。

三晋医家亦秉承了山西人容纳百川的胸怀和不分畛域的气度，形成了在兼收并蓄中开拓创新的精神风貌。注重经典，溯源灵素，问道长沙，师从百氏，有的潜心研习《黄帝内经》《太素》，有的则精通《伤寒论》，有的对《黄帝内经》及张、刘、朱、李四大家医书莫不悉心研究，有的专门研习徐灵胎的医书，有的对吴又可的瘟疫学说深钻细研，还有以《医宗金鉴》为习医之本。经典著作及各家学说在山西历代医家治学和临床中发挥极其重要的作用。而三晋医家历代所编写的方书，更是取材丰富，兼收并蓄，博采众长，并亲身体验，屡试不爽，才以命世。

医文并重，三教融会

山西历史上，人文较为发达，涌现出许多光耀千古的文化名人且精通医学者。佛教从东汉初传入中国后，到魏晋南北朝而大盛，三晋地区最为显著。平阳法显、雁门慧远、昙鸾及其弟子俱是弘扬佛法的大"功臣"，慧远把儒道佛结合在一起，使佛学在哲学上成为汉化的佛学。昙鸾及其弟子兼通医学，以佛教的仁慈之心和精湛的医技，普济世人。三晋医家有佛医、道医、儒医、世医等特点，医学与儒道释文化有深厚渊源。三晋医家中儒医最多，唐宋金元时期，最显著的特征是文仕通医，仕宦之暇，以医为余事，如王勃、文彦博、元好问等文人显宦，皆有医学著作传世。明清时期，大多医家是诸生、庠生、贡生、廪生等，或有医学训科、医学典科等官职。山西道观庙宇很多，宗教文化普及到社会各个阶层，有劝善的一面，也有迷信的一面，兼事医学的道教徒和佛教徒也大有人在，奇人异事之说甚多。潞州宋铨遇异人授秘方，洪洞韩昌遇一老僧秘传医术，介休武璵也是得异人传授，平定杨耀祖幼遇异人，遂精岐黄术。大同任荣，世代业医，好神仙术，明弘治（1488~1505年）年间无疾而终，而第二年乡人过陈州，见他施药于市口，明嘉靖壬辰年（1532 年）有人又遇见他在伏牛山，神奇诡异如此。而民间之医画符施药，装神弄鬼，百姓求神拜佛，问医于巫等现象更是比比皆是，至今不绝。即使高明如傅青主，其在《祈药灵应记》也记述了其父"病伤寒十余日，危证皆见"，亲往南关文昌夫子庙中祈药，午晨服药，"睡比晚，不烦剧"，且"及夜分醒时，前诸危症尽除，再不少作，自是日就平泰也"。傅山"追记尊神灵异，书付弟子辈无缓也"。

医德为先，广济博施

医乃仁术，对任何患者都要关心、体贴、爱护，不分贫富贵贱，一视同仁，做到竭诚尽智，全力救治。三晋医家多能不分贫富，不计得失，深受民众敬仰。明清时期，山西人士经商成风，在浓厚的儒家思想熏陶下，形成一种儒商相通、义利相辅的观念，故山西医家多志存救济，不贪财利，广济博施，以救人疾苦为先。

精通各科，辨证严谨

三晋医家无论是在医学或药学学术理论的探讨方面，或是对临证各科的创新阐微，都曾有过不少建树，做出过不少贡献。惜乎山西地处边陲，战乱频仍，医药文献大多损失殆尽，即现留存下来的零章散编，亦可窥知历代医家医学成就和临证水平。如明末清初的傅山，学问渊博，医术高明，内外妇儿无不精通，妇人孺子咸知其名，迹近于仙，可谓山西医家特点的卓越代表。诚如郭霭春《中国分省医籍考》中所说："山西名医甚多，而此独言傅先生者，是因为他蹑汉企宋，学问宏通，为举世所推崇的原因，倘若责以举一废百，则不敢承。"

学贵践履，身体力行

梁启超《清代学术概论》云："南人明敏多条理，故向著作方面发展；北人朴素坚卓，故向力行方面发展。"山西学人重力行，重实践，本为北方学人之共性。山西人拙于言而敏于行，轻于论而笃于用，为学醇谨笃实，不喜高远奇论，必以力行为事，多笃于务实而少于著述，流于后世的医学著作寥若晨星。傅山虽有著作《傅青主女科》，也无高深的理论阐述，而其创立的方剂却实用而有效，故为近代妇产科学家所推崇。诚如岳美中所说："读傅氏书，须知最大创造发明处就在他的方剂。这是他几十年研究医学，经过实践总结出来的经验，万勿忽略。"（《岳美中医话集》）这也是自该书刊印后，百年来竟刻印、石印、铅印及改编近百次的原因。

当然，由于自然环境的限制，地处边陲，战争频仍，文物典籍多毁于战火，极大地制约了山西医学文化事业的发展。随着宋以后自然气候的变化，文化重心的偏移，山西地瘠民贫，灾荒频发，经济不发达，尤其是明清以来，自然灾害频仍，经济文化的落后，亦导致了山西医学发展的缓慢。

山西医学对外的影响

人是文化的载体。山西文化在明清以前完全呈外向型的发展态势，具有内向性特征和凝聚力的山西文化是在明清时期逐渐形成的。西晋"永嘉南渡"、唐代安史之乱、北宋"靖康之祸"，因受战乱导致的大批士民南迁，北方游牧民族的流入，明初"大槐树移民"之类政府组织的强制迁移，以及晋商的流动、清代的"走西口"等，将包括医学在内的三晋文化带向四方。

三晋移民遍及全国各地，甚至迁徙海外，这给当地的民风民俗注入了许多三晋文化的元素，从而加速了三晋医学在华夏大地的传播。

宋代靳豪，其先本三晋人，后居东京之显仁坊（今河南开封）。通晓医理，隐居卖药为生，后得小儿秘方，用之奇验。高宗南渡，扈跸武林，后征入太医院，任御医。数至靳从谦，为御直翰林医官，绍兴三年（1133 年）赐敕特晋三阶，出内府《百子图》赐之，命以所居巷为百子图巷。其后至明末清初有靳起蛟，蛟子靳鸿绪，孙靳咸、靳吉、靳谦均能世其家业，以医知名于时。

南宋末医家王幼孙（1223—1298），字季稚，号自观先生。其祖太原人，唐末避乱徙居庐陵（今江西吉安）栋头。博览经史，兼涉医学。因母刘氏患痰疾而留心医药，所著医书有《简便方》一卷、《经验方》一卷。

吕复，其先河东人，后迁鄞县。因母病，攻岐黄术。为人治病，每获良效，今存验案。所著《群经古方论》对历代医书、作者、内容、特点均有评述。又有《论诸医》一文，对历代名医均有中肯评价。另撰有《内经或问》《灵枢经脉笺》《五色诊奇咳》《切脉枢要》《运气图说》《养生杂言》《脉序脉系图》《难经附说》《四时燮理方》《长沙论伤寒十释》《运气常变释》《松峰斋杂著》等，均佚。

蒋武生（1351—1424），字用文，祖为魏（今山西）人，洪武初迁句容（今属江苏），遂入南京。祖父蒋梦雷，任扬州路医学教授。父蒋伯雍，元末官至崇州通判，明初任兰阳县丞。蒋武生早承家学，尤精于医。被荐入太医院，授御医。永乐八年（1410 年）升太医院院判，6 年后任承德郎。医宗李东垣、朱丹溪之学，不拘泥于古法，探究病所，常自为方，众医难愈者治辄有效。永乐二十二年（1424 年）谢病归里。诏赠"恭靖"。著《治效方论》，已佚。

外来医家对山西医学的贡献

魏晋以降，大量北方游牧民族内迁，随着那这些民族名称在历史上的逐渐消失，体现的是汉化的大趋势，但是不同文化不同种族的数次侵入叠压，势必留下自己的文化痕迹，改变原有的文化底色。而这些民族的内迁过程中，自然不乏知医明药之人，融入了三晋医学发展的内涵之中。

韦宙（？—866），韦丹子，唐京兆万年（今陕西西安）人。曾任太原节度副使、左仆射等职。《新唐书·韦丹传》载："自定襄、雁门、五原，绝武州塞、略云中，逾句注，遍见酋豪，镌谕之。视亭障守卒，增其廪，约吏不得擅以兵侵诸戎，犯者死，于是三部六蕃诸种皆信悦。"韦宙素喜医学，政事之余撰《集验独行方》12 卷、《玉壶备急方》1 卷，均佚。

吕坤（1536—1618），河南宁陵人，历官至山西巡抚、刑部侍郎。在任期间，关心医术，刊行《疹科》（1604 年）、《疹科真传》（1608 年）等书。

吴其濬（1789—1887），字瀹斋，别号雩娄农，河南固始人。尝任山西巡抚，素好植物，读书时凡涉及草木者，莫不辑录，著有《植物名实图考》38 卷、《植物名实图考长编》22 卷，完成于山西节署，由继任巡抚陆应谷刊行于世，后在山西多次印刷。

周岩（1832—约 1905），字伯度，号鹿起山人，山阴（今浙江绍兴）人。咸丰六年（1856年）以富车入赀为比部主事，于京邸患寒痢，几为庸医所误，从此有志于医。披览医著，精研医理。为人疗病，亦获良效，且有医名。尝任山西祁县县令，归里后复研读医籍。著有《六气感证要义》1卷（1898年）、《本草思辨录》4卷（1904年）。

蔡光岳（1850—?），字星山，号上池饮仙，近代江西新建县人。附贡生。曾任山西榆社知县。光岳自幼嗜医，先后研习者四五十年。初以经方试病，继则因病择方，久之，不拘成方，得心应手，尤能以平淡之药愈危疾。离职后，间为亲友诊视，反众医束手之病，往往手到而愈。民国时期，上海成立神州医药总会，光岳率先加入。绍兴裘吉生创设医药书籍公司，光岳出资玉成之。后应邀至南宁，以医术利济贫民。

近代山西医学传习所开办以来，更吸引外省市名医纷纷北上，设教行医于三晋，若杨百成（如候）、时逸人等皆为三晋医学的发展做出了贡献。

另外，地理区划并不能整齐划一地将一个地区与周边地区割裂开来。山西常在京师左右的政治地理特点，使其历史上长期呈现外向型的区域发展格局。明清以前，山西境内形成了"上党""河东""雁北"三个地域特色的文化圈，"上党"文化受中原影响较重；"河东"文化与关中更为接近；而"雁北"文化受塞外文化影响尤甚。所谓河东（晋南）与关中一体、上党（晋东南）与河内（河南）一体、雁北（晋北）与边塞（内蒙古）一体，其文化风俗均有不同程度的浸染，医药文化自在其中，文化地理学公认的山脉巨川对文化区域的控制作用似乎在这里完全失效。明清晋商地域性的转变，才直接将晋中推向了核心地位，使太原得以依托区域性的优势在清中期以后实现对全省的整合。

门阀士族对医学的影响

门阀士族是我国封建社会中一个特殊的历史存在。它萌芽于汉代，发展于三国，形成于西晋，到东晋和南北朝前期发展到鼎盛，直到唐中叶以后才逐渐衰落。这些士家大族在历代政治、经济、文化生活中都发挥着巨大的作用，在医学的发展过程中亦有相当大的影响，甚至形成门阀名医。故医史学家范行准有山林医与门阀医之论。山西世家尤其历史悠久，绵延不断，影响深远。如闻喜裴氏传承从西汉水衡都尉、侍中裴盖开始，九世孙裴遵东汉光武帝时徙居河东安邑，安帝、顺帝时又徙居闻喜，形成了"三眷五房"，历代繁衍，遍及海内外。太原王氏出周灵王太子晋之后，晋之长子宗敬仕周为司徒，当时诸侯争霸，王室日衰，宗敬知国事已不可为，遂上表致仕，避乱于晋阳。世人以之为王者之后，仍呼之为"王家"，遂以王为姓。宗敬十八世孙王翦及其子贲、孙离，祖孙三代，俱为秦之名将。秦末，王离率军与项羽战于巨鹿，兵败自杀，其长子王元为避战乱，迁往山东琅琊，是为"王氏琅琊祖"；次子王威仍居晋阳，西汉时，曾为扬州刺史，其子孙亦散居各地。离九世孙王霸又重返故里，居太原。王霸有二子，长子王殷，东汉中山太守，食邑祁县，其后裔称祁县分支，此即"祁县王氏"，故有"太原王氏，世居祁县"之说；王殷七世孙王同，北魏度支尚书、护乌丸校尉，因号"乌丸王氏"，唐时称祁县王氏为"乌丸王氏"。霸次子王咸随父居晋阳，其后裔称晋阳分支。祁县王氏后又有一支南下居晋南，称"河东王氏"。如其他如河东卫氏、柳氏，河津薛氏、平遥孙氏等均名著于今，影响巨大。这些家族中除政治、经济、文化名人外，亦不乏医界名人。如著名医学文献学家王焘即出于祁县王氏。

儒道释对医学的影响

三晋医学伴随着宗教的兴起、发展而不断发展变化，儒道释在山西影响深远，历代设教讲学历史悠久，境内寺庙道观林立。战国时期"王者之师"卜子夏的"西河讲学"，汉代郭泰的有教无类、奖掖后学，唐代王通的广招门徒、桃李满门，明代薛瑄的设馆教学、河汾授徒，俱扩大了儒学的影响。儒学的兴盛，也促进了医学的发展。魏晋南北朝是我国封建社会范围内的第二次大动荡和大调整时期，其引人注目的是边塞游牧文化的融入，突出的成果是儒、道、佛的融会，当时的平城则成为三教融会的主要舞台。浑源恒山悬空寺最高层的三教殿，同堂供奉释迦牟尼、老子、孔子三圣的塑像。虽然当时三教融会在大江南北是文化发展的总趋势，但是在儒学正统观念薄弱的少数民族政权统治下的山西，其融会阻力较之于江南却要小得多。故可以说，这个时期可视为山西的文化兼容并蓄、广泛汲取营养的时期。唐宋以及元明清，虽然在政治上又经历了漫长的变动，但从总体方面说则是文化臻于成熟的时期。在这几个时期，三教融会贯通，繁荣发展，是文化充分展现风采和文化领域内涌现成果的时期，也是山西文化大放异彩的时期。宗教参与医事，一方面使医学披上神秘乃至迷信的色彩，另一方面在某种程度上客观地支持了医学事业。在儒道释的浸染下，三晋医学形成了顺时应变和兼容并蓄的文化特色。

三晋医学发展鸟瞰

远古时代的文化遗存时期

山西是人类起源最早的地区之一，也是人类农业文明起源的主要地区之一，是中华民族的摇篮，在华夏文明的形成、发展过程中，具有非常关键的位置和作用。洪荒时代，山西一直是先民繁衍生息的一块热土。有了人类就有了人类的医疗活动。早在石器时代，山西就是中国的文化中心之一，在三晋大地上，考古学家发现了近 400 处旧石器时代遗址和地点，从距今一百几十万年到一万年左右的早、中、晚三个时期的人类文化遗存都有发现，分布广泛，绵延有序。在国内已发现的 200 多处旧石器早期文化遗址中，山西有 157 处，占有 3/4。新石器时代的仰韶文化遗址，更是遍布全省。在漫长的历史长河中，古人在生活体验和生产实践中，特别是在同疾病长期的斗争中，积累了丰富的医疗实践经验，创立了中医。

山西境内众多史前旧石器、新石器时代遗存，以确凿的证据标示出华夏先民走向文明时期的漫长轨迹，对卫生保健知识的不断积累和对疾病及治病过程的不断认识，亦显示了先民在恶劣环境下生存状况与疾病做斗争的聪明智慧。

三晋原始医学卫生保健知识的积累

1. 火的发明和使用

1959 年在芮城县发现的西侯度遗址，是中国境内已知的最古老的一处旧石器文化遗址，经测定距今约 180 万年，属旧石器时代早期，地质时代为早更新世初期，是迄今所知在黄河流域所发现的最原始的文化。根据出土的黑、灰或灰绿的被火烧过的哺乳动物肋骨及鹿角、马牙等看，经化验分析证明有燃烧痕迹的存在，可知西侯度人已学会了用火，这比北京猿人用火要早得多，成为目前中国发现的最早的人类用火的实证，也是世界上人类用火的最早记录之一。柿子滩遗址代表了旧石器时代向新石器时代过渡时期广泛分布于黄河中游的一种独具特色的区域文化，出现了罕见的旷野类型用火遗迹，围绕用火中心分布着石制品、骨质品、烧骨、烧土和石块，经过分析，认为当时人类直接燃火于地面，周围用土块相绕，这样既可以防止火势蔓延，又能保持中心火温，保存火种。

火的发明和使用，对于远古人类的生活无疑起到了极为重大的作用，极大地改变了他们的生活卫生状态，增强了适应自然界的能力，是卫生保健的一大进步。可以说这种发现是三晋原始人类医药卫生领域历史的开端，它结束了人类茹毛饮血的时代，开创了人类文明的新纪元。火使人类开始熟食，防寒御兽，防止冻伤和因严寒而引起的疾病；可以减少野兽的伤害；有良好的消毒作用，消灭许多传染病的病原菌；可以照明以减少黑暗之生活和眼疾，是人类征服自然、促进体质发展的一次飞跃，赋予了人类更强健的身体和更旺盛的生命力。尤其是由生食过渡到熟食，告别了茹毛饮血的时代，缩短了食物的消化过程，大大减少了胃肠疾病，同时又扩大了食物范围，改善了饮食卫生，加速了脑的发育和消化系统的进化，"最重要的还是肉类食物对于脑髓的影响，脑髓因此更完善地发展起来"。火的发明是灸法的前提，温热可以驱除寒冷，可以治疗寒性疾病，广泛用火促进了灸法的形成。火也为后来陶器制作以至汤药的发展创造了条件。在人类历史进程中，这是一场革命，一块界碑，是山西地区早期先人为人类发展和健康做出的一大贡献。

2. 饮食结构的改变

人的健康成长全赖于饮食的正常摄入。在人兽杂处所呈现的险恶环境，先民们"聚生群处"以谋生，即依靠原始群团的活动，依靠一些稍经敲打的石器，共同采集，集体出猎，共同享用猎取的食物，过着一种如《淮南子·修务训》所述的"茹草饮水，采树木之实，食蠃蚌之肉"的采集和渔猎生活。

距今约 60 万年前的芮城县匼河遗址中即出土了加工比较粗糙的石球，重量在 100 克以上，主要作为狩猎用的投掷武器，在当时是很进步的一种石器工具，大大提高了劳动效率和改善了生活。

在距今约 2.8 万年前的大同盆地西南的峙峪遗址最引人注目的是出现了石镞，到下川遗址时石镞出现更多。石镞的发现非常重要，说明峙峪人已掌握了弓箭的制作和使用技术，狩猎水平已达到了一定的高度。猎取动物特别是猛兽，不免又给人们带来了外伤和伤残，从而给外伤治疗提出了要求。治疗外伤之医疗技术可能就是在这样的基础上发生、发展的。

在旧石器时代晚期的下川文化中，最为引人注目的是石磨盘、石锤、锛形器、带锯齿的石镰刀等，磨盘是加工谷物种子的工具，锛形器是石锛的先祖，可用于开垦土地时砍伐树木，这些生产工具可能与原始农业的出现有关，这是目前发现的最早的与农业有关的用具。1984 年在武乡县石门乡牛鼻子湾发现了谷物加工工具石磨盘和石磨棒，此后枣园文化遗址中有用来收割禾穗的石刀、脱壳去皮的石磨棒。可折射种植作物信息的遗物，有陶锉上留下的谷粒遗痕，陶器未干时放在谷壳、草木上留下的散碎印痕。在陶寺遗址还出土一件石犁，这表明原始农业已有耜耕向犁耕阶段过渡。

农业不仅有了比较发达的锄耕，有的地方还出现了犁耕，发明了双齿木耒，还有半月形石刀、石斧、石镰和蚌镰，这些都是原始农业生产所必备的工具。斧斤的作用是垦荒时砍伐树木，耒耜是疏土播种，石镰和蚌镰用来收割庄稼，说明农业经济已初步形成。芮城东庄村文化遗址中发现有储藏食物的窖穴，夏县东下冯文化遗址，出土三足瓮、蛋形瓮、直壁大瓮等形体颇大的特色器物。7 000 年前的枣园人为了便于粮食的保护与储存，挖制了地下粮仓。粮仓的形制是口小底大状如口袋的圆形窖穴，底部与周壁被加工得光洁平滑，口部加盖防晒挡雨。这些窖穴深浅不一，规模不等，集中分布于居室的周围，由部落首领统一管理分配。粮食的储藏，标志着农业的发展，粮食的增加，已有节余储藏意识，彻底改变了那种"饥则觅食，饱则弃余"的生活方式。

西王村遗址出土有猪、狗等动物骨骼，龙山文化遗址中动物骨骼有猪、狗、牛、羊、鸡，说明其时已能饲养驯化动物。

三晋远古原始农业、畜牧业、渔业的发展，最终取代了采集和狩猎经济，改变了三晋人的饮食结构与摄取方式，从而使三晋人的饮食健康得到极大的改善。

3. 医疗工具的产生

原始社会早期没有医疗工具。人们为了生存，必须同自然界和猛兽搏斗，于是便创造出最简单的工具，随着各种尖锐状工具的发明，人们发现这些工具也可以用于疾病的治疗，如《山海经·东山经》载："高氏之山，其上多玉，其下多箴石。"《礼记·内则》言："古者以石为针，所以刺病。"《素问·异法方宜论》曰："其病皆为痈疡，其治宜砭石。"

大尖状器是匼河文化的代表性工具，小尖状器是匼河文化中比较精致的石器工具，属于匼河人的一项发明，医疗工具砭石或许就在此基础上发展起来。峙峪遗址中 2 万余件石制品中，几乎都是刮削器、尖状器、雕刻器等小型石器，说明其制作石器的技术水平明显进步，如出土的斧形小石刀就是一件加工精致、小巧美观的工具，可以安装镶嵌在木柄或骨柄上使用，这是峙峪人发明的一种复合工具，代表了峙峪文化的进步性。下川文化遗址中的琢背小刀，刀背钝厚，刀刃锋利；小型的三棱尖状器是制作最精细的微型尖状器，长不过 2~3 厘米，宽 1 厘米左右，有尖有刃，异常锋利。

这些尖状器的用途可能是多样的，属于砭石的前身，可用于医疗临床，或直接扎入肌表，起到刺激作用，或刺破脓疡排脓，或穿刺静脉放血等。

新石器时代早期的东庄村文化遗址已发现骨箭头、骨笄，西王村遗址出土有骨针，想其亦可能用于临床医疗，以针刺治病。

陶寺遗址还发现一件红铜铸造的小铜铃，制造年代约为公元前 2085 年，其材料系纯度较高的红铜，含铜量达 97.8%，这是中原地区龙山文化中唯一的一件具有成熟造型的铜器，也是中国目前发现最早的铜乐器，反映了当时生产技术和物质文明的发达程度，也为探讨中国早期铜器的冶铸技术提供了重要的实物资料。由此也可推测，当时有生产铜针等针灸器具的可能，而后世走方医的串铃亦是在铜铃基础上产生的。

4. 陶器的发明

陶器的发明与农业发展、人类定居生活、饮食卫生息息相关。陶器的出现，为人们解决日常饮煮和储存水、米，尤其是对收获的谷物、猎获的兽肉的蒸煮，起了重要的作用，使得食物品质得以改善。人类不仅已超越"茹毛饮血"的时代，而且也跨越了用火烤、石板烹制的初期熟食阶段。同时，陶器可以煎煮药物，从而为人们预防和治疗疾病提供良好的条件。

这些陶器的大量出现，从医药卫生角度而言，首先为中医内科的汤剂治疗提供了必要的物质基础，使药物经过煎煮服用达到治疗疾病或养生保健的功效。其次，烹蒸食物，使食物得以分解加工，便于消化，使这一时期的饮食卫生状况得到显著的改善。

5. 衣着的改变

古人为了加强自身保护，常把树叶、树皮或兽皮披挂身上，或用猎获得的兽皮、野生的藤条连缀一种简单实用的衣饰，以抵御炎炎烈日的烤灼、凛冽寒风的侵袭。后来逐步学会用骨针、骨锥缝制兽皮或用树叶做衣服，不仅防寒御热，还发挥遮羞美饰的作用。1964年发现于蒲县薛关村旧石器晚期文化遗址，从出土工具看，当时人们已掌握了修整兽皮、缝制兽皮以御寒的技能。在新石器时代前期的遗址中，如枣园遗址、西王村遗址、东庄村文化遗址中发现的陶纺轮、纺线轮，证明当时纺织业已经普遍存在。据推测，当时已创制发明了原始的纺织技术。陶寺铜铃出土时外表有清晰的痕迹，说明在埋葬时包裹有丝麻织物，这也从侧面反映出当时纺织业的水平。

原始纺织业的发展，充分体现了当时三晋人已经不仅仅懂得穿衣保健卫生的作用，而且还能根据三晋地理环境和生产需要，创造出具有三晋特色的衣着，并将穿衣功能提升到保暖、舒适、美丽、实用、地方特色等元素相结合的一定层次。

6. 居住环境的改善

远古时期，在三晋大地上生活的先民通常是利用自然岩洞或岩棚，或采用树枝搭盖简易的"窝棚"来栖身的，出现了土窑、地窑、木屋、石屋等最早的房屋。

传说我国最早的房子是有巢氏创建的，有巢氏又称大巢氏，《庄子·盗跖》载"古者禽兽多而人少，于是民皆巢居以避之。昼拾橡栗，暮栖木上，故命之曰有巢之民。"《韩非子·五蠹》云："上古之世，人民少而禽兽众，人民不胜禽兽虫蛇。有圣人作，构木为巢，以避群害，而民悦之，使王天下，号之曰有巢氏。"今石楼县石楼山相传为有巢氏栖居处。从距今180万年的西侯度遗址的发现，到距今1.5万年的下川文化的兴盛，在这漫长的180万年中，山西地区的远古人类都生产、生活并栖息在山崖沟岔和丛林之中，天然洞穴就是他们的"房子"，这从大量的考古发掘中已经得到证实。但随着氏族人口的逐渐增多，可供食用的食品越来越少，在原有的自然环境下，人类的生存面临着严重的挑战，这就迫使人类不得不离开赖以栖身的洞穴，而逐渐向肥沃的平原和靠近河流的谷地转移。中国的农业以及与其相关的房屋建造、制陶、磨制石器和家畜饲养，都是在此情况下产生的。所以，真正意义上的房屋是新石器时代才产生的，最早可以上溯到距今1万多年以前。

由于山西的地理环境和生产、生活的需要，三晋人对于居住地的选择，大都在山丘、高地之上，沿河临溪。在居室建筑结构上，分为地穴式、窑洞式、半地穴式和地面式。可见黄河流域的山西地区的居住特征是以穴居为主而非巢居，这是由地理环境做出的选择，诚如晋人张华《博物志》所言："南越巢居，北朔穴居，避寒暑也。"充分体现了三晋人关于居住环境对人的身体影响的深刻认识。

地穴式和窑洞式可以算作一类，所不同的是前者在平坦的台地上先挖出一条深3米左右、宽若干米的壕沟，然后再在壕沟的断面上开挖窑洞；而后者则利用自然形成的断崖直接开凿窑洞。山西地处黄土高原，从距今约200万年的第四纪开始，逐渐在地面上堆积形成一层厚达十几米乃至近百米的黄土。这种呈垂直纹理结构的黄土具有很强的黏性，十分适合开挖窑洞。居住起来也冬暖夏凉，十分舒适。20世纪70年代，考古学家在吕梁山区石楼县的岔沟村附近，发现了一处仰韶晚期（据今5 000~5 600年）至庙底沟二期文化（距今4 800~5 000年）时代的窑洞遗址。半地穴式房子是在地穴式房子的基础上发展起来的。山西所见半地穴式的房子形状有圆形、方形和长方形3种。这些房子的共同点是都在地面上向下挖约 1 米深的土坑，坑壁笔直，且在南面即向阳背风的一面留出台阶与门洞供人进出，室内的地面与居住面上都用石锤一一夯实，收拾平整后再用火熏烤，使居住面变得平整、干燥而光滑。半地穴式房子新石器时代早期就出现了，山西所见最早的半地穴式房子是距今 6 000 年的芮城县西王村遗址的房子，而后贯穿整个新石器时代，并延续到商周时期。大约从仰韶时代开始，就已经出现了地面式的房了。到了龙山文化时代，这种房子就相当普遍了。如东庄遗址发现有圆形半地穴房子，陶寺遗址发现有地面建筑、半地穴建筑和窑洞，室内地面有经压实或熔烧的涂草拌泥表面，有白灰墙裙的室壁，具有防潮防湿、通风保暖、阳光充足等优点。

襄汾陶寺遗址不仅发现了房子，而且还发现了城址遗迹，有陶氏早期小城、中期大城和中期小城，城邑街区屋舍、宫殿群落、祭祀建筑、墓葬群、观象台、水井、道路和仓储设施等不仅有，而且规模大、代表性强，这在龙山文化中是非同寻常的。

7. 先民的体育运动

劳动创造了人，也促使了人类健康地生长发育和进化，后来在狩猎、采集、种植等劳动的基础上，有意识地发展为舞蹈、导引等体育活动，客观地起到了消肿、解痛和舒壮筋骨的良好作用。

8. 水的饮用

水是人类生存和生命延续须臾不可离开的物质，水质好坏又关系着人类的健康。远古人类即注重选择水源，早先多依山傍水而居。后来发明了井，因井水要比河水干净，《释名》云："井，清也；泉之清洁者也。"陶寺遗址中已发现有水井，井底安装有圆木构架以护井壁的水井。可见先民们对饮水卫生的关注。

9. 文字符号的发明

陶寺遗址发现了中国最古老的文字遗迹，在一件陶扁壶上有朱书的"文字"符号，一个被认定为"文"字，另一个或被认为是甲骨文、金文中的"易"字，或被认定为"尧"字，陶寺字符是迄今为止在考古中发现的中华民族的最古老和最典型的文字符号。它的价值绝非此前所发现的所有字符可比，"它的存在和出现的本身，就已经把中华文明推演到了4 700 年以前"①。文字符号的出现，为医学知识的传播奠定了良好的基础，使原来口耳相传的医学经验和卫生知识得以通过记录流传后世。

观象台也是陶寺遗址的一个惊人发现，它具有观象和授时的功能。传说尧派羲和、羲仲去管理历法与授时，并测定了一年的天数和四季。观象台遗址的发现，证实了"观象授时"活动的存在，印证了《尚书·尧典》上记载的"历象日月星辰、敬受人时"的真实历史背景与社会现实。这为中医学"天人相应"的学说奠定了基础和积累了经验。

10. 原始人类的婚姻和疾病

在旧石器时代早期的猿人阶段，原始人群落里的婚姻关系是原始的乱婚状态。当时人们生活是异常艰苦的，因此寿命一般都不长。艰苦的生活折磨着猿人，但也锻炼着猿人。人类不屈不挠地与大自然和疾病斗争着，保存了自己，发展了自己。经过几十万年到百万年的艰辛劳动，到了距今二三十万年的旧石器时代中期的时候，进入了古人阶段。人类在体质上比猿人进了一步，长期的劳动已使古人的身体克服了不少猿人留下的原始性，但比现代人还要原始一些，身体构造得到了发展，寿命亦得到了延长。婚姻状态已摆脱了猿人的乱婚状态，进入了按照辈数区分的血缘婚姻阶段。到了距今四五万年的旧石器时代晚期，古人进化到新人，人类的体质已发展得和现代人很相似了，头骨已具备了现代人的基本特征，手的长期劳动和下肢的长期直立行走，具备了现代人下肢的一切形式。"新人"的氏族公社已排除了古人的血缘婚姻而实行族外婚，即一个氏族的一族兄弟与另一氏族的一群姐妹的交互群婚。氏族内不得通婚是氏族的根本规则，男子外婚到另一氏族，死后埋在本氏族。在这种情况下，血统只能按母系计算，同一始祖母生下的若干后代组成一个氏族公社。公社扩大后分立新氏族，几个氏族组成胞族或部落。可见女性是氏族的主持者和领导者，对维系氏族的繁衍起着极为重要的作用，这就是人类历史上的母系氏族社会。新石器时代随着生产力的发展，私有财产的出

① 杨秋梅. 山西历史与文化［M］. 太原：山西出版集团·三晋出版社，2008：13. 申维辰. 中华文明探源的惊世之现——陶寺考古及尧文化的丰硕成果及重要意义，山西日报，2004 年 2 月 10 日.

现，氏族贵族的形成，冲击着母系氏族制度的基础，农业、手工业的发展，要求投入更强的劳力，男子在生产方面逐渐居于主要地位。男婚女嫁大约就从此开始了，经过相当长时间的发展，一步步代替了不嫁不娶的对偶家庭，财产继承也由女系转为男系，父权制终于取代了母权制。婚姻制度的进步促进了种族的繁衍昌盛、人类身体的健康和寿命的延长。

许家窑人的化石材料中，有一块七八岁小孩的上颌骨，其上附着四枚牙齿，在一枚刚刚萌发出来的左内侧门齿的外面有明显的黄色小凹坑。经专家研究，这是生前牙齿患有斑釉病的有力证据。由于牙齿能够历经百万年而完整保存至今，牙齿化石便成为我们研究远古人类牙科病的宝贵的实物材料。许家窑人的斑釉病成为目前东亚地区发现的首例斑釉病化石病历。

5号化石材料顶骨靠近前胸区布满密集的麻点凹坑，专家认为是由于缺少维生素而患骨小孔病或筛状外头骨病的非正常表现。人们又奇怪地发现，这里出土的动物化石上也有一些骨病变，许多骨头的表面粗糙不平，有的长有骨阜，有的骨质增生，严重者使骨块固结在一起。那么，病从何来呢？

综观所有出土资料，专家学者们有了较为一致的认识：含氟量过高！

氟是人和动物所必需的一种微量元素，在人和动物的新陈代谢活动中，正常的含氟量能够促进牙齿和骨骼的钙化，对于神经兴奋的传导和参与新陈代谢的酶系统的形成都有一定的积极作用。因为人体中的氟元素含量的90%以上集中在牙齿和骨骼里，氟含量的多寡会灵敏而明显地反映在骨骼，尤其是牙齿上。龋齿，即俗称的蛀牙，就是因为含氟量低的原因引起的。但是人体如果摄入过量的氟，就会发生慢性中毒，出现氟牙症和氟骨病。氟牙症表现为牙面有白垩状斑块甚至黑色不透明的斑点，牙面粗糙不平，无光泽。氟骨病表现为骨骼畸形发育，关节僵直，腰酸腿疼。

自然界中氟元素以氟化物的形式存在于火山喷出的熔岩、火山灰及气体中，它在水中的迁移力则更强。而许家窑村刚好位于大同火山群区的东部边缘地区。大同火山群在第四纪时期活动频繁，在漫长的人类历史时期内，曾经是一片碧波粼粼的湖海，由岩浆中来的氟化物刚好随着湖水聚集起来。大约到了10万年前，一群古人类千里迢迢来到这依山傍水之地，他们不曾想到，美丽的湖光山色中也暗藏隐患。

长期生活在含氟量过高的环境中，病变自然会体现出来。三国魏时嵇康《养生论》曰"齿居晋而黄"，说明直到三国时，地方性氟中毒的氟斑牙（斑釉牙）仍然普遍存在，甚至如今居住在许家窑村附近的居民也有不少人表现出氟骨病的症状。

古史传说与夏商时期

中国文化典籍中有许多关于三皇五帝的上古神话传说，根据文献记载，三皇一般指女娲、伏羲、神农，五帝一般指黄帝、颛顼、帝喾、唐尧、虞舜。这些见诸先秦及历代典籍的传说，是探索我国上古文明源头的重要线索，它反映了我国原始社会经济生活的发展状况，象征着我们祖先由野蛮时期向文明时期转化的时代。

对于医药的起源，有"医源于圣人"之传说。世所称圣人，多指伏羲、神农、黄帝。伏羲画八卦、制九针而始有医理针术，神农尝百草而始有药物，黄帝典主医药、与诸位医臣论医理而始有医学体系，均是中国医药的最早创始者，对创造丰富医药学知识做出了卓越的贡献，是中国5 000年医药文明的根基源头，故历史上曾将伏羲、神农、黄帝称为三皇，并建庙立碑祭祀，四时不绝。至今中医界仍沿用这一说法。

伏羲、神农、黄帝之创造医药，正是各个历史时期的生动写照。按照历史进程，伏羲氏时期反映了我国原始社会的渔猎畜牧时期早期；神农氏时期反映了六七千年前我国原始社会晚期农业出现的时期；黄帝生活的时代，相当于我国父系氏族公社晚期。古代流传的有关他们创造医药的说法，在一定程度上反映了人类早期医药活动的概貌。

传说和神话不一定是真实的历史，但远古历史的踪迹有许多都会掩藏、散落在这些早期的神话传说中间。中国古籍记载和保存了丰富的古史传说时代的山西文化，比较具体、形象地反映了山西原始社会的情况，传说中的许多著名人物，如女娲、神农、黄帝、嫘祖、唐尧、虞舜、夏禹等都曾在山西有过大量活动，他们对人类的繁衍生息、健康长寿，都做出过卓越的贡献，留下了许多可供后人享用的精神文化资源。

1. 神农氏尝百草

神农氏是中华民族的始祖，神农氏功绩伟烈，被尊为"农皇"，又称"地皇"。《尚书大传》卷第四说："神农为农皇也。……神农以地纪，悉地力种谷蔬，故托农皇于地。"指其功德之实质在发挥地力，亦称"地皇"。

神农氏时期是我国农业时期的代表，代表着农业生产发生与发展的时代，这标志着上古一个漫长的历史时期，既包含着传说中三皇之一神农氏时期，亦包含着五帝之一的炎帝时期。据刘毓庆《上党神农氏传说与华夏文明起源》分析，"神农氏"与"炎帝"分别代表着两个不同的历史阶段，但二者又是部分重叠的；"炎帝"之称晚于"神农氏"，史称"炎帝"者乃神农氏之后；"炎帝"亦可称"神农氏"，故孔疏引《世本》说："炎帝即神农氏。炎帝身号，神农代号也。"神农是一个古老的族群称号，后来炎帝族与神农族融合了，开始从事农耕，袭用了神农之号，故有了"炎帝神农氏"之称。后世多混为一谈，难以厘清。《白虎通义》曰："古之人民皆食禽兽之肉。至于神农，人民众多，禽兽不足，于是神农因天之时，分地之利，制耒耜，教民农耕。神而化之，使民宜之，故谓之神农氏。"相传神农氏用木料砍削、揉制成起土、锄地的耒耜，教人种植五谷，他的儿子还教人种植蔬菜。又说他尝百草，发明医药；还说他"耕而作陶"，在"耕而食"的同时，又能"织而衣"；更说他设立集市，交易有无；等等。这些，描述了人类社会跨进新石器时代的全盛时期。《淮南子·修务训》曰："古者民茹草饮水，采树木之实，食蠃蚌之肉，时多疾病毒伤之害，于是神农氏乃始教民播种五谷，相土地宜，燥湿肥硗高下，尝百草之滋味，水泉之甘苦，令民知所避就。当此之时，一日而遇七十毒。"又如《易·系辞》下："包牺氏没，神农氏作，斫木为耜，揉木为耒。耒耨之利，以教天下，盖取诸益。日中为市，致天下之民，聚天下之货，交易而退，各得其所，盖取诸噬嗑。"可见伏羲代表的是渔猎、畜牧时代，神农代表的是农业时代。据《帝王世纪》载，伏羲"造书契以代结绳之政，画八卦以通神明之德，以类万物之情。所以六气、六腑、六脏、五行、阴阳、四时、水火、升降，得以有象。百病之理，得以有类。推炎黄因斯，乃尝味百药而制九针，以拯夭枉焉。"为后来神农时代的医学发展奠定了基础，积累了经验。今山西吉县疱山顶遗有伏羲故宫。神农时代标志着许多以狩猎和采集为主要谋生手段的族群先后转向以农耕为主要生产方式。神农氏的贡献，一是第一个从自然物种中发现了可食、可植的谷种，可保人类健康的草药；一是发明了农业及农业生产工具，教民种植；一是彻底改变了人类早期"食肉饮血"的生活方式，带领人类走出了因食物而导致的疾病困扰的时代。

神农氏不仅是农业的始祖，也是医药方面的始祖。这正是古代药食同源的反映。神农氏是在尝百草定五谷的过程中，同时也认识了草木的药性，并从解决人类食物来源的研究转向治疗疾病的药学研究上来。关于炎帝尝百草、定医药的事迹，古籍中就有不少记载。据《淮南子·修务训》载：神农"教民播种五谷"，"尝百草之滋味，水泉之甘苦，令民知所避就。当此之时，一日而遇七十毒"。

相传炎帝神农氏尝百草定医药，是从发现生姜的妙用开始的。一次，他在田野尝百草中毒而昏倒在地，后被一阵暴雨淋醒，顺手摘了身边一种植物的根块，嚼碎咽下去，没多久就觉得精神清爽，闷气消释，在惊异这小小植物块茎竟有如此神奇疗效之余，他以自己的姓把这种草药命名为"姜"，作为一味中药。

又据《史记》司马贞补《三皇本纪》载神农氏"以赭鞭鞭草木，始尝百草，始有医药"。传说只要用赭鞭一抽，那些草木的四气（寒、热、温、凉）、五味（辛、甘、酸、苦、咸）就立刻反映出来，和他品尝时得到的一模一样。万一抽到毒草，只要再连续抽打两下，毒性就可以立即解除。

神农氏对药物治疗作用的认识，被人们口耳相传继承下来，并且不断地有所发现。到西汉时，大约于1世纪写成我国第一部中药学《神农本草经》，就是汉以前人们同疾病做斗争的经验总结。

山西省为典型的季风性气候，有山地、丘陵地、谷地、盆地和平川，适宜于多种药材的生长。从《神农本草经》的内容看，有植物药、动物药和矿物药，这些品类与三晋的气候、地理条件和丰富的矿产资源有密切关系。我们不难想象，我们的祖先在三晋大地上生产生活的过程中创造医药的情景。

神农氏的遗迹广泛分布在今长治市北面的北谷山和东面的老顶山，宋代《太平寰宇记》称此为"神农尝百谷"之地。又今高平市和长子县交界处羊头山，有炎帝陵、炎帝行宫、神农城、神农泉、神农井、五谷畦等遗址、遗迹尚存。《路史》卷十二注云："《书断》云：上党羊头山嘉禾八穟，炎帝乃作《穟书》，用敷时令。亦见《墨薮》及韦氏《字源》。泽之高平北三十五里，羊头山也。《寰宇》引《山海经》：神农尝五谷之所。上有炎帝庙。盖《郡国志》也。山今在上党，有神农城，下有神农泉，南带太行，右有散盖。今长子西南五十里有神农井，出羊头小谷中。《九域志》：上党有神农庙、井。又云：隰州有谷城，神农尝五谷于此。《上党记》：庙西五十步石泉二所，一清一白，甘美，

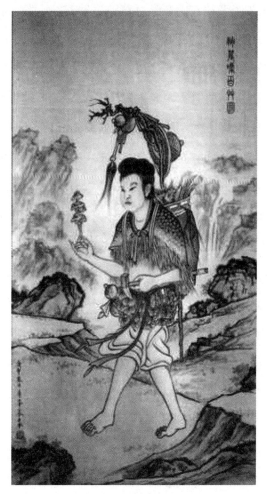

神农像

1974 年于山西省应县佛宫寺木塔内发现，据考系辽代所绘。纵 54 厘米，横 34.86 厘米，四周着里框，彩绘。图中人物，面部丰满，赤足袒腹，披兽皮，围叶裳，负竹篓，右手举灵芝，左手持采药工具，背篓内药满，其杖除悬有草帽外，还有药壶等，行于山石间。与传统所绘或雕像不同，更接近生活。

呼为神农井。《风土记》：神农城在羊头山上，下有神农泉，为神农得嘉禾处。《地形志》亦云得嘉谷之所，太原。"当代学者最新考证结果表明，羊头山是中华民族

祖先炎帝神农氏亲尝百草、播种五谷、发明农业之地。因为此地是神农氏得嘉禾之处，故律书反复载及用羊头山定律之事。如《隋书·律历志上》曰："今以上党羊头山黍，依《汉书·律历志》度之。若以大者稠累依数满尺，实于黄钟之律，须撼乃容。若以中者，累尺虽复小稀，实于黄钟之律，不动而满。"《宋史·律历志》云："沙随程迥著《三器图议》曰：体有长短，所以起度也；受有多寡，所以生量也；物有轻重，所以用权也。是器也，皆准之上党羊头山之秬黍焉，以之测幽隐之情，以之达精微之理。推三光之运，则不失其度；通八音之变，则可召其和。以辨上下则有品，以分隆杀则有节。凡朝廷之出治，生民之日用，未有顷刻不资焉者也。"《山西通志》卷四十七也说："秬黍出长子县羊头山，其色至乌，其形圆重，累百满尺，可以累律，非其地则不验。"明代朱载堉《羊头山新记》后附曰："臣谨按：羊头山距怀庆约两日可到，而所产黍粟，则相去远矣。然不止此山，凡山西一省，稼穑皆胜，旧说所谓北方子谷秬黍是也。律家特重羊头山者，亦犹咏《甘棠》慕招伯之德云耳。神农播百谷，是以为名区。举此一隅，三隅见矣。智者于西山不拘何处，择嘉黍可也。愚者拘于羊头山黍，而不择其可否，此与痴人前说梦何异耶？"可见其说影响深远。神农遴选良种，制造农具，传授耕种技术，遍尝百谷，后因误尝断肠草而亡，遗体停卧龙湾，葬羊头山的阳坡下庄里村，此即炎帝陵。炎帝陵附近几个村名如北营、换马、庄里源于炎帝死亡的传说。炎帝陵位于今山西省高平市城东北17千米处庄里村，陵后有庙，谓之五谷庙。庙内现存正殿5间，东西厢房十几间。陵前有明万历三十九年（1611年）所立的石碑。长治市东10千米处的老顶山，相传炎帝在此活动频繁，现已辟为国家级森林公园，为炎帝的纪念地，长治市在此建有规模宏大的炎帝纪念馆。现在，一尊高39米，堪称亚洲第一的巨型炎帝铜像屹立于耸翠叠嶂的老顶山巅。

长子县城西北25千米处的发鸠山，相传为炎帝少女女娃溺死后变为精卫鸟的栖息之地。《山海经·北山经》载："发鸠之山，其上多柘木。有鸟焉，其状如乌，文首、白喙、赤足，名曰精卫，其鸣自詨。是炎帝之少女，名曰女娃。女娃游于东海，溺而不返，故为精卫。常衔西山之木石，以堙于东海。"《述异记》卷上又云："昔炎帝女溺死东海中，化为精卫，每衔西山木石填东海。偶海燕而生子，生雌状如精卫，生雄状如海燕。今东海精卫誓水处，曾溺此川，誓不饮其水。一名誓鸟，一名冤禽，又名志鸟，俗称帝女雀。"发鸠山位于长子县西25千米处，海拔1 646.8米，山势矗立，蜿蜒南北，雄伟壮观。山头云笼雾罩，翠奔绿涌，颇有仙境气势。发鸠山的庙宇大多与精卫鸟有关。如在发鸠山东山脚下浊漳河源头处，古时建有"泉神庙"，宋政和元年（1111年）改称"灵湫庙"，庙宇宏大，造型别致。传说就是炎帝为纪念其女儿女娃所修建的。

神农氏的活动地域和传说，除山西太行太岳之野外，还有陕西的宝鸡、湖南的炎陵、湖北的随州等，据刘毓庆《上党神农氏传说与华夏文明起源》一书考证，其实都是神农氏强盛时，影响扩散到四方的痕迹，以及炎黄涿鹿之战炎帝失败后被迫向四方迁徙的居留处，而其最早的发祥之地则是山西上党地区。

2. 炎黄涿鹿之战和《黄帝内经》

炎黄二帝被中国人尊为共同的祖先，中国人至今自称炎黄子孙。《国语·晋语》载"昔少典娶于有蟜氏，生黄帝、炎帝。黄帝以姬水成，炎帝以姜水成。成而异德，故黄帝为姬，炎帝为姜，二帝用师以相济也。"[1] 故黄帝为姬姓，号有熊氏，又号轩辕氏；炎帝为姜姓，号神农氏，似乎二帝是兄弟。司马迁《史记·五帝本纪》中关于黄帝的记述，很显然引用了《国语》的记载，但在《索隐》中司马贞对"黄帝为少典之子"的说法做了特别的解释："少典者，诸侯国号，非人名也。"《史记·秦本纪》中有这样的记载："大业娶少典之子，曰女华。女华生大费，与禹平水土。"少典和大业虽然都是原始社会末期的人物，但两人生活的年代相差几百年，如何大业又能娶少典之女？所以，这里的少典也只能是国号或是氏族的名称。依此类推，可以认为，有蟜也应是一个氏族称号，黄帝、炎帝既是氏族名称，也是氏族首领的名号。在那个时代，氏族、部族名称与其首领名字合二为一是比较常见的。所谓少典生黄帝、炎帝，实际上就是从少典部族中分化出炎帝和黄帝两个部落。

黄帝时代发明了养蚕、舟车、文字、音律、医学、算数；炎帝，又称神农氏，是农业创始者或改进者，并发明了医药学。这些均可看作中华文化和中医学的源

---

[1] 《国语·晋语四》. 上海：上海古籍出版社，1982：356.

头。据《史记·五帝本纪》载，为了争夺势力范围，黄帝与炎帝"战于阪泉（一说在今山西运城盐池附近，一说在今河北涿鹿东南，近年来又有新说在延庆阪泉村）之野，三战，然后得其志。"黄帝大败炎帝，二者联合，在中原一带建立起以炎黄联盟为核心的部落集团，号称华夏，黄帝成了华夏族的最高首领。其后，黄帝与蚩尤大战于涿鹿（一说在今山西运城解州，一说在今河北涿县）之野，擒杀蚩尤，并于此建都。

关于阪泉和涿鹿的地望，历来有多种不同的意见，但有一点却是一致的，即阪泉和涿鹿相距不远，或者说两地其实就在一处。一种意见认为阪泉或涿鹿在今河北省的涿鹿县。另一种意见认为此涿鹿应在山西南部的运城地区。今运城市盐湖区下辖的解州镇，春秋晋国时称解梁，汉代置为解县。据《解县志》记载，解良古时曾称作涿鹿，所以唐代山西诗人王翰在其咏解州盐池的诗作《盐池晓望》中才有"涿鹿城头分曙色，素池如练迥无尘"之句。解州即得名于黄帝俘杀蚩尤，分解其身首的传说。宋代罗泌在其所著《路史》中，不仅肯定了解梁就是黄帝与蚩尤大战的涿鹿，而且进一步考据出此地之所以后来改称解梁，"解"有解杀之义，其起因就是黄帝在这里解杀（即身、首分别置于异地）了蚩尤。解州有方圆百里的盐池，盐水鲜红，据说系蚩尤的鲜血所染。宋·沈括《梦溪笔谈》卷三中记载："解州盐泽，方百二十里。久雨，四山之水悉注其中，未尝溢；大旱，未尝涸。卤色正赤，在阪泉之下，俚俗谓之蚩尤血。"现代著名文史学家钱穆在《史记地名考》中云："《索隐》'涿鹿'作'浊鹿'，疑即今山西解县之浊泽也。""考安邑县东南三十二里有吴山，跨夏县、平陆县界；一名虞山，又名吴阪，亦名虞坂、盐坂。《水经注》：'虞城北对长坂二十里许，谓之虞坂。'《隋书·地理志》'夏县有虞坂'是也。所谓阪泉之野，恐当在此。"在《古史地理论丛》中又说："《县志》（指解县志）蚩尤村在盐池东南二里许。又有浊泽，在州西二十五里，一名涿泽（《括地志》称涿水）。则黄帝与蚩尤战涿鹿之野者，其地望应在此。"运城东郭有个"从善村"，原名"蚩尤村"，村人世代相传，自称是蚩尤的后代。光绪《山西通志》卷五十曰："蚩尤村今名从善村，本即解城也。地之所以名解，以蚩尤体解得名，见《路史》。《黄帝经序》云：蚩尤之血化为卤，又云化为渤澥，殆即今解池乎!《皇览》亦言帝杀蚩尤,身体异处,故别葬之。"父老传言,从善之名是明朝时才改的,因为地方官感到蚩尤非善人,不应该用他的名字名村,故改成了"从善"。黄帝的名相有风后、力牧二人,风后在涿鹿之战中死去,黄帝把他安葬于晋南西南,即今天芮城赵村东南的风后陵,风陵渡也可能由此而得名。黄帝的史官仓颉,传说他发明了文字,临汾南关外西赵村,传言有仓颉故宅遗址。《周书》《世本》都有"黄帝始穿井"的记载,陶寺遗址出现水井,有学者就认为黄帝在今陶寺一带"始穿井","其井即系今陶寺一带的陶寺早期水井也",并根据陶寺遗址的文化现象,断定"陶寺遗址为黄帝及帝喾之都"。①

河东大地拥有天然的盐池之利,所以才是炎黄及蚩尤争夺之地和定都之处。人类的进化史证明,盐分的摄入是人类生存、延续的基本条件,食盐的发现和食用结束了人类茹毛饮血的历史,食盐在人类体质进步和文明进程中起着举足轻重的作用。人类制盐始于何时,现在我们还没有掌握准确的时间数据。但是,人类最早的食盐提取方法就是因地利、乘天时、不假人力的天然暴晒法。河东盐池即属此类天然成盐方式,它对华夏文明的发展进程有着特殊的贡献,甚至可以说起到了决定性的作用。

《黄帝内经》相传是黄帝与其大臣岐伯、伯高、雷公、少俞、少师等讨论医学而成,对于黄帝对医学的贡献,历代广有论述。《医学》说黄帝"龙颜有圣德","可谓天授自然之体。犹不能坐而得道,故以地黄元年正月甲子,将游名山以求神仙","著体诊则问对雷公、岐伯、伯高、少俞之论,备论经脉,旁通问难,以为经教,治九针,著内外术经十八卷。《帝王世纪》云:"又使岐伯尝味百草,典医疗疾,今《经方》《本草》之书咸出焉。"《路史》:"谓人之生,负阴而抱阳,食味而被色,寒暑荡之于外,喜怒攻之于内,夭昏凶札,君民代有。乃上穷下际,察五色,立五运,洞性命,纪阴阳,极咨于岐、雷而《内经》作。""命俞跗、岐伯、雷公察明堂,究息脉……命巫彭、桐君处方……而人得以尽年。"晋·皇甫谧《针灸甲乙经·序》也称:"黄帝咨访岐伯、伯高、少俞之徒,内考五脏六腑,外

---

① 杨秋梅. 山西历史与文化 [M]. 太原:山西出版集团·三晋出版社,2008:15. 潘继安. 陶寺遗址为黄帝及帝喾之都考. 考古与文物. 2007:1.

综经络、血气、色候，参之天地，验之人物，本性命，穷神极变，而针道生焉。"《汉书·艺文志》即载《黄帝内经》18卷、《黄帝外经》37卷。其实《黄帝内经》并非一时一人之手笔，大约是战国至秦汉时期，许多医家进行收集、整理、综合而成，正如《淮南子·修务训》言："世俗人多尊古而贱今，故为道者必托之于神农、黄帝而后能说。"但我们也不可否认书中包含了黄帝时代以来积累流传下来的医学思想和经验。

3. 尧都平阳与寿星彭祖

尧，姓伊祁名放勋，出陶唐氏，习称唐尧或陶尧，是传说中的父系氏族社会后期部落联盟的著名领袖。皇甫谧《帝王世纪》说："尧都平阳，于《诗》为唐国。"尧都平阳，即今临汾市。尧是儒家尊崇的贤君，其在位期间，关心民众疾苦，为民造福。《尚书》称尧"克明俊德，以亲九族；九族既睦，平章百姓；百姓昭明，协和万邦。"《史记》评价他"其人如天，其智如神。就之如日，望之如云"。尧重视农事，命羲和顺应苍天，观察日月星辰天象的变化，创造制定了一年为366天并19年置7个闰月的历法。还把一年四季的时令传给民众，使人们开始懂得春种、夏长、秋收、冬藏的规律。这样，就大大加速了中华民族的祖先由蒙昧向文明的过渡。俗传尧时在黄河边击鼓耕田，为今日河东威风锣鼓之起源；古老的民歌《击壤歌》"日出而作，日入而息，凿井而饮，耕田而食"云云，就出现在尧村，反映了当时百姓顺应自然、安居乐业的生活。传说尧时十日并出，树木和庄稼都被暴烈的日光晒得枯焦了，尧派善于射箭的后羿射下了九个太阳，为民除害，救民于水火，解除疾苦。植物才恢复了生机。这个广为流传的"后羿射日"的神话故事，反映了上古时代人们同大自然的搏斗精神。又诛除了凿齿、九婴、大风、猰貐、修蛇、封豨等六害，六害或是指凶猛怪兽，或是指以此为图腾的作乱的氏族。尧亲自打败过三苗，征服了驩兜。因而"万民皆喜，置尧以为天子"。（《淮南子·本经训》）从尧到舜、禹，百姓都同洪水泛滥做了不懈的斗争。尧时出于公心实行禅让制，即尊重民意推举首领的交权礼让制度。

对尧的高尚美德和卓越功绩，有史以来就给予极高的评价。《尚书·尧典》称他"允恭克让，光披四表"。《史记·五帝本纪》赞他"其人如天，其智如神。就之如日，望之如云。"《论语·泰伯》颂他："大哉，尧之为君也！巍巍乎！唯天之大，唯尧则之。荡荡乎！民无能名焉。"尧为民师帝范，如果说，黄帝是华夏民族的人文始祖，那么，帝尧则是华夏民族的文明始祖。

尧去世后，"百姓悲哀，如丧父母。三年，四方莫举乐，以思尧"。今临汾城南有尧庙、尧陵，为著名景点。尧庙始建于何时已不可考，今存于尧庙的明代碑文说，尧庙原在汾河以西，西晋惠帝元康年间（291~299年）迁至汾河以东，唐高宗李治显庆三年（658年）再迁庙于城南今址，所以，一般说尧庙建于唐显庆三年。主殿广运殿祀尧，殿前两旁悬有"民无能名"四个大字。明代扩建为三圣庙，广运之右重华殿祀舜，之左文命殿祀禹。清康熙帝亲临平阳诏令重修尧庙，建万寿行宫。御笔题匾，尧殿匾曰"光披四表"，舜殿匾曰"浚哲文明"，禹殿匾曰"万世永赖"。另外，还有丹朱祠和娥皇女英祠。

尧陵在临汾市东郭行乡乔村，陵高50米，周长80米。

在尧时，人们已知有舞蹈健身的作用了。据古籍记载，当时洪水经常泛滥成灾，水湿淹渍，空气湿冷阴郁，环境阴暗潮湿，使人们心情很不舒畅，筋骨不舒，腿脚肿胀，易得痿痹之类疾患。人们在生活实践中，按照治病的需要而创编了一些类似舞蹈的动作，可以运动身体关节，宣畅气血，以祛除水湿之气，犹如宣通积水，疏导江河，故曰"宣导"。每能收到治疗和护理的效果。《吕氏春秋·适音》载："昔陶唐氏之时，阴多滞伏而湛积，水稻壅塞，不行其原，民气郁阏而滞着，筋骨瑟缩不达，故作为舞以宣导之。"《路史·阴康氏》也说："阴康氏之时……阴凝而易闷，人既郁于内，腠理滞着而多重腿，得所以利关节者，乃制为之舞，教人引舞以利通之。"这表明由于气候的"阴多滞伏"或"阴凝"所产生的人体"滞着"或"郁阏"，皆可借"舞"而"导""引"之。因此，后来遇到某些疾患，就可"教人引舞"以"利通之""宣导之"。导引的出现，为医疗、护理和卫生保健增添了新的更为积极的内容。

尧时出现了职业医生，如巫咸。相传他是帝尧之臣，为尧的医生，他能用祈祷的方法延长人的寿命，治愈人的疾病，还可以"祝树树枯，祝鸟鸟坠"。

古时人们祈望长寿，但又无法抗拒生老病死的自然规律，于是就虚构出一个彭祖的神话。相传，陶唐时代，山西境内长子县西 25 千米外的发鸠山区的悬崖陋洞之中，住着一位道修者，他姓篯名铿，又名钱铿、彭铿，人称彭祖。《列仙传》称其为"帝颛顼之玄孙，陆终氏之中子。历夏至殷末，八百余岁。常食桂芝，善导引行气"。彭祖性情怪异，古奥拔俗，深谙医理，广通医术，自觉承担着方圆数十里以内病民的疗治任务。因其医术高明，曾从死亡线上救活许多人。故驰誉漳源，名播遐迩。据传，有一次尧来长子巡游，突染重疾。经彭祖急救，很快脱险痊愈。尧满心喜欢，当即封彭祖为"灵应侯"。后人感其神功，念其医德，即在发鸠山之巅立庙以祀之。

传说彭祖在其所居洞前开了一片荒地，长年累月地在这里养花种草，栽培药物。在他住的石洞顶上，有一株古老的何首乌盘根错节，枝叶茂盛。在何首乌的下边，有一股终年不涸的清泉水顺着山岩缝隙从石洞顶上流下来。他所种的花草都是珍贵的药物，这药物能治百病，能使人起死回生。远近乡民得了病，就前来向彭祖求医。只要服了彭祖的药物，饮了何首乌下流出来的泉水，村民就立刻恢复健康。他给尧治病时就是用他洞前花草之花蕊泡茶，一边令其饮茶，一边与之攀谈，当尧饮茶后，觉得周身发热，汗水流淌，顿时全身疾病一扫而光。

山西省长治市黎城的西井镇有个村子传为彭祖所居，且有彭祖庙，故得名彭庄。彭祖是中国传说中的人物，据说活了 800 多岁，妻子就娶了 100 多个，仍然红光满面，精神焕发。他的最后一任妻子很想知道其中原因，就对彭祖撒娇说："我虽然年轻，但身体却不如你好，请你把长寿的秘密告诉我吧，我们也好长世相守。"彭祖看着如花似玉的爱妻，一时高兴，就说："告诉你也没用，是阎王爷不小心把我的名字从生死簿上撕下，做了纸捻子，所以我才活到现在。"其实，阎王早就在注意彭祖了，只是怎么也找不到他的名字，于是，就派了两个小鬼到彭祖所住村子的河里去洗炭。正好彭祖的妻子下河洗衣服，见有俩人在洗炭，嘴里还念念有词："洗黑炭，洗黑炭，洗白黑炭去卖钱。"彭祖的妻子说："我家相公活了八百八，也没听说黑炭能洗白。"两个小鬼就说不信，于是，彭祖的妻子就把彭祖长寿的秘密告诉了这两个小鬼，小鬼立刻报告了阎王，阎王找到了那根纸捻子，就派勾魂鬼把彭祖勾走了。老百姓大概对此也十分惋惜，就传开了一句顺口溜：

"彭祖活了八百八，有话不应对妻说。"

4. 舜都蒲坂

舜，姓姚，因眼睛重瞳，故名重华，这也是古代最早的眼睛重瞳的记载。据载项羽亦是重瞳。舜是有虞氏的一位平民，人们习称虞舜。《史记》说他"微为庶人"。相传舜青年时代耕于历山，渔于雷泽，陶于河滨，其活动中心就在今永济一带。舜以孝闻名，家人对他很刻薄，"父顽，母嚚，弟象傲"，但舜都能善待他们，《史记·五帝本纪》中称赞他"天下明德皆自虞帝始"。由于他良好的德行和卓越的管理才能，"代尧践帝位"，是为舜帝。

舜在政治上进行了一系列的改革，使部落联盟议事会逐步向国家机关演化。他举"八恺"管理土地，举"八元"掌管教化，让契管人民，伯约管山林，伯夷管祭祀，皋陶作刑，垂管理工匠等，统治机构已初具规模。整顿内部，对百官也有一套管理办法，对他们三年考核一次，考核三次后，便将昏暗的革职，明智的提升，因而百官大多能有条不紊地工作。

舜也是屡建战功的军事家。他曾经指挥过对三苗的大战，三苗被打败后，舜就"分北三苗"，"更易其俗"，也就是把他们疏散到北方，改变他们原来的风俗习惯，进行同化，实现了民族融合。《左传》说舜还"流四凶族，混敦、穷奇、梼杌、饕餮投诸四裔"，保障了中原地区的安宁。

舜十分重视人们的吃饭问题，他让后稷引导人们适应时令的变化，播种各种农作物，使生产得到了发展。现今晋南的稷王山、稷山县、稷王庙、稷益庙，都是后世人们为了怀念后稷的功德而命名和修建的。

舜很重视伦理道德，他把人们在长期生活中形成的习性和感情，升华为"五典"，即父义、母慈、兄友、弟恭、子孝，从而使刚刚摆脱蒙昧的人们有了早期的精神文明。

相传舜在河东盐池观察，欣喜之余，便在盐池之畔的卧云岗上，亲抚五弦琴咏唱《南风歌》："南风之薰兮，可以解吾民之愠兮。南风之时兮，可以阜吾民之财兮。"这首歌最早记载在《孔子家语·辩乐解》篇。舜把为民解愠、为民阜财作为他执政的重中之重，因此在舜的治理下，天下太平，百姓丰衣足食，"四海之内，咸戴帝舜之功"。后世也以"尧天舜日"来形容唐虞时代的"太平盛世"。

"舜治蒲坂"，蒲坂即今永济市。《括地志》："河东县二里故蒲坂城，舜所都也。城中有舜庙，城外有舜宅及二妃坛。"永济有舜庙，蒲州仓陵峪有娥皇和女英遗迹。《史记正义》说："蒲州城中有舜庙，城外有舜宅及二妃坛。"今晋南平陆县传说为有虞氏之虞国所在，今运城市境内的鸣条岗有舜帝陵（一说舜帝陵在今湖南宁远的九嶷山），自北魏以来，历朝都"祭舜于河东"，将运城作为舜帝的国祭之地。

5. 禹都安邑

禹，颛顼孙，姓姒，名文命，属有崇氏部落，是中华民族的治水英雄。传说尧时，洪水滔天，浩浩荡荡，水患无穷。禹父鲧治水用堵法，"九年而水不息，功用不成"，被尧诛杀，舜复命禹治水。禹用疏导法，艰苦卓绝，治水 13 年，三过家门而不入，终于战胜洪水，"以告成功于天下，天下于是太平治"。保民安居乐业。《左传·昭公八年》赞叹："美哉禹功，明德远矣。微禹，吾其鱼乎！"后受舜禅为天子，以夏为国号，都安邑。禹的治水之功和治水方法，对中医学亦颇有启迪，如《医学入门》浚川丸即取自《尚书·禹贡》"禹别九州，随山浚川，任土作贡"之句，以逐水消肿，使浚利畅通，治疗水肿。《儒门世亲》禹功散行气消肿，逐水消肿，即以禹治水之功绩命名。

大禹治水栉风沐雨，劳累过度，遂致偏枯足跛，当时人敬重其人，模仿其所走的步子，因名禹步。《法言·重黎》李轨注："禹治水土，涉山川，病足，故行跛也。而俗巫多效禹步。"《尸子·席泽》言："禹于是疏河决江，十年不窥其家。足无爪，胫无毛，偏枯之病，步不能过，名曰禹步。"后渐演变为巫师在跳神驱疫仪式上按一定程式踊跃跑动的舞蹈动作，马王堆出土帛书祝由方中多次提及禹步。实质上是巫师带领患者一起走动舞蹈，在祝由名义下进行的活动筋骨、疏通经络的体育锻炼。关于"禹步"，《玉函秘典》解释为："闭气，先前左足，次前右足，以左足并右足，为三步也。"《抱朴子·登涉》则曰："正立，右足在前，左足在后，次复前右足，次前左足，以右足从左足并，是二步也；次复前右足，以左足从右足并，是三步也。如此，禹步之道毕矣。"有人说，这些动作与现代华尔兹舞步非常接近。

大禹治水的足迹，据说是几乎遍及黄河中下游及其支流，《史记》称禹"导河积石，至于龙口，南至华阴，东至砥柱，又东至于盟津"。河津市西北 12 千米的黄河岸边，传说是禹凿龙门的遗迹，今称"禹门口"。禹凿龙门，《水经注》卷四记载"龙门山，大禹所凿，通孟津河口，广八十步，岩际镌迹禹功尚存，岸上并有庙祠"。传说禹凿龙门后，经中条山经芮城，曾在县东南的柏树下休息，然后渡河，宿于对岸的禹店村，后来禹休息的那个地方叫神相峪，渡口就叫人禹渡。今忻州有系舟山、禹王洞，又有禹"打开灵石口，空出晋阳湖"的民谣，均与大禹治水有关。

洪水的治服给社会带来了安宁繁荣，也减少了疾病的发生。这个时期出现了很多的创造与发明，也促进了医学的发展。伯益发明了凿井，奚仲发明了车，义狄用粮食酿成了酒，禹还用青铜铸造了九个大鼎，象征着九州。

"禹都安邑"，古安邑位于今运城市夏县西北 7.5 千米之禹王乡，夏县也因此而得名。另有《世本》等史迹记载"禹都阳城"。《史记·夏本纪》载："禹辞辟舜之子商均于阳城。天下诸侯皆去商均而朝禹。禹于是遂即天子位，南面朝天下，国号曰夏后，姓姒氏。"据此，有学者认为，禹居阳城，那不过是禹避舜之子商均时，而一度居于今属河南登封县的阳城，并非禹曾建都阳城。事实是，夏王朝自禹至第三代国君太康，其都城依然在黄河以北的晋南而不是黄河以南的豫西。

古之圣人并非高高在上，养尊处优，而是身先士卒，为天下百姓忧劳，因而多病身形憔悴，《文子·自然》记载"神农形瘁，尧瘦癯，舜黧黑，禹胼胝"，《淮南子·修务训》亦曰："盖闻传书曰：神农憔悴，尧瘦癯，舜霉黑，禹胼胝。由此观之，则圣人之忧劳百姓甚矣。"这也体现了古代对人形体和疾病的认识。

《左传》哀公六年孔颖达疏云："尧治平阳，舜治蒲坂，禹治安邑，三都相去各二百余里，俱在冀州，统天下四方。"尧舜禹作为炎黄之后把华夏文明推向前进的领袖人物，在他们的不懈努力下，中医药的发展取得了辉煌的成就。

6. 夏商时期

夏朝始于前 2070 年，终于前 1600 年。夏朝早期的活动地域，史称夏墟，周人亦称大夏，大抵在今晋南一带。禹都安邑，正在晋南中心地带。1975 年考古工作者发掘夏县东下冯遗址，其年代正在前 2000 年左右，这种类型的文化在晋南达 35 处之多。遗址发现有居住地、人工沟、陶窑、水井、墓葬、灰坑、石器、瓷器、骨器及少量铜器。夏代更有"伯益作井"的说法。居住地的选择，人工沟、水井的建制，改善了卫生条件，减少了疾病的发生。瓷器的发现，说明东下冯已经由烧制陶器跃进到烧制原始瓷器，考古学家认为是迄今我国最早的瓷器。铜器的出土，证明冶铜技术的提高，自然也为金属医疗器械的制作，提供了物质和技术条件。

商朝始于前 1600 年，终于前 1046 年。当时华夏族活动中心移到中原的河南中部，但山西亦在商统治势力范围内。《左传》称"商汤有景亳之命"。《孟子》称"汤居亳，与墓为邻"。今山西闻喜中条山之主峰即景山，又名汤寨山、汤王山，上有汤庙。在山西垣曲县相传有商汤建都的亳城，北周时曾在这里置亳城县，隋义宁元年（617 年）再置亳城县，唐武德五年（622 年）废入垣县，故城址在今王茅镇下亳村和上亳村之间。下亳村北有地俗称"汤王坪"，现存有元代致和元年（1328 年）石碑一通，铭文称"商烈祖成汤王居亳即此"，这里或许是商汤灭夏早期的都城。民间还传说有商汤歇脚的凉露圪塔，商汤饮马的马抱泉等地方。传说商王祖乙时因避黄河决口从相都（今河南内黄县）迁都于耿，今河津有耿乡或即其地。商以耿为都，尚有祖辛、沃甲、祖甲、南庚等帝。耿之北有汦方国，在今晋西一带，设都邑于石楼。1959 年即于石楼 10 多处地点出土有商代金器、玉器、骨器及青铜器 200 余件。今万荣县黄河畔的百祥村旧有汤陵，隋代祀汤于此，唐改祀汤陵于河南偃师。

在商代，由于药物品种的增多和对疾病认识的加深，人们根据不同病情，选择多种药物配成复方，经煎煮后应用于临床。这样便由生药转向熟药，由单味药转向复味药，不仅服用方便，药效容易发挥，且可减少药物的不良作用。汤液的产生，在制药学上可谓向前跨进了一大步。据传伊尹创制了汤液，《史记·殷本纪》有伊尹"负鼎俎，以滋味说汤"的记载，晋初皇甫谧《针灸甲乙经·序》亦称"伊尹以亚圣之才，撰用《神农本草》，以为《汤液》"。又有"仲景论广伊尹

《汤液》为数十卷，用之多验"。伊尹，商汤的宰相，姓姒，名伊，一说名挚，尹是官名。伊尹出身卑微，早先为有莘国奴隶，擅烹饪，在御膳房厨子的培养下，烹调得一手好菜肴，而且还很有学问。后来成汤娶有莘国的女儿为妻，伊尹作为陪嫁的奴隶来到了成汤宫里。有一次，伊尹在成汤和诸大臣面前抒发了他的抱负，从烹调山珍海味，说到了治国平天下的道理，所谓"治大国如烹小鲜"，使众人深为叹服，于是汤就当众擢伊尹为右相。在伊尹的辅佐下，国家治理得更好了，商的势力也越来越大。不久商国除掉了夏在东方的羽翼，又在鸣条（今运城市北）大败夏桀。今涑水、青龙河即有土丘名鸣条冈，当是其时大战之区。最后灭掉夏王朝，开始了商王朝的统治，这期间伊尹的功劳最大。

汤液就是将各种生药用水煎煮而成，方法与烹调食物十分接近。伊尹既精烹饪，又兼通医学，把自己加工食物的经验，转而用来加工药物，是很自然的事情。据《吕氏春秋·本味篇》记载伊尹回答商汤有关问题时曾讲过"阳朴之姜，招摇之桂"，姜、桂都是厨师烹调中常用的佐味品，同时又是临床中常用的药物。或认为中医最古老的经方桂枝汤滥觞于此，不无道理。《吕氏春秋》还载："汤问伊尹取天下之道，伊尹答曰：'用其新，弃其陈，腠理遂通，精气日新，邪气尽去，及其天年。'"伊尹以医为喻，论述治国之道，可见其精于医理，深谙养生之道。

今晋城市北有伊侯山，主峰海拔 465.4 米，传因伊尹随商汤祷雨经此而得名。另外《泽州府志·古迹》记载："空桑在伊侯山，相传伊尹生于空桑，即此，或曰从汤祷雨至此。"认为空桑是一个古地名，即在伊侯山，因是伊尹出生处而名。过去山上有伊尹庙，乡人常年祭祀。宋儒程颢在晋城为县令时，曾有诗曰"泽州北望有桑林"，他又把伊侯山作为当年商汤祷雨的桑林了。而《阳城县志》则记载，桑林在阳城县城西南 25 千米的析城山附近。

商朝由盘庚迁都于殷（今河南安阳），传至武丁。武丁号为明君，举版筑之隶傅说为相，商朝大治，疆域大有开拓，统治了今晋南地区。相传平陆圣人涧即当年傅说版筑处，圣人涧古名傅险，又名傅岩、隐仙社、圣人窟，皆因商代贤相傅说曾版筑于此而得名。《括地志》："傅险即傅说版筑之处，所隐之处窟名圣人窟，在今陕州河北县北七里，即虞国虢国之界又有傅说祠。"现在圣人涧旁的山仍名傅岩山，还存有纪念傅说的圣人庙，为当地重点保护文物。

西周及春秋战国时期

武王伐纣，西周（前 1046～前 771 年）取代了商朝。西周初年，周王室为了巩固其统治，大力推行"天下宗周"的宗法分封制度，周成王封他的同母弟叔虞于古唐国，为唐侯。古唐国是从尧、舜、禹传说时代到夏商都存在的一个方国，地域范围在今襄汾、翼城间的崇山（塔尔山）一带，帝尧又称唐尧、陶唐氏，与其善制陶器有关，陶之音亦读窑音，陶之古文作匋，中间的缶即陶器。陶尧二字叠韵，陶唐二字双声，皆可通假，可以推断陶唐之名都来自陶器。在武王克商的过程中，古唐国也被征服，成为以周人为领袖国的方国联合体中的一个成员国。武庚叛乱、周公东征后，姬虞封唐，古唐国的王室贵族被周公迁到杜（今陕西长安），故又称唐杜氏。《史记·晋世家·正义》谓："至周成王实，唐人作乱，成王灭之，而封大叔，更迁唐人子孙于杜，谓之杜伯。"《国语·晋语八》记范宣子（士匄）之言曰："昔匄之祖，自虞以上为陶唐氏，在夏为御龙氏，在商为豕韦氏，在周为唐杜氏。周卑，晋继之，为范氏。"叔虞死后，他的儿子燮父继位，改国号为晋，从此始称晋国。晋国自西周初年立国至战国初年三家分晋，历时 600 余年，由一个"河、汾之东方百里"的小国，发展成为"挟天子以令诸侯"一个半世纪声名煊赫的霸主之国，创造了光辉灿烂、丰富多彩的晋文化。晋国的"启以夏政，疆以戎索"，在夏墟之上，融合戎狄民族，极大地丰富了华夏文明的多样性，亦促进了各民族医学经验的交汇与发展。

"春秋争霸晋为先，战国七雄有其三。"天子衰微，诸侯争霸，是中国春秋（前 770～前 476 年）时期最为显著的政治特点，由此形成了五霸迭兴、主宰春秋历史的局面。在春秋五霸中，称霸时间最长、对诸侯列国乃至对中国古代社会发展影响最深的要数晋国，自晋文公之后，经 11 代国君，历时 150 年之久。晋国的一举一动，牵涉天下的安宁与动荡。晋国是春秋时期最具活力的国家之一，它不仅是山西历史上的一个亮点，也是中国古代史上一颗灿烂夺目的明珠。

前 585 年，晋景公迁都于新田（今山西省侯马市），又称新绛。晋平公时，韩、赵、魏、智、范、中行氏六卿坐大，公室卑弱，不断兼并，晋静公二年（前376年），魏武侯、韩哀侯、赵敬侯灭晋而三分其地，静公降为庶人，晋国历史告终，史称"三家分晋"，标志着战国时期的开始。初期，韩都平阳，魏都安邑，晋都平阳。三国皆以山西省境为中心向外辐射，不断变法改革，发奋图强。地域扩大到今天陕西、河南、河北、内蒙古界内。这里既是中原心腹地带，又是古来所谓四战之地。先是魏国经过文侯、武侯两代比较彻底的改革，在政治、经济、军事等领域进行了卓有成效的变法，实现了国富兵强，称雄百余年；其后，赵武灵王顺应时代要求推广胡服骑射的变法运动，军事实力壮大，使赵国成为举足轻重的诸侯强国，而且也树立了中原农耕文化学习吸取北方游牧文化的光辉典范，大大加强了地区之间的联系，从而把我国古代中原华夏民族与北方戎狄民族的文化交融推向了新的历史高峰；韩国亦任贤使能，变革图强，如韩昭侯八年（前355年）任命申不害为相，进行变革，厕身七雄之列，但内政不修，政令不举，一直处于相对弱小的地位。战国七雄之间的关系复杂，合纵连横变幻无常，三晋经常在其中扮演重要角色。战国后期，随着秦国的变法图强，国力迅速壮大，前230年秦军攻陷韩都新郑，前228年秦攻破赵都邯郸，前225年攻陷魏都大梁，三国遂亡。前221年秦统一了全国，韩、赵、魏遂成为地理区域的概念。

在晋国，传统的基础产业是农业和畜牧业。晋国所在的河、汾、涑、浍地区，地平土肥，水利方便，正是农业生产的理想环境。这里原是夏墟，本有悠久的农耕历史，晋公室又是擅长农业生产活动的神农氏后人周天子姬姓的同宗，故而重视经营农业，并有着丰富的经验和优势。而随着社会文明的发展，农业生产工具不断改良，逐渐成为提高农业生产率的利器。早期晋国的农业生产工具主要是石铲、石刀、石斧、耒、耜，从文献和考古出土器物中，便可看到有木制的耒耜（也有少量骨制的耜）。进入青铜时代，耒耜的尖端上套有青铜的插头，既可节省贵重的青铜，又增加了工具的硬度，便于农作使用。春秋时期，晋国生产力水平空前提高的主要标志，同样表现在铁器的使用和牛耕的普及。《左传·昭公二十九年》载："冬，晋赵鞅、荀寅帅师城汝滨，遂赋晋国一鼓铁，以铸刑鼎，著范宣子所为刑书焉。"鼓为重量单位，一鼓约相当于当时480斤（240千克），铸鼎的铁作为军赋征收，可见晋国用铁已相当普遍。铁器的使用逐渐增多，生产工具主要有铲、臿、镢、镰、锄等，这些都为近年来的考古发现所证实。牛耕用于生产，文献中多有记载，《国语·晋语九》载："夫范、中行氏不恤庶难，欲擅晋国，今其子孙将耕于齐，宗庙之牺，为畎亩之勤。"在浑源县，新中国成立前出土过春秋后期的牛尊（现存上海博物馆），牛鼻上已穿有鼻环，说明已被用作牵引劳动。犁耕的出现，还可从晋人伯州犁的名字看出。1958 年在芮城礼教村发现一个石制残犁头，1959 年在侯马北西庄出土了残铁犁。铜、铁农具的应用及冶炼技术的提高，不仅为开发山林，扩大耕地、兴修水利，发展生产创造了条件，自然也为金属医疗器械的制作，提供了物资和技术条件。

农作物的种类见于文献和考古资料者多达几十种，粮食作物中有谷类、麦类和豆类，谷类又分粟、黍、稻、粱、稷、穄，种植多而广。蔬菜有白菜、芥菜、萝卜、葱、蒜等。在纺织原料中，有麻、葛，均可用于纺织，为下层百姓服用。树木的种植，据文献记载，其时已有杨、柳、松、柏、桑、榆、枢（刺榆）、枣、桃、杜（甘棠）、桐、檀、栩（柞）、漆、栗、槐、卒等，用于造宫室、制家具、养蚕丝织、制弓箭、油漆等劳作工艺。畜牧业中的六畜马、牛、羊、鸡、犬、猪及兔、鹅、鸭、驴，都在晋国成为人工饲养的对象。耐劳负重的骡也在此时出现，其形象反映在 1985 年初灵石旌介村发现的殷商铜簋上，张颔的考证文章可证，其时牡马牝驴所生称"駃騠"，牡驴牝马所生称"蠃"。六畜之牛、羊、猪、鸡多为祭祀之牺牲与殉葬，自然也供人食用其肉。此类遗骨在考古中也有不少发现，如太原赵卿墓就发现牢鼎中有鸡骨和马骨。动植物种类的增多和分类的认识，也扩大了药用资源。

此时手工业相当发达。考古发现的数以万计的晋地青铜、铁器、玉器、骨器、石器和金器，种类之多、数量之大、制作之精美，令人叹为观止。建筑、纺织、制陶、酿酒等行业的发达亦日新月异。手工业的发展，直接、间接地影响到医疗保健手段的充实与改善，谅在医学领域中亦有体现。

为了适应农业生产的需要，天文历法发展尤为迅速。夏代出现了"天干"纪日法，叔虞建唐时，周成王命之"启以夏政"，此夏政当包括用夏历指导农业生产的内容，这与孔子主张为邦之道要"行夏之时"相一致（《论语·卫灵公》）。夏历在农村沿用至今，其中二十四节气大约完善于战国时（见《吕氏春秋》与《淮南子》）。春秋时晋人的立法已采用19年置闰法解决岁差问题，与《左传》之记载大体相合，出土的《侯马盟书》有用"朏"字表月初之句例，即沿用夏历之证。晋人还袭用殷周干支纪日法，又分每日为十二时辰，相应名称有夜半、鸡鸣、昧爽（或曰平明、昧旦、平旦，即黎明）、日出、食时、隅中、日中、日昃、晡时、日入、黄昏、人定，颇为精确。在古天文方面，晋人已懂得二十八宿与日月五星之概念，以二十八宿为坐标分十二次，观察岁星（木星）之运行来纪年，即岁星纪年法，今人称一年为一岁者本此。这种岁星纪年法可以用来调整历法置闰，也用于星象占卜。还以天上十二次与地上区域对应划分，出现了一种天人相应的分野说。这些成就，在服务于农业生产的同时，也有助于人们认识人体阴阳节律的变化、疾病的发生与昼夜更替、季节交换的关系，因此对医药的研究也有一定积极意义。

春秋战国时期，"诸子蜂起，百家争鸣"，各种哲学思想对医学理论的发展和形成不无启迪作用。赵国后期郇（今山西临猗）人荀子（名况，字卿，又称孙卿子）就明确提出了"天人相分""形具而神生"等唯物论命题，在古代思想史上具有划时代的意义，极具有科学价值，为中医学"天人相应""形神相具"等理论的形成，奠定了基础。孔子弟子子夏（前507—前420），姓卜名商，字子夏，晋国温邑（今河南温县）人。孔子去世，子夏为其守孝3年后，于前476年来到晋属西河（今山西河津一带）设教，专心教学55年，授徒300多人。直到今天，山西境内的许多地方都留有子夏活动过的遗迹，如芮城县有卜子墓、卜子祠等。明朝万历四十年（1612年）芮城创建卜子书院（又称子夏书院或文学书院），清朝乾隆二十七年（1762年）芮城又创建西河书院，俱是远承子夏讲学之遗风。在长期的教学实践中，子夏继承和发展了孔子的学术思想与教育事业，形成了独特的"西河教风"，为社会培养了一批栋梁之材，子夏之学成为孔门后学八大流派之一。子夏作为孔子弟子中知识最为渊博的学者和卓越的教育家，为中国历史文化的传播与发展做出了积极的贡献。其编纂经书进行章节划分、句读判明、文义解释的贡献，"博学而笃志，切问而近思"的教学原则和方法，学以致用、培养治世贤才的教育目的，学术自由、兼容并蓄的教学新风，德泽后世，对中医学的发展亦有深远的影响和借鉴意义。

春秋战国时期，诸侯争战不息，人民流离失所，疾病流行，晋国亦不能免。如晋哀公三年（前454年），智瑶（亦称智伯、智襄子）执掌晋国国政之时，围赵襄子（赵毋恤）于晋阳，攻城三月不下，又从悬瓮山下开渠（即智伯渠），引晋水灌晋阳，使"城不漫者三版"（一版宽约70厘米）。弄得城中"沉灶产蛙"，"巢居而处，悬釜而炊，财食将尽，士卒病羸"。粮食匮，财力尽，士大夫羸病，甚至"易子而食"。赵孝成王四年至六年（前262~前260年），秦赵长平之战，战况惨烈，古人所谓"长平之战、血流漂卤"，赵败阵亡或被秦将白起坑杀士卒数十万。自然灾害的发生，亦造成了当时疫病的流行。如晋出公九年（前466年），晋国发生地震。赵王迁五年至六年（前231~前232年），赵国灾害频仍，先是北方地区发生大地震，在"乐徐（今河北易县西南）以西，北至平阴（今山西阳高东南）"的广大区域内，房屋亭台大半被损，人口伤亡众多；紧接着又出现严重旱情，不久全国发生普遍的饥馑。

此时，在与战争创伤、自然灾害、疾病流行斗争的过程中，三晋大地的医学发展在各方面都有了显著的进步。

阴阳五行学说的萌芽

阴阳学说和五行学说都是我国古代朴素唯物主义的自然观，用以说明一切事物的运动变化规律，晋国对此的认识和利用很早，广泛地应用于各个方面。《左传·昭公三十二年》记载，前510年，晋国的史墨言"物生有两、有三、有五、有陪贰。故天有三辰，地有五行，体有左右，各有妃耦。王有公，诸侯有卿，皆有贰也。"在古代原始的阴阳学说中，已经注意到事物的矛盾性，如《国语·周语上》记载，伯阳甫曾明确指出阴阳二气失调引起地震，他说："阳伏而不能出，阴迫而不能蒸，于是有地震。"但这只是分析一种自然现象，还是肤浅的。史墨在继承这些先行者思想的基础上，把矛盾的观点上升为事物的普遍法则，认为客观事物是矛盾的统一体，都是由相互对立的两个方面组成的，不仅自然界是这样，而且人的身体构造和社会现象都是如此，因而他提出物生有两、有三、有五、有陪贰。史墨的思想，反映了春秋末期阴阳五行学说已作为一种指导思想在社会生活和学术认识中具体运用，这丰富了我国古代朴素辩证法的内容，在中国哲学及医学发展史上均占有重要的地位。五行生克学说，在这一时期亦露端倪，《左传·襄公元年》载有"晋赵鞅卜救郑，遇水适火……史墨曰：……水胜火，伐姜则可。"阴阳五行学说逐渐浸润在医学领域，《左传·昭公元年》记载，公元前秦医和在为晋侯诊病时，提出了"六气致病"说，"六气曰阴、阳、风、雨、晦、明也"。并提及五味、五色、五声等概念。

病因学说的进步

晋国初期，医学尚处于巫术迷信的支配下，疾病被看成是鬼神作祟和祖先示罚，治病采用祈祷、祭祀、诅咒等方法，以祈求祖先的保佑、鬼神宽宥或将疾病驱逐出体外。春秋时代，医学理论处于萌芽状态，开始逐渐摆脱巫术迷信的支配，对疾病的发生，已做出了积极的探索，力图按自然界的物质本性去解释自然现象，不再归咎于天命或鬼神。但祖先的崇拜和神灵的崇拜已渗透到当时社会生活的各个领域中，在巫术信仰上还残留了卜筮、占星、梦占、看相、音兆等。

如《左传·成公十年》记载，晋景公十八年（前582年），晋景公姬獳生病卧床不起，百般医治无效后求助于占卜，据说是大业（赵氏先祖名）因断了后代的香火而作祟。先招桑田巫求治，言"不食新矣"。（不能吃到新收获的麦子了。意为死于麦收之前）后因怀疑桑田巫的诊断，派人到秦国求医。因为秦晋有姻亲之故，又秦多良医，秦伯派医缓往诊。医缓诊察完后说："疾不可为也，在肓之上，膏之下；攻之不可，达之不及，药不至焉，不可为也。"晋景公说："良医也。"后世"病入膏肓"的成语即源于此。医缓对疾病的症结所在的论述和预后准确判断，不能不说是医学的进步；晋景公由相信桑田巫到相信名医医缓，也是医学观念的转变。

《左传·昭公元年》记载："晋侯有疾，郑伯使公孙侨如晋聘，且问疾。叔向问焉，曰：'寡君之疾病，卜人曰：实沈、台骀为祟。史莫之知，敢问此何神也？'子产曰：'昔高辛氏有二子，伯曰阏伯，季曰实沈，居于旷林，不相能也。日寻干戈，以相征讨。后帝不臧，迁阏伯于商丘，主辰。商人是因，故辰为商星。迁实沈于大夏，主参。唐人是因，以服事夏商……由是观之，则实沈，参星也。昔金天氏有裔子曰昧，为玄冥师，生允格、台骀。台骀能业其官，宣汾洮，障大泽，以处太原。帝用嘉之，封诸汾川，沈、姒、蓐、黄，实守其祀，今晋主汾而灭之矣。由是观之，则台骀，汾神也。抑此二者，不及君身。山川之神，则水旱疠疫之灾，于是乎禜之；日月星辰之神，则雪霜风雨之不时，于是乎禜之。若君身，则亦出入饮食哀乐之事也，山川星辰之神，又何为焉？侨闻之，君子有四时：朝以听政，昼以访问，夕以修令，夜以安身。于是乎节宣其气，勿使有所壅闭湫底，以露其体。兹心不爽，而昏乱百度。今无乃壹之，则生疾矣。侨又闻之，内官不及同姓，其生不殖，美先尽矣，则相生疾，君子是以恶之。故《志》曰：买妾不知其姓，则卜之。"违此二者，古之所慎也。男女辨姓，礼之大司也。今君内实有四姬焉，其无乃是也乎？若由是二者，弗可为也已。四姬有省犹可，无则必生疾矣。'叔向曰：'善哉！肸未之闻也。此皆然矣。'"此即言昭公元年（前541年），晋平公姬彪患病，请巫官卜卦，巫师的卦象显示"实沈、台骀为祟"。史官不知"实沈、台骀"为何人，于是晋平公傅、上大夫叔向［姬姓，羊舌氏，名肸，字叔向，又字叔誉，因被封于杨（今山西省洪洞县），以邑为氏，别为杨氏，又称叔肸、杨肸］便请教当时正访问晋国的郑国相国子产［姬姓，名侨，字子产，又字子美，因其是郑穆公的孙子，所以人们又称他为公孙侨、郑子产，春秋后期郑国（今河南新郑）人］。知识渊博的子产首先对实沈、台骀做了说明，实沈为高辛氏（帝喾）之子，其后金天氏（少昊，黄帝子）生子昧，为治水官（玄冥师），昧生子允格、台骀。台骀子承父业，继承了父亲的水官（玄冥师）职务，在汾河（发源于山西省宁武县东寨镇境内管涔山中的楼子山下雷鸣寺附近，流经忻州、晋中、吕梁、运城等6个地市，至万荣县流入黄河，全长716千米）、洮河（即今涑水河，又名涑河。由发源于绛县的陈村峪河、冷口峪河、绛水等4条河流汇聚而成，自东北向西南横贯运城市，流经绛县、闻喜、夏县、运城、临猗、永济等县区，经五姓湖，于永济泓道园西注入黄河。全长195千米，流域面积为5 569平方千米）一带治理水患，筑堤防洪，疏通大泽，出现了大平原，形成了当地的农业耕地。颛顼帝嘉奖台骀，将汾河一带的土地封给他，其子孙部族沈、姒、蓐、黄守其封国并供奉台骀神祠，尊为"汾神"。今太原晋祠、宁武定河尚有台骀庙，为人祭祀处。后来，晋国主汾消灭了这四个小国，中断了台骀祠的祭祀。作为"山川之神"的台骀，因此兴灾为患。古人认为，山川之神有山神、川神之分，山神应天即神仙世界，川神应地佑人类世界，祭祀山神往往更为关注"通天"，祭祀河神往往更为关注"禳灾"。由此作为川神的台骀，也因此成为汾河流域"禳灾佑民"的保护神。子产在讲清实沈、台骀的来历后，进一步指出晋平公患病"亦出入饮食哀乐之事也，山川星辰之神，又何为焉"，于是求医于秦国，医和为之诊治，亦摒弃鬼神病因论，首倡"六气"致病说，"天有六气，降生五味，发为五色，征为五声。淫生六疾。六气曰阴、阳、风、雨、晦、明也。分为四时，序为五节，过则为菑（灾）；阴淫寒疾，阳淫热疾，风淫末疾，雨淫腹疾，晦淫惑疾，明淫心疾。女，阳物而晦时，淫则生内热蛊惑之疾。今君不节不时，能无及此胡"，引导人们从自然界的六种物质属性中去探求致病之因。表明当时鬼神致病说已开始动摇，以四时、误解、六气以及饮食、情志、房室等为主要病因的学说已经形成。

当时人们还认识到了地理环境与疾病的关系。据《左传·成公六年》记载，晋景公十五年（前585年），"晋人谋去故绛"，即商量迁徙国都的事。诸大夫认为应迁郇（今山西临猗西2.5千米原头村）、瑕（临猗西南17千米新城堡）氏之地，因为这两个地方"沃饶而近盐，国利君乐，不可失也"。盐，指今运城盐池即解池。这里土地肥沃，物产丰富，又临近盐池，既对国家有利，国君也高兴，不要放弃它。可仆大夫韩厥却认为"不可，郇、瑕土薄水浅，其恶易觏。易觏则民愁，民愁则垫隘，于是乎有沉溺重腿之疾"。意思是，郇、瑕氏地方土薄水浅，污物容易积聚，污物积聚，百姓就愁苦，因此而身体瘦弱，容易得风湿脚肿的疾病。故韩厥提出："不如新田，土厚水深，居之不疾，有汾、浍以流其恶，且民从教，十世之利也。夫山、泽、林、盐，国之宝也。国饶，则民骄佚，近宝，公室乃贫，不可谓乐。"于是晋景公高兴地听从了韩厥的话，于四月二十三日，迁都新田（今山西省侯马市西北城边）。可见当时择地建都已考虑到地理环境与人体健康和发生疾病的因素。这从《吕氏春秋》中的论述亦可得到印证，其言："轻水所，多秃与瘿（瘿瘤）人；重水所，多尰（足肿）与躄（瘸腿）人；甘水所，多好（容貌美好）与美人；辛水所，多疽（痈疽）与痤（疖子）人；苦水所，多尪（鸡胸）与伛（曲背）人。"（《吕氏春秋·尽数》）"凡生之长也，顺之也。使生不顺者，欲也。故圣人必先适欲。室大则多阴，台高则多阳；多阴则躄，多阳则痿。此阴阳不适之患也。是故先王不处大室，不为高台，味不众珍，衣不燀热。燀热则理塞，理塞则气不达。味众珍则胃充，胃充则中大鞔，中大鞔则气不达。以此长生，可得乎？"（《吕氏春秋·重己》）即教人择居以卫生防病。《墨子·非攻》中也说："其居处之不安，食饮之不时，饥饱之不节，百姓蹈疾病而死者不可胜数。"指出不知趋避卫生而遭受疾病之灾。

对疾病的初步认识

从现存的史料来看，零星记载有晋国的医药概况，对人体的生理、病理情况及疾病种类，均有不同程度的认识。《国语·晋语四》记载了晋文公重耳骈胁（肋骨连在一起）。晋景公八年（前592年）春，中军佐郤克聘齐，齐妇人笑之，归请伐齐。《公羊传》曰："晋郤克眇，齐人戏之。"眇，指一只眼睛瞎。竟因生理缺陷而引发战争。晋平公四年（前554年），晋卿荀偃伐齐，"瘅疽生疡于头"。瘅疽是因劳苦暑湿而生的恶疮。《周礼》中已有疡医，说明当时对疮疡的治疗已积累了一定的经验，并有专门的医生。晋厉公七年（前574年）十二月，郤缺为中军帅执晋政时，晋厉公的嬖臣胥童（又称胥子昧，童或作僮）的父亲胥克因"蛊疾"，从下军佐被废。晋平公九年（前549年）晋侯嬖程郑，使佐下军。郑行人公孙挥如晋聘。程郑问焉，曰："敢问降阶何由？"子羽不能对。归以语然明，然明曰："是将死矣。不然将亡。贵而知惧，惧而思降，乃得其阶，下人而已，又何问焉？且夫既登而求降阶者，知人也，不在程郑。其有亡衅乎？不然，其有惑疾，将死而忧也。"惑疾即心智迷乱的精神幻想症。《左传·昭公元年》更记载有寒疾、热疾、末疾、腹疾、惑疾、心疾。

《国语·鲁语上》论及晋大夫郤犨时言："譬之如疾，余恐易（传染）焉。"说明当时已认识到疾病的传染性。晋平公十六年（前542年）子产使晋时指责晋国政治腐败、天疠不戒。晋定公六年（前506年），晋人集诸侯之师伐楚，因"疾疟方起"，只好下令退兵。晋定公十九年（前493年），赵简子与齐郑之师战于铁，温大夫赵罗于战斗中疟疾发作，不能战斗被俘，都是关于疟疾传染病的记载。对于传染病，当时恐怕很少有积极治疗措施，只能消极预防。传说扁鹊在永济一带治疗传染病的故事，当是重要的历史资料。

此外，春秋时晋国已认识到医生有优劣之分，而经过多次实践经验积累才能成为良医。如晋定公时范、中行氏作乱，高强以"三折肱知为良医"之理作譬，意即胳膊折断三次经医生治好后，自己也在治病的过程中成为好医生。所谓"久病成良医"。说明实践经验积累的重要。从《周礼·天官》可知，当时已有医学分科和医疗考核制度。"岁终则稽其医事，以制其食。十全为上，十失一次之，十失二次之，十失三次之，十失四为下。"

药物治疗知识的积累

周代，药物品种不断增多，用药经验日益丰富，在《诗经》《山海经》等文献中都可见到不少有关药物的资料。今存于《诗经》中的《唐风》12篇、《魏风》7篇，反映了晋地人民的社会生活，也旁涉药物，对当时药物的采集、产地和食用效果有简明的叙述。如"彼汾一曲，言采其藚"，言在汾河边的曲岸旁，采摘泽泻；"采苓采苓，首阳之巅"，言采苓耳（即卷儿，或说为甘草）于首阳山头（在今山西省永济县城西南25千米的黄河岸边，亦名雷首山，相传舜"渔于雷泽"即此）；"椒聊之实，蕃衍盈升""椒聊之实，蕃衍盈匊"，形容花椒结子繁盛，盈升满捧，花椒多子吉祥，故汉朝人遂用椒房称颂皇后住的房屋，说明彼时已以之调味或入药；"园有桃""园有棘"，说明当时已种植桃树、枣树、花椒树，并以之为食。

对毒药的应用也积累了一定的经验，如《左传·僖公四年》记载，晋献公二十一年（前656年），晋献公的宠妃骊姬谋害申生，在申生祭祀其母齐姜于曲沃归而献胙（祭肉）于献公时，骊姬放置宫中六日，并在其中下毒。"寘鸩之鸩，寘堇于肉"。寘是置放，鸩据说是一种毒鸟，羽毛浸于酒中即成毒物。堇是未炮制的附子、乌头。鸩堇是剧毒药，献公以祭肉"祭地，地坟；与犬，犬毙；与小臣，小臣亦毙"。说明已掌握了验毒的方法，洒酒于地，并以人畜做试验，视其反应。又如前 630 年晋文公命医衍酖杀卫侯，卫宁俞以货赂医衍，医衍轻减药量，于是卫侯服毒未死。

春秋末年医学上以偏方治病的方法已经出现了，据《吕氏春秋》记载，赵鞅（简子）有两匹心爱的白骡，赵简子家臣胥渠媾疾，须食白骡之肝才能医治，简子慷慨杀骡取肝，果然为胥渠作药，疗效显著。

《左传·成公十年》记载："攻之不可，达之不及，药不至焉。"这里的"攻"字和"达"字，有人认为就是艾灸和针刺，即用灸法攻治、用针刺疗病，并说这已为后汉郑康成的《针膏肓》和三国荀悦的《申鉴杂言篇》所证实，此说如果确实，那么当时亦有针灸在治疗方法和工具的运用。

周代伯乐著《针经》二卷，为山西首部针灸专著。伯乐尚著有《疗马经》一卷、《相马经》二卷，同代王良著有《相牛经》二卷，说明当时兽医学亦有相当的成就。而托名神农的《采药经》二卷，经考证是山西人所作，它是山西历史上最早的本草著作。

春秋战国时期，河东盐业相当活跃，晋景公十五年（前 585），有人提议把晋国的国都城迁到地沃丰饶而近盐的郇瑕（即解县），利用盐池以富国裕民。善于经商的鲁国人猗顿，看中了盐业生产的重要，遂移居猗氏（今临猗县），从事盐业生产，以盐致富，成为战国时期驰名的大商人。因为他在猗氏发迹，故称猗顿。猗氏县也由此而得名。盐在生活和医学上有重要的作用，是人类须臾离不开的东西。

音乐与医学

晋悼公、平公时的盲乐师师旷，字子野，目盲，乐感敏锐，尤善鼓琴，深通音律。晋平公封他为"五乐之师"，世有"音乐总圣"之称。传说洪洞师村是他的故里，曾建有祠庙与墓葬，立有碑。《洪洞县志》载："师旷故里在县东南二十里师村，村东半里许有庙，高居阜处，磴道盘空，拾级而上，中有元、明碑碣甚伙，春秋二戊有祀典，庙左巍然大阜为师旷墓。"可惜今已不存。师旷认为乐能通山川，耀祖宗，还能自慰，是国家生活中不可缺少的东西。他把乐分成了清商、清徵、清角三种类型。清商是亡国的靡靡之音，不可弹奏；清徵是祥瑞之声，只有德义崇高的人才能听；清角是最佳之音，只有像黄帝那样的德高望重的国君在祭神时才能听。师旷认为音乐有益于政治教化和人的身心健康，反对靡靡之音，符合儒家礼乐文化精神和医学健康道理。据《逸周书·太子晋解》载，师旷还从听太子晋的话音，指出其寿命将不长。未三年，太子晋果然病卒。说明其不仅精于乐理，亦通医理。师旷还指出了学习乃终身之事，永远不晚，"少年好学如初出之阳，壮年好学如日中之光，老年好学如炳烛之光，只要学就能有所进取"。

婚姻制度的进步

晋国早期，婚姻关系已带有政治联盟色彩，甥舅之国往往是加强联盟的要求所致，是政治利益驱使的，属于政治部落联盟的遗迹。晋国时晋君姬姓之君多与姜姓接姻如晋文侯、晋穆侯皆娶姜姓之女。传世之晋姜鼎，即为晋文侯为其妻姜姓女所铸的。晋献公之后，晋君往往娶同姓（姬姓）的女子为妻。《左传》指出了"男女同姓，其生不蕃"的道理，当时已认识到近亲婚配的危害性。因此晋国与周边或杂居的戎狄之间的通婚长久而且频繁，史书记载了晋与戎狄通婚的诸多实例，如晋景公之姊嫁给了潞子婴儿为夫人；晋献公娶大戎子、小戎子于戎，晋献公五年（前627年）打败骊戎，获得骊戎国君的两个女儿骊姬姐妹，又立为夫人；晋献公有四个儿子是戎狄妻子所生，均做了国君；晋文公和大夫赵衰分别娶狄女季隗、叔隗为妻。长期通婚的结果，必然会造成血统的混杂，同时又势必影响华夷的生活习俗致使其发生变化。这有利于促进民族融合，增强民族和睦安全和人种的优化。如晋文公重耳雄才大略，称霸诸侯，其聪明才智或许与其父母血缘较远、优生优育有关。还有晋国赵氏封君赵襄子（？—前425），其生母为婢女，即来自翟国的少数民族，自幼聪慧过人，贤能睿智，其父赵简子因之破传统之规，选贤任能，废嫡立庶，废长立幼，成为赵氏正式继承人。赵襄子不负父望，靠其聪明才智和卓越的政治头脑，纵横捭阖，为三家分晋奠定了基础，使赵国立于战国"七雄"之列。

和缓诊疾疗晋侯

医缓，春秋时期秦国人。据《左传·成公十年》记载，晋国国君景公姬獳（前599~前581年在位）身染重病，先请桑田巫为其诊治，桑田巫直言不讳地说："国君病势深重，恐怕难以活到吃上新麦的时候了！"晋景公惧而且疑，听说秦国有良医，就派遣使臣求医于秦国。秦桓公（前603～前577年在位）派医缓往诊。医道高明的医缓即到晋国，诊察完毕景公病，一针见血地指出："疾不可为也！"因为病程已发展到"在肓之上，膏之下"的晚期，而"攻之不可，达之不及，药不至焉，不可为也"。古人认为，心尖脂肪谓之膏，心脏和膈膜之间谓之肓，膏肓系指心区，这里是药力和针灸都达不到的部位而难以救治。景公闻之，十分敬佩医缓诊断之高明，遂以厚礼赠之送归。不久新麦开镰，六月丙午日，晋景公想吃新麦，遣厨师以新麦为膳，召桑田巫，把做好的新麦食品给他看过，而后杀死他。景公正欲进食之际，腹胀骤作，急忙赶至厕所，即昏厥而掉入粪坑，一命呜呼。成语"病入膏肓"典出于此。医缓诊病，能准确判断疾病的症结所在和预后，技术高超，又反映当时已能采用灸法、针刺和服药等多种治疗手段。

医和，春秋时期秦国人。据《左传·昭公元年》记载，晋平公姬彪（前557～前532年在位）有疾，先问于卜占之法，认为是"实沈、台骀为祟"。当时郑国子产正出使晋国，子产进言于平公，认为其患病"亦出入饮食哀乐之事也"，实沈、台骀之类的所谓山川自然之神，不能使人患病。于是复求医于秦国，秦景公嬴后（前576～前537年在位）派遣医和往诊。医和诊病后说："主公之病非鬼神也非饮食所致，是因近女色而起，惑乱而丧志也，病不能治了。"平公问道："女色不可近乎？"医和答道："要节制啊！"并对疾病的机制做了阐释："先王之乐，所以节百事也，故有五节。迟速本末以相及，中声以降。五降之后，不容弹矣。于是有烦手淫声，慆堙心耳，乃忘平和，君子弗听也。物亦如之。至于烦，乃舍也已，无以生疾。君子之近琴瑟，以仪节也，非以慆心也。"并提出了"六气致病"学说，说明当时对六气等不同病因已有初步认识，并涉及阴阳学说、人与自然及人应节欲以养生等医学基本思想，反映祖国医学理论正在开始形成和逐步发展。

医和、医缓是秦国的职业医师，或系秦宫廷之御医，但他们的医学事迹只留下在晋国为晋侯诊病的记载。因其医术高明，后人遂将医和、医缓并称"和缓"，作为良医的誉称。

扁鹊史迹在晋多

扁鹊，生活在前5～前4世纪，勃海郡鄚（今河北省任丘县鄚州镇）人，姓秦，名叫越人，又名少齐。年轻时为人舍长。舍客长桑君过，扁鹊认为他很独特，常小心地款待他。长桑君也知道扁鹊不是一般的人。进出客馆十几年，才叫扁鹊坐下私谈，悄悄地说："我有禁方，年老，欲传于公，公毋泄。"扁鹊曰："敬诺。"于是长桑君把他的秘方书都给了扁鹊。"为医国在齐，或在赵。在赵者名扁鹊。"由于他的医术高超，所以当时的人们借用了上古轩辕时神医"扁鹊"的名号来称呼他。又居家于卢国（今山东省长清县），故又名为卢医。扁鹊的祖籍虽不在山西，但在山西行医活动的记载和遗迹却留有许多。

司马迁《史记》曾为其立传，选取典型事例，通过三个病案，塑造出扁鹊的名医形象。一是诊赵简子。晋国大夫赵简子（卒于前458年）由于"专国事"，忽昏睡不识人。众人皆惧，急忙召扁鹊诊治。扁鹊入诊，语言三日当自醒。果然，两天半后赵简子醒过来了。一是入虢之诊。扁鹊过虢，见举国为刚刚死去的太子治丧，判断其为"尸厥"（假死），针药并举，太子复苏。一是望桓侯之色。扁鹊在齐，蒙桓侯（前375—前357年在位）召见，远观近视之际屡言其"有疾，不治将深"。然桓侯不以为然，终因病从肌肤渐入骨髓，无药可救而亡。《韩非子·喻老》中作"蔡桓侯"。《战国策·秦二》还记载扁鹊"诊秦武王之疾"。

倘若这些记载都是真实的，那么扁鹊则历春秋至战国，前后活了数百年，"诊赵简子疾"发生在前531~前526年，"入虢之诊"发生在前654年，"望桓侯之色"大约发生在前384年。最早的"入虢之诊"与"诊赵简子"的故事之间相差120年，与"望桓侯之色"更是相去200多年之久，显然不符合实际。因而史家推测造成这一不合理之情况的原因，或是由于《史记·扁鹊仓公列传》乃司马迁采撷先秦医家故事编成，扁鹊与秦越人并非一人。日本医师滕惟寅《扁鹊仓公列传割解》说："扁鹊，上古之神医也。周秦间凡称良医，皆谓之扁鹊；犹释氏呼良医为耆婆也。其人，非一人也。司马迁泛摭古书称扁鹊者，而为之传，其中载医验三条，文体各异，可以证焉。其受术于长桑君，治虢太子病，及著《难经》者，秦越人之扁鹊也；其诊赵简子者，见齐桓侯者，《国策》所谓骂秦武王者，《鹖冠子》所谓对魏文侯者，又为李醯所杀者，皆别一扁鹊也。后世笺注家，反疑年代龃龉，曲为之说，陋矣。"

　　唐代杨玄操《难经序》言："越人受长桑君之秘术，遂洞明医道，至能彻视脏腑，刳肠剔心，以其与轩辕时扁鹊相类，乃号之为扁鹊。"孟庆云认为，扁鹊是先秦时代良医的共名，这和那个时代在水边洗衣物的老妇皆称漂母、美女皆称西施一样。良医称扁鹊历史久远，还在仰韶文化时期，东夷部族以鸟为图腾神物，三皇时代的少昊部落，"以鸟纪官"，即把官名称纪于鸟，某某官，不称为某某官，而称为某某鸟，如在春秋时有个郯国，郯国的国君自称是少昊挚的苗裔，他说鸷是凤鸟氏，主管历法，当时还有称玄鸟氏的，是主管春分和秋分的官。扁鹊的鹊是有灵性之鸟，是主管砭石的官，以此称为扁鹊。20世纪70年代，山东微山县两城山曾出土四块东汉画像石，一幅浮雕为半鸟半人像，胸以上人身，胸以下是鸟身，手持石针，举手做针刺状，被学者称为"扁鹊行针图"。这在国外也有类似的情况，如古印度，良医皆叫作"耆婆"。从史料记载，除了黄帝时代有扁鹊外，又有相距数百年的几个扁鹊，以及在全国多个地方遗有扁鹊墓，近年学术界支持扁鹊是古代良医统称的看法。自从司马迁《史记·扁鹊仓公列传》纪传秦越人以后，医学上论述扁鹊，即指前5~前4世纪的秦越人。①

　　秦越人之扁鹊与黄帝时的扁鹊不同的是，黄帝时的扁鹊是主砭石之"官"，即岐伯，岐伯也称为伯岐，与扁鹊通假；而秦越人的扁鹊是"间阎医工"，即民间医生。

　　《史记·扁鹊仓公列传》载："扁鹊名闻天下。过邯郸，闻贵妇人，即为带下医；过洛阳，闻周人爱老人，即为耳目痹医；来入咸阳，闻秦人爱小儿，即为小儿医，随俗为变。秦太医令李醯自知技不如扁鹊也，使人刺杀之。至今天下言脉者，由扁鹊也。"扁鹊精通内外妇幼各科，携弟子周游各地，以医为业，为自由开业，走方郎中之祖。其随俗为变和"六不治"展示了他的懿德风范。扁鹊兼通针灸、按摩、药物，采用多种综合疗法，临床随宜应用，为总结战国以前医学经验第一人，对祖国医学有重大贡献。扁鹊奠定了中医学的切脉诊断方法，开启了中医学的先河。他的"六不治"准则，成为几千年来医患们传颂的座右铭，其言："使圣人预知微，良医得早从事，则疾可已，身可活也。人之所病，病疾多；而医

---

　　①　孟庆云.隔垣洞见一方人——中医四诊鼻祖扁鹊.中医药文化.（2）2007，（1）：22.

之所病，病道少。故病有六不治：骄恣不论于理，一不治也；轻身重财，二不治也；衣食不能适，三不治也；阴阳并，藏气不定，四不治也；形羸不能服药，五不治也；信巫不信医，六不治也。有此一者，则重难治也。"

廖育群更认为当时存在着"官医扁鹊"与"游医秦越人"两种不同身份的医家。"看来司马迁至少是将春秋时期晋国的医官扁鹊与战国时代齐国民间医家合为一人了。正因为扁鹊是晋国的医官，所以赵简子有疾时，才可能立传扁鹊诊治。如果他像《扁鹊传》中所描述的那般行迹不定，又焉能在有所需要时应唤而至呢？另外，扁鹊'诊赵简子疾'一事，亦见于《史记·赵世家》中，故可知当为信史。"① 斯言如确，则扁鹊为晋国具有文字记载的第一个宫廷侍医。《史记·赵世家》均记载，扁鹊治愈赵简子疾后，"简子赐扁鹊田四万亩"。以常理揆之，享此食邑，自不必也难以云游四方。赐田在今平定县西北一带，现该县城北之山名鹊山；山上有庙亦名鹊庙，古迹犹存。

据《汉书·艺文志》记载，署名扁鹊的著作有：《扁鹊内经》9 卷，《扁鹊外经》12 卷，《泰始黄帝扁鹊俞拊方》23 卷。此外，成书于东汉时期的《难经》，旧题秦越人撰，则当属依托。王叔和《脉经》卷五曾选载《扁鹊阴阳脉法》数条，《千金要方》《千金翼方》中亦记录有扁鹊相关论述，似当为是。后世以扁鹊冠名的医著甚多，如《隋书·经籍志》有《扁鹊陷冰丸》1 卷、《扁鹊肘后方》3 卷、《扁鹊偃侧针灸图》3 卷；《宋史·艺文志》有《扁鹊针传》1 卷、《扁鹊脉经》1 卷、《扁鹊疗黄经》1 卷等，《汉志》中著录诸书，后皆不见，而后世著录诸书，又不见于前世，学派渊源尚待考索。李伯聪认为，扁鹊学派的末代传人是南宋著《扁鹊心书》的针灸学家窦材。② 诚如斯言，扁鹊学派既是中国医学史上最早的学派，也是历时最久的学派。

扁鹊的弟子可以考见的，有子阳、子豹（《史记》），子容、子明、阳仪、子越、子游（《说苑》），子仪（《韩诗外传》），阳历（《神仙通鉴》）等人。贾公彦《周礼·天官》疾医注疏："五药，草、木、虫、石、谷也。其治合之剂，则存

---

① 廖育群. 繁露下的岐黄春秋——宫廷医学生生之政 ［M］. 上海交通大学出版社，2012：50.
② 李伯聪. 扁鹊和扁鹊学派 ［M］. 西安：陕西科学技术出版社，1990：270.

乎神农、子仪之术。"又晋荀勖《中经新簿》记："《子仪本草》一卷。"子义、子仪和阳仪恐怕就是一个人，因此世人认为子仪始传《本草》。余嘉锡《四库提要辨证》说："神农尝药，子仪著书，其功相垺。"

扁鹊壮年行医四方，客死于秦，其坟墓散见于全国各地约有十余处。山西省永济市虞乡镇清华村东有扁鹊墓。墓冢高 1.7 米，周长近 47 米，呈圆锥形。冢旁立有高 0.35 米的碑座，镌刻文字漫漶，可辨识"大观元年三月□日杨□信□□重□收扁鹊墓"字样。墓东有扁鹊祠，祠内存明万历庚子（1600 年）《重修扁鹊祠记》碑，记云"祠宇时久"，创始年不详。清代多次重修。雍正八年（1730 年）《重修扁鹊庙记》始将"祠"改为"庙"。扁鹊庙及扁鹊墓于 1996 年被山西省政府公布为省级重点保护文物。庙里保存有明代的扁鹊塑像及黄帝时期至明代神医塑像 21 尊，这在全国实属罕见，另有 100 余件不同历史时代的石刻、雕像也保存相当完好。扁鹊墓现存一大冢，冢前有古碑，碑文"扁鹊庙"三个盈尺大字，碑左右各有雕刻粗犷的石羊、石虎一对，且墓前植有一棵四人合抱的古槐。

相传扁鹊曾医救虢太子，扁鹊死后，虢太子感其再造之恩，收其骨骸而葬之，墓在永济。另有一说，扁鹊路经永济清华时，适逢盛夏，瘟疫肆虐。扁鹊在村中支起 10 口大锅，夜以继日为当地百姓熬药治病，消除了瘟疫。后奉旨赴秦，为秦武王看病。途经临潼时，被秦国太医令李醯刺杀。清华人感念扁鹊的救命之恩，几经辗转，将其尸体运回永济安葬，并建庙以祀。后河北任丘扁鹊家乡的人又从永济盗走了扁鹊的头埋葬于鄚州，清华镇留有扁鹊无头冢。传说扁鹊生于农历正月二十，按当地习俗，这一天早上要吃包子，喻为咬香包，有驱病保平安之意。永济洗马村附近也有扁鹊庙，南郭村有药王庙，每年在药王生日，两地都要举行盛大的纪念活动。

山西平定县城西北部 2 千米的鹊山村，相传神医扁鹊曾在此行医而得名，村内古建筑扁鹊庙及八角灵应池历史久远，关于扁鹊治病救人的佳话流传至今，已有 2 500 多年历史。史传春秋后期，赵简子据晋阳，曾镇兵于此，今县北 12 千米处有"平潭城"，乃赵简子古城遗迹，阳泉市内有"简子沟"，传为简子屯兵之所。《史记》中所载的扁鹊为赵简子诊病及简子赐扁鹊田四万亩的历史佳话就发生于此。

据《山西通志》《晋乘搜略》诸书称，平定州西北 2.5 千米鹊山下有平地泉，名"灵应池""灵应王扁鹊墓""灵应王祠"，并称赵简子赐扁鹊田四万亩即此，是此地固为扁鹊当年之领地也。民间向有"先有鹊山村，后有平定城"之说，可见鹊山之名由来久矣。长治潞城县南约 5 千米有卢医山，山上有卢医庙，亦缘纪念扁鹊而来。

寒食节的习俗

寒食节的渊源亦出自晋国。晋文公重耳流亡国外期间，受尽了艰难困苦，过着颠沛流离的生活。有一次在一座大山里迷了路，几天几夜没吃上东西，其随从介子推不得已割股之肉烤熟以奉上。介子推忠心追随晋文公流亡十九年，但返国后不言禄而隐居绵山，文公追录其功，封其绵上之田，号曰介山，文公自责曰："以记吾过，且旌善人。"（《史记·晋世家》）所谓绵上，山西至少有三处：一为《史记·晋世家》引杜预曰："西河介休县南有有地名绵上。"（姚培谦疏：今山西汾州府沁源县北 40 千米有绵上关、绵上城）《嘉庆重修一统志》："介山，在介休县南四十里，即介子推隐处，山下地名绵上，亦曰绵山。"介山，又名横岭，今称绵山，在今山西介休市东南 18 千米处。二在今翼城县西，《左传·襄公十三年》（晋悼公十四年）："晋侯搜于绵上以治兵。"三在今沁源北 30 千米处。《水经注·汾水》引袁山松《郡国志》："界休县有介山，有有绵上聚，子推庙。"今名绵山村。一般皆指介休市之绵山。关于介子推的结局，还有说他是被烧死的。如西汉末刘向《新序·节士》："介子推……遂去而之介山之上，文公使人求之不得，为之避寝三月，号呼期年。……文公待之不肯出，求之不能得，以谓焚其山宜出。遂不出而焚死。"《水经注·汾水》："子推，晋人也。文公有内难，出国之狄，子推随其行，割肉以续军粮。后文公复国，忽忘子推，子推奉唱而歌，文公始悟，当受爵禄。子推奔介山，抱木而烧死，国人葬之，恐其神魂霣（yǔn，允，同殒）于地。"《庄子·盗跖》："子推怒而去，抱木而燔死。"晋文公还规定每年到介子推烧死那天（清明节前夕）为寒食节，都要禁烟火，吃寒食，以后相沿成俗，称为"寒食禁火"。据说这就是寒食节的来历。

其实，寒食禁火似与介子推本无关系，据史书记载，也常有人对此持有异议。

《左传》、《史记》并没有介子推被烧死的记载，到汉代刘向《新序》、桓谭《新论》才提到介子推被焚一事，汉末蔡邕的《琴操》开始把禁火与介子推的遭遇联系在一起。然而禁火的记载由来已久。如《周礼·秋官·司烜氏》有"仲春，以木铎修火禁于国中"的记载。但以后把它与历史人物介子推的遭遇连在一起，并与当地实有的山川结合成一起，既增加了它的历史文化内涵，又增加了它的真实可信感。《荆楚岁时记》记载："晋文公与介子推俱亡，子推割股以啖文公。文公复国，子推独无所得，子推作龙蛇之歌而隐。文公求之，不肯出，乃燔左右木，子推抱木而死。文公哀之，令人五月五日，不得举火。又周举移书及魏武《明罚令》、陆翙《邺中记》，并云寒食断火，起于子推。"虽然寒食"禁火盖周之旧制"（《太平御览》），然而民间传说并非毫无根据的。

寒食由于介子推禁火、吃寒食这一习俗亦给人们的身体健康带来严重的后果。《后汉书·周举传》说："太原一郡，旧俗以介子推焚骸，有龙忌之禁，至其亡月，咸言神灵不乐举火，由是士民每冬中，辄一月寒食，莫敢烟爨，老小不堪，岁多死者。"周举约于延熙（158~166年）间任并州刺史，这里的士民每冬有一个月寒食，以祭悼介子推。但老小病弱者不堪寒食，加之并州冬季寒冷，致使疾病蔓延。周举到任了解这一弊端后，亲自作吊书到介子推庙祭奠，并宣示居民恢复火食过冬。其后曹操也曾为此下过《明罚令》，"令到人不得寒食"，犯者施以各类刑罚。到晋代，人们已深信介子推传说，寒食禁火，仍很流行，相沿成俗。到了唐代，寒食与清明节基本合而为一。但在山西，寒食禁火仍在流行，升平时要禁火七日，丧乱之世也要禁火三日，否则，民间认为会遭灾异之祸。

秦汉三国时期

前221年，秦王嬴政灭掉韩、魏、燕、楚、齐、赵六国，建立了中央集权的封建专制国家，做了中国历史上第一个封建皇帝。秦始皇推行郡县制度，划分全国为36郡，在山西境内设有雁门、代、太原、上党、河东五郡，这些郡，大都在秦王朝的腹地。秦始皇下令统一度量衡、文字和货币。三晋原来使用的度量衡器、文字和铲形币被废除，改用了新的度量衡标准器，小篆体文字和圆形方孔钱。为阻止匈奴贵族南下掳掠，秦始皇又派蒙恬率军讨伐，把原先赵国在山西北部修的长城和秦、燕两国的长城连接起来，筑成了"万里长城"。万里长城是中国古代劳动人民血汗和智慧的结晶。至今从大同等地保留下来的遗址，还能隐约看到它当年的雄姿。秦统一中国，对促进山西与各地区的政治、经济、科学文化交流，对保障当时人民的生产和生活安全，都起了重要作用。

秦末大乱，楚汉相争，六国旧势力死灰复燃。前206年，秦王朝在农民起义军的进击中覆灭。前202年，刘邦正式称帝，定都长安，是谓汉高祖。西汉前期，实行招抚流民、移民垦殖、休养生息的政策，促进了经济的发展，出现了吏安其官，民乐其业，财富积累，人口大增的局面。西汉末年，朝政腐败。公元9年，新莽王朝以"复古"为名挽救统治阶级的危机，结果招致改制失败，农民起义遍及全国。公元25年，刘秀称帝，定都洛阳，史称东汉。农业、手工业、工商业、科学文化等较西汉又有所进步。东汉末年，政治黑暗，天灾、瘟疫猖獗，民不聊生，随之爆发了黄巾军等农民大起义，宦官外戚之乱又发展为军阀大混战，经济文化遭到严重破坏。直至曹魏平定北方，三国鼎立之后，社会经济才有所稳定与恢复。

山西因其特殊的地理位置，为"北方之门户"，是抵挡北方游牧民族南下侵扰的第一条防线和与游牧民族交流融合的主要场所。秦汉时期，匈奴、乌桓、鲜卑、羌族等少数民族经常攻略侵扰晋地，人民屡遭蹂躏，生灵涂炭。和平安定期则与汉人杂居和交往，促进了民族融合。

秦汉时期，山西的经济地位非常重要，在晋地以龙门（今河津）向东北吕梁山一线至宁武达恒山，再沿燕山南麓达河北昌黎县北的碣石山，形成一条农牧分界线，其西其北，为畜牧区域或农牧相杂区域；其南其东，则以农业为主。随着社会生产力的提高与中原统治势力的北扩，这条分界线也逐渐北移，农业区包括了河东、上党、太原三郡，农业一直处于全国的领先水平。这些地区农业发达，得益于铁器和牛耕普遍使用，从而使耕作技术、农作物的产量都有了大幅度的提高。如恒宽《盐铁论》所云："农，天下之大业也；铁器，民之大用也。器用便利，则用力少得作多。"1959年在平陆县枣园村西汉墓内壁画，发现的牛耕图（两牛一人）和耧耕图就反映了这种情况。铁制工具得到广泛运用，有铲、镢、锄、镰和铁铧等。水利事业也发展起来，如汉武帝时，河东郡太守番系曾开番系渠，引黄河、汾河水灌溉皮氏（今河津西）、汾阴（今万荣西南）和蒲坂（今永济）三县之田50万亩。农业生产技术方面，推广了代田法，在南部一些地区还推广了一种园艺式的区种法。由于粮食丰收，每年都由汾河经黄河、渭河漕运河东、上党等地的粮食供应京师。

在手工业方面，冶铁规模和技术在前代的基础上又有发展，使用了煤做燃料和鼓风装置，掌握了高温冶炼技术。前119年，实行盐铁官营制度以后，汉武帝曾于各地设置"铁官""盐官"管理煮盐、冶铁。其时，河东郡的安邑、皮氏、平阳、绛，太原郡的大陵，就设有"铁官"，安邑、晋阳、娄烦设有"盐官"。河东盐池经过历代开发，规模宏大，盐质颇佳，东汉光武帝刘秀曾"幸安邑，观盐池"。

农业、手工业的繁荣促进了商业的发展。《史记·货殖列传》曾记述了杨（今洪洞东南）、平阳等地的商贾，携带货物，周游天下，西至陕西，北至雁北一带交易有无的情况。汉初与匈奴和亲，"通关市"，使匈奴的牲畜及皮货得以和汉人的手工业品进行交换，"匈奴贪尚乐关市，嗜汉财物，汉亦尚关市不绝以中之"（《史记·匈奴列传》），贸易区主要在晋北。西汉末年王莽时，竟有西域贾胡活动在灵石一带，清末曾在灵石发掘出土罗马古铜钱16枚，属罗马皇帝梯拜流斯时期，相当于王莽天凤元年（14年）至东汉光武帝十三年（37年）。灵石县位于晋阳通往平阳、长安的交通线上，为商业贸易者所必经之地，而"西域贾胡，到一处辄止"（《后汉书·马援传》）。隋代灵石县就有"贾胡堡"地名。外域商人到山西经商，可见山西商业之繁荣。

秦汉时期，三晋大地出现了众多名臣，在历史上曾有不同的影响。如霍光，字子孟，平阳（今临汾市）人，大将军卫青之甥，霍去病异母弟。辅佐武、昭、宣三帝，执政20余年，煊赫一时，隆宠罕见。姑不论其政绩，而其卷入一场医药杀人案件，在历史上颇有影响，从中亦可窥探当时的医事管理和用药情况，是少有的医学史料。淳于衍，字少夫，汉女侍医。本始三年（前71年），霍光妻显，欲以其小女成君取代许皇后为皇后，说服淳于衍用药毒杀许皇后。其曰："妇人娩乳，大故。十死一生。今皇后当娩身，可因投毒药去也。"（《资治通鉴》卷二十四）可见当时产褥分娩死亡率很高，乘机用毒药易被遮掩过去。衍曰："药杂治，当先尝，安可？"说明当时对药物的毒副作用已有防范措施，《礼记》即规定"君有疾饮药，臣先尝之；亲有疾饮药，子先尝之。"显以重用其夫及"富贵与少夫共之"诱惑，淳于衍即"取附子并合大医大丸以饮皇后。有倾曰：我头岑岑也，药中得无有毒？对曰：无有。遂加烦懑，崩。"此案，对于用药情况及用药后的症状表现，描述细致，形象逼真，足资研究。后又企图毒杀太子，未果。《汉书》中《宣帝纪》《孝宣许皇后传》《霍光传》对此均有记述，可见影响之大。霍光死后事败，显等谋反，既发皆被诛灭。

秦汉时期，医药学的发展更是发生了质的飞跃，在以往医药实践经验不断积累丰富的基础上产生了《黄帝内经》《神农本草经》《难经》《伤寒杂病论》等医学著作，标志着中医理论体系的初步形成，临床医学亦取得了空前的成就。这对山西地区的发展亦有较大的促进和影响，虽然此时期的山西医事记载并不多，但在医学史上仍然占据着重要地位。

历史上第一个女医生

西汉武帝时山西出现了史籍记载中的第一个女医生义姁，生活于西汉武帝刘彻在位时。义姁，河东（今山西省永济县东南）人，河内都尉义纵之姐。义氏为河东大姓，义纵为上党郡中令，为政刚猛，执法严苛，不避权贵，升为河内都尉，河内大治。曾严惩地方恶人宁成，使豪强丧胆。义纵后任内右史，以廉洁称。任内，义纵以"杨可告缗"（没收被举报或受诬不纳税的商人财产）事扰乱治安，逮捕杨可所派官吏，获罪而死。此事义纵实为无辜，成为帝王专制的牺牲品。

义姁精于医术，治病时，汤药针灸兼施，每建奇功。一人腹大如鼓，目睛突出，病势甚危。义姁先针其腹、股诸处，继以药粉敷脐，裹以绢帛，兼服以汤剂，数日而痊。汉武帝之母王太后闻其名，召之入宫，封为侍医，深得宠幸。

张仲景弟子卫汛

卫汛（《册府元龟》作卫沈），河东人，好医术，少时师从名医张仲景，知书疏，有才识。著有《四逆三部厥经》《妇人胎藏经》《小儿颅囟方》等书。其中

《妇人胎藏经》《小儿颅囟方》是我国现存的最早的妇科、儿科专用书。卫汛的方书内容尚可考，见于《千金要方》二十六卷中。

太医令王叔和

王叔和，名熙，山西高平人。有人认为，山西高平后魏时始置，魏晋间尚无此建制，当时安徽、山东、甘肃均有高平地名，一般认为应属山东高平人。但恰是后魏高湛《养生论》始称"王叔和高平人也，博好经方，洞识摄生之道"。高湛是以后魏时的地名称述王叔和事迹的，《山西通志》《高平县志》对叔和均有记载，当地父老亦有王叔和行医的传说和史迹。今高平县城北 5 千米处的王寺村，保存有王叔和用过的石药碾、石臼等器物，石臼上有晋武帝泰始三年（267 年）题记。过去在附近的官道上还立有一通大石碑，上书"王叔和先生故里"。故王叔和籍贯为山西高平似不可轻易否定。约生于东汉建宁三年（170 年），卒于魏正元二年（255 年），距仲景时代不远。他早年曾做过游方医，后因医术精湛被选任太医令。他既有丰富的临证经验和理论修养，又得职务之便，看到更多的医书，使他得以在医学史上留下两大业绩：整理《伤寒杂病论》和著述《脉经》。

《伤寒杂病论》成书不久，因战乱频仍而离散，王叔和对此进行了收集、整理和重新编次，使之得以流传后世，对中医学的发展产生了极其深远的影响。其贡献颇得后世一些医家颂扬。如金代成无己说："仲景《伤寒论》得显用于世，而不堕于地者，叔和之力也。"元末明初医家王安道也说"叔和搜采仲景旧论之散落者以成书，功莫大矣。"清代徐灵胎又说："不有叔和，焉有仲景。"宋代林亿等在《校正伤寒论·序》中甚至说"自仲景去今八百余年，惟叔和能学之。叔和一代名医，去古未远，其学当有所受。"对其可谓推崇备至。

王叔和博学多闻，采摭群论，对脉学进行了第一次全面的总结，于太康元年（208 年），撰成《脉经》10 卷，98 篇，约 10 万字，分述脉诊、脉形、脉象与脏腑关系，脉象阴阳的分辨及妇人、小儿脉的辨识等。《脉经》集两晋以前脉学之大成，总结了 3 世纪以前的脉学知识，并充实了新的内容，奠定了脉理与方法的统一化、系统化、规范化的基础，并保存了一部分古代诊断学的文献资料。《脉学》作为具有当时世界先进水平的脉学成就，不仅影响着我国医学，同时对世界医学也产生了很大影响。《脉经》在隋唐之际传到朝鲜、日本后，均被视为医者必读之书。以后经丝绸之路传到阿拉伯国家，11世纪时有"医学之王"之称的阿拉伯名医阿维森纳在其所著《医典》中，就吸收了《脉经》的部分内容，《医典》传到欧洲后，直至17世纪，还有很多医学校用其为教材。14世纪波斯的一部百科全书也引述了《脉经》及其作者王叔和。

养生学的贡献

东汉时期，山西出现了通医的方士、道士，致力于长生不老的研究，并身体力行，如上党（今长治）百岁老人王真，字叔经，《后汉书·方术列传》"王真，上党人也。年且百岁，视之面有光泽，似未五十者。自云'周流登五岳名山，悉能行胎息胎食，嗽舌下泉而咽之，不绝房室。'"养生家之法，习闭气而吞之，名曰"胎息"；习嗽舌下泉而咽之，名曰"胎食"。真行之，断谷二百余日，肉色光美，力并数人。河东（夏县）神道王乔等，亦擅养生。三国时嵇康《养生论》中言"庶可与羡门比寿，王乔争年"，以其作为养生长寿的目标。

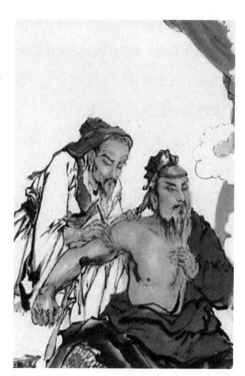

关羽刮骨疗毒

（五）外科手术——关羽刮骨疗毒

值得大书一笔的是三国时名医华佗曾为蜀汉名将关羽刮骨疗毒的故事，可谓是外科疗创手术的最早记述。关羽（160—219），本字长生，后改字寿长、云长，俗称关公。河东解县（今运城市盐湖区解州镇）常平人。少与刘备、张飞结为兄弟，为刘备创建蜀汉政权立下了汗马功劳。

《三国演义》第七十五回记载：建安二十四年，关羽围攻曹操部将曹仁于樊城时，右臂上中一弩箭，关平等"救关公归寨，拔出臂箭。原来箭头有药，毒已入骨，右臂青肿，不能运动……忽一日，有人从江东驾小舟而来，直至寨前。小校引见关平。平视其人，方巾阔服，臂挽青囊；自言自语：'乃沛国谯郡人，姓华，名佗，字元化。因闻关将军乃天下英雄，今中毒箭，特来医治。'"华佗看视毕，说："此乃弩箭所伤，其中有乌头之药，直透入骨；若不早治，此臂无用矣。"于是，"佗乃下刀，割开皮肉，直至于骨，骨上已青；佗用刀刮骨，悉悉有声。帐上帐下见者，皆掩面失色。公饮酒食肉，谈笑弈棋，全无痛苦之色。须臾，血流盈盆。佗刮尽其毒，敷上药，以线缝之。公大笑而起，谓众将曰：'此臂伸舒如故，并无痛矣。先生真神医也！'"

如果这一故事属实，为何陈寿《三国志·魏书二十九·华佗传》、范晔《后汉书·华佗传》对此却未有只言片语的记载，颇不可思议。但据《三国志·蜀书六·关羽》记载："羽尝为流矢所中，贯其左臂。后创虽愈，每至阴雨，骨常疼痛。医曰：'矢镞有毒，毒入于骨，当破臂作创，刮骨去毒，然后此患乃除耳。'羽便伸臂让医劈之。时羽适请诸将饮食相对，臂血流离，盈于盘器。而羽割炙引酒，言笑自若。"人服其神勇。这与《三国演义》中华佗为关羽刮骨疗伤时的描述颇为相似。因此为关羽刮骨疗伤的可能是一位未留下姓名的随军医生，罗贯中为了突出关羽的神勇，便将其故事嫁接到神医华佗身上，使小说更具有传奇色彩。

而且据史料记载，"刮骨疗伤"发生在东汉建安二十四年（219年），而华佗被曹操所杀是在建安十三年（208年），所以关羽中箭时华佗早亡，不可能重起九原为关羽刮骨疗伤。不过，这个故事反映的事实却是存在的，《三国志》《后汉书》均记载了华佗应用"麻沸散"为患者手术切除腹腔肿块和肠胃内病变的事迹，而随军医生为关羽刮骨疗伤也说明了当时外科手术的普遍性，可见当时外科学已达到相当水平。它不仅说明手术技术本身的高超，同时表明当时中医在麻醉、解剖生理、止血、消炎等方面，也都有相当高的成就。

关羽名声显赫，后人以其忠信节义的操节，备受崇敬，乃至神化。其亡后，谥壮缪侯，宋元时先后封忠惠公、武安王、义勇武安王、壮缪义勇武安王、显灵义勇武安英济王，明神宗时封为帝君、大帝，与文圣人孔子比肩，称为武圣人，祭祀之庙遍布各地，而运城市解州关帝庙［建于隋开皇九年（589年）］为全国之最。关羽刮骨疗伤的传说和附会，使中医外科的学术成就借关羽之大名得以广为流传，妇孺皆知。

两晋南北朝时期

两晋南北朝（201~589 年）是中国历史上最纷乱的时期之一。自 265 年晋武帝司马炎废魏立晋，不到十年，就以"八王之乱"为序幕，引出了 300 年的战乱和分裂。西晋灭后，317 年在南方建立东晋，420 年以后，历经宋、齐、梁、陈四朝，史称"南朝"。北方由于少数民族南进中原，形成了十六国纷争，直到 386 年，北魏政权建立，是为北朝之始，其后又有东魏、西魏的分立与北齐、北周的更迭。西晋末年的"永嘉之乱"，导致了中国历史上人口大规模南迁，黄河流域的河北、山东、山西、河南的大批汉族士民，为了逃避战祸，纷纷南徙江淮。"惠怀之际，河东先扰"（《晋书》郭璞传），南下避乱的山西人是比较早的，有士族，有平民，或分散行动，或由世家大族率领其宗族、乡里、佃客、奴婢集体行动，如王、孙、卫、温等豪门望族，相继渡江避难，流寓江南。当时东晋政府及南朝刘宋政府采取了一项特殊的政策，即在流民集中的地方，陆续设立了和原籍地区同名的侨郡、侨县，以安置流民。"皆取旧壤之名，侨立郡县，往往散居，无有土著。"（《隋书·食货志》）山西南下侨民主要集中在湖北的江陵、松滋一带，其次是江苏沿江南北岸的镇江、淮阴一带，安徽的芜湖、阜阳一带。由于战乱，这一时期生产力的发展相对缓慢，但社会大动乱也带来了各民族及文化的大融合与大交流，黄河中游先进的经济文化逐步传向长江流域，促进了南北经济与科学文化的发展，医学亦不例外。而南匈奴、鲜卑、羯、氐、羌等胡族入主中原后，主要聚集在山西，各族人民错居杂处，加强了相互之间的接触和交往，使山西又成为民族融合的基地。北魏时代开展大规模的汉化运动，民族融合得到进一步加强，孝文帝禁止鲜卑同姓相婚，使鲜卑贵族与汉人氏族高门联姻，血统融合。此时佛教兴起，道教流行，形成了三教鼎立错综复杂的局面。再者，由"玄学"泛滥所导致的"服石"风行一时，波及北魏王朝，其余绪直至唐初才渐渐平息下去。由于服石成风，由此而引起的疾病及相应的治疗方书就大量出现，这也是此期医学发展的一个独特现象。

鲍氏父女与葛洪炼丹术

制药化学的先声是中国炼丹术，炼丹术随着道教的发展兴盛于晋唐。鲍玄，三国时名医，上党（今山西长治）人，精于岐黄，兼通道术，通晓天文地理，河图洛书。曾师事真人阴长生，得炼丹之术，尝为吴国医生，累次征召，官至黄门侍郎，后为南海太守。其女鲍姑（约309—363），名潜光。精于针刺，尤长于灸术。世传其生长南粤，喜用"越冈天产之艾，以灸人身赘瘤，一灼即消除无有"，"不独愈病，且兼获美艳"，既能治病又能美容，足显鲍姑灸术之精。后人怀念她的精湛医术和良好医风，在广州越秀山下建有鲍姑殿，立像以奉祀。鲍玄传其术于葛洪，并妻之以女。可见葛洪的学术思想与山西鲍玄有渊源相承关系，对后世影响很大。

葛洪是炼丹史上最著名且成就最大的代表人物。葛洪（约284—364），字稚川，自号抱朴子，丹阳句容（今江苏句容）人，一生从事炼丹、论道和行医。葛洪学识渊博，著述宏富，现存的医书有《肘后备急方》《金匮药方》《神仙服食方》《抱朴子》等，《抱朴子》"内篇"专述炼丹术，其"外篇"则为道教著作。葛洪尝在山西拜葛玄为师，采药炼丹，遗迹至今犹存。潞城县东南10千米东邑乡神泉村东面之柏坡山，古称葛井山，古时山巅有一葛井，葛井西北有"圆寂寺"，相传葛洪师事鲍玄（元）炼药于此。明代万历年间潞城县知县冯惟贤诗云："圆寂招提景最幽，寒泉洌洌涌山头。千嶂茂柏凌霄汉，抱朴丹砂此地留。"因此古今誉有"葛井寒泉"之盛名，为该县古八景之一。

葛洪长期从事炼丹术，希图求得长生不老，但在客观上发现了一些有临床医疗价值的化合物和一些化学变化，如辰砂（硫化汞）制汞、雄黄升华等一系列化学反应，还发现了多种有医疗价值的化合物和矿物，如铜盐有杀菌作用，密陀僧（黄丹）是良好的防腐剂和杀菌剂等。他在书中记载了硫、石胆、硝石、石膏等20余种炼丹原料的物理和化学性质，扩大了传统矿物药应用的范围。葛洪在炼丹和制药化学史上占有一定的地位，为近世化学的发展起了重要的启发和促进作用，所以西方科技史界一般都承认葛洪为化学始祖。

服食炼丹

所谓"服食",并非选择食物治疗疾病,而是指通过内服药物,以求延年益寿,乃至长生不老。动物、植物、矿物中,都有被选中的长生不老药,然而在服食家看来,作用最强、效果最可靠的长生药则是自然金石和人工炼制的"金丹大药",因而尤其重视服石和炼丹。魏晋以来统治阶级上层人物间,上至皇帝,下至士大夫,许多人都染有炼丹服石之癖。

所谓服石,是指健康人经常服用石类药物或经过炼制的石药这一奇怪现象。之所以出现这一恶俗,是由于当时人们有一种怪诞的想法,认为石头是千年不变的,吃了石头就能像石头一样永存。服石者最常用的是五石散,它由石钟乳、硫黄、白石英、紫石英及赤石脂组成。据载,服石后感到体内烦热异常,因而喜冷食,无论衣食起卧,愈寒愈舒适,于是服石者必须"寒衣、寒饮、寒食、寒卧,极寒益善",以减轻中毒身热烦躁的反应,故五石散又名寒食散。这种药服用后,使人心情开朗,体力转强,借助药力的作用,可纵情于酒色以求长寿。但是,寒食散长期服用,有许多不良作用,服药过量时,药力发作,头痛心闷,坐卧不安,严重者可见癫狂之状。毒性发作时,使人躁动不安,赤身裸体,疯疯癫癫,伤风败俗,有的还造成种种疾病,或"舌缩入喉",或"痈疮陷背","脊肉溃烂",甚至丧命早亡,真是流弊百端,贻害无穷。服石的始作俑者为三国时魏尚书何晏,魏晋士大夫为显示身份,仿效何晏,服用寒食散,恣情纵欲。就连有名的大学者、医学家皇甫谧亦不能免俗,早年曾服寒食散中毒,痛苦不堪,一度想自杀,被叔母任氏劝止。后来"又服寒食药,违错节度",身体遭到严重摧残,深感不知医、不知节度之害。曾撰《寒食散方》《解散食散方》等书。

河东闻喜望族裴秀,任司空仅 4 年时间,即因为"服寒食散,当饮热酒而饮冷酒",中毒暴亡,年仅 47 岁。

在晋朝,帝王贵族笃信"服金者寿如金"的说法,别出心裁,把黄金切割成细末,拌入酒中饮食,起名叫"金屑酒"。襄陵(今山西襄汾)人关内侯贾充之女贾南风,为晋惠帝之皇后,淫奢无度,渴望长生,永葆花容月貌,不料服此"金屑酒"后,一命呜呼,长寿酒竟变成了催命酒。

服食丹药的恶习传到北魏王朝，北魏皇帝亦将服药求仙作为模仿中原王室生活的一个方面。北魏开国皇帝太祖道武帝拓跋珪，"好黄老"，笃信飞炼金丹黄白、服饵成仙之事，于天兴三年（400年），在京师平城设立仙坊，"置仙人博士官，典煮炼百药"（《魏书·官氏志》）。《魏书·释老志》更详载："天兴中，仪曹郎董谧因献服食仙经数十篇。于是置仙人博士，立仙坊，煮炼百药，封西山以供其薪蒸。"新药炼成后，令死罪者试服，往往不能应验。但是他深信不疑，访求不已。由于拓跋珪长期炼丹服药，药力作用使他性情躁急，食不甘味，喜怒无常，甚至到了滥杀近臣的地步。天赐六年（409年）初夏，拓跋珪因长期服用寒食散，已嗜药成瘾。然而药物的不良作用，"药数动发，至此逾甚"。数年间，"灾变屡见"，使他更"忧懑不安"。经常数日不食，或者通宵不眠，往往独自言语不止，呈癫狂之状。在上朝时，喜怒无常，猜忌众臣，动辄杀人。导致北魏朝廷人心涣散，各怀恐惧，人人自危，秩序混乱。同年十月的一天，拓跋珪病态发作，谴责宠妃贺夫人，并将她囚禁在宫中，扬言要杀死她。贺氏情急之下，密派心腹招来儿子清河王拓跋绍，乱刀杀死拓跋珪。叱咤风云、称雄一时的道武帝拓跋珪，至死没有料到自己会死在亲生儿子的刀下，卒年仅39岁，一代英主，壮年而没，令人唏嘘。追究其因，皆因服用寒食散致祸。

其后太宗明元帝拓跋嗣"遵太祖之业，亦好黄老"。对丹药的兴趣，比起其父皇道武帝来，更是有过之而无不及，在位期间，他广召各地方术士，炉火未停，烧炼不止，最终亦服丹中毒而死。而太武帝拓跋焘还不醒悟，崇道炼丹更为疯狂，他宠遇道士寇谦之，竟号称太平真君，年号也改为太平真君，既服"案药"，又讲"斋功"，还造什么"上于天神交接"的静轮天宫。太武帝热衷于金丹仙药，曾征召方士韦文秀到京，问以金丹方术之事，然后派遣韦文秀"与尚书崔颐诣王屋山合丹，竟不能就"。后来，又命方术士罗崇之入山访求神仙，也没有成功。即使名医徐謇亦未能免俗，迎合皇帝爱好，在北魏高祖孝文帝元宏时，为皇帝"合金丹致延年法，乃入居嵩高，采营其物，历岁无所成，遂罢"。（《北史·艺术下》）

对于服食丹药之弊，李时珍《本草纲目》曾一针见血地指出："血肉之躯，何能堪此重坠之物久在肠胃？""《本经》言其久服神仙，甄权言其还丹元母，《抱朴子》以为长生之药。六朝以下贪生者服之，致成废笃而丧厥躯，不知若干人矣！"

北魏医学的成就

鲜卑拓跋部于 398 年迁都平城（今山西大同市），定国号为魏，史称北魏，到 494 年孝文帝迁都洛阳，此 96 年是为平城政权时期。北魏时设立医馆，当为南北朝时期中国式公立医院之滥觞，免费为民遣医施药，体现皇帝"体恤之情"。《魏书·显祖纪》载，北魏显文帝皇兴四年（470 年）三月丙戌诏曰："朕思百姓病苦，民多非命，明发不寐，疚心疾首，是以广集良医，远采名药，欲以救护兆民。可宣告天下：民有病者，所在官司遣医就家诊视，所需药物，任医量给之。"说明当时已有到家出诊和免费送药之制。太和十七年（493 年）十二月，"诏隐恤军士疾病：务令优给。"而对军人尤为优惠。后来魏宣武帝于永平三年（510 年）十月"丙申诏曰：……至于下民之茕鳏疾苦，心尝愍之，此而不恤，岂为民父母之意也。可救太常于闲敞之处，别立一馆，使京畿内外疾病之徒，咸令居处。严救医署，分师疗治，考其能否而行赏罚。虽龄数有期，修短分定，然三疾不同，或赖针石，庶秦扁之言，理验今日。又经方浩博，流传处广，应病投药，卒难穷究。更令有司，集诸医工，寻篇推简，务存精要，取 30 卷，以班九服，郡县备写，布下乡邑，使知救患之术耳。"（《魏书·世宗纪》）这很可能是历史上最早的专门收治贫困患者的国立免费医院，具有慈善性质。《北史·魏本纪》也记载："不满六十而有废痼之疾，无大功亲，穷困无以自疗者，皆于别坊遣医救护，给太医师四人，豫请药物疗之。"同时，还令王显集中医家，编撰精要医书 35 卷（一说奉救撰《医方精要》30 卷），颁布郡县，布告乡邑，使知救患之术。以宣传普及医学知识，实在是非常伟大的事业。延昌元年（512 年），"癸未诏曰：肆州地震陷裂，死伤甚多，言念毁没，有酸怀抱，亡者不可复道，生病之徒宜加疗救。可遣太医折伤医，并给所需之药就治。"（《魏书·世宗纪》）这是地震后遣医免费救治的，看来元恪还是挺关心民瘼的，所发诏令对医药卫生发展非常有利。

王显，字世荣。自言本东海郯人，为王朗后裔。其父王安道，北魏东海郯县（今山东郯城东）人，后迁于阳平乐平（今山西昔阳县），少时与李亮同师沙门僧坦学医，粗究其术而不及亮。王显少任本州从事，明敏有决断，以医术自通。尝愈文昭太后及世宗之疾，初，文昭皇太后之怀世宗也，梦为日所逐，化而为龙而绕后，后寤而惊悸，遂成心疾。文明太后敕召徐謇及显等为后诊脉。謇云："是微风入脏，宜进汤加针。"显云："按三部脉，非有心疾，将是怀孕生男之象。"果如显言。补授侍御师、尚书仪朝郎，号称干事。徐謇，字成伯，丹阳（今江苏南京）人，为江南徐氏世医出身，名医徐道度次子，謇与兄徐文伯皆精医术。后为北魏俘获，解送魏都平城（今山西省大同市），为御医。"謇善调剂，屡起危疾"，而王显诊此疾见识又超过徐謇，足见功力不凡。世宗自幼有危疾，久未差愈，显摄疗有效，因是稍蒙晰识。累迁游击将军，拜廷尉卿，仍在侍御，营进御药，出入禁内。后除平北将军、相州刺史，寻召驰驿还京，复掌药。延昌二年（515年）宣武帝崩，朝宰以'恃疗无效'，执之禁中，伤中吐血，流配朔州（北魏侨治，故治在今山西寿阳县），行至右卫府，卒。显曾奉诏撰《药方》35卷，颁行天下，以疗诸疾。又著《王世荣单方》1卷，均佚。

东海徐氏，为南北朝的门阀世医，人物最盛，世泽最长，亘八代之久，医史学家范行准考证，甚至说其延至元代、明代者，当有四五十世之久矣，影响最为深广，是中国世医传统之代表。徐氏祖籍东莞姑幕（今山东诸城），寄籍丹阳（今安徽省当涂县），始祖徐熙字仲融，以医术闻名于晋宋间。子秋夫，工医善针，仕至射阳令。秋夫生道度、叔响，皆能精其世业。道度生文伯、成伯，叔响生嗣伯，亦精其业，名满江南。文伯子雄，亦传家业，尤工诊察，为江左所称。雄生之才、之范。之才又生少卿和同卿，其中某者之子徐珍慧，工医，以治黄疸著名；之范生敏齐，工医，赠朝散大夫，俱能继承家业。

徐氏世医本居江南，后徐成伯、徐之才被俘入魏，受到重用，东海徐氏医学遂及北朝，惠泽山西，遍及海内，对南北医学的融合与发展起到了重要的桥梁作用。其中徐謇，字成伯，为名医徐道度次子，謇与兄徐文伯皆精医术。后为北魏俘获，解送魏都平城（今山西省大同市），为御医。"謇善调剂，屡起危疾"。其子徐践，得传父术，寓居洛阳，徐之才至洛，尝启求之才至其宅传术。徐之才（505—572），字士茂。初仕南齐，后随豫章王萧综出镇江都，及综入魏，三军散走，之才退至吕梁，桥断路绝，被俘入魏。魏帝以其善医术，兼有机辩而诏征，礼遇甚优，颇受重视。东魏孝静帝天平中（534～537年），齐神武高欢因战不利，忧愤染病不起，征之才赴晋阳（今太原），常在内馆，礼遇颇厚。武平二年（571年）封西阳郡王，故又称徐王。他继承家学，窥涉经史，博识多闻，医药方术益精，在妇人胎孕、房室养生、本草、方剂等方面独有擅长，创"逐月养胎法"和"药对"。撰有《徐王八代家传效验方》10卷、《徐氏家秘方》2卷、《徐王方》5卷，均系徐家家传八代的医疗经验之总结。日本丹波元胤《中国医籍考》解释曰"至之才凡六世，并其族祖叔响及嗣伯为八世。之才撰其家传试验之方，以为编者。之才封西阳郡王，故称徐王。"此说可从。此外，还有《雷公药对》2卷，《小儿方》3卷等，对隋唐医学发展影响很大，惜其所著后亡佚不存，其内容多为《证类本草》等书之引用而存世。"弟之范，亦以医术见知，位太常卿，特听袭之才之爵西阳王。"（《北齐书·徐之才传》）

北魏皇族中多有知医者，如元英，字虎儿。信识聪敏，博闻强记，便弓马，解吹笛，微晓医术。孝文帝时（471～499年）为梁州刺史，死谥献武王。

北魏时建有太医署，是我国最早的医学教育机构。《魏书·官氏志》有"太医博士，第七品下"，"太医助教，第八品中"。此制之有效时期为：太祖至高宗初（386～452年）。虽然未见该太医博士、太医助教属于何机构？但按当时多个政体记有太医诸署、医署之设，以及其后隋唐太医署均设太医博士、太医助教之职看，完全可以判断南北朝魏之设有太医博士、太医助教，是医学教育者，当属太医署。只是史书记载疏漏或未能归于一体。

在北魏太医院任职的医官有阴光、阴美、周澹等人。阴光，道武帝时（386～408年）为太医院御医。襄城王拓跋题中流矢，帝命阴光视疗，不愈，诛之。阴美，道武帝时任太医令。天赐戊申（408年）夏，皇帝不豫，阴美进以"寒食散"，疾益甚，转至忧懑不安，不食不寝，喜怒乖常，至冬十月而亡。周澹（？—419），京兆鄠（今陕西户县）人。多方术，尤善医药，官至太医令。太宗患风疾，头眩，澹治之得愈，由此见宠，赐爵成德侯。神瑞二年（412年），京师饥，朝议将迁都于邺。澹谏曰："不可。"太宗大然之，赐妾一人、御衣1袭、绢50匹、绵25千克。泰昌四年卒，谥曰恭。子驴驹，袭爵，传其医术。

豪门世族中的医学

魏晋以来，特重门第，故家学特盛，学术传承有序。晋地有名的豪门望族有太原王氏、襄陵（今襄汾）贾氏、闻喜裴氏、中都（今平遥）孙氏、河东卫氏等，均先后位居显要，干预政务。或为学术世家，流芳百代。如魏晋时有"贾、裴、王，乱纪纲；王、裴、贾，济天下"（《晋书》贾充传）、"英英洛洛，王氏兄弟"（《魏书》本传）之俗语。

山西闻喜裴家是全国著名的大世家。历代不仅多出显宦，亦有不少知医明药者，如魏晋时期杰出的地图学家裴秀（224—271），字季彦，官至司空，亦通医术，《金匮要略方·杂疗方第二十三》载"三物备急丸方"注："见《千金》，司空裴秀为散用亦可。先和成汁，乃倾口中，令从齿间得入，至良验。"可见其运用经方，颇有经验。后因"服寒食散，当饮热酒而饮冷酒"而中毒暴亡。死亡时年仅47岁，惜哉！裴秀之子裴頠（267—300），字逸民，性弘雅有远识，博学稽古，兼明医术。尝"奏修国学，刻石写经"。著《崇有论》，反对道家学说，批评口谈浮虚的世风，尤善谈辩，时称"言谈之林薮"。"多学术，善医经，诊处通明，方药精当，于时名医硕学，咸敬服之。"每有疾瘵，不限贵贱，皆见拯疗，自少知名。官至尚书左仆射，专任门下事。晋初荀勖修律度，检得古尺，较当时之尺短四分有余。頠认为应先改革医药的权衡，上言曰"宜改太医权衡，此若差危，遂失神农、岐伯之正。药物轻重，分两乖互，所可伤夭，为害尤深。古寿考而今短折者，未必不由此也！"永康元年（300年），为赵王司马伦所害，年仅33岁，其言未能被采纳。

永嘉之乱后，裴氏流散南下，刘宋时裴松之（372—451），史学传家，著《三国志注》，开创了新的注史体例，盛誉传于今日，同时还著有《晋纪》《宋元嘉起居注》《集注丧服经传》《裴氏家传》等（今均佚）。其子裴骃著《史记集解》，其曾孙裴子野（469—530）著《宋略》，长于叙事，以简要称，皆史林名著，后人评价甚高，人称裴氏"一门史学"。中都孙盛（302—373），亦著名史学家，著有《晋阳秋》《魏氏春秋》《和异同评》，史称"词直而理正，咸称良史"（《晋书·孙盛传》）。裴松之注《三国志》，多称引《晋阳秋》。这些史籍亦有医家和医事制度的记述，足资后人稽考研究。

训诂学之祖郭璞（276—324），字景纯，河东闻喜人，"好经术，博学而高才，而讷于言论，辞赋为中兴之冠，好古文奇字，妙手阴阳算历"，精于占卜、风水之术，尤以注释《尔雅》《三苍》《方言》《穆天子传》《山海经》播名学林，后世一致推重，他又是当时游仙诗及赋体高手，其中尤以《尔雅注疏》成就最大，《尔雅》是世界上保存的最完整的最早的一部词典，《尔雅》的注释，汉晋唐宋有郭舍人、樊光、刘歆、李巡、孙炎、郭璞、裴谕、郑樵八家。其中只有郭璞和郑樵的注保存下来。而郭璞是晋人，比较近古。《四库全书提要》认为郭注"所见尚多古本，故所注多可据。后人虽迭为补正，然宏纲大旨，终不出其范围"。北宋邢昺为郭璞注作疏，合称《尔雅注疏》，是《十三经注疏》之一，亦是阅读古医籍重要的工具书之一，至今仍被广泛应用。

河东柳氏亦为一门多才、名家辈出的望族世家。齐梁间人柳恽（465—517），字文畅，河东解（今永济）人，琴棋诗赋俱精，且精通医学，"尽得其妙"。擅长占卜，著《卜杖龟经》。又作《清调论》，讲述琴法。

此外，传奇人物日华子，相传为北齐雁门（今山西大同一带）人。今存《鸿飞集》（一名《日华子鸿飞集论》）一卷。书中题称：日华子幼好游猎，尝见征鸿数只飞过，坠于道旁。张弓射之，群雁皆弃所舍，遗书两卷。收览之，乃黄帝、岐伯问答论眼证之书，故题书名曰《鸿飞集论》。然后世或有将其与五代时日华子相混称者。

宗教与医学的相互影响

道教是中国的本土宗教，创立于东汉末，由太平道、五斗米道发展而来，魏晋北朝上层道教形成并得到统治者承认。在战乱中，道教未能统一，门派不少，各行其是。东晋时，五斗米道改称天师道，北魏太祖拓跋珪时"置仙人博士官，典煮炼百药"，太武帝拓跋焘崇信寇谦之，亲受道箓，道教形同国教，全国通行。史称天师道"斋祠跪拜，各成法道，有三元九府、百二十官，一切诸神，咸所统摄。又称劫数，颇类佛经……其书多有禁秘，非真传也，不得辄观。至于化金销玉，行符敕水，奇方妙术，万等千条。上云羽化飞天，次称消灾灭祸，故好异者

往往尊而事之"。(《魏书·释老志》)

寇谦之（365—448）是道教的显要人物，汤用彤言："实为道教复兴之功臣。"谦之，字辅真，上谷昌平（今属北京市）人，后迁于关中。少时修道求仙，服食饵药，以期延年益寿，幻想白日飞升。得成公兴的传授指点，学习神仙方术、天文历算，医学知识亦得以提高，据《云笈七签》等书记载，直到宋代民间仍盛传寇谦之治病祛邪的道术相当灵验。后赴塞上平城，向太武帝进献"天书"，经宰相崔浩的推荐，得以重用，待为上宾，封为天师，颇受恩宠，如日中天。对于养生和修炼，寇谦之反对滥传房中术，也反对滥传服食仙方，而特别强调要以斋功为养生求仙之本。他认为单单修炼服饵、辟谷、导引等方术，只能除病寿终，不能长生。要得长生，必须专心礼拜求度为主，"辅之以炼气服食"，此外还需按时焚香礼拜，即所谓"建功香火"，这样才能"斋练功成"。寇谦之以释为鉴，援儒入道，大量吸收儒家和佛教学说，对天师道进行了全面系统的改革，使道教更加本土化和宗教化，开启了中国文化史和思想史上儒释道三教合一的先河，使道教兴盛、发展、壮大。①

佛教从西汉末传入中国，盛行十六国和北魏时期，三晋地区，佛教首先盛行于北魏。一般名僧兼通医药，常常借用医药之力在异国他乡打开局面，宣传佛教。早期来华的胡僧，有安世高、佛图澄，据《晋书》载，天竺佛图澄佛学精深，善咒术，兼通方技，当时山西榆社（今属和顺）人石勒建立后赵，其儿子暴死，经佛图澄救治而复生。于是说服石勒信佛，"百姓因澄故多奉佛，皆营造寺庙，相竞出家"。《神僧传》亦载："有痼疾世莫能治者，澄为医疗，应时疾瘳。"由于佛图澄的推动，其时山西、河北一时成为佛教传播中心。继佛图澄之后，弟子有释道安（常山人）和大阳（今平陆）名僧竺法济、并州雁门名僧支昙讲结为好友，研讨注释佛经。351年，道安隐居雁门封龙山（一作飞龙山，在今浑源县北），建寺传教，是为史籍可考的晋地最早的名刹。道安又于恒山寺主讲《般若经》，授徒甚多。晋籍名僧有雁门楼烦（今宁武）慧远（334—416）、平阳（今临汾）法显（334—420）、雁门（今代县）昙鸾（476—542）。佛教僧侣从事医药活动，是从佛

---

① 韩府. 北魏道士寇谦之（山西历史文化丛书·第9辑）[M]. 太原：山西人民出版社，2003.

教活动中派生出来的，在山西昙鸾及其弟子道绰即是代表。同时，在翻译医药文献的同时，中外僧人的交往也引起一些医药的交流。

法显本姓龚，平阳郡（今山西临汾西南）人，东晋佛教名僧，旅行家、翻译家。他3岁出家，虔诚信佛，研读佛经时，感到"经律残缺"，遂于东晋隆安三年（399年）偕同慧景、道整从长安西行求法。渡流沙越葱岭，历尽艰险经今阿富汗到达佛教发源地印度，遍求佛经，后赴师子国（斯里兰卡），并到过爪哇岛，于义熙八年（412年）经海道返青州长广郡牢山（今青岛崂山）。前后历经14年，游历30余国，带回多本梵本佛经。归国后于建康（今江苏南京）道场寺与尼泊尔高僧佛驮跋陀罗一起翻译出经律论6部24卷。还根据亲身经历写下了《佛国记》一书，又称《法显传》，记述了西行各国的所见所闻，为东西文化交流做出了重大的贡献。他的西行，比唐僧西游（629年）早230年，可谓是到西方取经的第一个中国人。因此法显和尚被称为中国僧人到天竺留学的先驱者。

酿酒业的进步

北朝时期，酿酒业在传统工艺的基础上继续提高，有新的发展。贾思勰《齐民要术》载有酒名40余种，中有名品桑落酒，《水经注》指出，此酒系河东郡刘白堕所酿，制法是"悬食同枯枝之年，排于桑落之辰，故酒得其名矣"。其味如"兰薰麝越，自成馨逸"。酒名反语为索郎，其时人们聚会招饮，每云"索郎有顾，思同旅语"。又别称"鹤觞""骑驴酒"。有官员携酒赴任，途中遇窃匪抢劫者饮之醉倒被擒，故此酒又称"擒奸酒"。民间谚语云："不畏张弓拔刀，惟畏白堕春醪。"（《洛阳伽蓝记》卷四）可见此酒何等浓烈醇美，难怪孝文帝出征时，赐勇壮的将军刘藻"河东数石"（《魏书》本传），以壮行色。孝文帝迁都后，还将酿酒技术带到洛阳，在那里酿酒。晋地的葡萄酒亦有名，太武帝曾以之为礼物赠送刘宋皇室。北齐时，当今山西名酒汾酒已有生产。北齐武成帝高湛从晋阳曾写信给河南康舒王孝瑜称"吾饮汾清二杯，劝汝于邺酌两杯"。（《北齐书·河南康舒王孝瑜传》）可知，汾酒已成为朝廷贡酒，此外，河东芮城也有名噪一时的"仙酒"。酿酒业的繁荣也扩大了酒在医学中的应用。

隋唐五代时期

隋唐五代时期（581~960年），共有近400年的历史，山西在中国古代是民族斗争及融合的典型地区，从而培养出重文尚武的特殊民风。在这种民风的熏陶下，人才辈出，而到隋唐五代时期，更是大放异彩。隋朝完成了国家统一，唐朝达到鼎盛，国家统一，政局稳定，经济文化空前繁荣。山西作为李唐王朝的龙兴发祥之地，女皇武则天的桑梓之地，唐玄宗为潞王时的出镇之地，还因其重要的战略地理位置，而备受唐王朝的重视。唐太宗、武则天、唐玄宗等帝王多次巡幸山西，武则天定晋阳为北都，都表明山西在李唐王朝所占的重要地位，同时也表明，这一时期的山西，如同李唐王朝在中国古代史中的地位一样，也是山西古代历史发展比较辉煌的阶段。而唐末五代则开启了一个新的大分裂时代，中原王朝兴替与山西相关甚密，李存勖从太原兼河北而夺河南灭后梁。接着，石敬瑭、刘知远相继由太原举兵南下，夺取中原，分别建立后晋和后汉政权。后汉亡后，刘崇在太原又建立北汉与中原的后周相抗衡，至五代末，周世宗兵挫晋阳城下。由于当时山西战争频仍，民风大变，人耻于学文，到处是一派走马射箭、舞刀弄枪的景象，"乱哄哄，你方唱罢我登场"。

安史之乱是关乎唐朝盛衰的风水岭，隋及唐前期，山西的经济文化较为发达；安史之乱后，则迅速衰退，人口减少，风气渐变。唐朝时，涌现出许多山西籍的光耀千古的文人，如王勃、王维、柳宗元、白居易等，而且在王勃"为人子不可不知医"的影响下，他们皆旁通医学，涉猎方药，写出了诸多有关医药的诗文。

隋唐时代医学取得了全面发展，出现了医学大家孙思邈、王焘等人以及《千金要方》、《千金翼方》、《外台秘要》等宏伟巨著。其中孙思邈对山西的中医发展有着积极的影响和贡献。孙氏，原籍京兆华原（今陕西耀县孙家塬），长期追随唐高祖李渊、太宗李世民父子出入晋陕，曾长时间寓居于今山西洪洞、临汾等地，济世行医，著书立说。王焘不仅是唐代医学文献大师，更是伟大的医学家。其巨著《外台秘要》千古不朽，在《新唐书》中被称为"世宝"，对中国的医学贡献巨大，有极高的医学价值与历史价值。《外台秘要》引录了自东汉张仲景《伤寒》

以来69家方书，2 802条，是《千金方》的2.6倍。《外台秘要》集古代方药之大成，内容全面，建立了完整的医学体系。该书坚持"方论结合"，高瞻远瞩，从人类健康的视角，认识疾病，极其重视影响人类生命的流行病、传染病，开创了中国古医学史上研究传染病和治疗传染病相结合的先河。王焘，一般认为是陕西眉县人，其出身望族，世代缙绅，经考证，其祖籍应为山西祁县。清朝乾隆四十五年（1780年）《祁县县志》中记载着："王僧辩，字君才，太原祁人也"、"王珪，字叔玠，祁县人，僧辩之孙也"、"子敬直，珪孙焘、旭，焘著有《外台秘要》40卷"。王焘的祖父就是王珪，说明籍贯是祁县。

王珪（570—638），字叔玠，太原祁（今祁县）人。珪祖父僧辩任梁太尉、尚书令，父颙任北齐乐陵太守。珪幼时"安于贫贱"，"交不苟合"，"志量深沉"。隋文帝开皇十三年（593年），招珪入秘书省，从事图书的校定，后任太常奉礼郎。仁寿四年（604年），炀帝杨广为肃清汉王杨谅的反叛势力，竟残杀和流放谅所属吏民二十余万家。王珪叔父颇（一作颇）坐谅事被杀，珪也"当从坐"。他于是逃匿于南山中，终炀帝之世，不敢露面。唐朝建立后，为世子李建成府咨议参军、东宫中舍人、和中允。太宗朝起用，先后任谏议大夫、黄门侍郎、礼部尚书。

王焘是王珪的曾孙，世系从《新唐书》等可以考见，《新唐书·王珪传》说："子敬直，尚南平公主。"又说："敬直封南城县男，后坐交皇太子承乾，徙岭外。珪孙焘、旭。焘历给事中，邺郡太守。旭，见《酷吏传》。"《旧唐书·王珪传》说："长子崇基，袭爵，官至主爵郎中。少子敬直，以尚公主拜驸马都尉，坐与太子承乾交结，徙岭外。崇基孙旭，开元初为左司郎中兼御史。"而不提王焘。再考《新唐书·宰相世系表》"乌丸王氏表内"："珪有二子，长崇基，次敬直。崇基有四子，长体仁，朝散大夫；次尚逸，字伯夷，定州长史袭公；三齐望，通州刺史；四茂时。旭为齐望之子。茂时有二子，长子光大，司勋郎中；次子焘，给事中。而焘亦有二子，长子遂，大理少卿；次子遘，苏州刺史。"可见，《新唐书·王珪传》有疏漏，赖有宰相世系表，才可考见王焘世系。王焘《外台秘要》自序说："以婚姻之故，贬守房陵。"还有王氏家族何时迁居眉县，史无明文，细节难以考知。

古医籍的整理

隋炀帝时，祖籍河东人柳顾言在秘书监任时，奉诏与诸学士编撰群书，自经史文章，兵、农、地理、卜、医、释、道，乃至鹰狗都编成新书，共计31部，1.7万余卷。柳顾言等还奉诏对原西京嘉则殿存放的37万卷书籍，加以整理，"除其猥杂"，得正御本3.7万余卷。柳顾言当时编撰新书，整理旧籍，是有贡献的。其中亦整理保存了古旧医籍。

王绩，字无功，号东皋子。隋唐间绛州龙门（今山西河津）人，王通之弟，嗜于《易经》。太宗时（627～649年）任秘书正字，不乐在朝，辞官还里。好莳药，时以药济人。王通之孙王勃嗜于医学，尝谓"为人子不知医，不足以为孝"。当时长安曹元身怀秘术，王勃拜其为师，尽得其要，并传授《黄帝八十一难经》，书序述其渊源梗概，导医经研究之先河。王勃还著有《医语纂要》，开三晋医话、医论之滥觞。

临床经验的积累与方书的编写

唐代德宗皇帝李适（742—805），贞元十二年（796年）撰《贞元集要广利方》5卷，收方586首，并亲为之制序，颁行于天下。此书已佚，其部分内容尚散见于《医心方》《证类本草》诸书。

王方庆，唐代太原人（今山西省阳曲县南）人，雅而有才，博学多闻，笃好经方，精于药性。官至麟台令。武则天时（684～704年），诏张文仲、李虔纵、卫讯等撰辑《疗风气诸方》，令王方庆为监修官。方庆博学好著述，所撰杂书凡200余卷，自著有《随身左右百发百中备急方》10卷、《药性要诀》5卷、《新本草》41卷、《袖中备急要方》《岭南急要方》《针灸服药禁忌》等，均佚。

李听（779—839），字正思。唐代陇右临潭（今甘肃岷县）人，太尉李晟之子。听7岁以荫封协律郎，后任检校兵部尚书，开成（836～840年）初，任河中晋绛慈隰节度使，四年（839年），以疾求还，复拜太子太保，寻卒，年61岁，赠司徒。素好医学，喜收方书，常择其经验者题于帷帐，墙屋皆满。

此外，还有绛州翼城郑注撰有《药方》，薛景晦编有《古今集验方》10卷，河中虞乡司空图父司空舆著《发焰录》。他们均为此时山西涌现出的医药学家，并留下了重要的医学著作。

陈元，一作陈立，五代时京兆（今陕西西安）人，世代业医，其早年投奔河中王重荣。乾符间（874～879年），后唐武皇起兵，元医以药侍之，为武皇所重，克用乐杀人，元从容启谏，免祸者不一，晋人深德之。明宗朝（926～933年），为太原少尹，迁太府卿。长兴中（930～933年），集平生所验方75首，兼修药法百种，号曰《要术》（又称《北京要术》），刊石置于太原府衙门之左，以示于众。病者赖焉。天福（936～942年）中，以耄期上表求退，以光禄卿致仕，卒于晋阳，年八十余。

而且，当时已认识到单方的功效神奇。《太平广记》引《定命录》载，裴某，河东人，年五十三，为三卫。当夏季番入京。唐太宗气疾发动，良医良药进服皆不效，坐卧寝食不安。有诏三卫以上、朝士以下皆令进方。裴随例进一方，乳煎荜拨而服，其疾便愈。数日又发，又服荜拨瘥。特恩于三品正元官拜鸿胪卿，累迁至本州刺史。

在针灸学方面，隋代有北山黄公，佚其名，大概亦是隐姓埋名的高士，昌宁（山西省乡宁县全城岭）人，精于医术。每治病，先令患者寝食，而后施以针药。大学问家王通推重其学。而武则天时的宰相太原狄仁杰兼通医药，尤善针术。其针赘瘤之神奇功效，更是脍炙古今。

文士通医

自古诗人多善医，隋唐时代不少文人骚客除吟诗作赋外，还精通医学，其中一些人甚至成为著名的医学家。他们双栖于文学与医学之间，在诗文中多有医药学知识的反映。

1. 白居易

白居易（772—840），字乐天，号香山居士、醉吟先生。祖籍太原，习称"太原白氏"，后迁陕西下邽、河南荥阳。唐代后期大诗人、杰出的现实主义文学家。白居易一生坎坷，家庭生活也很不幸。白居易禀质羸弱，素体多病，晚年患有眼病、肺病、足疾、风痹等多种疾病。这些疾病在其诗中都有描述，诗人在《对酒自勉》《自叹》《东院》等诗中描述肺病症状，在《初病风》《枕上作》描述患风痹之疾，在《足疾》及其他诗中叙述的足疾行动不便。尤其是眼疾，困扰纠缠其后半生，使他不胜苦恼。其写眼病的诗达 40 多首，从患病之缘由、眼病的症状以及治疗方法和效果，详尽完善，可谓诗歌体的中医眼科病历。

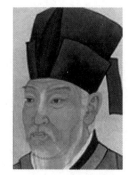

白居易

关于得病的缘由，白居易在《眼暗》诗中写道："早年勤倦看书苦，晚岁悲伤出泪多。眼损不知都自取，病成方悟欲如何。夜昏乍似灯将灭，朝暗长疑镜未磨。千药万方治不得，唯应闭目学头陀。"白居易幼时发奋读书，"昼课赋，夜读书，间又读书，不遑寝息矣，以至于口舌生疮，手肘成胝。"（《与元九书》）年幼时秉烛苦读，穷经积学，"焚膏油以继晷，恒兀兀以穷年"，不注意视力的保护，致使目力损伤。他自己将之归为"苦学力文所致"，也就是读书过度用功。诗人 27 岁考取进士后，宦海浮沉，仕途辗转，直到 37 岁才结婚。长女金銮 3 岁夭折，58 岁时，他喜得一个儿子阿崔，3 岁又夭折了。老年丧子，使诗翁异常痛苦，其在诗作中追思道："悲伤自断非因剑，啼眼加昏不是尘。"由于官场失意和生活清苦，又屡遭子女夭殇的精神打击，悲郁多泣，才导致严重的眼病缠身。白居易《白发》诗中还说："书魔昏两眼，酒病沉四肢。"饮酒过度也是损害眼睛的一个原因。"朝亦独醉歌""暮亦独醉歌"，恣情豪饮，加重病情。因饮酒易于酿生湿热，湿热蕴蒸肝胆，上熏于目，形成目疾。现代医学也研究发现，酒精（乙醇）能抑制人的大脑的高级神经活动，过量饮酒对眼睛的损害尤为明显。酒精进入人体后，会很快扩散到血液中，由于醇类极易溶于水，而眼球内玻璃体含水量达 99%，对乙醇有较强的亲和力，故饮酒极易损伤眼睛。多种原因，不知避忌，导致诗人饱受眼病折磨。

白居易在多首诗中描述了其目疾症状，有眼昏、眼花、目暗、目痛等，如"病眼昏似夜，衰鬓飒如秋。除却须衣食，平生百事休。知君善易者，问我决疑不。不卜非他故，人间无所求。"（《答卜者》）"日觉双目暗，年惊两鬓苍。病应无所避，老更不宜忙。"（《重泳》）"芳景多游客，衰翁独在家。肝伤妨饮酒，眼痛忌看花。寺路随江曲，宫墙夹道斜。羡君犹壮健，不枉度年华。"（《和刘郎中曲江春望见示》）。"头风目眩乘衰老，只有增加岂有瘳。花发眼中犹足怪，柳生肘上亦须休。大窠罗绮看才辨，小字文书见便愁。必若不能分黑白，却应无悔复无尤。"（《病眼花》）"春来眼暗少心情，点尽黄连尚未平。唯得君书胜得药，开缄未读眼先明。"（《得钱舍人书问眼疾》）。诗人还在一首《花非花》诗中隐晦朦胧描述自己所患眼病的症状："花非花，雾非雾，夜半来，天明去。来如春梦几多时？去似朝云无觅处。"

在诗人 40 余首记载眼病的诗中，具有代表性的作品是《眼病二首》："散乱空中千片雪，蒙笼物上一重纱。纵逢晴景如看雾，不是春天亦见花。僧说客尘来眼界，医言风眩在肝家。两头治疗何曾瘥，药力微茫佛力赊。""眼藏损伤来已久，病根牢固去应难。医师尽劝先停酒，道侣多教早罢官。案上漫铺龙树论，盒中虚捻决明丸。人间方药应无益，争得金篦试刮看。"根据其症状分析，诗中讲的是中医眼科云雾移睛病的症状，相当于现代眼科的玻璃体浑浊、出血。因患有眼底出血、玻璃体浑浊，日久虹膜后粘连，并发了圆翳内障，即白内障，故曾准备做金针拨障手术。

"云雾移睛"病表现为眼外观端好，唯自觉眼前似有蚊蝇或云雾样黑影飞舞飘动，甚至视物昏矇。"夜昏乍似灯将灭，朝暗长疑镜未磨""散乱空中千片雪，蒙笼物上一重纱。纵逢晴景如看雾，不是春天亦见花"都是对出现眼前各种形态黑影飘动症状的描述。人体眼睛玻璃体是无血管的组织，当眼底发生糖尿病视网膜血管病变、视网膜中央静脉阻塞、老年性黄斑变性等疾病时，可以产生新生血管，新生血管破裂出血，进入玻璃体腔，从而产生以上症状。如果仅限于眼底出血，也可以有眼前黑影，但应该是固定不动的。《花非花》记录的是白居易眼病的早期症状，此时玻璃体出血量少，症状时有时无，有时还可以随体位的变化而改变，"夜半来，天明去"就准确地记录了这种情况，晚上睡觉时，人体常处于平卧位，出血块慢慢遮挡眼球的中央视轴，症状出现，于是"夜半来""来如春梦几多时"；白天时，人体多处于直立状态，出血块在重力作用下下沉，离开眼球中央视轴，于是"天明去""去似朝云无觅处"。

《眼病二首》还详细记录了诗人所患眼病的诊断治疗经过，为我们分析白居易所患眼病提供了翔实依据。对于白居易所患云雾移睛病，佛家僧人认为起因客尘，即尘世的烦恼；当时的中医眼科医家有辨证属于肝经郁热或湿热蕴蒸，浊气上泛，故用黄连点眼，《神农本草经》载黄连"主热气目痛，眦伤泪出，明目"；有认为是肝肾亏损，精血不足，目窍失养，或阴虚火旺，灼伤目络，血溢络外，故用决明丸。

诗中提及的龙树论，是隋唐时期托名印度龙树菩萨的眼科名著《龙树眼论》，原书已佚。龙树也叫龙猛、龙胜，在佛教史上被誉为第二代释迦，是大乘佛学的创始人，生于2~3世纪，是南印度的婆罗门种姓，著有《智度论》《中论》。传说其父姓龙，母生他于树下，故名龙树。现存龙树菩萨的《秘传眼科龙木论》，"龙树"改为"龙木"，是后来为了避宋英宗（赵曙）之讳。在《秘传眼科龙木论》中决明丸是平肝明目的方剂，由石决明、防风、人参、车前子、细辛、茯苓、茺蔚子、干山药、桔梗等药物组成，用来治疗乌风内障，书中记载："经三五年内，昏气结成翳，如青白色，不辨人物，已后相牵俱损，瞳人微小，针之无效。惟宜服药，补治五脏，令夺病势，宜服决明丸、补肝汤立效。"《圣惠》卷：决明子、天雄、柏子仁、熟干地黄、枸杞子各一两组成。

"人间方药应无益，争得金篦试刮看"，看来内服外用治疗效果俱不理想，诗人最终想到《龙树眼论》。《龙树眼论》中有金篦刮目法的适应证及禁忌证详细记载，金篦术又称金针拨障术，唐代此种手术比较盛行，是在寺庙中由僧人来完成。其方法是用一特制拨障金针伸入眼内，将白内障拨离瞳孔，使之沉到眼内直下方。《外台秘要》载其效："一针之后，豁若开云而见日。"诸多迹象表明，诗人后期发生虹膜后粘连合并白内障，故欲做金针拨障手术。

20世纪60年代著名眼科专家唐由之等人在古代眼科金针拨内障的基础上，改良为白内障针拨术，对老年性成熟期或近成熟期白内障，通过手术将浑浊的晶状体移位到玻璃体腔内，而使患者复明。唐由之教授成功为包括毛泽东主席在内的众多白内障患者施行了手术，疗效独特。

诗中还有医家对调养护理的要求，禁酒、清心、静养。"医师尽劝先停酒，道侣多教早罢官""千药万方治不得，唯应闭目学头陀"。可他却不知避忌，总是

"马背仰天酒果腹"，至 68 岁时，患了中风，卧病在床，其时所写《病中五绝句》中有较著名的"目昏思寝即安眠，足软何妨便坐禅。身作医王心是药，不劳和扁到门前。"这也许是白居易眼疾未能痊愈的一个原因。

2. 白行简

白行简（775—826），字知退。著名诗人白居易之弟。贞元（785—804）末登进士第，先任职于剑南东川府，后罢官，随居易至江州，后又随居易自忠州入朝，授秘书省校书郎，左拾遗，官至司门员外郎、主客郎中，宝历二年（826 年）冬，病卒。尝著《天地阴阳交欢大乐赋》一卷，今存。对房室养生做出积极的贡献。此赋出自甘肃敦煌县鸣沙山石室，文中多用俗言俚语，以文学的形式来叙写房中学内容，其旨在叙人伦、睦夫妇、和家庭、明延寿保健之道，是难得的、也是唯一的性文学之作。赋中多引《素女经》《洞玄子》之语，对于考证二书成书时间可为佐证，亦可见古代房中著作在社会广为流传的情况。

3. 柳宗元

柳宗元（773—819），字子厚，河东（今山西永济）人，世称柳河东，又称柳柳州。著名的文学家、思想家和政治家。唐德宗贞元九年（793 年）中进士，唐德宗贞元十四年（798 年）举博学宏词科，历任集贤殿正字、蓝田县尉、监察御史里行等职。唐顺宗永贞元年（805 年），他参与王叔文、王伾的永贞革新。失败后，由礼部员外郎贬为永州（今湖南零陵）司马，10 年后再贬为柳州（今广西柳州）刺史。元和十四年（819 年）病死于任所。其著作，最初由友人刘禹锡编集，名《河东先生集》，现传《柳河东集》，经后人整理补充，共 45 卷，附外集 2 卷。

柳宗元少年好学，经史百子无不通达，亦精医学。他的散文文字精粹，峭拔矫健，笔锋犀利，说理透彻，寓意深远。在《柳河东集》中，收集了多篇谈医论病的文章，如《愈膏肓疾赋》《宋清传》《辨茯神》《与崔连州论石钟乳书》。《愈膏肓疾赋》将《左传·成公十年》记载的秦医缓给晋景公治病的故事，大胆加以改编，赋予新的含义，提出"宁关天命，在我人力""非药曷以愈疾，非兵胡以定乱"的观点，驳斥了天命论，强调积极治疗的意义。《宋清传》记述了一位长安市上的药商，他善于收购药材，认真配制药方，尽力帮助病家，不斤斤计较小利，不论贫富贵贱，一律供与好药，终于获得成就。同时也谴责了一些趋炎附势、见利忘义、眼光短浅的市侩主义者。《辨茯神》论述了自己因病求医，购买假药，服后加重，延误病情，强调辨别假药真伪的重要性。《与崔连州论石钟乳书》论述了药物质量的好坏，并不是完全由产地决定的，是有其内在原因的。

其中《辨茯神》讲述了柳氏自己买药被骗的经过，感触颇深，至今仍有借鉴意义。说的是柳宗元由于腹部患有痞块，并伴有心慌，便去找医生看。医生说"最好是吃茯神"。第二天，柳宗元派人上街买了茯神回来，熬药吃了病不但没好，反而更厉害了。柳宗元将医生请来，责问他是怎么回事。医生把药渣拿来看过，说："呀，这里哪有茯神，全都是老芋头，你上了卖药人的当，反而过来责问我，不是太荒唐了吗?"为了提醒世人上当受骗，写下了《辨茯神》一文，"呜呼! 物固多伪兮，知者盖寡。考之不良兮，求福得祸。书而为词兮，愿痼来者"。从《辨茯神》文中可知，由于利益驱使，药品作伪，自古有之。茯神贵重价高，药商便用寻常种植的老芋头，加工整形如茯神后出售获利。芋芳也可入药，能消病散结，主治瘰疬、肿毒、腹中癣块、烫火伤等。

柳宗元在柳州期间，当时柳州迷信思想泛滥，人们生了病，专求巫师，杀了鸡鸭猪羊敬神，有的甚至把耕牛杀死敬神。如果病还不好，就是神不保佑，不吃不喝等死。柳宗元积极宣传他的朴素唯物主义和无神论思想，兴利除弊，发展生产，兴办学校，释放奴隶，种柑植柳，采集、种植草药，研习医药，打击巫婆神汉，严禁江湖巫医骗人，使柳州出现了"宅有新屋，步（码头）有新船，猪牛鸭鸡，肥大蕃息"的可喜局面。

柳宗元长期的贬谪生涯和接踵而来的种种迫害，以及颠沛流离的生活，使他积劳成疾，先后患了疔疮、脚气病、干霍乱等多种疾病，最终英年早逝，令人扼腕。柳宗元在与疾病做斗争的过程中，详细记述了这些疾病的情况，并根据自己亲身治病的实践经验，编写了《柳州救死三方》。书中着重记述了 3 个病案。

（1）疔疮。元和十一年（816 年），即柳宗元到柳州的第二年，他患了疔疮，疼痛难忍。14 天中，"奇疮钉骨状如箭"，病情日渐加剧，内服外用多种药物均不见效。后经一友人提示，以蜣螂调制熬膏外贴，竟收到"一夕而百苦皆已"的奇效。翌年，柳宗元因吃羊肉，又引起疔疮发作，"再用，亦如神验"。他给刘禹锡的信中曾说："蛴螬系医治箭镞入骨不可拔"的良药，用蛴螬和稍熬过的巴豆研匀涂在镞伤处，"斯须痛定"，至痒不可耐时即能"拔之立出"。然后以生肌药敷贴，"遂无苦"。

（2）脚气病。元和十二年（817年）二月，柳宗元患严重脚气病，引及胁下，肿块硬如石，夜半突然发作，三日不省人事，家人号哭不已。后用荥阳人郑海美所传之杉木汤，服了一半，病情立即缓解，服了三遍，就"气痛块散"，转危为安。方用杉木节、橘叶、槟榔各等份，捣碎后和童便共煮取汁，分两次服用。

（3）霍乱病。元和十一年（816年）十月，柳宗元患干霍乱，上不可吐，下不可利。关于他患霍乱病的情况，在《寄韦珩》诗中曾写道："今年噬毒得霍疾，支心搅腹戟与刀。迩来气少筋骨露，苍白节泪盈巅毛。"诗中既叙述了霍乱病的临床表现，又阐明了引起霍乱病的病因是"噬毒"，也就是经口传染的一种毒。对这一病原体的认识，在当时的历史条件下，是难能可贵的。

中日医学交流

裴世清（《隋书》作"裴清"，为避李世民之讳，故写为裴清），河东闻喜人。仕隋为文林郎、鸿胪卿掌客，入唐为驾部郎中、江州刺史。裴世清正史无传，他的政绩很少为人所知，但他是率领隋朝第一个政府级访日友好使团、为发展中日友好关系做出过贡献的人物。

中日两国隔海相望，一衣带水，友好情谊，源远流长。隋朝的统一，结束了南北朝长期纷争的局面，为中日友好关系的发展又提供了有利的条件。隋大业三年（607年），日本小野妹子访隋，翌年三月到达长安。隋炀帝即派遣文林郎、鸿胪卿掌客裴世清率领代表团一行十三人回访，遣日答礼，小野妹子伴同归国。四月，裴世清抵达日本筑紫，六月十五日到达难波，八月三日，在日本政府的隆重欢迎下进京（今奈良）。《隋书·东夷传》载："倭王遣小德阿辈台，从数百人设仪仗、鸣鼓角来迎。后十日，又遣大礼哥多毗，从二百余骑郊劳。"八月十二日，裴世清晋见倭王，献上方物及国书。这天圣德太子和诸王、诸臣，都头戴金髻花，身着锦紫绣织及五色绫罗参加会见仪式，仪式隆重，可以想见。裴世清在倭国京城逗留了一个月，圆满地完成了光荣使命，即向倭王辞行。倭王为他设宴饯行。九月十一日，裴世清等从难波出发，启程回国。倭王再次派遣小野妹子为大使，并带有留学生和学问僧各四人，与隋使同往。

裴世清的出使，直接促成了日本人出国留学之先河，608 年，日本推古天皇，派遣药师惠日及倭汉直福因等来我国习医，在中国学习达 16 年之久，才完成学业回国。惠日回国后，在日本传播中国医学 7 年，又于 630 年和 654 年第二次、第三次来中国深造。由于留学生的不断返回，中医学传入日本。到唐代中日医药交流更加频繁，并邀请鉴真和尚赴日本传授佛学和医学。据木宫泰彦《日中文化交流史》载，7~9 世纪的 200 年间，日本共派遣唐史 19 次 38 船，计约 5000 人次。这些遣唐使的任务，除了两国间政治和礼仪上的交往外，主要是进行佛教和科学文化方面的交流，医药交流是其中的一个重要方面。日本的医学，在中国医学学术思想和医事制度的影响下，发生了深刻的变化，形成了"汉方医学"体系。而这一切成就的取得与裴世清筚路蓝缕的开创之功是分不开的。

炼丹术盛行

炼丹在隋唐时代仍然颇为盛行，虽为此中毒者不计其数，如唐太宗、宪宗、穆宗、武宗、宣宗，以至大臣杜伏威、李道古、李抱真等，都是服丹致病或暴死的。但人们仍然执迷不悟，孜孜追求不倦。对此山西籍诗人白居易倒是有清醒的认识，其《思旧》诗曰："闲日一思旧，旧游如目前。再思何何在，零落归下泉。退之（卫中立）服硫黄，一病讫不痊。微子（元稹）炼秋石，未老身溘然。杜子（杜牧）得丹诀，终日断腥膻。崔君（崔群）夸药力，终冬不衣绵。或疾或暴夭，悉不过中年。唯余不服食，老命反迟延。"事实上原来白居易也炼丹服食，曾广交金丹道士，与著名道士吴丹、郭虚舟等多人均有来往。他对《周易参同契》的兴趣极为浓厚，同诗人元稹一起向郭虚舟烧炼金丹。白居易有不少诗像笔记一样，记录了他炼丹的经过。《寻郭道士不遇》一诗，记述了他去向郭虚舟请教炼丹事宜，郭恰巧不在，诗中说："郡中乞假来相访，洞里朝元去不逢。看院只留双白鹤，入门唯见一青松。药炉有火丹应伏，云碓无人水自舂。"白居易也练过丹，《白香山诗后集》卷一有诗曰："心尘未净洁，火候遂参差。万寿觊刀圭，千功失毫厘。先生弹指起，姹女随烟飞。始知缘会间，阴骘不可移。"诗人因为没有掌握好火候，"姹女"（指水银）在高温下全部沸腾飞散，功亏一篑。心中十分懊恼，既自责心尘不净洁，又叹息自己没有缘分。宋代朱弁的《曲洧旧闻》曾引苏东坡语："白乐天作庐山草堂，盖亦烧丹也，丹欲成而炉败。"也是说白居易炼丹受挫之事。值得庆幸的是白居易后来可能没有继续炼丹之事，"不服食"丹药，而得以"老命""迟延"。

在唐朝，从皇帝臣僚到诗人儒士，恋丹成癖服丹中毒者，代不乏人。清代赵翼在《廿二史札记》卷19《唐诸帝多饵丹药》条中指出："古诗云'服食求神仙，多为药所误。'自秦皇汉武之后，固共知服食金石之误人矣。及唐诸帝又惑于其说，而以身试之。"不少唐代君主"实由贪生之心太甚，而转以速其死耳。"

但炼丹也促进了中医化学药物的发展，如果以之拓宽用药的途径，意在治病疗疾，则其具有进步的意义。如初唐时期著名的医学家孙思邈，也注重炼丹。《云笈七签》卷71收有孙思邈的《太清丹经要诀》，序文中言其撰述丹诀，"岂自衒其所能，趋利世间之意，意在救疾济危也。"这部丹诀记有"神仙大丹异名三十四种"，"神仙出世大丹异名十三种"和"非世所用诸丹等名有二十种"。孙思邈所记述的丹方内容，多注重治病疗疾，用药取材广泛，具有典型的医家风格，与服食求成仙不死之流不可同日而语。孙思邈在《千金翼方》卷十四中，更明确地阐述了他的这一思想，其言："世有偶学合炼又非真好，或身婴朝绂心迫名利，如此等辈亦何足言。今退居之人，岂望不死羽化之事，但免外物逼切，庶几全其天年。然小小金石事，又需闲解神精丹，防危救急所不可阙耳。伏火丹砂，保精养魄，尤宜长服。伏火石硫黄，救脚气，除冷癖，理腰膝，能食有力。小还丹，愈疾去风。伏火磁石，明目坚骨。火炼白石英、紫石英，疗结滞气块，强力坚骨。伏火水银，压热镇心。金银膏，养精神去邪气。此等方药，固宜留心功力，各依《本草》。其余丹火，以冀神助，非可卒致。有心者，亦宜精悬，倘遇其真。"

尉迟恭（586—658），字敬德，朔州善阳县（今山西朔州）石碣村人，鲜卑族。唐太宗时因有"安社稷之功"，贞观元年（627年）官拜右武侯大将军，赐爵吴国公；贞观十一年（637年）又拜为宜州刺史，改封鄂国公，并把他的画像挂到凌烟阁，给予极高的荣誉。尉迟恭晚年笃信仙方，飞炼金石，服食云母粉，穿筑池台，崇饰罗绮，尝奏清商乐以自奉养，不与外人交通，凡十六年。高宗显庆三年（658年），病卒，终年72岁。

唐代方士张果，亦称张果老，号姑射山人，世传的八仙之一。自称通神术，主张服食，修伏灵砂（丹砂）。据《新唐书·方技传》载，武则天时，隐居中条山，往来汾、晋间，善调气息，能累日不食，时人传其有长生秘术，自云年数百岁矣。武后遣使召之，果佯死不赴。后人复见之，往来恒州山中。唐玄宗开元二十一年（733年），恒州刺史韦济以状奏闻，曾令通事舍人裴晤迎请，他又"气绝"，"久乃苏"，裴晤怕担责任，立即回奏。玄宗又派中书舍人徐峤带皇帝亲笔信去请，始至东都，饮以堇酒试之，齿焦缩，以铁如意击落之，自敷药于龈，齿再生。玄宗好神仙，欲以妹玉真公主嫁之，竟不奉诏。后唐玄宗尝屡次把张果召入宫中，探问治道术和神仙、方药事，求教炼丹秘诀。盘桓数年，后恳辞还山，玄宗擢银青光禄大夫，赐号通玄先生，又赏给布帛300匹，侍从2人。隐逸恒山修行炼丹，玄宗为造栖霞观。平山、井陉间有其祠。他在炼丹实践中，著述了大量的炼丹及其他方术方面的著作，其中主要有《气诀》1卷、《休粮服气法》1卷、《神仙得道灵药诀》1卷、《进服丹砂诀》1卷、《阴符经太无传》1卷、《阴符经辩命论》1卷、《罔象成名图》1卷、《张果伤寒论》1卷，均已佚。在《正统道藏》中收入的《玉洞大神丹砂真要诀》，题有"姑射山人张果纂"，可能即是《丹砂诀》。

张果的居里家世不见记载，据说是为了自神，故弄玄虚，隐晦不谈。其自言："我尧时甲子生，位侍中。"（《古今图书集成·神异典》）唐·李冗《独异志》又把他说成是混沌初开时的白蝙蝠精。而山西民间传说他是长治市郊区店上乡张祖村人。《潞安府志·古迹》载："张祖村在城西十五里，唐通元先生张果世家于此，今子孙犹盛，果隐中条山，村有栖霞观。"

今平定县娘子关镇三星村陀水窑沟的山中有张果老洞，相传是张果的栖息之地。据《平定州志》记载："张果老洞，遗像犹存，洞爽而邃，多唐宋人题咏，今剥落。"洞为乳石溶洞，从口入，初极狭，沿木梯下洞底，豁然开朗，地势平阔。东侧原有张果老塑像及历代碑刻题字，现多已毁坏。复前行，洞内幽暗，深不可测。现探明的线路约 200 米，计大小石洞 16 个。岩壁怪石嶙峋，晶莹剔透，状若飞禽走兽，真是一个奇妙的世界。

今永济县东中条山的五老峰也有张果洞，传为其隐居处。洞前石上还有驴蹄的痕迹。俗言张果老倒骑白驴，日行数万里，休则重叠之，其厚如纸，置于巾箱中，乘时以水噀之，还成驴矣。山中有龙井，相传唐玄宗时，派遣玉真公主投入过金龙。此皆传说附会，不足为信。

宋辽金元时期

宋辽金元时期（960～1368 年），今山西地区是一个多民族聚居地区，各民族之间纷争不断，战事频仍，对山西地区经济文化破坏极大，亦制约了医学事业的发展，但契丹、女真、蒙古等多民族的聚居和汉化，也促进了民族的融合和文化的发展。

后周显德七年（960 年）正月，后周殿前都检校、归德节度使赵匡胤陈桥兵变，废后周恭帝柴宗训，登基称帝，改元建隆，建都东京（今河南开封），国号宋，史称北宋。北宋建立后，建立于黄河以北、立都于今山西太原的北汉政权，成了其眼中钉。"卧榻之侧，岂容他人鼾睡"，宋王朝为此 3 次用兵，终将其灭亡，太平兴国四年（979 年）正月初五，赵光义分兵四路进攻北汉，对晋阳形成四面包围之势，五月六日，北汉主刘继元开城出降，统治山西北部 12 州历时 29 年的北汉灭亡。赵光义破晋阳城后，以晋阳为龙兴之地，在晋阳城以北的汾河东岸筑新城置平晋县，强迫城内居民迁往新城，先纵火焚烧，"万炬皆发，官寺民舍，一日俱烬"。又命壅汾河和晋祠之水灌晋阳城，从此历经春秋、战国、汉唐一千余年的古城雄关晋阳故城彻底毁灭。这是太原城建史上的一次大变故、大浩劫。

契丹族的辽国早在五代时期已控制了今山西北部地区，北汉灭亡后，宋与辽的争斗激烈，多次出兵北上伐辽，未能收复失地，太原成为北宋抗辽的军事基地，抗辽名将并州杨业也成为中国历史上的著名英雄人物。而辽对山西北部地区也非常重视，于重熙十三年（1044 年）将大同由云州升格为西京。促使了大同及今山西北部地区经济文化的发展及民族的融合。西京大同府辖博宁军、德州及大同、云中、天成、长青、奉义、怀仁、怀安 7 县。其时晋北尚有应州彰国军（辖金城、浑源、河阴 3 县）、武州（今神池）宣威军（辖神武 1 县），亦属辽朝统治区。自契丹正式接受石敬瑭所献燕云 16 州，至保大五年（1125 年）八月，辽天祚帝耶律延禧在应州被金将完颜娄室俘获，辽亡，契丹统治山西北部地区长达 187 年。

女真族建立金国兴起于长城以北后，即南下灭辽击宋，山西成为其重点进攻地区，对此，山西军民奋起进行了抗击。1125 年，辽天祚帝为金人俘获，辽亡。1127 年，北宋被金所灭，历时 167 年。之后，宋室南迁，史称"南宋"。南宋时山西全境为金所统治。金代山西相对安定，社会经济得到了一定的发展，当时垦田面积扩大，平水刻书扬名一时，以及棉纺业的兴起，河东盐的进一步开发利用，都是山西经济发展的反映。

1220 年，蒙古族继金占有山西后，将北方和西域许多少数民族的人口迁到这里，形成又一次民族融合的高潮，促进了丰富多彩的民族文化的进一步发展。元末红巾军起义，1368 年，元朝灭亡。到明洪武三年（1370 年），山西全境基本稳定，生产开始恢复。

宋金辽元时期是中国古代医药学发展的一个重要时期。宋虽未统一全国，但是结束了五代十国以来长期的分裂局面，社会稳定，经济发展较快，科学技术亦随之发展，医药学发展尤为迅速，尤其是得到帝王的重视。宋王朝多位帝王参与和关心医药学事业的发展，并颁布政令，施以政策，征召医学人才，征集医药文献，多次修订本草，实行国家药材专卖，管理药材行业；编撰大型医方专著；改革医学教育制度，提高医学培养人才水平等，为发展医药学提供了有力的支持。宋代朝廷对医药学的重视和社会对医药业的接纳程度，反映了民众对医药的需求和医药本身的发展水平，为后世医药学的发展开辟了新的局面。另外宋代印刷术的发展也对医药学的传播起到一定作用，尤其是宋仁宗时期（1023～1063 年）开办的校正医书局是一个创举，在印刷术高度发展的同时，对医药典籍予以刊刻发行，当时的学者对医药书籍的整理刊印做了细致精微的工作，使我们今天仍能清楚地看到一些宋代医药典籍的原本。以上这些对当时山西地区的发展均有促进和影响。

北宋时期，山西经济文化较为发达，河东地区是北宋抗击西夏抵御辽国的兵源、军费、徭役的重要征发地区。北宋名臣范仲淹在天圣八年（1030 年）、庆历四年（1044 年）分别两次莅政河东，崇儒重教，轻徭薄赋，招集流民，鼓励垦田，政绩卓然。名儒程颢于治平四年（1067 年）任泽州晋城县令，在任三年，兴学为首，开办体仁书院，为当地书院之始。程颢为北宋洛学代表，发源即在泽州。《宋史》本传称其时"乡必有校，暇时亲自召父老与之语，儿童所读书，亲为正句读。教者不善，则为易置。择子弟之秀者，聚而教之。乡民为社会，为立科务，旌别善恶使有劝有耻"。元代名臣郝经之祖父郝天挺即束授教泽，为当时大儒，其弟子即有"北方文雄"之称的元好问，好问当为程氏再传弟子。郝经有《宋两先生祠堂记》赞河东一带"济济洋洋，有齐鲁之风"。程氏办学，仅熙宁、元丰间应召者数百人，登科者数十，改变了以往无一人登高第者的落后状况。而后之佼佼者，除元好问外，李俊明、郝经、贾鲁均一时人选，有杰出的文化贡献，也促进了医学的提高，促使了儒医的产生。

山西地处北陲，屏障中原，战争蹂躏，首当其冲，辽金元等少数民族建立的政权，经常南下侵略，烧杀掳掠，频繁改朝换代，造成经济衰退，人民迁徙南渡，科学文化和医学发展受到严重的限制和影响。尤其是"靖康之难"，金兵入侵，引起山西人口继西晋末年"永嘉之乱"后再次大规模地向南迁徙。《宋史》卷二十三《钦宗本纪》载，靖康元年（1126 年）八月，金兵侵犯河东，"威胜、隆德、汾、晋、泽、绛民皆渡河南奔，州县皆空。"《三朝北盟会编》卷六十四载，靖康元年（1126 年）九月至十月，金兵相继攻破太原、汾州、平阳、隆德（潞州）、泽州等府州，河东"士庶携老提幼，适汝、颍、襄、邓逃难者，莫知其数。"金代医家元好问、王翼等皆由此而飘零于河南。

辽、金、元代是少数民族建立的政权，所以在其统治下，国家的民族特色得到进一步的延伸和发挥，医学发展在这一时期也与各民族之间的交流结下了深厚渊源。一方面汉族文化和科学技术、医药卫生不断吸纳各民族的精华，得到了丰富、充实和提高；另一方面，各少数民族的文化和科学技术、医药卫生，自觉不自觉地接受汉族文化和医药卫生习俗的影响，得到了提高和发展。正如恩格斯在《反杜林论》中所说："每一次由比较野蛮的民族所进行的征服，不言而喻地都阻碍了经济的发展，摧毁了大批的生产力。"同时"在长期的征服中，比较野蛮的征服者，在绝大多数情况下，都不得不适应征服后存在的比较高的'经济情况'；他们为被征服者所同化……"金元时期，正统的传统文化思想禁锢相对受到冲击和削弱，这也直接促成了金元时期的医学争鸣，形成了不同的学术流派。因此《四库全书提要·医家类》概括为"儒之门户分于宋，医之门户分于金元"。

医政管理机构的设置

宋代医事管理和医药学教育都有长足的进步，在太常寺属下分设太医局和翰林医官院、御药院及安济坊、保寿粹和馆、养济院、福田院、慈幼局等其他医疗保健和慈善机构。

翰林医官院掌管医之政令和医疗事务，包括对军旅、官衙、学校派出医官，管理医药等事宜。除中央外，各州郡也设有医官。翰林医官，是选 40 岁以上，经过各科专业考试合格后任用的。成绩最优秀的留翰林医官院，其他合格者分配为医学博士和外州医学教授。1082 年，翰林医官院改称医官局。1188 年后，考取医官的范围又扩大到外州各地民间医生。经过推荐、进修和一系列考试，按成绩授予各级医官衔。金代始称太医院，统管医政与医疗。元代沿用太医院为最高医药机关并开始成为独立机构。

庆历时（1041~1048 年），由范仲淹奏准始设立太医局，"凡医师未经太医局师学，不得入翰林医官院"。太医局专管教学，不兼有医政职能，实际上就是独立的医学教育机构。宋初，太医局归太常寺管理，于翰林院选拔医学教员，讲授《素问》、《难经》等，但规模很小，水平有限。王安石变法后，太医局从太常寺分离，设提举（校长）1 人，判局（副校长）2 人。特别规定，判局一职要由"知医事者为之"。每科设教授 1 人，选翰林医官以下人员与上等学生或外面的著名医家充任。学生在春季招考，学员定为 300 人，分为 3 个班级，即"三舍"。高年级为上舍 40 人，中年级为内舍 60 人，低年级为外舍 200 人。所修科目有《素问》、《难经》、《诸病源候论》、《补注本草》《千金要方》等。考试成绩按照优、平、否三等评定方法，每月一次私考，每年一次公考，称之为医学三舍教育法。太医局不但要强调理论上的学习，而且注重学生实际医疗技术的训练，令学生轮流为其他三学（太学、律学、武学）的学生与各营将士治病。每人发给印纸，记录治疗经过和结果，年终根据治疗结果区分等级，进行奖惩，乃至黜退。除中央太医局外，1061年后各州郡也仿照太医局开办了地方医学，置医学博士教习医书。宋代医学教育制度，金元仍沿用相袭。

宋金元时代尚设有御药院、尚药局、惠民局、广惠司等机构。御药院保管国内外进献的珍贵药品，供帝王专用；尚药局为最高的药政机关；惠民局管理经营药物制剂和售卖。广惠司为元代医疗机构，多修治御用的回回药物，后在其属下专设有回回药物院。

其他医疗、保健和慈善机构，安济坊设于1102年，由僧人主持，疗养民间贫病者；保寿粹和馆设于1114年，供宫廷病患者疗养；养济院，供四方宾旅病患者疗养；福田院设于京师四郊，收养老疾孤寡者；慈幼局，设于1249年，主要收养遗弃幼婴，兼疗平民疾病；漏泽园设于1104年，救济贫葬用。

当时山西的州府亦设立相应的医药管理机构，开展相应的工作，如宋神宗诏："闻河东路赈济饥民，多聚一处……方春虑生疫疠，其令专访，转运司谕：州、县人所受粮计日并给，遣归本贯。即自它州、县流至，而未能自归者，分散处之。"而且山西地区不少名医在中央和地方机构中任职，他们有的为朝廷当职的御医，有的则任职地方，促进了医学的发展。如宋代的冯文智、元代的许国祯均影响较大。

冯文智（953—1012），北宋并州（太原阳曲）人。世以方技为业，太平兴国年间（976~983年）他专程来到都城，自荐参加朝廷修补编撰医学大事，并应试通过，被封为乐源县主簿。端拱（988~989年）初，授少府监主簿，逾年转医官，加少府监丞，尝隶并代部署。淳化五年（994年），府州折御卿疾，文智诊疗获愈，御卿表荐之，赐绯，加光禄寺丞。咸平三年（1000年）明德太后不豫，文智侍医而愈，加封尚药奉御，赐金紫。咸平六年（1003年），直翰林医官院，转医官副使，又加检校主客员外郎。大中祥符五年（1012年）卒，终年60岁。

冯文智在朝期间，有两部医方问世，其一是《太平圣惠方》（992年），其二是《神医普救方》（986年）。太平兴国三年（978年）宋太宗赵炅诏令"翰林医官院，各具家传验方以献"，对所献经验方，"命王怀隐与副使王祐等参对比类"，经10年的努力，成书命名《太平圣惠方》，太宗亲自为该书写序，"仍令镂版颁行天下，诸州各置医博士掌之"。3年后，太宗深感前代医书散佚与传抄错误严重，于太平兴国六年（981年）诏"校历代医书"，并诏命："贾黄中等，于崇文院编录医书"，为了能有效完成校刊医书之事，他更进一步诏示天下，"购求医书"，并予升职、赏钱。贾黄中等经过5年的共同编纂，成书命名为《神医普救方》，宋太宗亲自撰序，颁行。冯文智身为医官，极有可能参与了上述两部书的献方、献书及编纂工作。

此后，任太医令兼措置药局检阅方书等职的山西闻喜籍人士裴宗元又奉敕校正医方，与陈师文、陈承编成《校正太平惠民和剂局方》10卷刊刻于世，至今仍存。

都向，宋代陵川（今山西陵川县）人，习儒而通医。举进士，徽宗时官修仪郎，掌太医院事。远近求诊者甚众，每能应手奏效，医名甚盛。

许国祯（1209—1283），字进之，绛州曲沃人，博通经史，尤精医术，是元代最有名望的医生之一。《元史》有传。其祖父许齐、父亲许日严皆通医术。母亲韩氏，亦能医，并侍奉元代庄宪太后，又善调和食味，"凡四方所献珍馐旨酒，皆命掌之"，太后赐以真定住宅一区，终身每年发给衣食。元世祖忽必烈未登基时，即征召许国祯，至瀚海留守掌医药。庄太后有病，国祯治之，刻期而愈。世祖过饮马乳得脚病，国祯配药，元世祖嫌药苦拒服，于是进言"良药苦口利于疾，忠言逆耳利于行"，世祖大悦，饮药而痊愈。世祖即位后又授荣禄大夫、提点太医院事，赐给金符，后改授金虎符。至元十二年（1275年），又迁授礼部尚书，拜集贤大学士，进阶光禄大夫。死后赠金紫光禄大夫，谥号忠宪。至元四年（1267年）率二三僚友，取御药院壬寅所刊方书板，正讹补缺，求其遗亡，且附益良方，撰成《御药院方》20卷，至元二十年（1283年）又奉命与翰林承旨撒里蛮，召集诸路医学教授，增修本草，名为《至元增修本草》。《御用药方》是珍贵的医药典籍，后被传到日本、朝鲜。许国祯之子许扆，字君辅，亦善医，能承其业。先从父在忽必烈潜邸服务，得到忽必烈赐名"忽鲁火孙"，命其从学于当时名儒许衡。后任礼部尚书，提点太医院，再改任尚医监，转正议大夫，仍提点太医院事。死后追封赵国公，谥僖简。

刘哈剌八都鲁（？—1295），元初河东人。本姓刘，家世业医。《元史》有传。至元八年（1271年）元世祖忽必烈驻跸北海时，经人引荐入帐，谓其"目有火光"，异之，留侍左右，忽必烈赐名"哈喇斡脱克赤"。至元十七年（1280年），升任太医院管勾。曾随宗王别里帖木儿出征昔里吉，治愈王妃之疾病，得到丰厚的赏赐，迁为长史。至元二十四年（1287年）升宣抚使，二十七年（1290年）迁正奉大夫、河东山西道宣慰使，二十九年（1292年）赐名哈剌八都鲁。元贞元年（1295年）召为御史中丞，行至岳州病卒。

贾鲁（1297—1353），字友恒。元代河东高平人。幼负志节，既长，谋略过人。延祐、至治间（1314~1323年）两以明经领乡贡。泰定（1324年）初，恩授东平路儒学教授，累迁户部主事，因父丧辞归。后起为太医院都事，官至中书左丞。至元十三年五月卒，时年57岁。

许子逊，元代大同人，明正德乙亥（1515年）御史张钦刊刻的《大同府志》记载："许子逊，大同人，授中奉大夫，集贤大学士，兼太医院使。今列乡贤祠。"清顺治壬辰（1652年）知府胡文烨编撰的《云中郡志》、清乾隆丙申（1776年）知府吴辅宏纂辑的《大同府志》、清道光庚寅（1830年）知县黎中辅纂修的《大同县志》中均载有他的本传。《元史·百官志》记载说："太医院，秩正二品，掌医事，制奉御药物，领各属医职。"许氏虽然《元史》无传，对其生平医事无从了解，但从其任职来分析，太医院使一职，为朝廷正二品官员，是许氏的实际任职；集贤大学士、中奉大夫均为从二品，在正二品之下，可见这两个只是标明等级的衔称，应当是朝廷因他的医术高超，给予的奖励职务。能够在太医院任职，足见许氏医技不凡，也反映出山西医学事业的发达，人才辈出。

梁周泰，字百亨，元代山西稷山县人。精于医术，至正间（1341~1368年）任平阳路医学教授。子梁权、孙梁叔东，皆能承家学，世其业。

任东卿，汾州孝义人，其祖上即以医为业，其父任志愈已是名医，而且医德医风极好，《闲居丛稿》记载："家传之妙，其道大行，贫者施以药，资以米。"后来，任氏与平阳安氏同奉职于元睿宗帐下，官职是"都元帅行军太医提领"，就是随军医师的领导。"凡汤药悉经其手，未尝一日离左右"。

常中，太原人，祖传医业。其父曾是安西王府医药提举。常中墓志铭上说其人"天资秀明，家学源奥，济以心得之妙，针药所施，效应神捷，人无贵贱，日争迎谒，遂以眼科明世"。任御医10年，"术业精专而仁逊不矜"。

宋代校正医书局

有宋一代，最重医学。开国后不久，即组织专业人员，设置专门机构，多次编校、刊行了医书。宋仁宗嘉祐二年（1057年）八月辛酉，创设校正医书局，诏令："于编修院置'校正医书局'，命直集贤院、崇文院检讨掌禹锡等四人，并为校正医书局官。"诏："命韩琦为校正医书局提举。"嘉祐八年（1063年）诏："命翰林学士范镇提举校正医书局。"可见当时创设校正医书局位置之高及仁宗的重视程度。

校正医书局利用当时高度发展的印刷术，对医药典籍予以刊刻发行，当时的学者对医药书籍的整理刊印做出了细致精微的工作。宋以前最富有代表性的医学巨著《素问》《伤寒论》《金匮要略》《金匮玉函经》《脉经》《针灸甲乙经》《诸病源候论》《千金要方》《千金翼方》《外台秘要》等，都是经过此次校订、刊行后流传下来的。而校正医书局班底与成就，与山西籍人士高若讷的举荐人才和先期校正分不开的。

高若讷（957—1055），字敏之，山西榆次人，官至殿中侍御史，明于医。《宋史》记载，高若讷强学善记，因母亲生病兼通医学，其医学造诣之深连国医都自叹不如。当时张机的《伤寒论》、魏晋的《千金方》、王焘的《外台秘要》等书久不流传，都是经过高若讷的考校修订后重新流传于世。"名医多出卫州，皆本高氏学焉。"他还著有《素问误文阙义》1卷、《伤寒类要》4卷，开《伤寒论》研究之先河。终宋一朝，对《伤寒论》的研究，十分盛行。

高若讷注重培养医学人才，传播医学知识，影响颇大，其门人及私淑者有高保衡、林亿、申受、孙兆、杜壬、董汲、刘寅、徐遁等人，皆得到高氏传道授业解惑的教益，成为一时之名医，形成高氏学派。

林亿，高若讷二女婿，熙宁间（1068～1077年）任光禄卿直秘阁，精医理，尤长于校勘学。为十部古典医书之校正做出重要贡献，尤以校正《素问》一书为最。

高保衡，高若讷次子，宋神宗时（1068～1085 年）之国子博士，精通医理，深明病机，谙熟方药，因校正《素问》《脉经》诸书有功，诏赐绯鱼，加封上骑都尉。

孙奇、孙兆，今河南孟州人，著名医学家尚药奉御孙用和之长子、次子。用和尝学医于高若讷，奇、兆继承家学，通经学，精医方，以医闻名，皆登进士第，孙兆曾任殿中丞、尚药奉御等职。二人对《素问》《伤寒论》等研究尤精。

金元平水版的兴盛

自雕版印刷术发明后，至宋金时代，全国逐渐形成四个雕版印书中心，南方的浙江杭州、福建建阳、四川眉山和北方的山西平阳（今临汾市），金元时期，平阳成为北方著名的雕版印刷中心，因平阳府位于平水之阳，金时曾置平水县，故平阳刻书又称平水刻书，平水刻盛极一时。

金灭宋后，虏徽、钦二宗北上时，将开封的书籍及各种技艺工匠带走，一部分雕版及刻工留在平阳，特意在平阳设置了全国最大的主持雕版印刷书籍的机构——书籍所，管理书坊和书铺。加之当地周边具有质量上乘的纸、墨、枣梨木等刻印材料，如稷山的竹纸、平阳的白麻纸，历史悠久，名闻全国，特点是不变色、虫不蛀；绛郡、稷山、安邑可以提供雕版所用的枣、梨木；太原、潞州所制的墨均为贡品。这些均为刻书提供了客观的自然条件。此外山西是辽金两朝首先占领的地方，因而能比较早地安定下来发展各种事业，应该也有一定的关系。近代版本学家叶德辉《书林清话》卷四"金时平水刻书之盛"曰："金源分割中原不久，乘以干戈。惟平水不当要冲，故书坊萃于此"。因此平阳成为金朝最大最主要的雕版印刷中心。当年，除官家的经籍所刻印外，还有家刻、坊刻等私人营业的刻印作坊。官刻主要刻印儒家经书和佛道经藏类书；家刻多为经、史、文集等；坊刻多为商人出资刻印的书，主要着眼市井平民兴趣和需要，故多刻印医书、类书和民间盛行的说唱话本或诸宫调等。元初太宗八年（1236 年），中书令耶律楚材继金代之后又在平阳府设置经籍所，召儒士梁陟、王万庆、赵著主持刻书，而当时的平阳书坊也继续刻书，直到明代仍历久不衰。著名书坊今可知者有张氏晦明轩、平水曹氏进德斋、平水中和轩王宅、平阳府梁宅、平水许斋、书轩陈氏、平水高昂霄尊贤堂、平阳司家颐真堂等。

刻印业的发达，有力地推动了各类文化的传播，平水坊刻为医学书籍的刻印亦做过积极的贡献，留传至今的平水著名刻本尚有：金世宗大定二十六年（1186年）平水书轩陈氏刻有平水闲邪聩叟著的《新刊补注铜人腧穴针灸图经》5卷，这是一部颇为实用的针灸学专著，它以铜人为式，分脏腑十二经，旁注腧穴所会，并为图法及主疗之术，故历来医学界对此颇为珍重。清末宣统元年（1909年）刘世珩曾据此本影刻，日本涉园山崎之一亦据此本重印，1980年，江苏广陵古籍刻印社又依据原书影刻行世。蒙古定宗四年（1249年）平阳张存惠晦明轩刻《重修政和经史证类备用本草》30卷，此本明代王世贞曾推为"古本中之精刻者"，写刻精雅，纸墨莹洁，插图亦工致可观，是平水刻本中的上乘之作，达到了当时雕版印刷的最高峰。曾为明末清初钱谦益绛云楼所藏，其后，经名家收藏，藏印累累，现存于国家图书馆。此外，元大德十年（1306年）许宅刊印《政和经史备用本草》、司家颐真堂刊印《御药院方》；明正德十年（1515年）平阳府刻本《西方子明堂灸经》与《铜人针灸经》合刊本以及医书六种，俱为非常著名的珍贵的刻本。

方书编写的普及与发展

宋元时期，由于官方对医学的极度重视、活字印刷术的发明、中医文化发展迅速，大量的医学著作被编撰和修订，除官修医书外，私人著作纷纷出版，大量医学名家出现。在此期间，山西医家个人著有很多方书，有些是很有价值的，一些名方至今仍在应用，促进了中医文化的发展。宋元时期山西影响较大的方剂学著作有太原王衮的《王氏博济方》（《博济方》）、崞县杨倓的《杨氏家藏方》、汾阳县郭坦的《十便良方》、永济县赵素的《风科集验名方》等，今皆存世。还有新绛县李春华的《外科奇方》、永济县袁从艺的《云庵妙选方》、定襄县周侯的《周氏卫生方》等，惜已亡佚，内容无从可知。

1. 《王氏博济方》

王衮，生卒年不详，北宋太原（今山西省太原市）人。曾为钱塘酒官和大理寺少卿。因父疾误于庸医之手，其母氏多病，因此潜心医术，留意方药，博采医方 20 载，得方论 7 000 余条，遴选其中 500 余方，辑成《王氏博济方》5 卷，于 1047 年刊刻于世。所以编纂此书，乃"博济之一端也"。因以"博济"作为书名。今存辑佚本，内容约为原书十分之七。辑本内容共 5 卷，卷一分伤寒、风证、劳证、血证、盗汗 5 类；卷二分上焦证、中焦证、下焦证、三焦总治、五脏证治、诸气、噎嗝 7 类；卷三分目疾、耳病、齿须发、眩晕、咳喘、痰饮、霍乱、翻胃、癥癖、水气、脚气、小便证、大便证、中毒 14 类；卷四分胎产、经气杂证、惊痫、疳积、杂病 5 类；卷五分疮科、伤折、丹药、修制药法 4 类。全书共分 35 门，载方 350 余首，包括了内、外、妇、儿各科医方。每门之首，间或著有证论，说明疾病证候、脉象及病源，既列治方。每方之下有主治病证、组成药物、制剂用法等内容。书中所选各方，系王氏所收集的秘方、验方，多他书所未备，多有临床参考价值，不少系千古名方。如金沸草散、华盖散、五积散、三拗散、平胃散等，过去皆认为是出于《太平惠民和剂局方》（《局方》）之名方，而《博济方》早于其 30 年之多。

2.《杨氏家藏方》

杨倓（约 1120—1185），字子靖，南宋官吏，兼好医学。代州崞县（今山西省原平市崞阳镇）人。杨倓之祖先和父亲杨存中好收单验方，杨倓在政务之余暇，以其家藏方约千余首，进行整理，分类编次，并增入其他医家秘方、验方，博收约取，荟萃精要，经数年悉心编撰，辑为《杨氏家藏方》20 卷。于淳熙五年（1178 年）刊刻于当涂郡斋（今安徽省当涂县）。内容按病证分为诸风、伤寒、中暑、疟疾、积热、风湿、脚气、秘涩、一切气、积聚、心腹痛、脾胃、泄泻、痢疾、痰饮、咳嗽、补益、痼冷、虚劳、消渴、水气、小肠疝气、眼目、咽喉、口齿、疮肿、肠风痔漏、伤折、妇人、小儿等共 49 门，载方 1 111 方（现存 1 109首，据于文忠考证："本书在点校中发现，现存方数与原书著录方数少二方，从目录得知，此乃卷十四中少'神铃散'与'四黄散'，各校本均同，故本书实载方为 1 109 首。"）每方著有主治病证、组成药物、制剂用法等内容。很多方剂，是宋代常用医方，这些医方不但是当时医疗实践之总结，也对后世医方的发展起了重要作用。如杨氏自序所谓："余家藏方甚多，皆先和武恭王（杨存中谥"武恭"）及余经用，与耳目所闻尝验者也。""今余之所得，多良医之深藏而不语人者也。"其刊印本书也是为了"方将使家有是书，集天下良医之长，以待仓卒之用"之目的。本书蕴藏的不少临证效验之方，对后世的发展颇有影响，明朱橚等编撰《普济方》，引录本书方剂达405首之多。今方剂学教材中选载的牵正散、还少丹、萆薢分清饮等名方亦均源于本书。

3. 《十便良方》

郭坦，字履道。南宋汾州（今山西汾阳县）人。体弱多病，遍读《素问》《本草》及历代医书，久之通悟医理。"坦病废二十年，以其试药，以证考方，知世良方诚能去疾，特士大夫知医者鲜耳。故知方者不畏多病，而畏病者率不喜方，使人得良方，家储善药，虽挈属远游，奋身勇往，僻处穷乡，可无疾之忧矣。"每患历代方书部帙繁多，难以遍举，因从古今名医方论中，摘出切近当时气候的良方，辑为《十便良方》（又名《备全古今十便良方》）40卷，庆元二年（1196年）十二月甲戌青山宋德之为之作序，刊刻于世。"凡养性提疾，择材制剂之法，莫不具在，间编画然，诸方尽废。"卷一至卷七记载64味常用药物的性味、功效及主治，并强调药物的鉴别与炮炙；卷八至卷十三为治外感方剂；卷十四至卷十六为治脾胃病方；卷十七至卷十九为补益虚损方；卷二十至卷二十三为治痰饮、积热、眼目、大小肠方；卷二十四至卷三十为妇人、小儿方；卷三十一至卷三十三为疮疡折伤方；卷三十四至卷四十为杂方。全书共载方2 100余首，具有"储药简而治疾博"的特点，并经当时名医验证，简便而有效。现存日本抄本、上海中医药大学图书馆馆藏抄本。

4. 《周氏卫生方》

周侯，字梦卿。金代山西定襄县人。弱冠从其兄居，习举子业。遭兵乱，投迹戎行，以战功授千户侯。中年以来，颇以医药卜筮为事，凡军旅间仓猝患病者，为之投剂多效。救疗既广，遂以医为业。好事者有秘方皆来告之，久之成帙，名之曰《周氏卫生方》，元遗山为之作序，已佚。

5. 《风科集验名方》

赵素，字才卿，号心庵，又号虚白处士，金元间河中（今山西永济）人。元宪宗癸丑年（1253年），素获宋末太医赵大中所撰《风科集验名方》一书后，归明大元，复居恒山。赵素有感"上自周秦，下及唐宋，皆以风论为首，诸科为亚，其次方书，偏曲阔略，未可以为后世法则也"，因之"编辑诸风未备者，补缀完美"，后重加增补，刊刻于世。嗣后，左光斗于元贞丙申（1296年）夏，应官医提举刘君卿之请，取《素问》《灵枢》《难经》《千金》《外台》《圣惠》《医说》等书有关论述，并广泛采撷南北经验名方，以及《说文》字书，对《风科》一书予以校雠订正，厘为28卷，载方1979首。此为中医学中第一部治疗风性疾病的专书。

医学流派对山西的影响

金元时期，学术昌明，是医学发展的一个重要时期，出现了河间与易水两个不同的学派，在学术传承和争鸣的过程中，涌现出了一批卓有成就的著名医家，而其中影响较大、最具有代表性者则为刘完素、张从正、李杲、朱震亨等，后世称之为"金元四大家"。四大家中刘完素、张从正、李杲三人是金代时期的人物，而且是离山西比较近的河北地区的人氏。他们的学术思想相继传入山西，活跃了山西医学界的学术空气。

1. 刘完素

刘完素（1120—1200），字守真，号宗真子，又号通玄处士。金代河间（今河北河间）人，故后人又称之为刘河间。其学派称河间学派，突出的学术思想是提倡"火热论"，认为伤寒临证各种证候的出现多与火热有关，治疗以清热通利为主，善用寒凉药物，故后世亦称之为"寒凉派"。

刘完素之弟子马宗素，金代平阳洪洞（今山西洪洞县）人。亲炙于其门下，精于医术，于热病颇有研究，谓热病乃伤寒之一种。其用药宗河间之说，喜寒凉，忌温热。著有《伤寒医鉴》（一名《刘河间伤寒医鉴》）1卷，约成书于金天兴三年（1234年）。书中论述了伤寒医鉴、脉证、六经传受、汗下、阳厥、发黄、呕吐、霍乱、小儿疮疹等共12篇。朱氏《南阳活人书》将《素问》中阴阳二字释作寒热，马宗素采用刘完素说法以匡朱的谬误，每则都先引《活人书》于前，继用刘完素之说以辨其非，后援《素问》本文以论证。其旨大都以伤寒为热病，无所谓寒证者，合于《素问·热论》之义。现存版本有明历历二十九年（1601年）吴勉学校刻《古今医统正脉全书》本、清宣统元年（1909年）上海千顷堂书局石印《刘河间医学六书》本等，并见于《丛书集成初编》。马宗素还与程德斋合著有《伤寒钤法》，论述仲景六经传变、397法，颇为便捷，但计日以传经、按日时受病之说，胶柱鼓瑟，纯属臆想，是其所短。

2. 张从正

张从正（1156—1228）字子和，号戴人，金代睢州考城（今河南兰考一带）人，先在浑源刘从益门下受益。刘从益（1181—1224），字云卿，生于科举世家，赵秉文为题"八桂堂"横匾，并书"丛桂蟾窟"四字；金大安元年（1123年）进士，官监察御史、叶县令，史称"修学励俗，有古良吏风"；正大初（1224年），召为应奉翰林文字。金元文人多从其学。张子和后来又从刘完素学医，与麻知几、常仲明辈讲研医理，以平日撰写的论著和临床经验，辑为一书，题为《儒门事亲》，以为儒者能明其理而事亲者应当知医，故以名之。

张子和继承刘完素的学术思想，认为"养生当论食补，治病当论药攻"，理论上力倡攻邪，临证中善用汗、吐、下三法，被后世称为"攻下派"。其学术思想集中体现在《儒门事亲》一书中，此书共15卷，其中前3卷凡30篇为其亲撰，其他《治病百法》2卷、《十形三疗》3卷、《杂记九门》1卷、《撮要图》1卷、《治病杂论》1卷、《三法六门》1卷、河间先生《三消论》1卷、《治法心要》1卷、《世传神效名方》1卷，可能是出自其弟子麻知几、常仲明之手。大抵此书是子和草创，知几润色，仲明又扩展其遗文为《治法心要》。麻九畴（字知几）与常仲明，从张从正学医，得张学精微，学问远超过其师。因此张从正的《儒门事亲》，经过九畴、仲明的润色编纂，才得流传于世。

常仲明（1178—1251），名用晦，张子和门人，传子和之学，著有《伤寒心镜》（又名《张子和伤寒心镜别集》《伤寒心镜别集》）1卷，成书于金兴定元年（1217年）。书凡七篇，1 500余言。首论河间双解散及子和增减之法，次论发表、攻里、攻里发表、循衣撮空、传经及"亢则害，承乃制"等，论中颇有独到见解。

汪琥称其"深通河间之书"。后人将本书附刊于《河间六书》之后。现存版本有明万历三十七年（1609年）书林张裴刻本、清宣统元年（1909年）上海千顷堂书局石印本，并见于《古今医统正脉全书》《刘河间医学六书》。子常德继其学。

可见，张从正早年师从浑源刘从益，后又与代州崞县籍的常仲明相互切磋医学，并将所学传授于仲明，其与山西医学文化关系密切。

3. 李杲

李杲（1180—1251），字明之，金代真定（今河北正定县）人，晚年自号"东垣老人"。人称"李东垣"。早年因母病为庸医所误，深感内疚，发愤学医，捐千金事张元素为师，继承发展了易水学派，成为一代名医。李杲学术思想的中心是"内伤脾胃，百病由生"，治疗重在调理脾胃，补中益气，以益化源。并据此观点创制了补中益气汤、升阳益胃汤等许多新的治疗方剂。金代诗人元好问与李东垣有着长久患难与共、生死之交的深厚情谊，其在为李杲《伤寒会要》所作序中，回忆了两人交往过程，"往予在京师，闻镇人李杲明之有国医之目，而未之识也。壬辰（1232年）病变，明之与予同出汴梁，于聊城，于东平，与之游者，六年于今，然后得其所以为国医者为详。"因此，元好问不仅深刻了解李杲的的医学特点和临证擅长，并为李杲所撰的《脾胃论》《伤寒会要》作序，揄扬其医学成就。序中介绍了李杲的身世、学医简况，并列举了李杲治愈王善甫、萧瑞、魏帮彦、冯栎、郭巨济、裴择之夫人、侯经历家人等病例，从中可探李杲的诊疗特色和技艺水平。事实上李东垣不独以脾胃病擅长，而对伤寒、外科、眼科等学，尤为大家。元好问序中言："大概其学，于伤寒、痈疽、眼目病为尤长，伤寒则著《会要》三十余万言。其说曰：伤寒家，有经禁、时禁、病禁，此三禁者，学医者人知之，然亦所以用之之为何如耳，《会要》推明仲景，朱奉议、张元素以来备矣。见证得药，见药识证，以类相从，指掌皆在仓猝之际，虽使粗工用之，荡然如载司南以适四方，而无问津之惑，其用心博矣。"可见《会要》一书，是既切合实用，通俗易懂，而又发挥仲景未发之意者，是一部非常实用的医学著作。李东垣对于伤寒学，还著有《伤寒治法举要》一书，明代汪琥曰："《伤寒治法举要》，元东垣老人李杲撰书止一卷。首言冷热风劳虚复，续辨惑伤寒论，共举治法之要三十二条。"

在《伤寒会要》《伤寒治法举要》亡佚的情况下，我们今天已不能全面了解李明之的学术思想和医学擅长，读元好问序始知其梗概，循此线索，再探究李杲门人《此事难知》等著作，或可略窥其涯涘。

王好古（1200—1264），字进之，又字信之，号海藏老人，元代赵州（今河北赵县）人，为易水学派之健将。好古为"医之儒者"，性识明敏，博通经史，尤好经方，初与李杲同从易水学派开山祖张元素（1151—1234，字洁古）游，元素殁，遂复师事师兄李杲，尽得其传，苦学多年，终成名家。王好古医学造诣颇深，全面继承了张元素脏腑辨证、药物归经等理论和李东垣"脾胃论"的学术思想，其独到之处是创立阴证学说，治疗强调纹样脾肾。著有《阴证略例》等书。王海藏与山西虞乡麻革交往密切，曾来山西行医治病、讲学授徒，执业于晋州（隋唐五代以前在今临汾，金兴定四年正月，以寿阳西张寨置晋州，元废，故置在今山西寿阳县西北三十八里寨北村），将其学术思想和临证经验传到山西。麻革，字信之，号贻溪。虞乡王官（今山西省永济县虞乡镇王官峪村）人，金元之际河汾诗派著名诗人，对医道亦颇有心得。麻信之在大梁授学、从政时即闻好古之名籍甚，"独以未识为恨"。1243 年秋，王好古来晋州，始得相识，候于馆舍，与之游；过上党，"疗数阴疾尤奇中"，当地名医长平宋廷圭，字文子，世号善医，目睹其验，惊骇而服，叹己"误人多矣!"好古认为"伤寒，人之大疾也，其候最急，而阴证毒为尤惨，阳则易辨而易治，阴则难辨而难治。若夫阳证，热深而厥，不为难辨；阴候寒盛外热反多，非若四逆脉沉细欲绝易辨也。至于脉鼓击有力，加阳脉数倍，内伏太阴，发烦躁欲坐井中，此世之所未喻也。"好古恐人误治，覃思十余年，涉猎诸家，掇取古人之精要，从岐伯到洁古老人，附以己说，厘为三十余条，有证有药，有论有辨，以成《阴证略例》一书。并请麻信之题序于首端，麻革读后，善之曰："异乎哉! 未有是书也。"遂应王好古之请，于癸卯（1243 年）冬十一月中浣日欣然为《阴证略例》作序。内翰王君从之亦题曰"世所未闻"。从而扩大了《阴证略例》一书的影响。

诊疗疾病经验的提高

宋金元时期，随着医学书籍的广泛印刷，山西地区医学理论的研究不断深入，临床治疗经验和手段日渐丰富多彩，涌现出一批医术精湛的医家。

张明德，字显道。宋代襄陵（今山西襄汾县）人。性不喜华丽。精于医术，常施药济人，而尤急穷困，故远近求治者无虚日。太原提刑种师道来求医，随诊授药而愈。师道大悦，以朝廷所降"妙应大师"赐旨赠之。

张骙，字公度。宋代潞州（今山西省长治市）人，家世业医，至骙尤精方脉，意在活人，不责其报。翰林院学士黄鲁直（即黄庭坚）母安康郡君太夫人病秘结，诸医治之不效。骙投药即愈，黄厚赠之，却而不受，飘然而去。元明之际医家昌复《诸医论》中赞曰："张公度医专法仲景，如简斋赋诗，并有少陵气韵。"

赵峦，号晋阳山人，宋代太原晋阳人，精医术，善诊候，汾州酒户武某之妻王氏患疾，口中呃逆不绝，其声若蛙鸣。常欲手按之，否则连声不绝。群医皆弗能辨。峦诊之，曰："此因所惊，吞服其气，入于脏腑成疾，故作当声，斯病之应象也。"王氏曰："因边水行次，有大蝦蟆跃高数尺，蟇作一声，氏忽惊叫，便觉右胁卒痛，自后渐作声。"命服六神丹，来日，取下清涎，类蝦蟆之衣，遂差。人问其故，峦言："诊得右关脉伏结，水积病，其如作声者，非感其声之气，焉能亦声也。故止作水积病，用六神丸泄之而差也。"

其他名医还有太原人王宜之是久病成医，至元初年，在京师供职于太医院，官至医学提举。稷山人梁周泰，字百亨，精于岐黄之术，至正年间（1341—1368），任平阳路医学教授。邑人称其有活人之功。梁氏的后人大多也经营医业，子权、孙叔东，皆继其业。遂成当地望族。彭舜安，字国宝，自号西林翁，元代山西崞县人，世代业医，至舜安亦精其术，兼通儒书。还有，呼延生善用"汤剂砭热，各随所施，无不立愈""人之所酬无厚薄，不以介意"，"所至无以合"。段克己有诗赞曰："神异一时无匹敌，誓言拯众疾，犹己有饥弱"，"炎凉随手变，众苦已荡涤"，"百谢不一愿，黄金同瓦砾"。（《二妙集》）皇甫德璋也是民间有极高声望，张宇有诗云："明德本生公，医名一代雄。杖头闲日月，舌上旧家风。雅趣钱神外，高情酒圣中，治人阴德在，寿骨秀而丰。"

在民间，也不乏名医。宋代《渑水燕谈录》载："释普明，齐州人。久止灵岩，晚游五台。得风疾，眉发俱堕，百骸腐溃，哀号苦楚。忽有异人教服长松。

明不知识。复告之曰：'长松生古松下，取根饵之，皮色如荠苨，长三五寸，味微苦类人参，清香无毒，服之益人，兼解诸虫毒。'明采服旬日，毛发俱生，颜貌如故。释惠祥作《清凉传》始序之。"

至今一些元代建造的寺庙里的壁画上也逼真地描绘了元代的医药状况，如山西芮城永乐镇永乐宫纯阳殿、重阳殿的两幅壁画，一为新生婴儿沐浴，一为医者为患者点眼。右玉县宝宁寺的一幅元代壁画上描绘了一位眼科医生画像，他的帽子、衣服和行医袋（也可能是药袋），都画着眼睛，把玩趣味，职业一望了然。

体育运动在宋代以来也比较盛行，如相扑即是宋代比较流行的一种体育活动，城市中相扑活动十分普遍。这种活动秦汉时期已有，称之为"角抵"，南北朝后称为相扑，其活动类似于摔跤，在全国各城市中比较流行，容易积聚观众。山西晋城南社宋墓室有《相扑图》，四个男子，上身裸体，下身穿短裤，头系黑头巾，旁有围观者，中间两人正在互相摔打，左边一人叫好，右边一人摩拳，是一幅典型的相扑运动图。这种活动有一定的危险性，时常有受伤现象，疗伤的外用药成为相扑者的备用药。

儒医的产生

宋代以来医学研究一大特点是许多知识分子、政治家、文学家从事医学研究，士人知医成为时尚，医学队伍文化水平的提高，推动了医学理论的发展和临证经验的总结。北宋诸帝关注医学，甚至亲自征集医方，治疗患者，编撰方书，在这种风气的倡导下，大大提高了医学的地位。知识分子在仕途不通的情况下，在范仲淹"不为良相，当为良医"的思想指导下，改变了过去医为小技、耻为之的观念，改弦更张，加入医学队伍，始有"儒医"之称。尤其是金元时期更有发展，士人耻于出仕异族统治，往往匿迹于医以自晦。而元代更对读书人歧视，长期不举行科举考试，读书人便把自己的才学转向了医学领域，执岐黄事业，操刀圭之术，壮大了儒医队伍，儒医在元代成为医业的主流。由于对医学认识的转变，即使是步入仕途的官员亦以知医为荣，留神医药，编撰方书，济世救人。山西士人处于这个大环境下，自不例外。例如政治家高若讷、文彦博、许国桢、杜思敬，史学家司马光，诗人元好问，地方官吏王衮、杨倓、庄绰等，皆在仕途之余暇，留意医学，编撰方书，惠泽黎民。而王翼等士人，更是援儒入医，专注临证，学验俱丰，取得了卓然成效。

文彦博（1006—1097），字宽夫，汾州介休人。仁宗时进士，历任翼城知县、兖州通判、监察御史、殿中侍御史、河东转运副使、礼部侍郎、平章事，参知政事升宰相；兼通医学，谓古代良医治病必考本草立方，遂采仲景之方，《千金方》《外台秘要》及经验方若干，于各药之下注以性味功能，著成《药准》1卷，今佚。嘉祐初（1056年）曾建议重订《本草图经》，又节录嘉祐《本草图经》常用药若干，作《节要本草图》，亦佚。

司马光（1019—1086），字君实，号迂夫，晚号迂叟，陕州夏县涑水乡人，世称涑水先生。仁宗宝元元年（1038年）考中进士第六名，任签书平江军（今江苏苏州）判官，迁馆阁校勘同知，同知太常礼院。神宗时（1067~1084年）任御史中丞，攻讦王安石新法，不见纳，居洛阳15年，不论时政。哲宗继位，起为门下侍郎，拜尚书左仆射。元祐元年（1086年）丙寅九月一日卒。赠太师温国公，谥文正，碑曰忠清粹德。光博学多才，为宋代著名文学家、史学家。著有《资治通鉴》《稽古录》《涑水纪闻》等，旁涉医学，他在医学上的成就是其著作中记载了医家传记及医事制度，并著成《医问》7卷，此书与唐王勃的《医语纂要》共开山西医案、医话、医论的滥觞。《宋史·艺文志》载司马光撰有《医问》7卷，今佚。《东坡集·司马温公行状》云：“《医问》七篇，其文如金玉谷帛药石也，必有适于用，无益之文，未尝一语及之。”

李瑞懿，字元伯，宋代潞州上党（今山西长治县）人，连州刺史李继昌之子。性和厚，好学，仕余，颇通医术。

庄绰，字季裕，南宋文学家、医学家，清源（今山西清徐）人。生活于南北宋之交，经历了北宋神宗、哲宗、徽宗、钦宗和南宋高宗五代，尝摄襄阳尉，知筠州，并官于顺昌、澧州等地，为朝奉郎前南道都总管。长期仕宦于四方，浮沉于郡县，博物洽闻，从政之余，以医药自娱，并有亲身体验，且造诣颇高。曾患疟疾，得到陈了翁家传的膏肓腧穴法才自治而愈，遂以此法灸治他人宿疴。建炎二年（1128年）考医经异同，参诸家之说及所亲试，撰成《灸膏肓腧穴法》（或名《膏肓灸法》《膏肓腧穴灸法》）1 卷，述膏肓穴主治、部位及不同流派取穴法，并附插图。此书后被元代窦桂芳与佚名氏《黄帝明堂灸经》、金代何若愚《子午流注针经》、元代窦杰《针经指南》集成一书，题名《针灸四书》，成为针灸界历来重视的针灸古典文献。另《本草节要》3 卷、《明堂灸经》《脉法要略》《庄代家传》《本草节要》（也作《本草蒙求》，疑即一书）等，惜乎均佚。其他方面的著述，也只留下《鸡肋编》3 卷，亦多有医药养生知识，为考证庄氏生平的主要依据。

刘祁（1203—1250），字京叔，号神川遁士，金代浑源人，自幼因病涉猎医书，颇有心得，其言："余自幼多病，数与医者语，故与医家书颇尝涉猎。在淮阳时，尝手节《本草》一帙，辨药性大纲。……后居大梁，得闲闲赵公家《素问》善本，其上有公标注，亹缘一读，深有所得。"因其熟知医药，故张存惠特邀其为重修《政和经史证类备急本草》作序。

麻革，字信之，号贻溪。虞乡王官（今山西省永济县虞乡镇王官峪村）人，麻氏与易水学派的王好古颇有交往，并应其请，于癸卯冬十一月中浣日欣然为《阴证略例》作序。又为张存惠《重修政和经史证类备急本草》作序。麻序促进了《证类本草》的流布，扩大了其影响，功不可没。麻革在序中云："有宋政和间，天子留意生人……余谓人之所甚重者，生也；卫生之资所甚急者，药也。"字里行间，显示出其对人生命的尊重和爱护。医药本用于卫护生命，编撰修订本草类书，也是为了达此目的。

王翼，金代阳城人，幼颖悟，善诗文，及长，日记千言。曾应进士举，因染疾，弃儒习医，精医术，疗疾多验。著有《素问注疑难》《伤寒歌括》等书，均佚。明代《山西通志》评价王翼"颖悟强记，旁通律历，因为染疾弃进士业，精求医术，疗人多奇验"。

元代文人参与医药，最著名者当属元好问、杜思敬。元好问（1190—1257），字裕之，号遗山，秀容（今山西忻州）人，鲜卑族。祖先为北魏拓跋氏，后改汉姓为元。元好问精通文学、史学、佛学和医学，在金石书画方面也有建树。金亡后隐居故里，终身不仕。构筑"野史亭"，著述于家。编写了《中州集》《壬辰杂编》，成为后来元代修纂《金史》的蓝本。其中，为名医薛继先和麻九畴立传。

元好问通晓医学，家藏医书甚多，元氏关注医药，壬寅年（1242 年）冬根据自身的用药实践，集"亲验"药方数十首，辑成《元氏集验方》1 卷，今佚。其在序中写道，元氏自宋靖康年间至元好问百年来，"仕宦南北"，却没有留下多大的家产，所谓"官无一廛之寄而室乏百金之业"。但是先祖们都特别重视医书的收集和医药知识的积累，"予家旧所藏多医书，往往出于先世手泽"，且"丧乱以来，宝惜固护，与身存亡，故卷帙独存"，可见其对医药书籍保护和珍惜。

元好问在他的著述中，经常论及医学人物、医药知识及其史迹。己酉年（1249 年）正月初一，元好问专门为太原名医赵国器所立的三皇堂作记。三皇堂是赵氏私立的供奉医界三皇祖师的殿宇。元氏称赞赵家"世于方技余百有五十年矣，守之以恒业，用之以戒心，谓一毒妄攻，五兵莫修，耿耿自信，临之以神明，吾知是家于人之命为甚重矣"。此番话既是对赵国器举动的褒扬，也是对整个医药界人士的一种劝诫，充分体现了元好问对于医者的真实态度。太原人王泽民，出身医药世家，先为金朝廷御医，后自主经营德元堂。著名学者元好问给其题词"济世以德，养生为元"，既明示其开肆宗旨，又恰如其分地把德元二字嵌入题词中，王泽民遂以此为店规，置匾悬于堂上。

其他关于医药的文章还有《顺天府营建记》《少林药局记》《扁鹊庙记》《平定鹊山神应王庙》等。元氏与金元四大家的李杲关系甚好，李杲著成《伤寒会要》《脾胃论》，请元氏为其作序。还为医家周梦卿的著作《周氏卫生方》作序，序中指出："医药，大事也。古人以为药犹兵。然兵杀人之器，善用之者能以杀人者生人，不善用之则反以生人者杀人。世之君子留意于性命之学者，良有旨哉！"元氏能发出这一番议论，足见其对医药业的深刻认识和理解。我们从这些片段大致可以看出元好问对医药业的关心程度，同时也折射出元代文人对这一行业发展所做的贡献。

杜思敬（1235—1320），字敬甫，一字散夫，晚号宝善老人，元代铜鞮（今山西沁县西南）人。杜氏官尊入枢，职荣相位，然而为官清廉，关心桑梓，世人称为"杜宰相"。沁人立庙祀之。他对医学注重实用，认为医业切于世用，乃取医学要籍研求之，节录切用者，分门别类，辑成丛书，有论有方、详简得。首列针法，次取金元诸家医著（18种），末附自辑《杂类名方》一种，总题为《济生拔萃》。杜氏曾说"医不专于药、而舍药无以全医；药不必于方，而舍方无以为药"，甚切于理。

祭祀"三皇"

由于医学对人类繁衍后代、保障身体健康的重要性，愈来愈被人们认识，因之对创造丰富医药知识并做出卓越贡献的圣贤、先医的尊敬和爱戴之情，越来越浓厚，乃至念念不忘，于是建庙立碑祭祀，四时不绝。但是以伏羲、神农、皇帝三皇为医家之祖，并由皇帝下诏，令在路、州、府、县建立三皇庙祭祀，则始于元代，最初的祭祀地点在山西。清代秦蕙田《五礼通考》称："三皇之祭祀，唐宋以来有之。元始定为先医，明仍之。"虽言祭祀三皇，唐宋以来即有，但元代以前似乎并不重要，由政府设置，始于元。据《新元史·礼志》记载，"三皇庙，至元十二年（1275年），立伏羲、女娲、舜、汤等庙于河中、绛州、洪洞、赵城。"即今天山西的运城市、绛县、洪洞县，因这些地方是华夏祖先、人文始祖的诸圣人之发祥地之一，故立庙于其地。"元贞元年（1295年），命郡县通祀三皇，如宣圣释奠礼。太皥伏羲氏以勾芒氏之神配，炎帝神农氏以祝融氏之神配，轩辕黄帝氏以风后氏、力牧氏之神配。黄帝臣俞跗以下十人，姓名载于医书者，从祀两庑，有司岁春秋二季行事，而以医师主之。至正九年（1349年），江西湖东道廉访史文殊奴言三皇庙每岁春秋祀事，命太医官主祭，典礼未称。如国子学春秋释典，遣中书省臣代祀，一切礼仪仿其制。中书付礼部集礼官定仪以闻，制可命太常司定三皇祭礼，工部范祭器，江淮行省制雅乐器。至正十年（1350年）九月致祭，宣徽院供礼馔，光禄勋供内蕴，太府供金帛，广源库供香炬，大兴府供牺牲，中书省奏拟三献，官以次定诸执事。前一日内降御香，三献官以下公服，备大乐仪仗，迎香至开天殿习祭仪。翰林院官居祝文。曰：皇帝敬遣某官某致祭。"从上述记载看，从元代开始，以汉民族祖先为主体的祭祀"三皇"活动，已逐渐过渡到以"先医"为主体祭祀三皇的时期。除祭拜三皇丰功伟绩外，对三皇在医药学之开创业绩，也是纪念学习的重要内容，而且越来越被重视，逐渐增加黄帝医臣俞跗等十大名医从祭，祭祀的档次亦大为提高，其礼相当于祭祀孔子礼，主祭由太医院官员转为中书省官员代祀。

明代沿袭元制，"明初仍元制，以三月三、九月九通祀三皇。洪武元年，令以太牢祀。二年，命以勾芒、祝融、风后、力牧左右配，俞跗、桐君、僦贷季、少师、雷公、鬼臾区、伯高、岐伯、少俞、高阳十大名医从祀，仪同释奠"。（《明史·礼志》）具体明确了祭祀的时间为每年三月三、九月九及从祀的十大名医之名。尽管这种祭祀三皇的活动也曾受到质疑，"四年帝以天下郡邑通祀三皇为渎。礼臣议：'唐玄宗尝立三皇五帝庙于京师，至元成宗时乃立三皇庙于府、州、县，春秋通祀，而以医药主之，甚非礼也。'帝曰：'三皇继天立极，开万事教化之原，泪于药师可乎?'命天下郡县毋得襄祀。"（《明史·礼志》）虽有此议，未能改变医药界祭祀三皇的趋势。

"嘉靖间，建三皇庙于太医院北，名景惠殿，中奉三皇及四配，其从祀，东庑则僦贷季、岐伯、伯高、鬼臾区、俞跗、少俞、少师、桐君、雷公、马师皇、伊尹、扁鹊、淳于意、张机十四人；西庑则华佗、王叔和、皇甫谧、葛洪、巢元方、孙思邈、韦慈藏、王冰、钱乙、朱肱、李杲、刘完素、张元素、朱彦修十四人。岁仲春秋上甲日，礼部堂上官行礼，太医院堂上官二员分献，用少牢。复建圣济殿于内，祀先医，以太医官主之。二十一年，帝以规制湫隘，命拓其庙。"（《明史·礼志》）明世宗朱厚熜关于祭祀三皇重视强调先医纪念进一步发展，一是最后建庙收缩为太医院一处，二是以祀名医为主，由十人增至二十八人，并专设圣济殿，祭祀先医。

明亡清兴，入京称帝，祭祀三皇、先医的制度继承不废。《清史稿·礼志》："群祀先医，初沿明旧，致祭太医院景惠殿，岁仲春上甲，遣官行礼。祀三皇：中伏羲、左神农、右黄帝，四配：句芒、祝融、风后、力牧。东庑僦贷季、岐伯、伯高、少师、雷公、伊尹、淳于意、华佗、皇甫谧、巢元方、韦慈藏、钱乙、刘完素、李杲十四人；西庑鬼臾区、俞跗、少俞、桐君、马师皇、扁鹊、张机、王叔和、葛洪、孙思邈、王冰、朱肱、张元素、朱彦修十四人。礼部尚书承祭，两庑分献以太医院官；礼用三跪九拜三献。雍正中，命太医院官咸致斋陪祀。"

可见，国家祭祀三皇五帝肇始于唐玄宗，与医药无关；元时转加祭祀先医制度，始祭于其发祥之地山西，明清不断强化重视，其影响不断扩大，由民间的祭祀活动，也慢慢过渡为官方定时的祀日。这对尊重医学行业，扩大医学影响，提高医生地位，推广医药知识，都产生了很好的作用。

少数民族医学的发展

辽、金、元三朝都是北方少数民族政权，相继在山西进行统治。北方少数民族长期在游牧和骑射中生活，与汉族的农耕文化存在一定冲突。

唐代以前，辽代的建立者契丹族是没有医药的，在面对疾病的侵袭时只能期冀于巫术，直到辽代的建立，才有了真正的医药活动。

辽代医学直接学习了汉族医学，而被辽人广泛应用。契丹人耶律庶成和吐谷浑人直鲁古是学习汉族医学的出类拔萃之士，而且极力推广。"初契丹医人鲜知切脉审药，上命庶成译方脉书行之，自是人皆通习，虽诸部族亦知医事。"（《辽史·耶律庶成传》）

《虏廷记实》记载："契丹富贵人家，人有亡者，以刀破腹，取其肠胃，涤之，置以香药、盐、矾。五彩缝之。又以尖笔筒于皮肤，沥其膏血且尽，用金银为面具，锦彩络其手足。"辽太祖耶律德光的尸体就是照此例处理的。1981年10月内蒙古察哈尔右前旗豪欠营六号辽墓出土的女尸在出土时"深棕色，皮肉完好，尚有弹性，发型完整"，胃检中证明其含砷大大超过正常人体。这说明辽人在防腐技术上的先进，在当时已经超过了汉族。

宋初，允许汉人在宋辽边境上进行互市。后来随两国关系的紧张和修好，互市时禁时放。辽代在朔州（通河东）等地设立榷场进行互市贸易，宋辽双方的贸易达到了前所未有的规模。宋代输出的商品中有药物，而且是大宗，其中硫黄和炉甘石是以建筑材料私自输出的。辽输出的商品有牲畜及北珠等，北珠可作为药材使用。辽中期以后，开始通用宋币，辽代的文化遗址中大量出土了宋币，可见宋辽经济在某种程度上的一体化。

辽与西北和东北的一些部落也保持着长久的贸易往来，其中不乏药材。东北女真部"或居民等自意相率赍以金、帛、布、黄蜡、天南星、人参、白附子、松子、蜜等诸物入贡北番，或只于边上买卖。讫，却归本国。契丹国商贾人等就入其过买卖，亦无所碍"。铁离部"以大马、哈珠、鹰鹘、青鼠、貂鼠、等皮、胶、鱼皮等物与契丹交易"。（《契丹国志》卷二十一）诸部来往于辽者"道路繮属"。（《辽史·食货志》）。这说明当时在与各部落贸易的时候药材是主要商品，也是昂贵商品，女真出人参，人参是当时贸易的热门货，一直延续到明清与东北的贸易，甚至到清代有关内人专门去东北采集人参。

辽道宗时（1055~1100年），在药材管理上出台了一些相关制度，在内侍省设立内库和汤药局，内库是专门储放药材的仓库，《辽史·萧兀纳传》说其人因被诬借内库犀角而罢官，可见内库是管理重地。汤药局是管理用药的机构，由医官充任，这也体现了辽代皇室对医药的重视。

金先后灭掉辽和北宋，1153年迁都燕京（今北京市）方才完成了封建化的改造，以后逐渐开始以农耕为主的社会经济建设。蒙古族也是以游牧经济为主，《元史》上说："其俗不待蚕而衣，不待耕而食。"蒙古人南下侵占汉人土地，把耕田圈为牧场，社会经济遭到极大破坏。忽必烈改蒙古为元后，开始实行农桑政策，号令全国"衣食以农桑为本"，采取了许多重农措施，颁布农书《农桑辑要》，指导农业发展。

由于少数民族被汉族文明在一定程度上的同化，而且少数民族在科学技术方面向汉族的不断学习，使药业的发展离开了以游牧为主的经济形式下的粗放发展，在民族融合中把药业的发展提升到更高的水平。

金代取代辽，又攻破北宋都城汴梁（今河南开封），使宋室南迁，北宋灭亡，与南宋对峙近百年。金代经过战乱后，其农业、手工业和商业迅速恢复起来。并出现了一些新的城市。对于北宋原有的工商业进行了必要的继承，"于时居人市易，共肆联络"，"商旅所集"，是社会相对繁荣的一段时期。

金代朝廷严格控制物价，政府能够"掌平物价，察度量权衡之违式，百货之估值"，在中都（今北京市）、东京（今辽宁辽阳）、南京（今河南开封）、太原（今山西太原）等地设"市令司"，对市场进行管理，对行业间的物价进行指导规范，鼓励民间行会参与市场事务。

金代与南宋、西夏等的贸易也有药业的内容。南宋输入金的药材有陈皮、苏木、檀香等。西夏向金主要输入大黄和麝香。金向南宋和西夏输出的药材主要有人参、北珠和甘草。在山西境内的交易较少。

元代由蒙古族建立，先为蒙古，后改称元，立国百余年，山西地区一直处在重要的政治、军事和经济地位。蒙古军南下攻金以后，山西地区更是处于屏蔽中原、拱卫汴京的重要战略要地。元代统一全国后，在山西地区相继实行了一系列恢复生产的政策，鼓励农桑，倡导商业，使山西地区的经济有所恢复，药业又有新的进展。

这一时期，山西的药材采收得到元朝廷太医院的重视，《元一统志》卷一，"太原路"条说，一些药材于每年由本路医官专门采集入宫，或是有太医专门到产地指导采收。忻州麝香是入贡之物。太原出产芍药、黄芩、苍术、黄精、柏子仁、甘草、菖蒲；盂县出产茯苓、茯神、蜂房；寿阳出产款冬花、大戟、蜂房；崞县（今原平市）出产远志；岢岚出产知母、龙骨、麝香、蜂蜜。蜂房和蜂蜜是当时的名产，而且还是盛产，学者王沂在《汾阳道中》描述："历历蜂房户牖多。"（《伊滨集》卷十二）蜂蜜酿成的酒成为朝廷的特殊贡品。《永乐大典》卷五二一〇中说定襄产麻黄、桔梗、远志、蟾蜍等。霍山产赤芝，名曰丹芝（王恽《秋涧先生大全集》卷九六，玉堂嘉话）。

葡萄生产也是元代以来山西地区的特色，安邑县出产葡萄，起先只是用于食用，后广泛用于酿酒，《山右石刻丛编》中有记载，解州安邑县有长春观道士宁志荣和马志全贡献葡萄园70亩充当御用果树。葡萄酒成为朝廷贡品，遂名气日隆。山西地区其他州县种葡萄之风竞起。元世祖忽必烈驻兵白登、怀仁一带时，当地官吏献上葡萄酒，此事记载在《山右石刻丛编》卷三四《姚天福墓表》中。马可·波罗路过山西境内时也看到"其地种植不少最美之葡萄园，酿葡萄酒甚饶"，而且"契丹全境只有此地出产葡萄酒"。太谷产的葡萄"酿酒其味甚美"。（《永乐大典》卷五二一〇，太原府三）葡萄酒是养生保健的佳品，元人喜饮葡萄酒，因此，葡萄种植面积和酿酒规模以及酿造技术都有很大提高。《草木子》中记载："每岁冀宁等路造葡萄酒，八月至太行山中，辨其真伪。真者不冰，倾之则流注。

伪者杂水而冰凌而腹坚矣"。

元定宗时期，诏令天下以三皇为医家之祖，在路、州、府、县建立三皇庙祭祀。地方医疗机构也随之兴起，繁峙县王兆"以药院僻远，负郭东北有别墅"（《山右石刻丛编》卷三〇），说明当地已有医药机构。垣曲县则"城隍有祠，医学有房，养济有院，邑中之能事毕"（《山右石刻丛编》卷二九）。

明代时期

元顺帝至正二十八年（1368年）正月，朱元璋在应天（今南京市）称帝，国号大明，建元洪武，是为明太祖。七月二十八日夜，元顺帝携后妃太子及部分蒙古族大臣离京出逃。八月初二，明军进大都，元灭。

洪武元年（1368年）十二月，明北伐军统帅征虏大将军徐达兵分两路，进取山西。徐达、常遇春所率主力入井陉，轻取太原。另一路由冯胜、汤和率领的明军，逾太行后，连下泽州、潞州、猗氏（今临猗县）、平阳、绛州。徐达、常遇春夺得太原后，常遇春、郭英等率一部攻兴州（今兴县）、大同，徐达率一部连下榆次、平遥、介休。其后，徐、常二将会师平阳，又与冯、汤二将合兵，共取河中府（今永济市），兵临潼关，山西悉平。

明洪武元年，盘据在晋北、晋西山区的元朝残余势力仍在负隅顽抗，与三支退居长城外的元朝残余武装遥相呼应，试图东山再起。洪武二年（1369年）八月，明将李文忠于马邑之白杨门擒元将脱列伯，俘斩万余，余众皆降；十二月，明将傅友德、薛显于石州（今离石）大破元将贺宗哲残部，追杀贺宗哲于六盘山；洪武五年（1372年），扩廓贴木耳寇大同，被明军击退；洪武二十年（1387年），自元灭后始终盘踞芦芽山号称"四大王"的元朝宗室，看复元无望投降。至此，明与元残余势力在山西近20年争战始告平息。

明正统（1436~1449年）以后，以皇室为首的特权地主阶级大肆兼并土地，宦官迭起执政，战争耗费巨大，国之上下一齐搜刮百姓之风兴起，霸土地、加税收，旱蝗相继，天灾人祸，人民不堪剥削与压迫，流亡现象日趋严重，到天顺（1457~1464年）年间，由山西和河南逃往荆襄地区的百姓达150多万。嘉靖

（1522～1565 年）年间，山西境内发起十多次小规模农民起义和 5 次兵变。明末山西频遭天灾、荒年，民众无以为生，万历、天启、崇祯间，山西先后遭受冰雹、地震、大旱、蝗灾、大风等二十余次，饥民流离，甚至有人相食现象，在死亡线上挣扎的百姓不得不铤而走险，揭竿而起，农民大起义终于爆发了。崇祯七年（1634 年），吴甡巡抚山西认为"晋民有三苦。一苦凶荒，无计糊口；一苦追呼，无力输租；一苦杀掠，无策保全。由此悉为盗"。"自六七年来，山西连年不雨，民掘草根树皮食尽，饿殍遍野。嗣是旱荒相继，直至十三年（1640 年），人民流徙困敝，从贼者众，贼势复炽。"（《明史·吴甡传》）明崇祯元年（1628 年），陕西府谷人王嘉胤起义，并于当年踏冰过河，进入山西。崇祯三年（1630 年），陕西义军大规模挺进山西，攻城掠地，在永和、大宁、隰州、蒲县、洪洞、赵城、汾西、霍州、石楼、吉县、河曲等地与明军旋战；是年冬王嘉胤以河曲为根据地称王置官署，控制当地黄河渡口，接引陕北农民义军向山西转移。崇祯四年（1631 年）四月，明将曹文诏于河曲击败王嘉胤，追杀至阳城南山，王嘉胤被叛徒王国忠杀害。王嘉胤死后，义军共推王自用为盟主，统率各路义军。此时，山西已成为明末大起义的中心，王自用所统各路义军共 36 营，20 余万众。李自成此时尚为高迎祥部下，号"闯将"。起义军整顿后，向南转战到稷山、闻喜、河津一带，开辟新局面。崇祯五年（1632 年），王自用义军分道四出，连陷大宁、隰州、泽州、寿阳等州县；其后，义军分头在平阳、潞泽、汾太沁辽三个地区与明军旋战；冬，陕西各路义军被明军镇压下去，总计牺牲 36 600 余人。崇祯六年（1633 年），明统治者调西北军曹文诏入晋，节制山陕诸将，剿杀王自用所率 36 营义军。各路义军首领先后牺牲山西战场，余部离开山西，转战他省。36 营出走山西后，经十年奋战，形成了由李自成、张献忠领导的两支农民大军，并于崇祯十六年（1643 年）占领陕西。崇祯十七年（1644 年），李自成在西安立国，国号大顺，建元永昌。同年正月初八，李自成西安起兵，率兵百万过河达山西风陵渡，历经蒲州、猗氏、闻喜、绛州、曲沃、平阳、洪洞、赵城、霍州、灵石、汾州，二月初五日兵临太原并于二月初八经巷战占领太原。山西巡抚蔡懋德、副总兵应时盛自缢于三立祠，布政使赵建极、兵备副使毛文炳、参议蔺刚中、佥事毕拱辰等被义军处死，晋王朱求桂被俘。

李自成太原整军8天，设置地方官员，二月十六日率军北上。二月二十二日攻克宁武城，守将山西总兵周遇吉巷战而死。是役为李自成北上途中最大一仗，义军伤亡数万。三月一日，李自成抵大同，大同总兵姜瓖开门投降，大同巡抚卫景瑗自缢，负隅顽抗的代王朱传烌全家及其宗室被义军处死。李自成率军由大同东下之际，驻节阳和（今阳高县）的明朝宣大总督王继谟携库银万两逃走，阳和兵备道于重化"郊迎十里，士民牛酒塞道"。至此，志在夺取明都京城的义军胜利完成山西进军历程。三月十九日，明崇祯皇帝朱由检自缢于万岁山（景山），即日李自成破内城各门入承天门（天安门）登皇极殿。明亡。

明代山西政区及医事管理

洪武元年，明承元制。洪武二年（1369年），明廷承元制在山西置行中书省。洪武九年（1376年），明在全国各行省设承宣布政使司、提刑按察使司、都指挥使司三个互不隶属的省级地方政权机构，合称"三司"。承宣布政使司长官称布政使，掌民政财政，隶属于中央吏部和户部；提刑按察使司长官称按察使，掌司法，隶属于中央都察院和刑部；都指挥使司长官称都指挥使，掌军事，隶属于中央五军都督府和兵部。山西"三司"均驻太原。

明代的卫生管理制度，与元代大致相似，加强了对全国各府、州、县医事的管理，并设置了相应的管理机构。太医院，是医药卫生部门的最高管理机构，也是为皇室保健服务的最高医疗机构，还是医学教育的最高学术机构。明代各府、州、县均设置医学，掌执地方医学教育和医事管理。

有明一代，三晋亦有不少名医在太医院、御药局任职，或征召入宫为皇家服务。如程应宠，明代山西泽州人。幼颖异，好岐黄术，于历代医书无不浏览。曾任太医院吏目。程氏善切脉，精于辨证，凡奇疾，他医不识者，治之多效。又有医德，治病不分贫富，即丐者亦出技疗之。著有《医案》若干卷，未见刊行。吕瑛，明代山西平定县人。精于医术，曾任医学典科。天顺间（1457~1464年）招入御药局，名动于时，后告归，卒于乡。崔孟传，号朴庵，世称崔真人。明代山西襄陵县北水关人。幼年丧父母，从族兄学医，能妙悟医理，扫云留月，直得壶公妙术。不娶妻室，黄冠野服，只身云游，有五岳为庐，十洲为胸之意。万历间（1573~1619 年），太后病笃，孟传应召往治，自帝孔引线候脉，投药而愈。帝赐官、赐金，遂赐以"真人"之号。后卒于武当山。

宣德五年（1430 年）明宣宗朱瞻基亲笔提名于谦担任河南、山西巡抚，在任 19 年，绩最著云，当时河南、山西频繁的水旱灾害，灾情严重，在于谦主持下，积极赈济，"两省之民赖公活者数百万"（《于忠肃公年谱》卷十三）。灾荒之后，疾病容易流行，于谦又设立惠民药局，及时医治灾区民众的疾病。在交通大道，一律筑高路基，路旁开挖壕堑，栽种柳树榆树，每 10 里凿井一眼，解决盛暑季节行人喝水的问题，有效地预防了疾病的发生。

藩府中的医学

明太祖为强化朱家宗法统治，曾实行封王建藩的政治制度，封到山西的有晋王朱㭎、代王朱桂、沈王朱模。建立起三大藩王系统，号称"山西三大府"。晋王朱㭎为朱元璋第三子，洪武三年（1370 年）四月封为晋王，十一年（1378 年）就藩太原府（治今太原市），共历十王，最后一王朱求桂被李自成俘入北京。代王朱桂为朱元璋第十二子，于洪武二十五年（1392 年）封为代王，开府大同府（治今大同市），传至六世朱传㸅，崇祯十七年（1644 年）三月李自成入大同，阖门被杀；沈王朱模为朱元璋第二十一子，于洪武二十四年（1391 年）封为沈王，永乐六年（1408 年）就藩潞州（后改潞安府，治今长治市），传至八世朱效镛，明亡出逃。明太祖吸取历史教训，申明诸王"分封而不锡土，列爵而不临民，食禄而不治事"。但是，为抵御蒙古，明初晋王朱苏、宁王朱权、燕王朱棣权力极大，都授予兵权。直到明成祖夺得帝位，迁都北京，继续削藩，军政大权才再度集于皇帝。

有明一代，晋藩所封郡王 24 人，代藩 24 人，沈藩 25 人。这些藩王为了巩固和发展自己的地盘也曾采取一些积极的措施，促进了经济和文化的发展，对医药卫生发展也给予了一定重视。如代简王朱桂第六子朱逊烚，宣德间（1426~1435 年）封灵丘王，好学工诗，尤善医，尝施药治瘟疫，全活甚众。光绪十一年《潞城县志》卷三《金石记·明·审定王暨妃栗氏合葬圹志铭》载："审定王，生而英敏，幼而嗜学，长而益谨，尤精释典，而以余力旁及像纬、堪舆、岐黄诸术。所著有《修业堂稿》《勉学书院集》《学鸠》等篇，《华严六偈金刚集要》及《玉函要义》若干卷，行于世。"《玉函要义》，顾名思义，可能是阐述张仲景《金匮玉函要略》的精义，故郭霭春《中国分省医籍考》将其列为伤寒类。

藩府中设立专门的医疗机构和医官，除为王府服务外，亦行医于外。如郭邦信，明代永宁（今山西离石）人。精于医术，名震一时，曾任晋藩府医官。陕宦薛仲明夫人患伤寒，昏迷欲绝，诸医不识。邦信诊脉曰："八脉浮而无力，此发散太过，元气耗绝也。"以大剂人参汤饮之，遂苏；又贡生崔泰峰夫人经断，日见黄瘦，诸医认作瘵证，治而弗效。邦信诊其脉，两尺洪滑不止，曰："此胎也。然血虚不能荣养，将来母子俱亡。"遂先堕其胎，继服十全大补汤而愈。其治病类此者甚多。

藩府也注意名医之招募，请社会名医入府治病。如杨炳，字文彪，明代山西蒲州冶城（今山西永济）人。精于医，决人生死不爽，有"神医"之誉。尝治某藩王疾，既愈，赐金一笏，亦称"杨一笏"。崇祯年间（1628~1644年），侍郎李为立祠州城东门。其后世率多习医者，故州人称为"药丸杨氏"。尝以事赴安邑，途中向逆旅主人求宿。旁有一少年识之，谓人曰："此所谓神医杨某也，吾姑试之。"时少年方中食，即从窗中跃出，僵卧床上，呻吟求炳救。炳诊视大惊曰："郎君殆将不起。"左右皆窃笑之，是夕少年果死，或问其故，曰："肠已裂，不复可治也。"其奇中多如此。又其妻尝有娠，炳诊毕，喜曰："吾活人多矣，是子必以科名显。"后子世增登辛丑进士，历官御史。

边防医学的成就

山西地处北方边防重地，战略地位险要，负有拱卫京师之责。《明史·地理志》载："其边陲要地称重镇者凡九：曰辽东，曰蓟州，曰宣府，曰大同，曰榆林，曰宁夏，曰甘肃，曰太原，曰固原。"沿边九镇（即"九边"），山西独居其二。大同总兵驻大同，太原总兵驻偏关，在晋北设两道军事防线，以后形成大边，即大同以北之长城；二边，即晋北偏关、宁武、雁门三关为主要隘口的内长城。大同素有"京师之藩屏"，驻军13万。太原城于洪武九年（1376年）扩建，继续屯田，以加强军事防卫。随着边塞地区的驻军职业化，筑城屯田，商业供给往来，边民屯聚增多，形成军屯、民屯、商屯三种形式。经济恢复，人口增多，医学的服务亦为保障的必需。既往军队卫生组织均以太医院临时派员治疗为主，而地方医生多不愿去军队服务，多不能满足需要，因之明时即择边人子弟可教者，进行医学教育，学成后从业军队，服务边塞，可谓是专门训练军医的学校。如明代大同都督王玺即为此做出了积极的贡献。

王玺（？—1488），字玉斋，一字昭时。明代永平府（今河北卢龙县）人。原任太原左卫指挥同知。成化（1465~1487年）初，擢都指挥金事，守御黄河。成化十三年（1477年）擢都督金事，镇守甘肃。成化十七年（1481年）进署都督同知。成化二十年（1484年）移镇大同。在边二十余年，为番人所惮。玺习韬略，谙文事，亦通医学。认为"医之所宗而神圣工巧者，不越乎《内经》《本草》而已，是故病不考于《内经》，不可以言病之源；药不见于《本草》，不可以言药之性。"尝念边地无医药，"穷乡僻邑后学之辈，临证之顷，以之疗疾，其不费检阅体认者几希焉。""由是专以《内经》《本草》为主，外考各医师家议说，有发明经旨者，爰作论断，分门析类"，于成化壬寅（1482年）二月癸卯，乃著《医林类证集要》10卷，并择边人子弟聪颖者教授之。弘治元年（1488年）卒。明正德十年（1515年）鄱阳胡韶购得是书，有感沦汩散漫，惠泽弗流，由郑善夫作序，付梓公之于世，以扩大流行。今存有明成化十八年壬寅（1482年）春德堂刻本，明正德七年壬申（1512年）刻本，明正德十年乙亥（1515年）鄱阳胡韶刊本，明嘉靖间刻本（存5卷）。

全书分内、外、妇、儿、老人、五官六门。内科载中风、厉风、风痹、风痫、历节风、惊悸、怔忡、卒厥、痉、痿、头痛、脑风、伤风、中寒、中暑、中燥、心痛、霍乱等病证70种，方1 576首；外科载痈疽、发背、疔疮、瘰疬、瘿瘤等病证11种，方218首；妇科载月经不调、带下、白浊、胎漏、子痫、临产、产褥、难产等病证50种，方250首；小儿载急慢惊风、慢脾风、天钓、五痫、痘疹、斑疹、水痘等病证67种，方287首；老人门阐发老人阳盛阴虚，不能与壮年人同治之理，载方32首；五官门载眼目、喉方、口唇、齿、鼻、耳等病证，载方364首。

全书共载方 2 727 首，明代以前的方书亦多采撷，后世效验者亦多辑集。末附以养生、导引之说，多取自巢氏《病源》《道藏》二书。王氏以《内经》《本草》为宗，旁及《难经》《脉诀》《金匮》《千金》《卫生宝鉴》《丹溪心法》《东垣十书》《玉机微义》诸家精义，取舍精当，要言不繁，使病源、脉证、治则、方药浑然一体，网罗无遗。如卒厥分阳、阴、痰、尸、蛔、气、血诸厥，揭示辨证审因要领，遣方用药关键，且多为历练有得之语，与泛泛奢谈者不同。明正德间郑善夫序赞其"包并百氏之异同，而酌为大常，沿时通士，称长置短，搜计挦撦，而不畔乎经"，亦不以为过。

古槐移民

明初，明太祖采纳户部刘九皋"地无遗利，人无失业"之谏，使人地达到合理结合，自洪武九年（1376 年）冬十月始，由山西向凤阳府（今安徽凤阳县）移民；洪武二十一年（1388 年）八月又徙山西百姓往黄河南北屯垦；此后至洪武末年，屡徙山西百姓于滁（今安徽滁县）、和（今安徽和县）、北京、山东、河南；永乐二年（1404 年）九月徙山西民万户于北京；永乐三年（1405 年）九月，再徙山西民万户于北京；永乐十四年（1416 年）十一月，又徙山西百姓于保安州（今河北涿鹿县）；永乐中还将晋中、晋南、晋东南百姓两万户徙北京，此后"移徙者鲜矣"。传说历次山西大移民时，都要到洪洞县大槐树下集合，由明廷官员办理迁出凭证，发给川资路费，然后编队外迁。所以至今河南、山东、安徽、河北等地人民口中仍流传着"若问祖先来何处，山西洪洞大槐树"之说。大槐树被移民后裔自然地认为是寻根追源之本。

山西明代大移民，推动了明朝经济的发展，传播了山西积淀深厚的文化和技艺，影响深远。山西移民与当地土著在文化上、心理上、习俗上经过长期的融合、渗透，各个地域文化相互辉映，培育出新文明的种子。三晋医家亦有随之迁徙他省，三晋医学得以流播四方，惠泽他乡。如吕复，字元膺，晚号沧州翁。其先河东，后迁鄞县。所著《群经古方论》，对历代医书作者、内容、特点均有评述。又有《论诸医》一文，对历代名医均有中肯评价。另撰有《内经或问》《灵枢经脉笺》《五色诊奇胲》《切脉枢要》《运气图说》《养生杂言》《脉序脉系图》《难经附说》《四时燮理方》《长沙论伤寒十释》《运气常变释》《松峰斋杂著》等，均佚。蒋武生（1351—1424），字用文，祖为魏（今山西）人，洪武初迁句容（今属江苏），遂入南京。早承家学，尤精于医。被荐入太医院，授御医。永乐八年（1410年）升太医院院判，6年后任承德郎。医宗李东垣、朱丹溪之学，不拘泥于古法，探究病所，常自为方，众医难愈者治辄有效。永乐二十二年（1424年）谢病归里。诏赠"恭靖"。著《治效方论》，已佚。

张家口是陆上货物集散地（称旱码头），从明初洪武年间开始，在长达600多年的时段里，成为各少数民族与汉族的融合之区，据知历史上山西人"走西口"最先是指去张家口，山西有八大皇商的数百家商号即诞生于此。后来，山西商人的商号延伸到呼和浩特、包头，张家口遂为东口，杀虎口、归化城及呼市与包头成为西口。乾隆《万全县志》（张家口当时属万全县管辖）载："八家商人皆山右（山西）人，明末以贸易来张家口，曰王登库、靳良玉、范永斗、王大宇、梁嘉宾、田生兰、翟堂、黄云龙。"20世纪之前，张家口的钱庄、票号有42家，皆晋人开办。

临床各科的发展

明代三晋医家钻研经典，认真汲取全国各地名家的经验，在内、外、骨伤、针灸等各科均做出积极的探索和实践，取得了显著的成效，并有专著问世。

内科方面：如潘毓俊，明代山西猗氏县人，精于医术，究心《内经》，字句悉为之注释，久之尽达其旨，每制方多出新意，治病往往奇中。申相，明代山西长治县人，精通医道，究心脉理，尤擅伤寒一科，治疾多佳效，世称良医，著《诊家秘要》《伤寒捷法歌》。张吾仁，字春台，河东古芮（今山西芮城）人，世业医，得家传，尤精于伤寒。著有《撰集伤寒世验精法》8卷，以仲景之说为宗，间引诸家解说，设为问答，辨析诸证之疑似。经二十余年，始成其书。孙于乔（字孟迁），继其业，刊祖书于康熙五年（1666年）。王世相，字季邻，号清溪子，明代山西蒲州（今山西永济）人，为吕楠门人，官至延川知县。素喜医学，推崇朱震亨，发扬光大其学，著有《医开》7卷，凡24类，首载或问数条，谓："医学至丹溪而集大成"，主滋阴降火学说。刊于世。惜已亡佚。

外科方面：韩医妇，女医生，介休（今属山西）人。以医游四方。万历（1573~1620年）年间曾为孝义县周佑之母治噎食症，先令漱以花椒水，后以六棱之尖端白石，纳入口中，令咽其液，复以指摩掐喉咽，外用箸探吻中，咳出肉两片而愈。周刻石以记之。

骨科方面：宋铨，明代山西潞州（今山西长治）人，精于医术，尝遇异人得授秘方，治骨折有神效。嘉靖八年（1529年）郡别驾傅必用夜宴德风亭，醉酒堕台，坠折左股，医莫能治。铨出约二粒，大如豆，使啖之，服之骨续有声，更以手熨，后起行如常，且无痕，一时称神。

针灸方面：罗秉礼，字燮卿，明代山西绛州人，善医。针法尤妙，能隔衣行针，时有"神针罗"之称。曹鹤征，明针灸医生，绛县人，素性耿介，取与不苟，善针术，日治百余人，愈不索谢。年九十八，尚鹤发童颜，里中呼为"曹神仙"。还有郑郊，字应麟，明代山西乡宁县人，万历间（1573~1620年）由岁贡官大同府教授，聪明博览，尤精于医，得秘授针灸方脉，治病应手奏效。兄郑都，早年习儒，以贡生授泰安州学正，有义行，亦善医。子孙以医名世者甚多。药三德，明代山西永和人，药苗之子，精针灸之术，临证有神效，素以活人为念，遇求治者，虽平素仇冤亦能一视同仁。

明代三晋涌现出一大批名医，不仅医技精湛，而且医德高尚。如：

张汝霖，号济川。明代山西猗氏县杜村人。少为儒生，后弃所学，专心于岐黄之术。研精入妙，为名医。僧冥渊尝患暑，汲井水沃囟，济川见之曰："一月之后，将患头痛，不可忍，当亟服药。"僧不听，月余果头痛，坐卧无措，乃求方于济川。济川曰："今始求药，迟矣！头痛及年，当自止，但虑汝牙早落矣。"余年，齿陨而头痛愈。又邑绅陈起登为诸生时，患疾经年不愈。延济川诊视，曰："若得变证伤寒，则大愈。"未几，陈果变证，患热疾而增剧，家人惶遽求汝霖，汝霖备问寝息唾嗽之状，曰："可勿药有喜也。"家人以不下药为疑，汝霖乃出一方示之曰："但令发汗，疾即愈矣。"家人持归，人争谓自济川所得奇方，阅视之，止数味，无异寻常，疑信者半。及服之，汗出而愈。

汝霖素重医德，尤精太素脉，每决人死生寿夭，无不中，然不肯轻言。有求疗治者，必尽心调理之，从不计利，人以此益重之。年九十三，尝隔岁预知死期，谓其子孙曰："吾于某年月必死，凡吾书未就者，当速为补辑之。"于是日诵若干卷，令其子日录之。至藏书盈箱，凡有残缺者，悉语其子曰："某卷某叶失几字，讹几字。"校订待无遗漏，其学之邃博如此。亲友闻而骇之，争来观，济川曰："某年某月吾必死，亲友爱我者，当期前一日共至剧饮，以尽平生欢。"及期，亲友果聚，济川黄发童颜，支杖徐步无恙也，相与笑语竟夕。至次日，令其子视棺衾，设丧次，因正衣冠，瞑目而逝。卒年九十有四，人争异之。相传为仙去。

杜缵宇，字公甫。明代山西阳曲县人。自幼习儒，补博士弟子员。得羸疾，故治岐黄家言，以图自疗。凡八年而病愈，医术亦精。间或为人疗疾，他医谢技穷之证，缵宇多以奇方收功。邑人王道行患危疾，缵宇投剂十余次，有起色。嘱宜静养。王不戒，一日忽呕痰数升，营脱脉代，太溪绝于指下。缵宇曰："代脉有暴损者，可治。"戒勿饮食，日夜进附子、独参汤，又为灸天枢、气海、关元诸穴百余壮。脉始得还。共服人参十斛，附子八两有奇。不砸他药一铢，百余日而愈。或云："附子有毒。"缵宇笑曰："附才二十分之一，而以参制之，毒将焉施？"闻者服其论，不欲以医问世，巡抚魏允贞母病，固请不往，魏屏侍从，诣其室跪请，乃行。病愈。魏出诸医之方视之，缵宇指一方曰："此与愚意同，但必百剂乃克痊。公求效太速，一投不效即被斥矣。公可以酬某者酬之。"魏益加敬。后以岁贡授兖州府通判。

罗人文，明清间山西沁水县人。明末举人。明亡，弃儒隐居，以业医为生计，遂精于证治。著有《医案》若干卷，未见流传。

薛自修，明代山西绛县人。生平未详。著有《推爱堂集》1卷、《续集》1卷、《重集》1卷，合刻于万历四十一年（1613年）。

韩昌，洪洞人，世代业医，至昌亦精其术。素重医德，治病不计较诊金，世人皆敬之。尝于冬月见推车者卧于道，为其诊脉，知为寒证，即移入暖室，服以药，汗出而愈。及行，又赠以粮米。其人叩谢曰"愿公多寿，生贵子。"洪武（1368～1398年）初，避兵岳阳山中，遇异人传授秘术。及归乡，医道大进，医病不诊视，一见人之颜色，即知祸福生死，时刻不爽。世以"神医"称之。曾孙韩

文，官至户部尚书。(《山西通志》《平阳府志》)

贺良爵，明道士，隰州（今隰县）人，初业儒，为郡庠生，于星历、医卜之术，无所不晓，万历（1573~1620年）时人。后慕道归隐，精医术，常施药饵救人，赖以全活者甚众。

朱充秋，明代山西绛州人。精岐黄术。工诗善书，有草书千文石刻行世。

李玘，明代山西高明县人。早年以医著名。后研究图讳，治炼形、服气之术。晚年编释老著作各一部。

李先春，明代云中（今山西大同）人，世业医，资性聪颖，博通经史，精究脉理。药饵不泥古方，临证随投辄效。人呼为"李仙"。怀济人利物之心，无论远近贫富，有求者莫不赴治，全活甚众。当地官绅延请无虚日，淡然处之，无自得之色。

焦桂芳，明代保德州（今山西保德县）人，父尝博访道术，于医尤得其宗，口授桂芳。桂芳卒其业，据脉悬谈，无弗中者，一丸半匕，疾辄已。延者日远日众，誉满秦晋，施药有功，临证多捷效。

医学世家

明代沿袭元制，户口分为民、军、医、儒、灶、僧、道、匠等。《大明律》中有"人户以籍为定"的条文："凡军、民、驿、灶、医、卜、工、乐诸色人户，并以籍为定。若诈冒脱免、避重就轻者，杖八十，其官司妄准脱免，及变乱板籍者，罪同。"故作医生的必须代代业医，不许变更，当兵的必须代代当兵，不许私自改行。法律明文规定："不许妄行变乱，违者治罪，仍从原籍"，"若诈冒脱免，避重就轻者，杖八十。"太医院负责管理，三年清查造册一次，如有违者照章治罪。因此，明代如果学医，必须是医籍，即医家出身。而且还要定时考试，每年考试四次，在四季举行，考试方式为笔试和口试。毕业考试及格者按其优秀与否给予医士或医生称号。如果考试成绩合格，即授予医生职位，成绩优异者可升医士。取得医生、医士者，可以参加太医院举办的大试，大试3年或5年1次，成绩优秀者可录取在太医院任职，或放府州县任医官。如果考试不及格者，按规定还可以下年再考，三次考试均不能及格者，按规定就要取消医籍，黜免为民。《明史》记述："凡医家子弟，择师而教之，三年五年一试。再试三试乃黜陟之。"这样世代业医，父子相承，加之考试筛选，有利于医学的传承与发扬光大，因而也产生了许多医学世家。

武瓛，字大器，景泰（1450～1457 年）时，籍介休县石洞里。性聪敏，母久病，时无能疗者，叹曰："为人子不知医，不孝也。"乃之县南抱腹岩研究内、难诸书三年，人谤为读妖书，县系鞫之，知为母攻医，乃释。久之，脉诀未真，远游参证，得异人传授，治病按脉，决生死若神。每治危疑难辨诸证，不循常法，沉疴立起，人以是益奇之。瓛既精于医，益知医学之难，作论遗子孙，"非甚明理有救人之心者，戒勿轻学。"有欲试瓛术者，版筑崇堵上，忘瓛过，跃下索诊。瓛曰："汝速归，死在目下。"人以为戏，其人赴家，果即死，盖饱食致肠断也。名遂大著。武惟真，武瓛之子，亦能医，疗疾不计利。武鸣冈，武瓛之孙，著效甚多，实家传也。赵郡伯妇疾，帷数妇试之，至后一人，曰："余都无病，唯此人始受胎耳。"其夫未知也，曰："以药验之必动，然须小损，更一剂疗之，亦不致后患。"已而果然。郡人何三泉亦业医，患怔忪头晕，四肢无力，久不愈。鸣冈诊曰："汝躬炮炙，久坐药室中乎？脏腑弱，毒气所侵也。"饮甘草汤数碗而止。其效验皆类此。

任荣，明医生。云中（今山西大同）人。世业医。曾祖荣精其术，活人甚多，弘治间（1488～1505 年），年六十，无疾而终。其曾孙任服远，自幼克绍祖业，精其术。万历庚辰（1580 年）瘟疫大兴，得疾者亲友不相访问，染之即不起。服远以普济消毒饮治之，全活者数千，人皆以"神医"称之，远近礼迎。

方书的编写

明代三晋医家对医方知识的推广普及也取得了开拓性的成绩。如郭鉴，字丹泉，高平（山西高平）人。明代嘉靖十四年（1535 年）二甲第五十六名进士。为刑部官吏，曾任职于江左。因"谙于节宣，日抱沉疴"，病棘不起，赖归德闵守材医治得活。体弱羸瘠，不堪事事，归养赋闲之余，遂锐情于医，留心方药，结交名家，并"延致名术，探索玄奥"。时有江左俞桥、夏津王东阳、维扬胡铎、金华邵泰、京师朱禄等人，"皆工于方技，为众所重，因各出医案及秘方，相与参究品评，积岁成帙"，复合以他本人平素收集的医方，辑成《医方集略》，现存 7 卷，据尾页知其至少为 8 卷。关于本书的成书年代，据郭氏在后序文末署有的"嘉靖乙巳"推断，当为明嘉靖二十四年（1545 年）。书中多载当时医界名家医论、医案和秘方，所治涉及内、外、妇、儿诸科，是一本简易而实用的临证综合医书。7 卷共分吐酸、喘、厥、反胃、水气、黄疸、脚气、痿、痔漏、眼目、牙齿、腰痛、腹痛、头痛、胁痛、耳、口、咽喉、麻木、损伤等 20 门，每门先概述本证病因、证候、治法、禁忌，后列方名，所选多为常用方名，间附验案。该书国内所存为残本，日本尚存。2010 年 10 月 1 日人民卫生出版社以日本国立公文书馆内阁文库所藏朝鲜古活字全本为底本校点，以海外回归中医善本古籍丛书（续）第四册出版。

医书的刻印

随着印刷技术的进步，三晋的出版事业秉承金元的余绪，在明代仍有较大的发展和影响，尤其是一些地方官员借其地位和影响，政务之余，以医为余事，刊印医籍，普及医学知识，惠泽生民，善莫大焉。明代在山西刊刻的医书比较有名的是杨继洲的《针灸大成》和《救荒本草》。

杨济时（约 1522—1620），字继洲。明代三衢（今浙江省衢县南六都杨村）人，亦有说其为山西平阳府人。杨氏"祖父官太医，授有真秘，纂修《集验医方》进呈，上命镂行天下。且多蓄储古医家抄籍，杨子取而读之，积有岁年，寒暑不辍，倬然有悟。复虑诸家书弗会于一，乃参合指归，汇同考异，手自编摩，凡针药调摄之法，分图析类，为天地人卷。题曰《玄机秘要》"。杨氏幼举子业，博学能文，后弃儒业医，在明世宗万历年间曾任太医院医官一职，声望甚高。后因山西监察御史赵文炳患痿痹之疾，多方延医诊治无效，遂请杨继洲诊治，杨氏仅三针即愈。杨氏向赵出示家传《卫生针灸玄机秘要》，赵文炳愿资助杨氏家传之著付梓刊行，但杨氏认为该书仍需补充修改才臻完善，赵即委派晋阳（今山西太原）靳贤协助杨氏选集校正，于万历二十九年（1601 年）著成《针灸大成》这一针灸界的集大成之著，在平阳首次刊行，有力地推动了山西针灸学术的发展。近代医史学家范行准言："且《针灸大成》卷一'针道源流'中也引用《玄机秘要》之书，更明标'三衢继洲杨济时家传著集'之文。因此我很疑心《针灸大成》一书并不是杨继洲的书，而应当是晋阳靳贤的书。证据也是根据《针灸大成》卷一'针道源流'之后的结语：'《针灸大成》总辑以上诸书类一部分为十二卷，委晋阳靳贤选集校正"。

《针灸大成》在《四库全书总目》中名为《针灸大全》，是一部蜚声针坛的历史名著，自明万历年间刊行以来，至今已有近50多种版本，平均不到10年就出现一种版本。该书翻刻次数之多，流传之广，影响之大，声誉之著，实属罕见。其书不但对针灸学的整理和发展起了很大的作用，而且还保存了许多古代针灸家的学术精髓；不仅在国内流传很广，而且还译成德、日、法等文，传到国外，对推动国际针灸学的发展起了较大的作用。在这50多种版本中，最为流行的为明万历辛丑年（1601年）版本。

赵文炳由此对针灸偏爱，还刊刻了《铜人明堂之图》。赵氏称道："针灸立起沉疴，见效捷于药饵，迩来医家业此科者绝少，余慎失其传，委集《针灸大成》一书，已付之梓矣，然经图相为表里，无经不能察脏腑之病源，无图不能知孔穴之所在，孙真人谓不可缺一者良是也。于是取南北两都版印铜人图，考证穴道，且用阴图阳图以别脏腑，一展阅间，而经络之条分缕析，了然在目。针灸中穴，厥疾无不瘳者，与医道不无小补云。"（《赵文炳重刊铜人序》，清康熙间林起龙复刻本）赵氏认为，若无详加考订之图予以示范，经络腧穴将以讹传讹，谬之有谬，故在前贤的基础上，对经脉循行图和腧穴定位图重新刊行，这对于方便针灸学习大有裨益。1601年巡按山西监察御史赵文炳还令能匠于太医院肖刻铜人，著其穴。赵氏在经络腧穴图谱、针灸模型的规范化和普及推广针灸学方面做出了积极的贡献。令学者便览而易知，起到了明显的促进作用。赵氏乐意捐资刊行针灸医籍，为针灸学的发扬光大立下了汗马功劳，他在针灸史上是一位值得赞颂的政府官员，其造福于民的美德有口皆碑。

《救荒本草》，明代朱橚（1360—1425）编写。永乐四年（1406年）刊刻于开封，朱橚是明太祖第五子，封周王，死后谥定，所以《明史·艺文志》对这部书题"周定王撰"。《救荒本草》是一部专讲地方性植物并结合食用方面以救荒为主的植物志。全书分上、下两卷。记载植物 414 种，每种都配有精美的木刻插图。其中出自历代本草的有 138 种，新增 276 种。它是我国明代早期（15 世纪初）的一部植物图谱，它描述植物形态，展示了我国当时经济植物分类的概况。它是我国历史上最早的一部以救荒为宗旨的农学、植物学专著。书中对植物资源的利用、加工炮制等方面也做了全面的总结。对我国植物学、农学、医药学等科学的发展都有一定影响。《救荒本草》原刊本早已亡佚，嘉靖四年（1525 年）山西都御史毕昭和按察使察大祐重刻此书于太原，卷首增加了李濂序，这是《救荒本草》第二次刊印，也是现今所见最早的刻本。正由山西地方官筹集资金付梓刊行，本书才得以流传至今。

此外，吕坤（1536—1618），字叔简，号新吾，明代河南宁陵县人。万历年间（1573~1620 年）进士。累官山西巡抚，擢刑部侍郎，为官持正，被人所忌。晚年以讲学著书为事。曾著书，批驳朱熹，临终焚毁其稿。同情下层人民，所著《自挽诗》有"不生富贵人，贫贱安得死？"之句。平素关心医术，旁涉医学，尝于万历三十二年（1604 年）校勘并刊行孔弘擢《疹科》1 卷。是书因痘疹同，诸家医书多详痘而略疹，且有言痘不言疹者，故先以《原疹赋》《斑疹论》，并对于疹证详述原委，括以歌诀，附以方剂，与疗疹者无限法门。又辑有《痘科真传》1 卷（1608 年），今存于《吕新吾全集》中。

刘宇，字志大。明代河南钧州（今禹州）人。成化壬辰（1472 年）三甲第四十六名进士，任上海知县，官至山西按察司副使、右都御史、吏部尚书。知医，弘治十一年（1498 年）常将宋代陈直《养老奉亲书》、元代邹铉《寿亲养老新书》、明代娄子贞《恤幼集》等书合为《安老怀幼书》4 卷，刊行于世。本书卷一为老人饮食调治、四时摄养、起居忌宜、药物扶持等，共 215 条；卷二为训子之道，列举《颜氏家训》《文公家礼》等教导子辈孝敬父母翁姑之礼，并载老莱子、黄香等孝子奉亲敬老的典型事例，说明和睦家庭父慈子孝对老人养老防病所起的重要作用；卷三列食养、食疗方及用药制方，言近旨远，各臻其妙。现存明弘治十一年（1498 年）刘宇校刻本、日本抄本。

杨希洛，明代山西太原（?）人。生平未详。曾与夏惟勤订正元代无名氏所著

《明目至宝》四卷，重刊于万历二十一年癸巳（1593年）。希洛自著有《本草经解考证》一书，今未见。

三晋特产

明代五台山之天麻和上党紫团参，皆当时上品药材，市价如金（谢肇淛《五杂俎》卷十一）。洪武六年（1373年）冬山西潞州进献特产人参，明太祖拒受，且告诫道："人参得之甚难，毋重劳民。往者金华进香米，太原进葡萄酒，朕俱止之。国家以养民为务，何口腹累人。"永乐初，山西人言介休五色石可制器，赵彝送献朝廷，明成祖斥责道："数年兵革灾荒，此石不可食，寒不可衣，奈何重累吾民！"

明代山西粮食作物，以小麦、谷子、豆类为主，晋东南的"沁州黄"被列为贡品。烟草于明中叶由吕宋传入中国，明末"渐传至九边"（方以智《物理小识》卷九），明中期山西当已种植，烟草泛滥，对人体健康和疾病的产生有了新的影响。葡萄种植普及，"若山西及甘凉等处，深山大谷之中，遍地皆是"（陆容《菽园杂记》卷五）。

明代的山西名酒，有襄陵烧酒、潞州烧酒、河津酒、太原葡萄酒、汾州羊羔酒。明人谢肇淛《五杂俎》卷十一称"襄陵酒甚洌，而潞酒奇苦"。名臣顾清评天下名酒，认为"山西之襄陵为最"，"襄陵十年前始入京，据所见当为第一。"（《傍秋亭杂记》卷下）江宁人顾起元遍尝天下名酒，不很赏识汾州羊羔酒，却以未尝过襄陵酒、河津酒为憾（《客座赘语》卷九）。

清代时期

明崇祯十七年（1644年）3月，李自成率领农民军攻下了北京，推翻明朝政权，清兵勾结汉族官僚吴三桂，乘机攻入北京，建立了清朝。当年秋季攻占山西，开始建立清在山西的地方政权。

清代盛行考据学，以朴实的经史考证为研究方法和学术风格，对文字音韵、名物训诂校勘辑佚等进行研究，这对于整理、考订辑复古代文献（包括医学文献）有较大贡献，但尊经复古和烦琐考据的盛行，使医学领域在获得古文献整理进步的同时，思想则遭受到严重的制约，在一定程度上阻碍了文化科学的发展。而山西太原籍的阎若璩被清代的经学家推崇为清代汉学家第一，清代汉学的开山祖，考据学的祖师爷。阎若璩（1636—1704），字百诗，号潜丘，原籍太原西寨村，其五世祖移居江苏淮安山阳县。康熙元年至十一年（1662~1672年），他四次返太原乡试不售，康熙十八年（1769年）又应博学鸿儒试，不第。在返乡时，结识了傅山、顾炎武等名家，相互切磋，情谊笃厚。尝改定顾炎武《日知录》数条，顾炎武为之折服。阎氏勤奋刻苦，他把皇甫谧的名言"一物不知，以为深耻；遭人而问，少有宁日"二句刻在柱上，作为座右铭，以此鞭策自己，其治学严谨，"事必求其根柢，言必求其依据，旁参互证，多所贯通"，因此，其在考据学上多所发明，"百年以来，自顾炎武以外，罕能与之抗衡者"。（《四库全书总目提要》）江藩《汉学师承记》则推阎若璩为清代汉学家第一。其殁后，雍正帝亲作祭文祭祀，称其"著作等身，一字无假，孔思周情，旨深言大"。（杭世骏《道古堂集》卷二九《阎若璩传》）阎若璩所运用的本证、旁证、实证、虚证、理证的考据方法，则为考据辨伪学创立了通例。这种考据的学风，到乾隆、嘉庆时期更加盛行起来，形成了所谓的"乾嘉学派"。阎若璩上承顾炎武、黄宗羲，下启惠栋、戴震，对清代学术史的发展做出了不可磨灭的贡献。乾隆三十四年（1769年），著名考据学大师戴震（1724—1777），偕同他的高门弟子、文字训诂学家段玉裁来山西，戴震应聘到汾州府修纂《汾州府志》，段玉裁则应聘主讲寿阳受川书院。第二年，戴震还应邀到寿阳进行指导。河汾学子，多受其教。

傅山是清代最有影响的思想家、医学家，其学术造诣精深，涉猎广泛，于思想、诗文、戏剧、书画、医药等领域皆有成就，他突破以儒家为正统之束缚，提倡经世致用，救世安民；强调实学，反对空谈。他在医学理论和临床方面的诸多杰出贡献丰富了中医学宝库，为后世医家所重视。他编著的《傅青主女科》风行一时，版印不辍，至今不衰，其创制的女科经带胎产及杂病诸方，在临证治疗上具有很大的价值。由其创制的药膳"八珍汤"（俗名"头脑"）流传至今，成为备受太原人民所青睐的冬季滋补品。傅山精妙的医术和高尚的医德更是为人民大众所称道，有傅山"字不如诗，诗不如画，画不如医，医不如学，学不如人"之说。甚至在 20 世纪 70 年代，山西还发生过"傅山显灵"，数万人"求药"的迷信活动，可见傅山在人们心中的地位崇高和影响深远。

从明代晋商崛起后，山西地区兼以重商之风盛行，民间的平民大众亦受其影响盛行经商致富，形成浓厚的晋商文化氛围，导致平民子弟宁愿从商而不愿读书求仕的风习，所谓"陶朱事业""管饱遗风"盛行一时，影响久远，清代尤甚。明人王士性《广志绎》云："晋俗勤俭，善殖利于外"。清雍正二年（1724 年）山西学政刘于义上奏称："山右积习，重利之念，甚于重名。子弟俊秀者多入贸易之途，其次宁为胥吏，至中才以下方使之读书应试，以故士风低卑靡。"雍正帝朱批曰："山右大约商贾居首，其次者优肯力农，再次者谋入营武，最下者方令读书。朕所悉知，习俗殊属可矣。"此风气所及，亦影响了医学的发展和提高。

清代的医疗保健慈善事业

清代沿袭历代医药管理制度，在礼部下设太医院为最高医院管理机构，山西医家亦多有精湛的医技入职太医院者。如王世礼（1852—1928），字敬亭，祖籍浙江会稽，清咸丰二年（1852 年）出生于大同儒医世家。幼从父学习四书五经和医学，光绪十七年（1891 年），其父病逝，王世礼开始正式行医。光绪二十三年（1897 年），王世礼进京为清庆亲王奕劻的福晋诊病。经半年治疗福晋康复，王世礼辞归，不许，被庆亲王推荐进入太医院当御医，赐四品衔。光绪六年（1880 年）山西阳曲知县汪守正被山西巡抚曾国荃举荐入京为慈禧太后诊疗疾病，经过近两年的宫廷医疗服务，圣体躬安，受到赏赐，加官晋爵。

清代山西一些地方官员各州府县开设医疗慈善机构，赈济贫病孤寡。顺治、康熙时期在各地建立养济院，以收养孤寡残幼，予以实施。康熙二年（1663 年），山西巡抚杨熙奏准户部，因山西赋税有限，允许以国库常平仓支给孤贫口粮，由山西承办赡养事务。康熙间，蒲州、大同、潞安、霍州等地慈善事业成效显著，屯留知县屠直、平顺知县刘征分设养济院、普济堂，救助贫病均有实绩。雍正中后期乾隆初年，山西流浪者渐多，乾隆帝下谕全国各府州普设养济院，即系由山西情况引发的政令。山西官员不敢怠慢，加紧实施，境内恤政颇有起色。潞安知府张淑渠办事得力，为众称赞，使野无饿殍。长治知县丁琰，在普济院之下建普济堂，亲定章程，责任落实，屯留等地还另设义冢、义棺，殓葬无亲友的亡者及养济院的老死者。这种养济制度维持到道光年间。乾隆中，山西巡抚明德下令各地杂处地区设留养局，收养流民，使安然越冬而遣之归乡。乾隆二十二年（1757年），继续改善留养局，对供养经费规定筹措细则，并劝绅士捐助，使所用钱粮有了保证。特别是由官府筹集本钱贷出取利以筹经费这种地方性财务措施，形成了最初的福利基金，对安定社会起到积极的作用。

恤政之外，山西官员还注意实施荒政，即救济赈灾。山西多旱，屡有天灾，故山西荒政颇有成绩，措施有蠲免钱粮、借贷口粮、捐赈米谷、捐输银钱，和籴平粜等。如顺治四年（1647年）因蝗灾免去五台额赋，顺治六年（1649年）因水灾免太原、平阳等地田税，顺治十三年（1664年）以雹灾免大同田赋。灾荒之年，政府还举行赈灾活动，或用常平仓之粮来救荒，或发放库银令民买食，救济饥民。还在灾区设粥厂，称普济锅或普救锅，供饥民取食，如代州、太原府、大同在灾年从自办义仓或社仓取米设粥厂，以饷饥民。太原府官办饭厂则成为历年定例，超越了救荒的意义，成为常例。而许多富户亦自设粥厂（如朔州举人熊毓英所办粥厂即然），皆使饥寒之民得到实惠。

在防疫、救灾等方面，山西一些知医的地方官员亦发挥个人特长，做出了积极的贡献。如"康熙四十七年闰三月，州役，城市、乡村传染甚众，知州张兆麟、仲弟兆麒精于医学，立方施药，全活甚多"（乾隆三十六年《沁州志·卷第七方技》）。临汾左延垲"光绪大祲办理赈济劳绩卓著，获奖六品衔。通岐黄，尤习眼科，有求即应，里人称之"（1933年《临汾县志》卷四乡贤录下方伎）。

基础理论的研究

《黄帝内经》《神农本草经》《伤寒论》《金匮要略》等，历来被医家奉为经典，初学医时以之启蒙，临证时予以指导，三晋医家亦不例外，注重对经典著作的学习、应用，而清代对其注释研究发挥明显超越前代。栗三台，字万钟。清代山西长治县人，幼年习儒，因病学医。博览《素问》《难经》《伤寒论》诸书，悟其微旨，为当时名医。年七十余尚能临诊，医者多就正之。性安详和雅，有儒者之风，县令江某、林某皆深重之。

杨斌，字全臣，清代山西猗氏县人，少时习儒，因父病研读《内经》，遂精医术。治病不分贵贱，皆一视之。常以医术入官府，有以事求关说者，拒而不应。著有《类方三订》《病机总鉴》诸书，未见刊行。张一谟，清代山西永宁县人。以医为业，治病遵从《内经》之旨。悬壶于城市，不计利，遇贫病则施药，不取酬。尝为父母求医者，尤急赴其请，尝曰："世人知重妻子，彼以父母为重，吾可不因其急而急乎？"

郭明威，字南宫，清代山西沁州人，岁贡生，其祖、父均业医，明威得家传，读书多神解，遂以医名世，远近求真诊者无虚日。与儒医杨国泰相往还，二人曾删定《伤寒论》，明著其失，为庸医泥古妄用之戒。子孙并传其学。董九成，字凤仪，清代山西曲沃县人，邑武生，恂恂如文士，工岐黄术，著有《伤寒心源》一书，未见流传。樊希先，字伯雍，清代山西虞乡县人，曾官州同知，潜心医学，尤深于《伤寒条辨》。每诊病察脉，尽言无所讳，人以为憨。著有《医案》，传于世（今未见）。魏泰，清代山西平定州人，诸生，以医为业，尤擅治伤寒证，颇有声誉，名医傅山亦推重之。蔡开周，清代山西长子县人，精医术，擅治伤寒证，遇病不轻治，治无不效。张文耀，字会公。清代山西大同府人。因母平氏患痼疾，潜心医理，终愈母病。尤精于伤寒，遇危重之证，时能起死回生，郡人皆称颂之。

杨耀祖，字丕显，明清间山西平定县人，举子业外，唯殚精竭虑，酷嗜《素问》、本草诸书。幼得汪健阳指授，得其传，遂精医术，为当道所重，桑梓间遂以伯休相许。后流寓太原，与名医傅山友善，傅山有疾，皆由其调治。康熙三年（1664 年）成进士，徙居京师，益以壶中术见知于当世。王公大臣皆礼敬之，名噪遐迩。未几，授真卫守，军输钱谷暇，问疾求诊者，累累填塞衙舍。尝为《本草择要纲目》作序。吴其濬，在山西巡抚任上完成《植物名实图考》，并由太原府衙出版。

此外，清代耿文光所著的《万卷精华楼藏书记》146 卷，其中卷七十六，子部法家类，收有法医书《棠阴比事》等 3 目；卷七八至卷八一为医家类，自《重广补注黄帝内经素问》迄《济众新编》，共收医书 130 目，原文并录于后。为学习中医古籍、研究中医文献的重要目录学著作。

耿文光（1830—1910），字星垣、斗垣，号西山，别号苏溪鱼隐，山西灵石县苏溪村人，清末山西著名藏书家、目录学家，又通医道。同治元年（1862 年）壬戌恩科举人，官至教谕。其先世多藏书，兼设书肆，生平嗜书笃学，不求仕进，毕生殚力收书，尝四出搜访善本古籍，积书富达 8 万余卷，筑万卷精华楼以贮之，居则唯以读书著述为务，撰有《仁静堂书目》《目录学》《紫雨涵书目》《万卷精华楼藏书记》《苏溪鱼隐读书谱》等书行世。山西学政王廷相称他"藏书宏富，著述等身"。耿氏对目录学有深入的研究，在其编著的《目录学》序言中说，"古人读书最重目，欲治群书先编目录，目录成而学问未有不进者。"《万卷精华楼藏书记》一书编撰始于光绪五年（1879 年），完稿于十四年（1888 年），岁历九载，稿凡四易，原名《万卷精华楼藏书丛记》，后来去掉"丛"字而内容未动，因而颇觉芜杂。其自序著书用意，谓防散佚、广见闻而外，尚有四事：一以自课，一以郇俗，一考藏书，一当笔记。仿《四库全书总目》分经、史、子、集 46 类，共 200余万字，著录书籍 266 种，下列举凡部居书品，支派流别，一以溯流穷源辨章学术为旨归。举凡一书之义理、旨趣、支流、派别、篇卷，乃至分合，无不了如指掌。每每先汇史志，穷源溯流；继而网罗群籍，备采诸说；末则附以本书要语。所举洵为当今海内外学人研究者必备之参考书，具有较高的资料价值和学术价值，是继《四库全书总目提要》以后，我国又一部大型综合性的提要式书目。1934 年山西文献委员会特举耿氏此编辑入《山右丛书初编》，刊印行世占本丛书的 1/4。已故现代中医文献学家、山西中医研究院研究员李茂如生前特别推重耿文光此著，深为此书隐晦埋没不彰而遗憾，尝谓："耿氏于光绪之际，既富藏书，且有百数十卷之巨帙书目，竟沉沉百年隐没不彰，鲜为士林所知。即使淹博如叶德辉者，在其所著《书林清话》中，对当时藏书诸家历历陈述如指诸掌，而对耿氏如此积学耆宿，亦从未涉及一语，盖亦渺无所闻焉。岂谓汾水流短、太行障蔽有以致之乎！要亦韬光自处，寡乎社交，非偶然也，为之一叹。"李茂如在其所著的《历代史志书目著录医籍汇考》一书中备辑了耿氏书中全部医籍之著录原文，以供学者研讨。

耿文光终因购书致贫，晚年卖书度日，但其好施不吝。光绪三年（1877 年）大旱，捐出 450 吊（合白银 450 两）救济灾民。治病不论贫富，有请必去。广施药物，救济贫苦。

临床医学的发展

清代时期，山西人趋于保守自闭，重商轻文，学风不盛，流风所及，医学发展，亦受影响，但从医仍是士人末路后的主要选择，医家医著较前代显著增多，但享誉华夏的大家较少。

1. 诊断学

诊断精确是治疗的前提，有清一代，诸多医家长于诊断，尤其是对脉诊，达到了出神入化的境地。毛嘉赞，清代山西夏县人，精于医术，尤善脉理，预决病者生死，百不失一，同邑赵含光与之齐名。乔行可，清代山西襄陵县人，岁贡生，性超逸，于医学有神悟，遇危证，先诊脉，凡曰"可医"者，虽垂死亦应手而愈。著有《脉诀辨微》一书，未见流传。董缵，清代山西人，里居未详，精医术，与同邑名医李从泰齐名。著有《脉理入门》，未见流传。张兰皋，清代山西定襄县人，邃于脉理。樊柳亭之子病，延兰皋，乘便出腕令诊，兰皋曰："郎君胎疟，无妨。君脉已空矣！今年十月宜慎之。"柳亭方强健，深嗤其妄，而至期果不起。李从泰，字亨斋，清代山西人，里居未详，以医术知名。著有《伤寒金镜录三十六舌法》，可能是对宋代杜本《敖氏伤寒金镜录》的研究发挥补充，为验舌诊断的专书，未见流传。刘玉章，清代山西辽州人，好学能文，尤精医理，能察死生于未病之前，名噪于时。

2. 内科

清代内科学领域不断发展，诊疗技术不断丰富，涌现出许多医家和著作。而守旧和革新之学派之争，亦推动了学术的进步。丁怀，字玉田，清代山西长治县人，太学生，议叙九品。世代业医，至怀益知名，善治伤寒、咽喉诸证，于药性、脉理、经络有所研究。著有《医学篇》，未见流传。子孙传其技。杨玉乾，清代山西永济县人，精于内科，尤善脉理，能决生死于数年之前。临证立方寥寥数味，药品必亲勘，效验如神。同族杨光庭，以外科、针灸知名。王墇，字蓉塘，号润园，山西介休人，因母病兼习医学，曾试技于乡里获效，嗣后居京师及西安，有医名。曾将其临证治疗经验记录，整理成《醉花窗医案》，另有《醉花窗遗稿》，已佚。

清代医学革新家王清任通过严格的解剖、切实的记录，著成《医林改错》，在医学界引起较大争议。山西似能客观对待，择其善而从之。据《山西通志》载：罗从可，字献之。长治人。深于医，时《医林改错》初出，泥古者，嗤为妄，喜新者，惊为神。从可撰《医林酌中》一卷，以矫其偏而善用之，所言多验。晚年以贡生选授训导，未仕而卒。又《长治县志》王奎昕序略云：罗君维岳，幼喜诵读，每一书必力求解，否则不遑寝食。晚年慕岐黄术，博究原委，而《医林改错》一书，尤所笃嗜。与余颇有同志，往来谈辄竟夕，偶见案头置《医林酌中》一册，阅之知与《改错》取其理而矫其偏也。夫《改错》书，偏主温补，用之不善，反为所误，试贵乎变通而裁酌之，深幸罗君之取精用宏，其笃志有以成之云云。可见从可、维岳殆即一人，对传播王清任之学颇有贡献。

3. 外科

马万海，清代山西汾阳人。授职州同。精于外科，手制药饵，有延之者，风雨晦明立往诊视，赠以药。而且为患者提供方便服务，外厩置车骑，供邻里骑载；厅事前罗列茶铛、炉火，任人取饮。

杨光庭，清代山西永济县人。精外科，立方简洁而神效。又擅针法，治效速捷。与族人杨玉乾皆为当时名医。

张庆，字善斋，清代山西襄陵县人。专心医理，尤精疡科。著有《外科决胜》2卷，今未见。

4. 骨科

郝义，字万才，清代山西广灵县人。幼年孤贫，牧羊为生。山崖陡峭，羊时有坠落折伤者，牧人皆能治之。郝义习其术，遂擅接骨，由羊而人，无不奏效。凡他医治而无效者，义治之皆痊愈如初，久之以骨伤科知名。义虽清贫，从未以医谋利，诊病不受酬报，拙古朴讷，介然清节。

5. 妇产科

清代山西妇产科学有了长足的进步，伴随着妇产科理论研究和临证经验的积累，产生了傅山《女科》这样在中国医学史上影响很大的妇产科专著，该书分为带下、血崩、鬼胎、调经、种子、妊娠、小产、难产、正产、产后等 10 门。作者积数十年之经验，运用中医脏象学说，阐明女性生理、病理特点及诸种妇科疾患之临床症状表现。在治疗上，善于运用培补气血、调理脾胃为主的原则。世尊其说者，多获良好治疗效，表明傅氏在妇产科学方面有着较深的造诣和丰富的经验。自《女科》刊印后，百年来竟刻印、石印、铅印及改变近百次，传抄本更不计其数，其为医家的推崇程度和流传之广在医学史上亦是少见的，足见它的实用性和普及推广之深入，影响深远，直至如今，惠泽无穷。

6. 儿科

周克雍，字简如，清代山西曲沃县人。父周楚韫，精于幼科。克雍少补诸生，兼读父书，遂精家学。凡求治者不分贫富，寒暑皆往，悉有奇验，百不失一。著有《痘疹易简录》《集验良方》二书，未见流传。子周湘传父学，亦工医术。

清代儿科学发展的一个特点，即鉴于小儿脏腑未全，形气未充，发育未全，为避免用药对小儿造成不良影响，小儿推拿按摩应用而生，得到了快速发展。李琬，字玉亭，清代山西洪洞县人，尝领正九品衔。精通医理，尤善幼科推拿之术，所全活婴孩，远近难以指数。乡党旌之曰："慈慧天性。"寿至七十八而卒。

7. 痘科

清初，天花流行猖獗，危害甚烈，因此顺治时，调整太医院分科时，将小方脉（小儿科）一分为二，增设"痘疹"一科，康熙时更增设种痘一科，特成立"种痘局"。从山西地区呈现出较多的痘科医家、医著来看，可见当时此病的流行蔓延和人们的重视程度。

宋邦和，字际雍，清初儿科医家。定阳（今山西介休）人。勤搜方药，尤留意于痘糠两症，小儿赖以存活者甚多。晚年广集医方，殚心探索，择其切要者，于乾隆三十六年（1771 年）集为《痘糠辑要》4 卷。述痘糠病因、逐日见症、痘中杂症、调治诸方等。于痘糠症候、调理，罔不备具。照方施治，多获效。

杨积德，字道源，清代山西洪洞县安子村人。邑监生。旁通医理，常施药饵以济世人。性慈惠，邻里有断炊或贫不能葬者，皆出资助之。尝著《痘疹辑要》，未见流传。

王伯伟，字廷魁，清代山西晋阳（今山西太原）人，生平未详。精痘科证治，著有《天花八阵编》3卷，刊于道光二十七年（1847年）。汲取钱乙、陈文中、朱丹溪之长，奇正互用，标本兼明，立辟门、摘伏、救陷、脱壳、平孽、夺隘、背水、火攻八阵治痘法，于药性、脉理、病机、治法、经络、运气六者详陈备述，别具一格。今存清道光二十七年（1847年）刊本、清道光三十年（1850年）德记刻本。

申赓豫，字赞唐，号雪村，山西洪洞人。致力岐黄，精十医术，尤擅痘科，平生全活无算。治病峻绝馈谢，乡里德之。

李天培，清代山西榆社县人。贡生。业医，以治痘疹知名。凡延请者，虽道远或风雨，亦必往诊。遇不能购药者，每出金助之，所活无算。

廉世官，字锡九，清代山西长治县人。武生，锐志方书，尤精痘科，延请者远及数百里。有医德，凡贫寒之家求治，虽昏夜风雨不辞，全活甚多。道光二十一年（1841年）岁饥，知府邱某委世官赈救，穷困者德之。

在痘疹暴发流行时，一些外地医家亦赴晋援手治疗预防。如田之丰，字登五，湖北人。初习儒，补国子监太学生。后攻岐黄之学，长于痘疹诊治。乾隆三十一年（1766年）游五台山，途经介邑（今山西介休），遇婴儿传染痘疫，十死八九，心甚悯之，留居其地，疗治颇验，声名大震。撰有《痘疹秘钥》1卷，述万密斋、聂久吾治痘疹之法，并附治验按语。书成于乾隆三十四年（1769年）。

8. 眼科

朱永爵，清代山西虞乡县人。太学生。得金针拨障之术，知名于雍、豫间。

郭泽仁，清代山西介休县人。善治目翳，有患数十年内障者，针之即愈。子郭志恩、郭志德，皆传其术。

郭桂，字天香。清代大同府人。诸生。性严介，有才名，通晓医卜，以眼科著称。年未五十卒，时论惜之。

9. 针灸

左见龙，清代山西翼城人。自幼习医，及长，以其术游于京师。适太医乏人，经推荐应试针灸，以针刺铜仁之穴多中，遂供职太医院。后医治宫嫔屡效，皇帝御书"真国手"赐之。不久，卒于任所。

霍迎祉，清代山西沁州人。曾任医学典术。潜心脉理，尤擅针灸，凡奇疾，他医束手者，治之多愈。州守之子病剧，迎祉诊之，曰："肠痈也。"先令服解毒剂，复用长针入翎管，外缚猪胆，吹气盈中，札其口，从谷道（肛门）送入，推针刺之，出脓血而愈。人叩问其术，曰："医者意也，以意相逆之谓也。不出古方，不泥古方，神而明之，细心推勘，此中之能事毕矣。"每疗奇疾必记于纸，积久成书，名之曰《救急方》，因身后乏嗣，散佚不传。

魏国钦，清代山西汾州孝义县人。性端谨，重孝义，淡泊寡欲。酷嗜医学，尤擅长针灸术。凡延请者，虽暮夜风雨立赴，至则应手奏效，从不受谢，乡里敬重之。

卫侣瑗，字友玉，清代山西曲沃县人。著有《家传纂要针灸全书》，贾鸣玺为之作序，以徐秋夫誉之。卫氏精于脉理，能决人生死。其友人刘某，方娶妇，侣瑗曰："妇有疾，吾诊其脉矣，五年后必死。"果如其言。侣瑗为人谦谨，老而愈恭。子卫镛继承父学，亦业医。

王利仁，清代山西左云县人。善医，尤精于针灸。好读《易经》，与卜筮尤所得。家道清贫，敝衣藿食，处之泰然。

史凤集，清代山西稷山县人。性长厚。精于针灸术，病愈不受谢仪。邑令黄某，嘉其行，赠匾旌之。

吕肇勋，清代山西祁县人。精于针灸，病者日集于门。肇勋施治终日不少懈，病愈不受酬，然有赠花木者则受之，有董杏林之风。

张林春，清代山西阳曲县西鸣村人。善医学，尤精针灸。有以病延请者，无风雨昼夜，必赴。路虽远不假车马，入病家不轻一饭。有病者投门，虑其孱弱不胜针灸，必先款以饮食而后针灸。昆弟七人同居，家人九十八口，未尝有危言。卒年八十余岁。

张楷，字端木，清代山西盂县人。精医术，针灸尤神效。遇患者必尽心疗治，不较馈谢。年臻期颐，健步如飞，寿百有五岁卒。

杨遵程，清代山西平陆人。精医理，求治者门常如市，应手取效，不受馈遗。

年九十余卒。著有《拨迷金针》一书，未见刊行。

范毓畸，字培兰，清代介休人。整理编著《太乙神针》一书，对推广普及太乙神针法卓有成就。

武诩，字君强，清代山西太原县人。曾以参将戍于黑龙江齐齐哈尔。善针法，应手辄效，一时城中之跛、跚、痹、痿，因针而起者不知凡几，全城官民，皆感激之。张汝南作传记其事。（见《黑龙江外记》）

10. 按摩导引

张映汉，字云衢，清末山西沁源县人，生平未详。撰有《尊生导养编》1卷，康兰皋参著。刊于道光三年（1823年）。本书概括论述导养功的功法，先盘膝、端坐、息心、静气，然后搓摩，并指出行功时必先戒色。书中还认为病后行功能除痼疾，对老年失眠、血脉不畅最为有益，常行此功，亦可延年益寿。书附图解，以供仿行。现存清道光二十六年（1846年）刻本。

独特的用药经验

清代，医家医疗诊治水平有了进一步的提高，对于一些疑难怪证，往往自出机杼，独辟蹊径，奇方异治，获得神奇的疗效。

高缉武，清代山西辽州人。诸生。性放达，嗜酒，工诗。于医理有卓识，常以平淡之方奏奇功。一人凌晨时亡，已过午矣。缉武闻讯往视，脉之，知为酒冲肺，未死。命饮白及，须臾而苏。

张兴贤，字容众，清代山西沁州人。恩贡生。天资敏达，博极群书，隐居教授。课读之暇研究脉理，故医术尤精。嘉庆（1796—1820）初，学使某感疾，服药增剧，闻兴贤名，延之诊视。兴贤曰："此为庸医所误，徒按时令，专尚补益所致也。非用大凉之剂补泻兼施不可！"学使出前方质之，果不谬。别投以剂，病若失。学使厚酬之，不受，匾旌其门。

张德成，清代山西定襄县人。世代业医，至德成术益精。素重医德，遇贫病必先往，疾愈不取一钱，贫甚者更资助之。忻州民某，父子患病，延之诊视，令服大黄根汁，药下而愈。

薛仁附，字青槐，清代山西曲沃县人。自幼明敏博学多识，稍长治岐黄学，遇奇迹以意疗之，无不奏效。一达官病喉痛，易数医而不效。仁附问病前食何物，答曰："食鸽。"笑曰："得之矣。"药之立愈。问其故，告之曰："此半夏毒发。以鸽多食半夏故也。"一妇卧床三日不醒，仁附以为"血胀"，燃药熏之而醒。

清代山西地区疫疠流行不断，许多医家广施方药，一心赴救，在外感传染病预防救治方面积累了较多的经验，取得了较好的疗效。

曹力壮，字志行，清代山西蒲县人。恩贡生。相貌严肃，见者懔然。工医术，道光二年（1822 年）疫疠流行，力壮舍药施方，活人无算。

曹俊，清代山西蒲县人。诸生。工医术。道光二年（1822 年）疫疠流行，患者踵门求治者甚众，应手奏效。中夜数起，不以为劳，士林称誉之。

史鸿鹏，字禹庭，号琴南，清代山西洪洞县人，钦加六品衔，附贡生，"以医名世，广施药饵，邑人感其恩者，咸与赠寿，且立济众碑。"碑现立于洪洞县刘佳元楼村，为光绪十九年（1893 年）立。

家传世医

祁惠之，清代山西长治县人，徙居高平县城北村。精通医术，知名于高平。子祁芳，幼敏慧好学，听其父讲论脉理，多有领悟。及长，遍览医书，深明医理。后悬壶于世，治病多效，远近延请者盈门。诊疾不择贫富，人服其德，公举为医学训科。

李元显，清代山西太谷县人。贡生。精医药，每有所入则购药济人，全活甚众。子孙皆以医为业。

李兆鳌，清代山西曲沃县人。精医术，知名于时。子李彭龄自少好学，有济世之才。绍承父学，亦以医著称，时称"国手"。以廪生贡太学以终。

王好生，清代山西阳城县人。因病弃儒学医，博览群方，每有心得则录之，久之精其术。求治者接踵于门，活人甚众。次子王泰二，绍承父业，尤精脉理。其师兄王师二，客死陵川，泰二嫁其孤女，并代偿遗债。

杨禄章，清代山西长治县人，精外科术，凡疮疡应手而愈。晚年兼通内科，子杨大烈，习其业，传其术。

张祖，清代山西阳高县人。以诸生贡于太学。屡举不遇，退而究心古方书，尤善治伤寒，深得仲景之旨，活人无算。子张云翼早年习儒，为举人，克绍父业，亦精医术，名满朔平府。云翼子张聪、张明，侄张智皆以医闻名。后迁居大同，时称"三世儒医"。

陈怀玉，清代山西猗氏县人，陈暨均之孙。早年习举业，以增生贡太学。得祖父之传，医术益精，求诊者无虚日，未尝索谢。

医学著述

清代山西医家诊务之余，也勤于著述，留卜了包括医经、本草、针灸、脉法、伤寒、外科、妇科、儿科等多方面的医学著述。

邵嗣尧，字子昆，清代山西猗氏县人。康熙九年（1670 年）三甲第十名进士。初任临淄知县，累官江南学政，卒于官。旁涉医学。辑有《雅爱堂经验方》1 卷，刊于世。

张志远，字鹏期，清代山西阳曲县人。精通医学。晚年治学益勤，广聚群书，手自评注，辑有《医学抄要》8 卷，未见传世。

黄为良，字特生，清代合阳（今山西安泽）人。撰有《医学一统》，述医学之要义，后由王锡鑫（字文选，号席珍子、亚拙山人）校订，附于《医学切要全集》（1847 年）。主要论述阴阳五行、脏腑经脉、病因病机等，并详细阐发七表、八里、九道等脉象的特征及主病。全书言简意赅，解析透彻，浅显易明，启迪后学。现存清代古渝蔚山房刻本。

韩衍楷，清代山西汾阳县人，生平未详。辑有《续志编方书》（又名《续志编方书合刻》）6 卷，刊于乾隆三十九年（1774 年）。

程之珝，字二漳，清代山西长治县人。岁贡生。博学好古，通岐黄术，精于医理。著有《医海勺波》一书，未见刊行。

杨寿椿，字大年，清末医家，山西介休人。辑有《噎嗝反胃关格三证全书》，今佚。

李雨村，字万春，又字鹤龄，清代山西清源县人，生平未详。著有《医易引端》一书，今存。

医德医风

清代山西众多医家，不仅临床技术精湛，而且医德高尚，名重一时。他们为救百姓，不分贫富，不计报酬，施药济人，当地官员百姓都十分仰重，有口皆碑，或赠以匾额，"道和元化""触手回春""术衍梅春""仁术恕行""著手成春"或是为之刻碑立传。

王洪，清代山西长治县人，精于医术。治病不择贫富，有求辄往，亦不计报酬。享年八十七岁。

刘以衡，字址坪，清代山西洪洞县人。善绘画，工篆刻，尤精书法。晚年研究医理，常施药济人。

刘执德，清代山西孝义县人。习儒而精医，好施药饵。

马聘登，字学优，清代山西潞安府人。善医，问病者户外常屡常满。以德望为乡里所敬重，遇有争讼，得其片言立解。以耆寿终。

李佩华，字子实。清代山西长治县人。诸生。自幼读书，有济人之志。精于医术，凡方书无不参究，活人甚众。年七十余，无疾而卒。

李萱，清代山西洪洞县北段村人。仁厚好学，精岐黄术。有名于乡邑，求诊者踵接于门，不计贫富，悉心治疗，概不受谢。光绪（1875～1908 年）初，时值大旱，播种维艰，萱捐资治水，一方得以有秋，乡人嘉其义行。

李彭，字永年，清代山西壶关人。伉直有气概，事亲以孝闻。因母患足疾而究心医术，有延请者一视同仁，从不计资财。以耆寿终。

杜亦衍，字荫祈，自号泥穷野人，清代山西太谷县人。性孝友，不求闻达，遁迹医林。名其居曰"互疗"，取"我疗人疾，人疗我贫"之义。临证多效验，起死回生之功遍及乡里。著有《情来草集》。

杜钟英，字灵川，清代山西洪洞县万安镇人。廪生。学识渊博，品高望重，尤邃于医理。以其技济世活人，乡里德之。镇东竖有"教泽""德行"二碑。

杨岐正，清代山西荣河县（今万荣县）人。通堪舆家术，尤精医学。家道不丰，而性喜施予，凡以病延请者，虽风雨寒暑不避。遇贫而无力购药者，代为筹之。

张大亮，字韫轩，清代山西盂县人。国学生。习堪舆家言，兼善岐黄术，远近延请。治病不受酬，遇贫者随证给药，终其身如一日。

张迪，清代山西洪洞县东崔堡人。庠生。精医术，多所全活。病者馈以资，坚辞不受，廉介自持。某年岁阑，囊空如洗，犹诵读不辍。适友人邰岐阳至其家，询何以度岁？迪默然。邰薄有所赠，仍坚辞不受，邰责其过拒，语以朋友通财之义，乃受之。其志行高洁多类此。

陈芳，清代山西屯留县人。精医学，遇奇症以意疗治，多能痊愈。有医德，病者酬以金，谢而不受。

陈懿典，字叙五，清代山西长子县人。邑诸生。少孤贫，事孀母尽孝。好学，夜读乏灯火，常借他馆之光以照字。后业医，治病不求酬报，尝言："医为济人，岂利薮耶？"

胡景虞，字姚墟，清代山西长子县人。岁贡生。性敏博览，通医学及堪舆之术。凡造门礼请者，无不应，未尝索谢。

段春风，字子和，清代山西稷山县人，赋性谨厚。早年贸易于河南。得秘方，活人无数。或酬以资，不受，远近称之。

侯寅升，字炳庵，清代山西壶关县人。少任侠，喜拳勇，与人相处无畛域。继父业习医，术益精，求诊者无虚日。同治（1862～1874年）初，大姓某患脑漏，垂危，延之诊治，一药而愈。酬以千金，却而不受。

贾凝禧，清代山西绛县人。贡生。精医术，喜利济，凡就医者概索谢，复予以药。尝慨然曰："不为良相，必为良医。"

郭丰裕，清代山西壶关人。太学生。经营商业，邃于医学，凡以疾造请皆往，不因人而异。晚年济人益力，常蓄药饵以疗贫困。

曹九州，字培基，清代山西沁州人。性仁恕，潜心于医学，精其术。生平审证用药不矜奇异，不重资财，不薄贫者。以耆寿终。殁后，世人尚思念之，称为"仁人良医"。

李苗，字硕田，清代山西平陆县人。贡生。事继母尽孝，喜施予。尤精医理，常以重资购药，以图活人，乡里善之。

崔登泰，清代山西荣河县人。居乡有义行。善岐黄学，求治者无虚日。常曰："余无余资济人，区区薄技又何吝焉？"

中药行业的发展

清代山西制药业发展鼎盛，太原出现了药业同业公会，中药材及中成药的加工制造和经营增多，全省发展了上百家药行、药堂和药店，最盛时生产的品种达500余种，行销海内外。如太谷的广盛号、保元堂、延龄堂等。广盛号用宫廷或炼丹秘方炮制的龟龄集、定坤丹，久负盛名，嘉庆十三年（1808年）开始批量制造，广盛号改为广升聚，尤有长足发展，一直延续至今。

清代，太原之桑落酒、汾阳之汾酒、孝义之羊羔酒、长治之鲜红酒、襄陵酒、潞酒，河津酒皆为特产，难以备述。

星光璀璨

仲师弟子卫汛①

仲景弟子卫汛，在历代诸文献记载中，其名有多种称谓，未能统一。如：唐·孙思邈《备急千金要方》作"卫汛"，《千金翼方》作"卫氾"；宋·李昉《太平御览》作"卫汍"；宋·张杲《医说》、宋·周守忠《历代名医蒙求》俱作"卫沉"；清·陈梦雷《古今图书集成·医部全录·医术名流列传》引《古今医统》作"卫沈"，又曰"一作汛"。而现今一些中医辞书中，俱取"卫汛"之说。

有关卫氏之名的记载，以孙思邈之书及《太平御览》为最早，考"汛"与"氾"、"汍"为异体字，今皆统一简化为"泛"，故其名当为"卫泛"为是。诸书因"汛"、"汍"与"沉"、"汛"字形相近，而"沉"又通"沈"，故在传抄刊刻过程中致成讹误。

卫氏生平事迹，《太平御览》卷七二二引《张仲景方序》曰："卫汍好医术，少师仲景，有才识，撰《四逆三部厥经》及《妇人胎藏经》《小儿颅囟方》三卷，皆行于世。"张杲《医说》亦曰："卫沉，不知何郡人也，仲景弟子，知书疏，有小才，撰《四逆三部厥经》及《妇人胎藏经》《小儿颅囟经方》三卷，皆其所制，知名当代。"并言其资料出《仲景方》。周守忠《历代名医蒙求》也说："卫沉，不知何许人，为仲景弟子，知书疏，有小才，撰《四逆三部厥经》及《妇人胎藏经》《小儿颅囟经方》三卷，皆所制，当代知其盛名焉。"其资料亦来源于《仲景

---

① 周益新. 张仲景弟子卫泛考 [J]. 山西中医，2005, 21 (3)：56-57.

方》。三书记载，内容完全相同，文字略有小异，且均来源于《张仲景方》，比较真实可靠。

由此可知，卫氏亲炙于张仲景，并且"知书疏""有才识""知名当代"，又有著作行于世，可见其学有渊源，颇有成就，为医有较大影响。这对于考证仲景学术承传，极有启迪，惜其著述均已亡佚。顾名思义，《四逆三部厥经》当是对仲景伤寒学术的研究与发挥，《妇人胎藏经》《小儿颅囟方》开妇、幼专科医书著述之先河。有人认为："后人自《永乐大典》中辑出《小儿颅囟方》佚文，刊行于世，此为我国现存最早之儿科专书。"①此说不确，笔者考查，自《永乐大典》辑出者乃托名周穆王时"师巫"所传的《颅囟经》。据考证，该书是唐末宋初人所作。与卫氏《小儿颅囟方》并非一书。

卫氏的里籍，诸书未曾勘明，查《备急千金要方》卷二十六《食治篇》有"河东卫汛记曰"的记载，则卫氏应为"河东人"。考"河东"，战国、秦、汉时，泛指山西省西南部；唐以后广称山西省。"河东郡"，秦置，汉迄北周因之，隋开皇初废，大业三年（607年）复置，天宝元年（742年）再置，乾元元年（758年）改为蒲州，辖县二十四，故治北魏以前在今夏县西北7千米禹王乡，北魏太武帝移治今永济县蒲州老城。而孙氏究竟是以汉时的地名抑或是唐时的地名来称卫氏，殊已难知。《中医大辞典·医史文献分册》认为其为山西境内人，《中医人名辞典》则认为其为山西夏县北人。究属何县，难以确考。以常理推之，当为今山西运城市一带人。

此外，在孙思邈《备急千金要方》和《千金翼方》中，还收录了卫氏关于食疗的一段论述，虽属零金碎玉，然吉光片羽，弥足珍贵。《备急千金要方》卷二十六《食治》篇言："河东卫汛记曰：扁鹊云，人之所依者，形也；乱于和气者，病也；理于烦毒者，药也；济命扶危者，医也。安身之本，必资于食；救疾之速，必凭于药。不知食宜者，不足以存生也；不明药忌者，不能以除病也。斯之二事，有灵之所要也。若忽而不学，诚可悲夫！是故食能排邪而安脏腑，悦神爽志以资

---

① 李云. 中医人名辞典. 北京：国际文化出版公司，1988：22；贾跃胜，曹培林. 山西中医史话［M］. 太原：山西人民出版社，2013：13.

血气，若能用食平疴、释情遣疾者，可谓良工，长年饵老之奇法，极养生之术也。夫为医者，当须先洞晓病源，知其所犯，以食治之。食疗不愈，然后命药。药性刚烈，犹若御兵；兵之猛暴，岂容妄发？发用乖宜，损伤处众；药之投疾，殃滥亦然。高平王熙称，食不欲杂，杂则或有所犯。有所犯者，或有所伤，或当时虽无灾苦，积久为人作患。又食噉鲑肴，务令简少。鱼肉果实，取益人者而食之。凡常饮食，每令节俭，若贪味多餐，临盘大饱，食讫，觉腹中彭亨短气，或致暴疾，仍为霍乱。又夏至以后，迄至秋分，必须慎肥腻饼臛酥油之属。此物与酒浆瓜果，理极相妨。夫在身所以多疾者，皆由春夏取冷太过，饮食不节故也。又鱼鲙诸腥冷之物，多损于人，断之益善。乳酪酥等常食之，令人有筋力胆干，肌体润泽。卒多食之，亦令胪胀泄利，渐渐自已。"《千金翼方》卷十二《养性》篇亦云："论曰：卫汜称，扁鹊云，安身之本，必须于食；救疾之道，惟在于药。不知食宜者，不足以全生；不明药性者，不能以除病。故食能排邪而安脏腑，药能恬神养性以资四气。故为人子者，不可不知此二事，是故君父有疾，斯先命食以疗之，食疗不愈，然后命药，故孝子须知食药二性。"

卫氏关于食疗养生之论述，上承扁鹊之遗旨，下采叔和之精妙，极为精辟，至今仍有良好的指导作用。首先，阐明了饮食疗法的作用和药物疗法基本一致，主要体现在祛邪与扶正两方面，"食能排邪而安脏腑，悦神爽志以资血气"，与药物具有同样重要的作用，二者不可偏废。其次提出了药不可妄投，先食后药的原则，"药性刚烈，犹若御兵；兵之猛暴，岂容妄发？发用乖宜，损伤处众，药之投疾，殃滥亦然"。他认为，"若能用食平疴，释情遣疾者，可谓良工"，患病后，当先"以食治之，食疗不愈，然后命药。"第三，提出饮食有节的原则，不可偏饮偏食与暴饮暴食，"食不可过饱"，"食不欲杂"，"务令简少"，即使美味益人，亦不可"卒多食之"。"若贪味多餐，临盘大饱"，必致疾患，所谓"爽口物多终作疾，快心事过必为殃"。第四，提出食疗季节禁忌，"夏至以后，迄至秋分，必须慎肥腻饼臛酥油之属"，"夫在身所以多疾者，皆由春夏取冷太过，饮食不节故也"。此为后世四时食疗养生法之滥觞。卫氏的食疗养生原则，有较高的指导价值，对后世影响很大，如宋代王怀隐《太平圣惠方》、陈直《养老奉亲书》等，在论及食疗养生时，大都沿袭卫氏之说，加以扩充演绎推广。此外，卫汛还是最早提出"用药如用兵"的医家，"药性刚烈，犹若御兵；兵之猛暴，岂容妄发？发用乖宜，损伤处众；药之投疾，殃滥亦然"。以兵法来比喻、阐明用药之法，告诫不可轻投、滥用。后世褚澄、徐大椿等关于"用药如用兵论"的论述，可以说完全是卫氏此观点的发挥敷畅。

脉学传真王叔和

王叔和是魏晋时期著名医学家和医书编撰家，生卒年代无可确考，约生活于3世纪，曾任太医令。同代医家皇甫谧、卫汛都很推重他，其生平事迹，史志中无所考见，从其留下的医学著作《脉经》及后世医家的零星记载，我们可窥知其生平简况和学术贡献。

姓名籍贯考证

王叔和的姓名，始见于晋皇甫谧的《针灸甲乙经序》："近世太医令王叔和"，然则皇甫谧（215—282）与王叔和年世相近，未指明何代。后魏高湛《养生论》

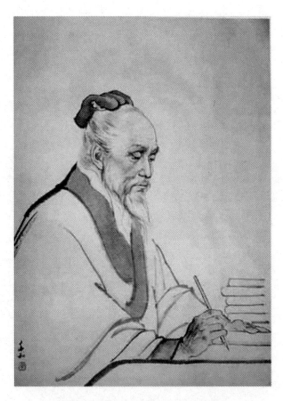

王叔和像（蒋兆和绘/现代人物水墨画）

云："王叔和，高平人也，博好经方，洞识摄生之道。"指明王叔和为高平人，但是未标明何郡。世称王叔和为晋太医令，始于唐代甘伯宗，其在《名医传》中说：

"晋王叔和，高平人，为太医令。性度沉静，通经史，穷研方脉，精意诊切，洞识养生之道。"指明王叔和为晋人，而此前《隋书·经籍志》著录"王叔和《脉经》十卷"，仅注明王叔和撰，而不标朝代。及宋，林亿等《校正金匮玉函经疏》曰："王叔和西晋人，为太医令。虽博好经方，其学专于仲景，是以独出于诸家之右。"又于校定《脉经》进呈札子中谓："叔和西晋高平人。性度沉静，尤好著述，博通经方，精意诊处，洞识修养之道。"林亿在校正《伤寒论》每卷后添加"汉张仲景述，晋王叔和撰次"，又在《脉经》自序之前，添加晋太医令王叔和撰字样，可见林亿等都是根据甘伯宗《名医传》记载称王叔和为晋太医令的，后世医家遂相沿称王叔和为晋太医令。

考皇甫谧著《针灸甲乙经》（又称《甲乙经》），开始于魏甘露年间，因此成书和作序可能在曹魏之末，最迟不过晋初。序中称王叔和为近代太医令，而不称今太医令，可知叔和不是晋太医令。晋太医令可考者为程据，自晋受魏禅起，以至元康九年（299 年）为贾后配制"巴豆杏仁丸"毒害愍怀太子（司马遹）被诛，都是程据一人担任，不可能为王叔和。《诸病源候论》论寒食散，有皇甫谧云"近世尚书何晏，耽好声色，始服此药"的记载。何晏，魏正始初，擢为散骑侍郎，迁侍中、吏部尚书，正始十年（249 年）因依附曹爽，被司马懿所诛。何晏为地地道道的魏人，与晋无涉，皇甫谧称其为"近世尚书"，近世与近代同义，当是指魏而非晋，则这也是王叔和非晋太医令，而为魏太医令的佐证。此外，《千金要方》记载汉末张仲景弟子卫汛引录王叔和的言论，则其生活年代必不早于王叔和，最迟也应当为同时代的后辈，然则王叔和也应当为三国时魏人。对此，当代余嘉锡《四库提要辨证》业已指出：《甲乙经》"其书撰于魏末，而称近代太医令王叔和，是叔和之官太医令，当在魏时，其年或较长于谧。"

关于王叔和之名熙，丹波元胤《医籍考》按曰："丹州公《医心方》引《养生要集》云：'高平王熙叔和'语。据此，叔和名熙，以字行者也，先友山本菜园（允）亦尝谓之。"余嘉锡通过考证《太平御览》七百二十引高湛《养生论》所引王叔和话与《千金方》二十六食治篇录河东卫汛所引"高平王熙"语，"文义大同，辞有详略。则知高平王熙，高平王叔和也。叔和名熙，赖此一见耳。"并赞同丹波氏之考证，认为《医心方》卷二十九《合检禁篇》引高平王熙叔和语"与《御览》引《养生论》及《千金方》所引同，既明出王熙叔和名字，则叔和之为王熙，不待言矣。"（《四库提要辨证》）则王叔和名熙，自无异议。

王叔和之籍贯高平，究属何地，过去一直认为是是山西省高平县，近年来颇有争议，自余嘉锡提出山东高平后，人多附和。余嘉锡因王叔和里贯为高平，先列魏晋之间山阳高平见于史传的名士王粲祖孙世系，后以王叔和依附之，辄断曰："叔和既籍高平，又与仲宣为同时人，疑是其群从子弟。"余嘉锡为当代目录学和古文献学之巨擘，其言一出，几成定论。事实上余氏之说，全是推理臆测而来，不无可商之处。余氏亦自言："此虽无明文可考，然可以意想而得之者。"诚如李茂如所说"其洽博通贯，辨析详明"，"多探隐索微有以纠辨，间亦偶存臆断之说，……未必可信。要以援引综博，辨析自矜见长"。有人认为，山西高平后魏时始置，魏晋间尚无此建制，当时安徽、山东、甘肃均有高平地名，一般认为应属山东高平人。但恰是后魏高湛《养生论》始称"王叔和高平人也，博好经方，洞识摄生之道。"高湛有可能是以后魏时的地名称述王叔和事迹的，《山西通志》《高平县志》对叔和均有记载，当地父老亦有王叔和行医的传说和史迹。今高平县城北5千米处的王寺村，保存有王叔和用过的石药碾石臼等器物，石臼上有晋武帝泰始三年（267年）题记。过去在附近的官道上还立有一通大石碑，上书"王叔和先生故里"。王寺村地处山区，当地群众以农为主，兼营煤矿、砖窑。村中原有古寺一所，又有王姓，故称王寺。现已分为东王寺和西王寺两个自然村，属高平县城关镇管辖。故王叔和籍贯为山西高平似不可轻易否定。

王叔和后因三国战乱，可能避居襄阳。同治十三年（1814年）《襄阳县志》曰："晋王叔和，高平人，为太医令。晋乱，侨寓襄阳。卒，葬于岘山之麓，有碑表其处。又曰：晋太医令王叔和墓在岘山。墓碑及碑阴，隆庆六年良医正江西浮梁凤岗金尧谟立，范于野题，今于路旁树碑识之。"

王叔和"性度沉静，尤好著述，博通经方，洞识养生之道"，一生钻研医学，他早年曾做过游方医，后因医术精湛被选任太医令。他既有丰富的临证经验和理论修养，又得职务之变，看到更多的医书，使他得以在医学史上留下两大业绩：

一是总结脉学，编纂《脉经》，一是整理《伤寒杂病论》，使其得以流传。至今我国民间还流传有"熟读王叔和，不如临证多"的谚语。

重视脉诊，精意切诊研究

王叔和认为"脉理精微，其体难辨"，"在心易了，指下难明"。而"医药为用，性命所系"，乃考核遗文，采摭群论，收辑前人文献，"撰集岐伯以来，逮于华佗，经论要诀"，"所传异同，咸悉载录"，并结合个人体会，编成《脉经》10卷。具体论述三部九候，寸口脉诊脉的部位及浮、芤、洪、滑、数、促、弦、紧、沉、伏、革、实、微、涩、细、软、弱、虚、散、缓、迟、结、代、动24脉；并以脉合脏腑经络，举其阴阳之虚实、形证之异同以作论治，根据五脏六腑、阴阳营卫，阐述了各种病理的变化，还围绕着脉理叙述了各种疾病的诊断和治疗原则；兼述仲景、扁鹊脉法。重视诸经病证、伤寒热病及杂病与妇儿病证。对奇经八脉亦有阐发。其书原有明代袁表校本称"手捡图"31部，沈标飞本作21部，今传本已佚。《脉经》经宋代林亿等校订后，卷数未变，而篇次和内容有所更动。现有多种刊本印行。

王叔和博学多闻，采摭群论，对脉学进行了第一次全面的总结，所述24种脉象，已较全面总结脉学理论，后世脉书，如高阳生《纂图方论脉诀集成》、李时珍《濒湖脉学》，均据此书而敷陈。书中对各种脉象做了比较形象具体、容易理解的描述，便于学习者理解和掌握，至今仍为临床所用。《脉经》还注意在阐明脉理的基础上联系临床实际，将脉、证、治、判断预后等统一起来，其所论述的结脉、代脉等在临床诊断心脏疾患方面十分重要。

王氏对脉学深有研究，其书集魏晋以前脉学之大成，总结了3世纪以前的脉学知识，并充实了新的内容，奠定了脉理与方法的统一化、系统化、规范化的基础，并保存了一部分古代诊断学的文献资料，其所据古医籍，今多亡佚，赖此书以存梗概，即尚有传本者，如《素问》《灵枢》《难经》《伤寒论》之类，亦不尽相同，故可据诸医经证此书，亦可据此书订正诸医经。

《脉经》为现存最早的脉学专著，代表着具有当时世界先进水平的脉学成就，不仅为发展我国医学做出了巨大贡献，而且在世界医学史上也占有重要的地位。如唐代太医署医学生的必修基础课程中就有《脉经》一书，而本书所论述的脉学理论与方法大部沿用至今。《脉经》在隋唐之际传到朝鲜、日本后，均被视为医者必读之书。以后经丝绸之路传到阿拉伯国家，11世纪时有"医学之王"之称的阿拉伯名医阿维森纳在其所著《医典》中，就吸取了《脉经》的部分内容，《医典》传到欧洲后，直至17世纪，还有很多医学校用其为教材。14世纪波斯的一部百科全书也引述了《脉经》及其作者王叔和。日本医学家编辑《大同类聚方》（100卷）等医书，《脉经》也是其参考的蓝本之一。

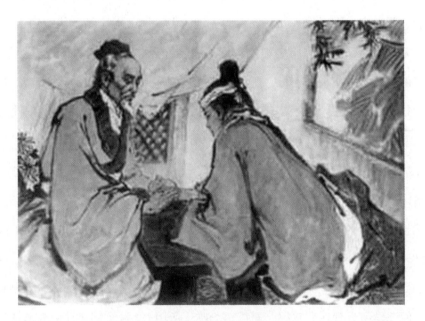

王叔和诊脉图（褚大雄/现代绘画）

精于伤寒，撰次仲景遗论

王叔和又精于伤寒学，《外台秘要》将其列为唐以前论治伤寒八家学说之一，尝撰次仲景遗论甚精，皆可施用，所传本即今之《伤寒论》。

《伤寒杂病论》成书不久，因战乱频仍而离散，是王叔和第一次对其进行收集、整理、补充和重新编次，使之得以流传后世，对中医学的发展产生了极其深远的影响。因王叔和与张仲景时隔不远，甚至有可能亲炙其门下，故较真实地保存了该书原貌。王叔和对《伤寒论》的研究亦颇有功夫，他从脉、证、方、治几个方面着手，体现了仲景辨证论治的精神。一般认为，现行《伤寒论》中之《辨脉法》《平脉法》《伤寒例》3篇和书后部分《辨不可发汗病脉证并治》以下8篇，均系王叔和所增，将这些篇章与其所著《脉经》有关诸篇相参，此说确有可信之处。在此诸篇尤其是后8篇中，王氏突出研究了仲景治法，将仲景所用汗、吐、下、温、刺、灸、水、火诸法加以分类比较，进行分析，切合临证运用。

王叔和整理、研究《伤寒杂病论》的贡献，颇得后世一些医家颂扬。如金代成无己说："仲景《伤寒论》得显用于世，而不堕于地者，叔和之力也。"元末明初医家王安道也说"叔和搜采仲景旧论之散落者以成书，功莫大矣。"清代徐灵胎又说："不有叔和，焉有仲景。"宋代林亿等在《校正伤寒论·序》中甚至说"自仲景去今八百余年，惟叔和能学之。叔和一代名医，去古未远，其学当有所受。"可谓推崇备至。

收载佚书，保存前人成就

《脉经》中除论述脉学外，收载了《内经》《难经》《伤寒》《金匮要略》等经典著作的内容，这些内容或是与原书相同，但文字有异，或是某些文字有明显差异，或是治法方药有差异，或是对原文进行阐发。据此可以校勘订正或补充诸医书。

如卷四载录的脉气运行及决死生等内容，亦见于《内经》《难经》《伤寒论》等书，但有差异，反映了不同学派学术思想的渗透与发展。卷七"病不可刺证""病可刺证""热病阴阳交并少阴厥逆阴阳竭尽生死证""重实重虚阴阳相附生死证""热病生死期日证"等篇中均收载了《灵枢》《素问》的内容，但部分内容与其不同，查无实处，可能取自不知名的古医经，或《脉经序》中提到的王、阮、傅、戴、吴、葛、吕、张等医家。卷七前17节以"可与不可诸证"形式排列，记载了《伤寒论》原文约300余条，其标题与"同体别名"的《金匮玉函经》基本相同，据《金匮玉函经》、宋本《伤寒论》此内容前的小序："夫以为疾病至急，仓卒寻按，要者难得，故重集诸可与不可方治，比之三阴三阳篇中，此易见也。

又时有不止是三阳三阴出在诸可与不可中也。"一般认为此内容为王叔和整理,排在三阳三阴病后,以便寻按。但也有认为此排列是《伤寒论》的原貌,有不同认识。

《脉经》卷八载 16 篇,除"平卒死厥脉证"篇今本《金匮要略》无、"平霍乱转筋脉证"篇见于《伤寒论》等外,大部分内容见于《金匮》(指《金匮要略》),互有差异。篇名大部分与《金匮》同,有些则将几种病证合为一篇。如《金匮要略·五脏风寒积聚病》篇由于内容复杂,有别于他篇而历代颇有异议。《脉经·五脏积聚脉证》篇无五脏风寒内容,而有五脏积(肺积、心积、脾积、肝积、肾积)的脉证,其行文内容似与《金匮》相关联,但《金匮》无此内容,二者合勘,方为全帙。《脉经》卷九共 9 篇,其中 8 篇为妇人病,1 篇为小儿病。8 篇妇人病内容大大超过《金匮要略》的妇人 3 篇,如"平妊娠分别男女将产诸证""平妇人病生死证"篇,《金匮》均不载,还有诊胎儿男女法、养胎法等以及问答形式的病案讨论,是十分珍贵的妇科资料,文字、体例、内容与《金匮》类似,而《金匮》不载。

《脉经》还收载了《脉法赞》《四时经》《扁鹊内外经》等医学医术的部分内容。卷一载录了《脉法赞》内容,论述五脏脉、命门脉与寸关尺的关系,人迎、气口的部位以及察脉治疗等。这段文字也见于《千金要方》。卷三载录了《四时经》内容,论述了五脏及其不同脉象与四时的关系。类似内容也见于敦煌古医籍《五脏脉候阴阳相乘法·甲本》(英国编号:S5014);日本丹波元胤《中国医籍考》认为《四时经》即《隋书·经籍志》所载《三部四时五脏辨诊色诀事脉》1卷。卷五载录了扁鹊脉学的内容,如"扁鹊阴阳脉法"论述了三阴三阳常脉、病脉及刺法等;"扁鹊脉法"论诊脉要诀,强调知常达变;"扁鹊华佗察声色要诀"包涵了华佗的内容。卷七所引《医律》提出的"伤寒有五,皆热病之类"的学术观点,对《难经》提出的"伤寒有五"重新进行了探析,认为《难经》的五种伤寒,都属热病范畴,将《素问·热论》提出的"热病"作为外感热病的总称,并且论述了"风温""伤寒湿温"的病因病机及临床表现;"平三关病候并治宜"篇记载了外感热病辨证论治的内容,共载条文 40 余条、方剂 20 余首、经穴名 20 余穴，论及的病证有中风、伤寒、衄、虚损、溏泄等，方剂有麻黄汤、五味子汤、前胡汤、除热汤、知母汤、平胃丸、茯苓丸、风膏等，林亿校正删去了药物组成，所幸某些方剂的药物组成尚存于敦煌古医籍卷子（法国编号：P3287）。如风膏由丹参、蜀椒、劳芎、蜀大黄、八角、蜀附子、巴豆、白芷组成，主治风邪引起的病证；葛根汤由生葛根、黄芩、白芍药、桂心、麻黄、生姜、甘草、葳蕤、大青、大枣等组成，不同于《伤寒论》的外热病内容。卷六脏腑病证，除针刺外，对五脏病提出了相应的治疗方剂，如肝病用防风竹沥汤、秦芃散；脾病平胃丸、泻脾丸、茱萸丸、附子汤；肺病用五味子汤、大补肺汤、泻肺散；肾病用内补散、建中汤、肾气丸、地黄煎，阙心病的治疗方剂。这些记录了当时不同医家流派的学术思想和临床经验，具有辨病辨证相结合、理法方药连贯、内外合治、针药并举的特点，为今人留下了宝贵的文献资料，颇有深入研究的价值。①

---

① 程磐基. 魏晋医术之大汇——寻本溯源读. 脉经. [J]. 医古文知识，2002，19（2）：28-30.

昙鸾传弘景之学

昙鸾（476—542），或作昙峦，俗名不详，自号玄简大士，雁门（今山西省代县）人。北魏时著名佛学家，佛教净土宗的实际开创者。

昙鸾14岁时冲破父母阻拦，独步游览五台山，寻找民间传说中的神迹灵异，遍观五台胜迹，"游五台金刚窟，见异征，遂落发"，出家为僧，对佛经（内）和儒、道（外）经典，都注意学习和研究。当其读《大集经》时，"恨其词义深密"，一般佛徒难以领会开悟，因此便决心为《大集经》作注。因日以继夜，过度疲劳，注解"文言过半，便感气疾，权停笔功"，他离开五台山到处求医，周行治疗，便懂得医疗之术。病愈后感叹"人命危脆，旦夕无常"，便产生了先学长生不老

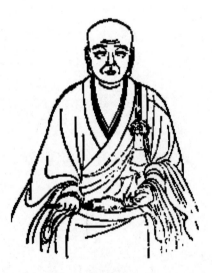

昙鸾

的仙术，继而再研究佛法的深邃思想。听说江南隐居道士陶弘景研究仙术，"广博宏赡，海内宗重"，便决定前往江南访陶弘景，随他学习，以求仙术。

昙鸾不顾旅途艰险，徒步跋涉，于梁武帝大通二年（528年）先抵达梁朝京都建康（今江苏南京市），受到梁武帝萧衍（502～549年在位）隆重接待，请他在重

云殿宣讲北方佛法，听者万众。梁武帝尊敬他，称他为"鸾菩萨"，并以高官厚禄劝昙鸾留在建康传授北方的佛教，并帮助他治理国家，昙鸾不为所动，婉言谢绝。随即亲往句曲山（今江苏省句容东南与金坛交界之大茅山）访见隐居道士陶弘景。

陶弘景读书万余卷，自号华阳隐士，善辟谷导引之法。他见昙鸾千里迢迢登门求学深为感动，"接对欣然"，倾其所学，热心传授。又应昙鸾请求，授予《仙经》10 卷，"用酬远意"。随后，昙鸾携带《仙经》，于北魏孝庄帝永安二年（529 年）北归魏境，"欲往名山，依方修治"。行至洛阳，遍访寺院，广拜名僧，在白马寺逢北天竺高僧菩提流支。流支于北魏永平元年（508 年）抵洛阳，传授古印度新兴的大乘瑜伽学说的经典，在翻译佛经中被推为领袖。昙鸾见到菩提流支后，向他询求胜仙经的佛法，流支对他说，仙经中那里会有不死之法，纵然得到长生，也逃脱不了轮回，随即授以天竺龙树假托佛说所造的《观无量寿经》，并说依此修行，就可解脱生死之苦，往净土享安养之福。于是"鸾寻顶受，焚《仙方》，专弘净土"。这是昙鸾一生中的重大转折。他不辞劳苦，行化他郡，影响广远。东魏孝静帝元善见（534～550 年在位）对昙鸾很敬重，尊为"神鸾"，敕令住并州大寺（在晋祠东二里许），晚年移住汾州北山石壁玄中寺，聚徒讲经，弟子多达 300 人。他还不辞劳苦跋山涉水到并州、汾州各地宣传净土宗法门，设立下院，广收弟子，据说他所设下院有 40 多处，遍布整个华北，培养弟子难以计数，平遥山寺和介休绵山的鸾公岩就是昙鸾讲经说法的两个道场。鸾公岩亦是因其名而来。东魏孝静帝兴和四年（542 年），逝世于玄中寺，年六十八，朝廷知道了，敕葬汾西文谷，并建塔立碑。昙鸾对佛经进行了大量的注疏撰写工作，从理论上和方法上对净土教义做了全面阐述，使净土宗成为一个成熟的教派，所以昙鸾被尊为净土宗之祖师。汤用彤在《汉魏两晋南北朝佛教史》中说："北方大弘净土念佛之业者，实为北魏之昙鸾。其影响颇大，故常推为净土教之初祖。"

昙鸾神宇高远，机变无常，话不细想便理解，而行动总与事理相符。他调心练气，对病识缘，名满魏都。他著《调气论》，著作郎王劭作注，闻名于世。

昙鸾所著的医书有《疗百病杂丸》3 卷（见《隋志》）、《疗百病散》3 卷（见《隋志》）、《论气治疗方》1 卷（见《隋志》）、（《调气方》1 卷（见《旧唐志》，作释鸾。《外台秘要》引崔氏《产乳序》作《峦调气方》）、魏昙鸾法师《腹气要诀》1卷（见《宋史·艺文志》），可惜都散失了，只能在《千金要方》《外台秘要》中稍见大概。

继昙鸾之后弘扬丰富净土宗教义的是道绰、善导等人，被尊为净土宗的三祖师，亦被尊为净土宗实际创始人。

道绰（562—645），隋末唐初并州文水（今山西省文水县）人，14岁出家，因他居住玄中寺，弘扬净土宗，因而又被称为"西河禅师"。道绰还继承了昙鸾高超的中医和中药学，常给众僧和百姓医病，颇有名气，所以，唐太宗李世民北上太原，路经玄中寺时，接见道绰，为皇后祈愿除病（见玄中寺存《铁弥勒像颂碑》）。

陈梦赍《中国历代名医传》中谓："南北朝之际，释氏学说弥漫中夏，天竺高僧东来者颇不乏人。印度医学和婆罗门要方因之传入，与中国医学合流。当时高僧兼治医术者，南方则以僧深为首，北方则以昙鸾为最著。"

药王孙思邈在山西

孙思邈（581？—682），唐代著名道士、医药学家。京兆华原（今陕西耀县）人。据《旧唐书》载："七岁就学，日诵千余言，弱冠善谈老庄及百家之说，兼好释典。"著有《千金翼方》30 卷、《备急千金要方》30 卷、《摄生论》《福寿论》。他认为"人命贵重，有逾千金。一方济之，德寓于此。"终生以救死扶伤、济世活人为己任，被誉为"药王"，是医药行业供奉的祖师爷。

据说，在孙思邈 100 多年的生命历程中，单在洪洞就度过了 63 个春秋。618年，李渊称帝，建立唐朝。唐高祖武德二年（619 年），孙思邈由京兆府北渡黄河，来到洪洞，隐居于洪洞城南的南坂里村为百姓治病。凡是贫者来看病，他不但不收诊费、药钱，还腾出住房，给远道而来的患者住，并亲自熬药给患者喝。只要有人请他看病，他从不推辞。

不久，山西北部刘武周的一股军队夺取了太原，并向南进军。李渊命儿子李世民率兵回师北上，在晋南一带迎击刘武周的军队。据洪洞县城南南安乐坂街的孙真人庙正殿的碑文记载：李世民在洪洞南坂一带与刘武周的骁将尉迟恭进行了一场决战。战斗中，李世民负重伤，昼夜被追 150 千米，积劳成疾，吐血不止。但经孙思邈治疗，痊愈康复，得以继续北上消灭了刘武周的军队。李世民对孙思邈感激万分，欲封其官，孙思邈婉言谢绝。李世民无奈，在率军北上前，封孙为"安乐真人"。自此，南坂村改名为南坂安乐村。

那时，洪洞东、西两山的老百姓多患夜盲症，富人得脚气病，他让夜盲患者吃动物肝脏，用米糠、麦麸治脚气，效果灵验。

孙思邈从71岁到100岁期间，把在洪洞治病时所积累的验方编成其第二部医书《千金翼方》。

他曾经独自一人行医山西，不辞劳苦涉足蟒河山水寻找草药。有一次，他偶然医好了一只跌伤的猴崽，后来，因遭奸臣追杀，孙思邈携家人逃进蟒河深山中，蟒河猴群以德报恩，从官兵手中解救了孙思邈。

不仅猴子与孙思邈有缘，老虎也曾相伴孙思邈左右。相传有一天，孙思邈骑着一头小毛驴到五台山采药。突然，小毛驴站着不动了，浑身像筛糠一样抖起来。孙思邈探头一看，前面路上卧着一只老虎。孙思邈打量着，发现老虎喉部卡着一块骨头。孙思邈没费多大劲，便从老虎口中取出一块兽骨。可得救的老虎纵身一跃，将小毛驴扑倒在地吃掉了。孙思邈很生气，转身上路。停了一会儿，老虎追到孙思邈前面卧下来，孙思邈没有责怪老虎，径直向前走。谁知老虎紧行几步，又卧在孙思邈面前，用背擦着孙思邈的腿。孙思邈明白了老虎的意思，便骑在虎背上。从此，孙思邈骑虎走遍五台山，采了许多药，为人治了许多病。

孙思邈至绵山采药，发现绵山白木耳具有强身的特殊功效，曾大力推广，百姓食之，功效显著。

为了纪念孙思邈，全国大部分地区都建有大大小小的药王庙，清光绪《山西通志》卷一六四载，洪洞县、永乐州皆有孙真人庙，称安乐庙；卷一六六载，猗氏县亦有孙真人庙则称药王庙。孙思邈在洪洞行医、生活，也受到了洪洞人民的爱戴和尊崇。据民国《洪洞县志》载，县境有孙真人庙两处，一在县城西北，明成化年间建。一在城南安乐坂，庙名安乐庙，建于元代，明万历，清咸丰、同治间多次复修扩建。该庙以会仙阁壮其门，其后有重门、乐亭、大殿、两庑，规模很大，雄伟壮观。大殿内有孙思邈像，每年农历四月二十日庙会，四方乡民求医问药、还愿进香者，络绎不绝。商贾辐辏，五日始散。洪洞南安乐坂之孙真人庙，无论规模之宏大，建筑之雄伟，历史之悠久，影响之深远，在全国众多的药王庙中，都可谓首屈一指。

　　孙思邈于唐永淳元年（682 年）病逝，遗令薄葬，不用贵重的祭器，相传葬于洪洞县淹底乡孙张村，抗日战争前陵园尚完好。相传，该村孙姓大部为孙思邈之后裔。据《洪洞县地名录》载："孙张村位于淹底乡西北部。相传，唐代名医孙思邈即此村人。唐太宗负伤后，由孙思邈医治痊愈，后封为药王，建药王庙于村西，现碑石俱存。该村初名大坂，后因张姓较多，依孙思邈、张姓，故名孙张村。"

神针赘疣狄仁杰

狄仁杰（630—700），字怀英，汉族，夔州长史狄知逊之子，祖父狄孝绪，任贞观朝尚书左丞。生于唐贞观五年（630年），唐代并州太原（今山西省太原小店区狄村）人；唐代名臣，武周时期杰出的政治家，武则天当政时期宰相。自幼读书，举明经。历官并州都督府法曹、大理丞、侍御史、宁州、豫州刺史，武则天即位，任地官侍郎、同凤阁鸾台平章事，后为来俊臣诬害下狱，贬彭泽令，转魏州刺史，神功初复相，后入为内史。在武则天当政时，以不畏权贵著称。卒于武则天久视元年九月辛丑

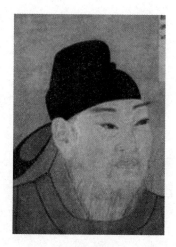

狄仁杰像

（二十六）日（700年11月11日），狄仁杰病故，朝野凄恸，武则天闻讯泣言之："朝堂空也！"为之举哀，废朝三日，赠文昌右相，谥曰文惠；唐中宗继位，追赠司空；唐睿宗即位之后又封之为梁国公。所以后世称其为"狄梁公"。死后埋葬于神都洛阳（今河南省洛阳市）东郊白马寺。

狄仁杰为官，正如老子所言"圣人无常心，以百姓心为心"，为了拯救无辜，敢于拂逆君主之意，始终保持体恤百姓、不畏权势的本色，始终是居庙堂之上，以民为忧，后人称之为"唐室砥柱"；他在武则天统治时期曾担任国家最高司法职

务，判决积案、疑案，纠正冤案、错案、假案；唐高宗仪凤元年（676 年），他任掌管刑法的大理丞，到任一年，判决了大量的积压案件，涉及 1.7 万人，时称平恕。其中没有一人再上诉伸冤，其处事公正可见一斑，是我国历史上以廉洁勤政著称的清官。后人因以编写出《狄公案》《狄仁杰断案传奇》等小说、戏剧，赞扬他平反冤狱、断案如神的才能，今人又给他冠以"东方福尔摩斯"的美名。

狄仁杰的一生，可以说是宦海浮沉，狄仁杰每任一职，都心系民生，政绩卓著。被朝野公认为"唐祚送俊之臣"，在他身居宰相之位后，辅国安邦，武则天也尊称其为"国老"，可谓推动唐朝走向繁荣的重要功臣之一，有"北斗之南一人而已"之誉。

据唐代薛用弱《集异记》载，狄仁杰兼通医药，尤擅针术。显庆中（656～660 年），应制入关，行至华州，见众人围观一巨碑，其上大字云："能疗此儿，酬绢千匹。"碑下卧一富室儿，年可十四五，鼻端生赘瘤，其大如拳，根蒂缀鼻，才如食筋。如触碰之，即酸痛刻骨，两眼为赘疣所牵引，目睛翻白，痛楚危极，顷刻将绝。仁杰恻然久之，曰："吾能为也。"即于脑后下针寸许，询病者曰："针气已达病处乎？"患者颔之，仁杰遽抽针，疣赘应手而落，且无痛楚，双目亦恢复如初，如无病然。患儿父母且泣且拜，以绢物赠之。仁杰笑曰："吾非鬻技者也。"不顾而去。可见其针道高明，非阅历深者不能致之。

狄仁杰墓位于河南省洛阳市东 12 千米处洛阳市郊区白马寺镇白马寺山门外。为一圆形土丘。墓前今存碑石两方，较大的石方上书"有唐忠臣狄梁公墓" 8 字，重立于明代万历二十一年（1593 年）。

太原市南小店区的狄村是狄仁杰的故里，村前原立有"狄梁公故里"石碑，可惜毁于十年动乱中。现在最早有关文献记载是明崇祯时阳曲知县彭而述的《狄梁公谱系祀田记》："县之南治十里，人烟可三五十家，相传为梁公故里，志乘所载，父老相传，人竞呼之为狄村云。"傅山《历代名臣像赞》也曾云："梁公，吾太原人。至今城南狄村传公故里。"村中原有慈观寺，寺中碑记称寺址就是狄公故宅。在狄村所在的建南汽车站附近有一处面积不大的公园为"唐槐公园"，也称为"狄园"。现村边还有一株挺拔苍健、枝叶苍沉的古槐，相传是狄仁杰的母亲手植。

这里已经成为周围人们闲暇之时散步的好去处。

明崇祯年间山西巡抚吴甡在狄村倡建狄公祠，祠前立有"白云深处"坊。据《唐书》载，狄公离家远行，登上太行山还不时回望双亲居住的地方，眼前唯见一片白云，他惆怅地说："吾亲舍其下。"表现了一个游子对父母眷念的心情。后人为纪念这件事，在太行绝顶立了"狄梁公望云处"的大字石碑。此地故得名"横望隘"或"横望镇"。横望隘今名"大口村"，在今晋城市南40千米处，属晋庙铺镇管辖。

随着时代的推移，狄村的狄氏人家先后迁徙，不知所处，狄公祠亦因无人祭祀、维修，逐渐颓坏。清乾隆年间狄公祠渐废毁，布政使朱珪移祠至太原市区的崇善寺，今寺旁的小巷称"狄梁公街"，原名狄公祠街，即由此而得名。它全长不过200米，宽也就8米左右，是一条地地道道的小街。

另外，太原文瀛湖上的状元桥也有一段美好的传说。相传狄仁杰年轻时曾路过此桥，遇到一位老翁赠予他一枝盛开的杏花，并祝他金榜题名。果然狄仁杰不久便科举及第，中了状元。人们为了纪念此事，便称此桥为状元桥。当然这只是民间传说，不是史实，但故事中却寄托了太原人民对这位乡贤的追念和景仰之情。

《难经》流传有王勃

王勃（649—676），字子安，绛州龙门（今山西省河津市）人，是我国著名的诗人和骈体文作家。王勃出身望族，为隋大儒王通的孙子（王通是隋末著名学者，号文中子），叔祖王绩是著名诗人，父亲王福畤历任太常博士、雍州司功参军、交趾县令、六合县令、齐州长史等职。兄弟劻、勔、助、劼、劝，多著才名。王勃才华早露，《旧唐书》载："六岁解属文，构思无滞，词情英迈，与兄才藻相类，父友杜易简常称之曰：此王氏三株树也。"9岁读颜注《汉书》，指出其失误。麟德初年（664年），太常伯刘祥道巡行关内，14岁王勃上书自陈，刘上表于朝，赞为神童，向朝廷表荐，对策高第，授朝散郎。乾封初年（666年），献《宸游东岳颂》《乾元殿颂》于朝，沛王李贤征署府修撰，两年后，因戏为《檄英王鸡》文，被高宗怒逐出府，随即出游巴蜀，赋诗见情。咸亨三年（672年），闻虢州多药草，求补虢州参军。后因恃才傲物，"为僚吏共嫉"，又坐官奴曹达案（私匿罪人曹达，后恐事泄将曹杀之），得死罪当诛，遇赦除名。其父亦受累贬为交趾令。上元二年（675年）或三年（676年），王勃南下探亲，渡海溺水，惊悸而死，时年27岁。也有一些人说是26岁。

王勃少年才华出众，文采斐然，与杨炯、卢照邻、骆宾王齐名，号为"初唐四杰"。王勃诗中多登临山水、怀乡别友之作，其中五律成就最大，如《杜少府之任蜀州》中"海内存知己，天涯若比邻"之句脍炙人口，为千古赠别名句。又如

《山中》诗："长江悲已滞，万里念将归。况属高风晚，山山黄叶飞。"令人欣赏不绝。骈文《滕王阁序》，描绘滕王阁之壮丽与宴饮之欢愉，个中有抒发自己的抱负和怀才不遇的喟叹，辞藻华美，颇多精辟之句，平淡有味，耐人思索，尤为千古名篇。

王勃兼通历算，嗜于医学。尝谓"人子不知医，古人以为不孝"。因之窃求良师，阴访其道。时长安医者曹元（字真道），身怀秘术，洞明医道，能遥望气色，彻视腑脏，流肠刳胸。王勃于龙朔元年（661年）冬至后甲子日从之游，授以《周易章句》及《黄帝素问》《难经》，乃知三才六甲之事、明堂玉匮之数，十五月而毕，尽得其要。临别，曹元嘱道："阴阳之道，不可忘宣也。针石之道，不可妄传。"王勃受命伏习，五年于兹。复钻仰太虚，导引元气，身体达到"滓秽都绝，精明相保"的境界。遂升堂入室，睹奥明理。著有《医语纂要》一卷、《医语序》（一说只作《医语》序）1卷，已佚。王勃还对曹元所传的《难经》版本作序，扩大影响，使之流传。他作序的起点十分高贵，目的十分明确："昔太上有立德，其次有立功，其次有立言，非以徇名也，将以济人也。谨录师训，编附圣经，庶将来君子，有以得其用心也。"这样，"苍生可以救耶！斯文可以存耶！"《难经》是《黄帝八十一难经》的简称，是古代四大医学经典之一，全书3卷（亦有5卷本），分为81章，以问答解疑的形式，讨论了《黄帝内经》中关于脉法、经络、脏腑、疾病、腧穴、针法等方面的81个带有疑义的问题，其中一至二十二难为脉学，二十三至二十九难为经络，三十至四十七难为脏腑，四十八至六十一难为疾病，六十二至六十八难为腧穴，六十九至八十一难为针法。《难经》的名称由来有二种说法：一是认为指其内容深奥难懂；一是指体例为问难形式。清代名医徐大椿在《医学源流论》卷下《难经论》中说："《难经》非经也，以经文之难解者，设为问难以明之，故曰《难经》。"《难经》成书年代迄今尚无定论，多数认为是汉代作品。但王勃在《黄帝八十一难》序中对此书的成书和承传做出说明："《黄帝八十一难经》，是医经之秘录也。昔者，岐伯以授黄帝，黄帝历九师以授伊尹，伊尹以授汤，汤历六师以授太公，太公授文王，文王历九师以授医和，医和历六师以授秦越人，秦越人始定立意句，历九师以授华佗，华佗历六师以授黄公，黄公以授曹夫子。"王勃认为，《难经》就是这样一代代传下来的，一直传到他的老师曹夫子曹元手里，所以老师是得自医家真传，"洞明医道，至能遥望气色，彻视腑脏，流肠刳胸之术"，王勃在名师指导下，"乃知三才六甲之事，明堂玉匮之数"。王勃是在为《难经》作序中做这番介绍的。《难经》的广为传播和对后世的深远影响，应当说与王勃等人的传薪续焰和广为宣扬是分不开的。

王勃的叔父"斗酒学士"王绩（字无功，号东皋子）亦通医术，"好莳药，时以药济人。"即言好种植药材，并常常以药济人。因此王勃自少年时期就对药物有一定的知识和兴趣，当他听说虢州治所弘农（今河南省灵宝县）盛产药材，就设法求补虢州参军的职务，以便为他学习研究药物提供方便，足见其用心之良苦。

在古代，许多读书人都懂医道，乃是因为他们把掌握医学知识视作为人儿女尽孝道的技能和表达孝心的一种具体行动，乃至后来发展成为衡量为人子者是否具有孝心的一项基本标准，王勃为其代表。王勃以文章显赫一时，早已家喻户晓，却从未闻以医鸣世，大概就因为文名太盛，以文掩医的缘故吧。加之王勃在27岁那年不幸溺海身亡。不然的话，他或许还能成为一位著名的医学家。

殒身宫廷斗争的郑注

　　郑注（？—835），绛州翼城（今翼城县隆化镇枣园村）人。本姓鱼，后改姓郑，当时号鱼郑。郑注出身贫贱，世为布衣，以方技游于江湖间。他聪明过人，博通典艺，棋弈医卜都十分精湛。

　　唐宪宗元和十三年（818年），襄阳节度使李愬病痿，注疗之而愈，愬厚遇之，受到宠幸，署为节度衙推。七月，李愬改任武宁节度使、徐州刺史，郑注即参与商议军政大事。他生性狡黠，能言善辩，善于猜测上司意图，每次为李愬筹事，没有不被采纳的。郑注因医术受到重用，也招致一些非议，说他仗着李愬的权势，作威作福，军中都讨厌他。监军、宦官王守澄，更气得找李愬告状。李愬说："他虽有这些毛病，可实在是个奇才，将军不妨和他谈谈，如不行，去掉他也不晚。"说罢，李愬叫郑注前来拜见监军，王守澄开始拒不接待，到就坐以后，郑注侃侃而谈，机辩纵横，完全符合守澄心意，王守澄大为惊讶，连忙请进内军，促膝谈心，彻夜不眠，只恨相见太晚。第二天，守澄对李愬说："诚如公言，实奇士也。"从此，郑注可以随意出入守澄之门，成为他的心腹。

　　元和十五年（820年），唐宪宗被宦官害死，王守澄等拥立穆宗皇帝，他本人知枢密事，独揽朝政大权。郑注日夜为其密谋策划，广收贿赂，奸邪之徒，纷纷攀附郑注，几年之后，达官贵人也"争凑其门"。王守澄将郑注推荐给穆宗，得到穆宗的厚遇。

　　唐文宗即位后，王守澄为骠骑大将军，充右军中尉。太和七年（833 年）十二月，文宗患了风疾，经王守澄引荐郑注给文宗治病，文宗服了郑注的药，颇见功效。文宗召对，征询富国之术，郑注建议恢复"榷茶"政策，榷茶是征收茶税，管理茶叶生产，增加国库收入，文宗采纳郑注建议，赐他锦彩若干。郑注又受文宗宠幸。太和八年（834 年），郑注总结自己治病经验，向文宗进献《药方》1 卷（已佚）。文宗对宦官专权颇不满，便任用宋申锡为宰相，以固皇权。宋申锡的计谋被郑注识破，转告守澄，守澄指使人诬告宋申锡勾结漳王谋逆，将申锡贬官。太和九年（835 年），郑注迁工部尚书，充翰林侍讲学士。郑注与宰相李逢吉之子合力排斥异己，"朝士相继斥逐，班列为之一空。"九月，郑注升为检校尚书左仆射、凤翔尹、凤翔节度使。郑、李探知皇帝对宦官不满，他们为了控制朝廷，便合谋铲除宦官势力。这年冬天，唐文宗设法毒死王守澄，郑注计划乘十一月宦官为守澄送葬的机会，尽诛宦官。李训怕郑注独揽大功，便提早 5 天行动。十一月二十一日，李训指挥邠宁、太原之兵进入宣政殿院，砍杀宦官。宦官仇士良率禁兵杀死李训等四宰相。郑注听说李训举事，连忙率亲兵五百从凤翔赴长安，走到半道，听说事败，又赶回凤翔，这时凤翔监军张仲清已得密诏，假意请郑注议事，用伏兵杀死郑注，并将郑注家属全部处死，没收全部家产，仅绢一项即有 100 万匹。郑注就这样殒身于皇帝与宦官的宫廷争斗中，未能发挥出其一身医术绝技。

开校正医书先河的高若讷

高若讷，字敏之，并州榆次（今山西省榆次市）人，生于宋太宗至道三年（997 年），卒于宋仁宗至和二年（1055 年）八月甲寅，卒谥"文庄"。高氏 10 岁丧父，徙居卫州（治所在今河南省卫辉市）。《宋史》载："若讷强学善记，……因母病遂兼通医书，虽国医皆屈伏。张仲景《伤寒论诀》、孙思邈方书及《外台秘要》久不传，悉考校讹谬行之，世始知有是书。名医多出卫州，皆本高氏学焉。"宋仁宗天圣元年（1023 年）举乡贡，后进士及第，开始了其长达 30 余年的仕途生涯。高氏博学多才，从政之余，仍留心医药，精究方术，着意培养医学人才，整理古典医籍，成为一代儒医。其医学著作有《素问误文阙义》1 卷，《伤寒类要》4 卷，惜均已亡佚，致使我们对他缺乏深层次的了解，但我们从现存的资料中，亦可窥知其对中医学所做的杰出贡献。①

培养医学人才

高若讷注重培养医学人才，传播医学知识，影响颇大，其门人及私淑者有高保衡、林亿、申受、孙兆、杜壬、董汲、刘寅、徐遁等人，皆得到高氏传道授业解惑的教益，成为一时之名医，形成高氏学派，故《宋史》称"名医多出卫州，皆本高氏学焉"，洵非过誉。

---

①　周益新. 宋代儒医高若讷对中医学的贡献 [J]. 山西中医，2003，19（5）：50-52.

高保衡为高若讷之次子，林亿为若讷二女婿，这在宋·宋祁《高文庄公若讷墓志铭》中有记载："公娶太宗王氏封某国夫人，生五男子：曰彦辅，东头供奉官；曰保衡，曰安石，曰吉甫，大理评事；曰元规，太常太祝。四女子：长适太常博士游奎，仲适都官员外林亿，叔适佐著作张谊，季适镇江节度推官王宗喆。"① 高、林二人均亲炙于高氏之学，受其传授较多，俱能克绍箕裘，传承家学，其学术造诣是青出于蓝而胜于蓝，尤其是后来高保衡以国子博士、林亿以光禄卿直秘阁的身份参加了校正医书局的工作，成为骨干人员，为保存古代医学文献和促进医药传播，立下了不朽业绩。林亿尚著有《黄帝三部针灸经》12 卷。

申受，据宋·邵伯温《邵氏闻见录》卷第十七载："康节先公曰：昔居卫之共城，有赵及谏议者，自三司副使以疾乞知卫州，以卫多名医故也。有申受者善医，自言得术于高若讷参政，得脉于郝氏老。其说谓高参政医学甚高，既贵，诊脉少，故不及郝老。郝老名充，居郑州。……申受，朝廷用为太医丞。"可见申受亦为高氏之入室弟子，得其指授，又受脉学于郝充，成为名医，官至太医丞。

宋·叶梦得《避暑录话》卷上尝载："士大夫于天下事，苟聪明自信，无不可为，惟医不可强。本朝公卿能医者，高文庄一人而已，尤长于伤寒。其所以得者，不可知矣。而孙兆、杜壬之徒，始闻其绪余，犹足名一世。文庄，郓州人。至今郓多医，尤工伤寒，皆本高氏。余崇宁、大观间在京师，见董汲、刘寅辈，皆精晓张仲景方术，试之数验。非江淮以来俗工可比也。"孙兆、杜壬等是否亲炙于高若讷，受其点拨，因无资料，不得而知，但"闻其绪余"，肯定读过高氏的著作，采掇其说，起码是高氏的私淑弟子吧！

孙兆与其父孙用和、兄孙奇皆以医名，据《邵氏闻见录》卷第二载："仁宗皇帝初纳光献后，后有疾，国医不效。帝曰：'后在家用何人医？'后曰：'妾随叔父官河阳，有疾服孙用和药辄效'。寻召用和，服其药果验；自布衣除尚药奉御，用和自此进用。用和本卫人，以避事客河阳，善用张仲景法治伤寒，名闻天下。二子奇、兆，皆登进士第，为朝官，亦善医。"孙用和著有《传家秘宝方》5 卷，孙兆著有《素问注释考误》12 卷、《伤寒方》2 卷、《伤寒秘诀》等书。孙用和"本

① 杜大圭. 名臣碑传琬琰集［M］. 台北：文海出版社，1969：530-532.

卫人"、"善用张仲景法治伤寒，名闻天下"；孙奇、孙兆同为校正医书局之校正；孙兆"闻其绪余，犹足名一世"，再观其著述与高氏研究方向颇为一致，从中不难看出其薪传有自，学术渊源与高氏一脉相承，虽不能确证孙氏一门三杰俱出高氏门下，庶乎近之。

杜壬之里籍已不可详考，著有《杜壬方》《医准》1卷，均佚。其医事，宋·王安石《谢宣医札子》中言："臣背疮余毒，即得仇鬲敷贴平完；尚以风气冒闷。言语謇涩，又赖杜壬诊治，寻皆痊愈。"《避暑录话》中也记载有"尝见杜壬作《医准》一卷，记其平生治人用药之验。其一记郝质子妇产四月，瘛疭戴眼，弓背反张，壬以为痉病，与大豆紫汤、独活汤而愈。"可见其医术精湛。大豆紫汤、独活汤俱见唐·孙思邈《备急千金要方》卷三中，高氏尝考订孙思邈方书，自有研究体会，窥杜壬议病用药法，大概与高氏瓣香一贯，自有相应处。

至于董汲、刘寅，其生也晚，不可能亲列高氏门墙，其皆精晓仲景方术，治病多验。高氏长于伤寒，名声远播，遗风流韵所及，受其影响，当在其中。《宋史》言高氏卫州人，"名医多础卫州，皆本高氏学"，而叶梦得却言"文庄，郓州人。至今郓多医，尤工伤寒，皆本高氏"。如果不是叶氏笔误的话，那么卫州、郓州比邻而居，相距不远，高氏又传伤寒学于郓州，两地开花，亦未可知。

此外，还有徐遁，据宋·苏辙《龙川略志》卷二载："有一举子徐遁者，石守道之婿也，少尝学医于卫州，闻高敏之遗说，疗病有精思。"则徐遁亦是高若讷的弟子。

以上这些珍贵的史料说明，高若讷在宋代医名藉藉，影响颇大，流传广远，除亲炙外，由私淑而入赘门墙，得其溉乳，师承其学，发展其说，也是很自然之事。所以对高氏培养医学人才的成绩应予以充分的肯定和研究。

整理古典医籍

由于兵燹战乱及其他原因导致古籍之散佚不全，代有所见，因之宋初就对医籍进行了全面校正和整理。尤其是宋仁宗嘉祐二年（1057年）八月辛酉，设立校正医书局于编修院，在历史上规模最大，影响最深，成就最著。此举虽然是高氏去世二年后之事，但高氏功不可没，主要表现在以下三个方面。

举荐人才

校正医书局设立伊始，即遴选了一批明医知儒的校理人才，从这个班子的主要成员来看，大都与高若讷有关系。前已述及，孙奇、孙兆是其弟子，高保衡是其次子，林亿是其女婿，皆集中于校正医书局，决不是偶然的。据清·徐松《宋会要辑稿》第一百十九册《选举》三十一记载：宋仁宗至和二年（1055年）七月二十四日，"诏亿充秘阁校理，瑾充馆阁校勘。亿，枢密使高若讷婿，以罢政府恩陈乞。瑾，宰臣沆之子"。说明高若讷深知林亿在校勘和医学方面有特殊的才能，方在其去世前的一个月，"以罢政府恩陈乞"，并通过考试，把原为职方员外郎的林亿安排到秘阁任校理，可以推想高保衡等人也会有类似的安排，为日后进入校正医书局奠定了坚实的基础。高若讷可谓慧眼识人，知人善任，真正是"内举不避亲"，林亿、高保衡、孙奇等也不孚所望，在校正医书过程中独荷重任，不可替代，三人共同完成《素问》《灵枢》《难经》《伤寒论》《玉函经》《金匮要略》《脉经》《针灸甲乙经》《千金要方》《千金翼方》《外台秘要》等唐以前医书的校订刊印工作，使这些濒于失传的经典医籍得以续绝存亡，以规范化的文字保存传播，而且在整理、校勘的过程中，也使许多中医理论得到了总结和提高。这与高氏的极力举荐，精心安排不无关系。

传承医学

林亿、高保衡之所以能在十余年内完成如此大量的医籍校订，取得了前无古人的可观成就，是与高若讷的师承授受分不开的。做学问讲求继承和发展，学术研究工作总是在前辈学者哺育和影响下起步和前进的，学术承继，薪火相传，知识积累，踵事增华，每一部书校订，都体现了师生两代人的心血和汗水。可以说，如果没有高若讷的学术传承，就没有林亿、高保衡、孙奇等这些校勘专家，也就不会校订出如此之多高水平、高质量的古医籍。

先期考校

校正医书局校勘的医书，涉及医经、脉学、针灸、本草等各个领域，牵涉面之广，时间跨度之大，是史无前例的。其间贯穿了大量浩繁错综、磅礴会通的工作。以情度之，如果没有人做先期的工作，奠定良好的基础，在短短的几年内，取得如此可观的成就，实在是难以想象的。因治学总是要追踪前人的研究过程，把前人的成果作为基点而再前进。极有可能高若讷生前就做了大量的校勘工作，取得了阶段性的成果。林亿等人学术渊源有自，得其精髓，在其研究的基础上则易为功。《宋史》中称高若讷将不传之医籍，"悉考校讹谬以行之，世始知有是书"，决非虚言，必有所本，只不过是我们今天难以了解当时的详情。譬如，高若讷著有《素问误文阙义》一书，而林亿等在《素问》一书的整理校正过程中，"遂乃搜访中外，裒集众本，寝寻其义，正其讹舛……正谬误者六千余义，增注义者二千余条，一言去取，必有稽考，舛文疑义，于是详明"。顾名思义，误文当正，阙义宜增，不难看出两者之间的因果关系。在林亿等人校勘补注的内容中，很可能有不少是高氏著作中的内容，只不过是未说明罢了。对此元·戴良《沧州翁传》中所引吕复之言是最好的说明："唐王冰乃以《九灵》九卷，牵合汉志之数，而为之注释，复以《阴阳大论》托其为师张公所藏，以补其亡佚，而其用心亦勤矣。惜乎，朱墨混淆，玉石相乱，训诂失之于迂疏，引援或至于未切。至宋林亿、高若讷等，正其误文而增其缺义，颇于冰为有功。"所谓"正其误文而增其缺义"，一语破的，点明了二者之间的关系。

精研《伤寒论》学

高若讷是宋代整理研究《伤寒论》之第一家，把《伤寒论》隆重推出，并加以校正，刊刻，述其精微，补苴罅漏，承先启后，继往开来，使仲景学说大张于世，开创了后世研究伤寒的风气，其创业之功不可没，颇为当世所推崇，倍受医家重视。宋·朱肱《伤寒类证活人书》自序中言："近世士人，如高若讷、林亿、孙奇、庞安常，皆惓惓于此，未必章句之徒不消且骇也。"《避暑录话》中对其称誉更高，前已述及，可见影响之大。高若讷研究《伤寒论》的学术思想大概集中反映在其撰著的《伤寒类要》一书中，可惜其书早已散佚，在南宋孝宗淳熙八年（1181 年）郭雍著《伤寒补亡论》时便已看不到传本了，故云："近世诸家伤寒书，如高文庄《伤寒类要》，未得本。"不过在宋·唐慎微的《经史证类备急本草》

中，对《伤寒类要》的内容尚有若干引述，虽属一鳞半爪，但吉光片羽，弥足珍贵，从中可以窥见高氏治伤寒学之一斑。只是《证类本草》为药物学专著，所援引的皆为方药，但也可以看出高氏不局限于仲景固有的治法、方药，而时有新义，增添了不少新方新药，补充了仲景之未备，丰富了伤寒学的内容，这是对《伤寒论》的发展和提高，值得进一步研究。至于其注释、整理方法，只能从林亿等人校正的宋版《伤寒论》中，窥其涯涘，探其端倪了，有待后人整理评议，使浮尘去而清光现。

高若讷在医学上的贡献是卓越的，上承前代之余绪，下开一世之新风，其培养的医学人才盛名远传千载而不衰；其整理的古典医籍至今令人受益而嘉惠无穷；其研究的伤寒论学开启宋代研习之风而绵延不绝。遗憾的是由于其著述亡佚不存，史料零散不全，长期以来人们对其医学成就未做深入的探索、研究，也未给予正确的评价。

良相良医文彦博

文彦博（1006—1097），字宽夫，号伊叟，生于北宋景德三年（1006 年）九月，卒于绍圣四年（1097 年）五月，北宋汾州介休县（今山西省介休市）人。其先本姓敬氏，因避后晋高祖石敬瑭讳，取文之象，被改赐"文"姓。刘知远建立后汉，又复其旧氏"敬"。北宋建国以后，由于避宋太祖赵匡胤祖父赵敬的庙讳，复改为"文"姓。少时读书刻苦，天圣五年（1027 年）及进士第，累官翼城知事、监察御史、殿中侍御史、同中书门下平章事，封潞国公。熙宁九年（1076 年）为王安石所恶，力引去，寻以太师致仕。文彦博事仁宗、英宗、神宗、哲宗四朝，居官近 70 年，任将相达 50 年，政绩卓著，德望尊崇。《宋史》称："公忠直亮，临事果断，皆有大臣之风，又皆享高寿于承平之秋。至和以来，建是大计，功成退居，朝野倚重。"苏轼亦曾赞慕曰："其综理庶务，虽精练少年有不如；其贯穿今古，虽专门名家有不逮。"（《宋史》卷三一三，列传第七十二。）年九十二卒，谥"忠烈"。

文彦博活到九十二岁，不说在医疗条件尚不发达的宋代，即使是今天，也算得上是一位高寿的长者了，这不能不说与其明医知药有一定的关系。其平素喜医药，尝患疾，苦头眩，以多方治之，弥岁不解。国医龚世昌诊脉问症，乃云："膈有寒痰，久之使然，非他苦也。"授以香芎散，服未半剂而愈，遂不复发。"余既神其效，又观其立方有法，不与常类，方有九物，物别为之解，凡药性之温寒，味之甘辛，并其主疗，略具于左。虽简而备，使观之者有据，服之无疑。无疑有效，犹夫任人各知其才之所长，用无疑，事罔不济。"有感于当时的一些行医者对本草知识知之甚少，所开的处方有依据但用药很不精当，致使在疾病过程中效果不佳。"余嘉龚医之方，专用本草之意，因采仲景并《外台》《千金》及诸家经验方，共若干，辄加注传于门内，以备处疗。谓之《药准》，以其依《本草》立方，则用之有准云。"陈振孙曰："《药准》一卷，潞公文彦博宽夫撰，所集方才四十首，以为依本草而用药则有准，故以此四十万为处方用药之准也。"《遂初堂书目》称是书为《文潞公药准》。

文彦博十分重视本草学，认为"乃知古之良医，治病必考于本草而立方，方药既精，厥疾必瘳。班固云：经方者，本草石之寒温，原疾病之深浅。陶隐居云：《道经》载扁鹊数法，其用药犹是本草家意。张仲景最为众方之祖，悉依本草。近世庸医，鲜通本草，求其方药之验，固亦难矣。"因之，用方必须识药。"近世医工虽处方有据，而用药不精，以致疗法寡效。"而古代医家，药多自采，用多为真。所以历代都很重视本草的辨别，"桐君著《采药录》，备花叶形色，别其是非真假，用之决无乖误，服之感得痊愈。""唐室之盛，置药园生本草图，欲悉知其形色气味。用药之精，其慎如此。""今则不然，药肆不能尽识，但凭采送之人，医工鲜通本草，莫辨良苦之难，加之赝伪，遂以合和，以兹疗治，宜其寡效。"所以"嘉祐初，余在政府，建言重定《本草图经》，凡数年而成，例蒙赐本。然药品繁伙，尽形绘事，卷帙颇多，批阅匪易，因录其常用要切者若干种，别为图册，以便批检，简则易辨，人得有之，披图而验误真，用之于医，所益多矣。"又著《节要本草》一书，刊于世。

遗憾的是，文彦博两部医书均已亡佚，我们今天难睹其妙，部分医籍中还引述一二，管中窥豹，可见一斑。如《本草纲目·草部·第十三卷·独活》载："风牙肿痛：《文潞公药准》用独活、地黄各三两，为末。每服三钱，水一盏煎，和滓温服，卧时再服。"文彦博还指导过别人学医，《续名医类案·卷二十·二便不通》引《良方》曰："文彦博在北门日，盛夏间苦大腹不调，公随行医官李琬，本衢州市户，公不独终始涵容之，又教以医事。公病泄利，琬以言动摇之，又求速效，以赤石脂、龙骨、干姜等药馈公，公服之累日不大便，其势甚苦。初虞世共城来见，公未坐定，语及此事，公又不喜服大黄药。虞世告曰：此燥粪在直肠，药所不及，请以蜜兑导之。公以为然。时七月中苦热，虞世冒汗为公作蜜兑，是夕三用，下结粪四五十枚，大如胡桃，色黑如橡栗。公二三日间饮食已如故。"痢疾多由积滞而成，所谓"无积不成痢"，治宜消积导滞，通因通用，切忌温补。李琬学艺不精，专事收涩补敛，致生变证。正如同时代的杨登父《仁斋直指方·痢疾》中说："痢出于积滞。积，物积也；滞，气滞也。物积欲出，气滞而不与之出，故下坠里积，乍起乍出，日夜百余度，不论色的赤白，脉之大小，皆通利之，是以无积不成痢也。"严用和《济生方·痢疾论治》也说："虽可因证辨证，然常叹世之人，初感此病，往往便用罂粟壳、石榴皮、诃子肉、肉豆蔻辈以止涩之，殊不知痢疾多因饮食停滞于肠间所致，必先导涤肠胃，次正根本，然后辨其风冷暑湿而为之治法。"初虞世，字和甫，宋代灵泉山人，精医，有超见，论源皆深究素难之理，以医名天下，著有《养生必用书》3卷，成于绍圣丁丑年（1097年），又有《尊生要诀》2卷，均佚。其见病知源，因势利导，治愈潞公之疾，不愧良医。可见，文彦博与名医交往治疗过程中，亦提高了自身的医学素养。

熙宁六年（1073年）四月，文彦博罢去了担任八年之久的枢密使一职，以守司徒兼侍中、河东节度使判河阳（今河南省孟州西）。期间，在洛阳龙门山圣善寺珍珠泉畔建立了一座药寮，挑选圣善寺中懂得医术的僧人为寮主，把自己收藏的医书数百卷、家中的良药珍剂以及存储、调制药品的器物都存放在这座药寮中，凡是有疾病的郊野乡民，无论远近，只要来到这药寮，都可以得到无偿治疗，可谓造福于民。

对于文彦博长寿的养生之道，其认为是保持良好的心态，不为外物所动。元丰七年（1084年）二月，文彦博致仕来到汴梁，入宫觐见宋神宗以辞行，神宗在垂拱殿置下御宴招待文彦博。在宴席上，宋神宗看到年近80岁的文彦博身体强健，精神矍铄，便饶有兴趣地询问他养生长寿的诀窍。文彦博对答说："没有别的秘诀，我只是能够自己调整心态，随遇而安，不以外物伤和气，不敢做过当事，恰到好处，适可而止罢了。"

王衮与《博济方》

王衮，生卒年不详，北宋太原（今山西省太原市）人。曾为钱塘酒官和大理寺少卿。熙宁间（1068—1077），任中书堂后官，编定命官四等过犯。元丰五年（1082年）任大理寺少卿。因父疾误于庸医之手，其母氏多病，因此潜心医术，留意方药，博采医方20载，得方论7 000余条，遴选其中500余方，辑成《王氏博济方》5卷，于1047年刊刻于世。（《四库全书提要》）据自序曰"今之人若得一妙方，获一奇术，乃缄而秘之，惕惕然惟恐人之知也，是欲独善其身，而非仁人泛爱之心也"，所以编纂此书，乃"博济之一端也"。因以"博济"作为书名。今存辑佚本，内容约为原书十分之七。

《王氏博济方》刊行后，多家书目曾予著录，《宋史·艺文志》、陈振孙《直斋书录解题》俱作3卷，晁公武《郡斋读书志》作5卷，稍有不同。据郎简原序"今春钱塘酒官王君惠然见过，出方书三编示予"，原书当为3卷。《四库全书提要》曰"盖三五字形相近，传写者有一讹也"。本书一直流传到明代，明政府修《永乐大典》时，收入了本书大部分内容。至清代，该书渐渐散佚，直到乾隆年间，官修《四库全书》时从《永乐大典》中辑出350余方，分立35类，依次排比，从《读书志》之目，重新厘定为《博济方》5卷。今现存的主要版本为：文渊阁《四库全书》本，此本为最早；《墨海金壶》丛书本；清乾隆年间吴县袁廷梼贞节堂抄本；清嘉庆十三年戊辰（1808年）张海鹏刻本；清道光二十八年戊申（1848 年）瓶花书屋刻本；《珠丛别录》丛书本；《长恩书室丛书》本；《丛书集成初编》本；1959 年商务印书馆铅印本；2003 年上海科学技术出版社点校本。

《博济方》辑本的内容共 5 卷，卷一分伤寒、风证、劳证、血证、盗汗 5 类；卷二分上焦证、中焦证、下焦证、三焦总治、五脏证治、诸气、噎嗝 7 类；卷三分目疾、耳病、齿须发、眩晕、咳喘、痰饮、霍乱、翻胃、癥癖、水气、脚气、小便证、大便证、中毒 14 类；卷四分胎产、经气杂证、惊痫、疳积、杂病 5 类；卷五分疮科、伤折、丹药、修制药法 4 类。全书共分 35 门，载方 350 余首。每门之首，间或著有证论，说明疾病证候、脉象及病源，既列治方。每方之下有主治病证、组成药物、制剂用法等内容。选方以丸、散、膏丹药方为主，用药以矿物药、动物药较多，如返明丹、辰砂膏、攘涎丸、三圣丸、神宝丹等，所用几乎全是矿物药，且这些处方大多是治杂病。这在宋代方书中颇具代表性，也说明宋代医家对矿物药的认识水平在不断提高。书中所选各方，系王氏所收集的秘方、验方，多他书所未备，如书中保存了草还丹、神效龙脑丸、赚气散、溧牙散等比较少见的医方，颇具研究参考价值。诚如晁公武《郡斋读书志》曰"名医云其方用之无不效。如草还丹治大风，太乙丹治鬼胎，尤奇验。"《四库全书总目提要》亦评曰："其中方药，多他书所未备，今虽不尽可施用，而当时实著有奇效，足为医家触类旁通之助。"书中所载方剂多有临床参考价值，不少系千古名方。如金沸草散、华盖散、五积散、三拗散、平胃散等，过去皆认为是出于《太平惠民和剂局方》之名方，而《博济方》早于其 30 年之多。制方亦有特色，如四倍散，由诃子、人参、茯苓、白术四味组成，用以治"脾元气不和，大补虚损"，与著名的四君子汤比较，仅诃子与甘草一味之别。而有补有收，作用更强。又如治疗骨蒸壮热的地骨皮散（地骨皮、秦艽、柴胡、枳壳、知母、当归、鳖甲）与著名的治疗骨蒸风劳的代表方秦艽鳖甲散（秦艽、鳖甲、地骨皮、柴胡、知母、当归、青蒿、乌梅）相较，用药极为相似，其中的主要配方基本一致。秦艽鳖甲散出于元代罗天益的《卫生宝鉴》，表明宋代方剂对后世的影响。但书中也杂有某些具有迷信内容的药方。故《四库全书总目提要》评曰"惟颇好奇异，往往杂以方术家言。如论服杏仁，则云彭祖、夏姬、商山四皓炼杏仁为丹，王子晋服四十年而腾空，丁令威服二十年而身飞，此类殊诞妄不足信。今故取服食诸法，编附卷末，以著其谬。俾读者知所持择焉。"

杨倓与《杨氏家藏方》

　　杨倓（约1120—1185），字子靖，南宋医家。代州崞县（今山西省原平市崞阳镇）人。生平事迹史书记载甚少，据《宋史·杨存中传》载，杨倓为杨存中次子，"倓签书枢密院事、昭庆军节度使。"杨氏满门忠烈，其祖父杨震曾任知麟州建宁砦，靖康元年（1126年）十月辽军围攻建宁砦，杨震与子居中、执中力战而死。翌年，曾祖父杨宗闵在保卫长安的战斗中死于金兵之手。其父杨存中（1102—1166），本名沂中，字正甫，绍兴时宋高宗赐名存中。靖康元年（1126年）金兵围攻汴京时，率兵勤王。南渡后，宿卫40年，成为著名的抗金将领，建炎三年（1129年）以军功升为御前中军统制，绍兴二年（1132年）春，晋升神武中军统制，后封为殿前都虞侯、兼任马布帅、进封郡王。丹波元胤《医籍考》按："子靖仕履，《宋史》欠详，今考之钱塘六和塔石刻四十二章经第三十八段，子靖所书。署曰：左朝请郎、尚书都官员外郎、兼玉牒所检讨官、兼权户部员外郎杨倓。崔敦诗《玉堂类稿》有杨倓除节度使制，称特授靖海军节度使、依前提举佑神观、进封繁畤郡开国侯，加食邑五百户，食实封二百户。又有赐徽猷阁学士太中大夫提举神佑观杨倓上表再辞免，除靖海军节度使、签书枢密院事、进封雁门郡开国侯，加食邑实封，不允。仍断来章批答。又有赐昭庆军节度使杨倓辞免知荆南府，不允诏，不得更有陈情诏。又有赐昭庆军节度使提举隆兴府玉隆万寿宫杨倓上表，再免知江陵府，不允，不得再有陈请诏。是皆可以补史之遗闻。"可见，尝官至户部员外郎、枢密使、昭庆军节度使，封繁畤郡开国侯等中央行政机构六部中户部的副职和主政一方的地方职务，并封为侯。

杨倓认为"夫疾病之变无穷，而吾之为方有限，欲以有限之方，通无穷之变，其不附会臆度，缪以毫厘者鲜矣"。加之"今之为医者，皆有尝试之方，深藏箧中，不轻以语人，侥幸一旦之售，以神其术"。因之，"后之医以方为书者，凡有一得之效，举不可废也"。杨倓之祖先和父亲杨存中好收单验方，杨倓在政务之余暇，以其所集之方约千余首，分类编次，并增入其他验方，博收约取，荟萃精要，经数年悉心编撰，辑为《杨氏家藏方》20 卷。于淳熙五年（1178 年）刊刻于当涂郡斋（今安徽省当涂县）。《直斋书录解题》《文献通考》《宋史·艺文志》等书目均有著录，明代朱橚编纂《普济方》时，多所引录，后渐散佚。清杨守敬于清光绪十六年庚寅（1890 年）驻日访书期间，发现流散在日本的古医籍中有《杨氏家藏方》，后录于《日本访书志》中，使之重归祖国。

《杨氏家藏方》为作者汇纂家藏的方剂编辑而成，全书 20 卷。内容按病证分为诸风、伤寒、中暑、疟疾、积热、风湿、脚气、秘涩、一切气、积聚、心腹痛、脾胃、泄泻、痢疾、痰饮、咳嗽、补益、痼冷、虚劳、消渴、水气、小肠疝气、眼目、咽喉、口齿、疮肿、肠风痔漏、伤折、妇人、小儿等共 49 门，载方 1111 方（现存 1 109 首，据于文忠考证："本书在点校中发现，现存方数与原书著录方数少二方，从目录得知，此乃卷十四中少'神铃散'与'四黄散'，各校本均同，故本书实载方为一千一百零九首。"）每方著有主治病证、组成药物、制剂用法等内容。很多方剂，是宋代常用医方，这些医方不但是当时医疗实践之总结，也对后世医方的发展起了重要作用。如杨氏自序所谓："余家藏方甚多，皆先和武恭王（杨存中谥"武恭"）及余经用，与耳目所闻尝验者也。""今余之所得，多良医之深藏而不语人者也。"其刊印本书也是为了"方将使家有是书，集天下良医之长，以待仓卒之用"之目的。

书中方剂在用药方面，尤有独到之处，恒用辛温香燥药治疗脾胃病，如治疗脾虚中寒的高良姜丸，治疗翻胃吐食的硇附饼子等。并选用虫类药治疗中风，如牵正散用白附子、白僵蚕、全蝎等，为后世沿用之名方；神仙秘宝丹之用白花蛇、乌蛇、蜈蚣、僵蚕、附子、牛黄、麝香、全蝎等，有祛风通络之效。又常选用辛温理血收敛类药方治疗眼疾，多用点、洗、贴等外治法，具有简、便、验、廉的特点。其他外治方药，如贴脐法治疗口内生疮，蟾酥塞痛处治风虫牙痛，天南星末姜汁调敷治口眼歪斜，蜈蚣、麝香、草乌头研末吸鼻治小儿急慢惊风等，多为后世采用。其中有不少简效方，构思奇特。本书蕴藏的不少临证效验之方，对后世的发展颇有影响，明朱橚等编撰《普济方》，引录本书方剂达405首之多。今方剂学教材中选载的牵正散、还少丹、萆薢分清饮等名方亦均源于本书。另对日本汉方医药也有重要影响，上海中医药大学藏本，书末附有一页日本文化改元（1804年）时期，水户小川稽医馆曾以《杨氏家藏方》作为教材的始末一文，云："右小川邑井坂喜兵卫所寄纳也。文化改元之秋，吾曹上请借宅一区为讲业之所，会运漕司移官舍厅，命就其故宅习学，赐名稽医馆。于是，书生来集者不下数十人。然而寒乡苦乏书，今获此书，不啻拱璧，何赐加之，因录岁月于尾，永莫忘嘉惠也。"可见本书在日本医界的地位和对汉方医学的影响。本书现存有日本安永六年（1777年）松枝元亮据前春荣藏本刻活字印本、日本浦井宗德据宋淳熙十二年福建官刻抄本、1988年人民卫生出版社点校铅印本等。

庄绰与《灸膏肓腧穴法》

庄绰，字季裕，自署清源（今山西清源县）人，生活于南北宋之交，经历了北宋神宗、哲宗、徽宗、钦宗和南宋高宗五代，长期仕宦于四方，浮沉于郡县，博物洽闻，从政之余，以医药自娱，并有亲身体验，且造诣颇高。宋人黄彦平称庄绰慈祥清谨，缘饰儒术，学有渊源，元陈孝先也说他"博物洽闻"。著有《灸膏肓腧穴法》《明堂灸经》《脉法要略》《庄代家传》《本草节要》（也作《本草蒙求》，疑即一书），惜乎除《灸膏肓腧穴法》一书传于后世外，其余均佚。其他方面的著述，也只留下《鸡肋编》3 卷，为考证庄氏生平的主要依据。

庄绰的里籍，其在《鸡肋编》自序后署为清源。考清源，隋开皇十六年（596年）置，以清源水而得名，属并州；大业二年（606 年）省入晋阳县，唐武德元年（618 年）复置，仍属并州；开元十一年（723 年）属太原府，宋金不改，元属冀宁路，明属太原府，清乾隆二十八年（1736 年），并入徐沟县。1912 年又置，1915 年并入徐沟，1917 年再置，1952 年与徐沟县合并为清徐县，即今山西省太原市清徐县。所以陆心源《仪顾堂题跋》卷八说庄绰是太原人。一般医史学著作中亦多从其说。但余嘉锡《四库提要辨证》卷十八，先考定庄绰的父亲是庄公岳，又根据《万姓统谱》卷五十载"庄公岳，惠安人也"，认为"宋惠安县属福建路泉州清源郡，由是知庄绰自署清源者，用郡名也。"肖鲁阳遵从余说，在《庄绰生平资料考辨》中进一步考证曰："宋人刘方明编《幼幼新书》卷四十，称庄绰有子名念祖，字泉伯。按泉伯之'泉'，即泉州之'泉'，宋泉州辖惠安，所以绰祖籍惠安说可以成立。"

余、肖二人之说虽然新颖，别具一格，然非信据，尚难令人完全信服。首先，余嘉锡认为庄公岳为庄绰之父，只是推测，是根据庄公岳"年月、官职、姓氏与《鸡肋编》所记并合"。考《鸡肋编》言"先公为漕使"，"先公元祐中为尚书郎，时黄鲁直在馆中，每月常以史院所得笔墨来易米。报谢积久，尺牍盈轴，目之为'乞米贴'。后领漕淮南，诸公皆南迁，率假舟兵以送其行。故东坡到惠州有书来谢云：'蒙假二卒，大济旅途风水之虞，感戴高谊，无以云喻。方走海上益远，言之怅焉永慨！'余池饬宝之。"书中还记述了其早年得苏黄文字，极其珍贵，"悬之照耀堂宇。为利诱势胁，于大观之后，幸能保守。靖康中，颍川遭金虏之祸，化为烟尘。往来于心，迨今不能已已。珠玉可致，而此不可再得。是可恨也！"其珍惜、痛苦之情，溢于言表。可见《鸡肋编》中并未言及其父之名，若官职、姓氏与庄公岳相合，是否只是巧合亦未可知。何况余先生认为庄公岳追附章惇、蔡京辈，与苏轼等元祐党人未有深交，而观庄绰所记，庄绰之父与苏轼等人绝非泛泛之交，故二者是否为一人，尚须深思。至于肖鲁阳言"泉伯之'泉'，即泉州之'泉'，"更属臆测，不足为凭，焉知此"泉"不是怀念其九泉之下的先祖呢？其次，从《鸡肋编》中可以看到，庄绰对东南习俗、口音有一种特殊的反感，或曰"甚可笑也"，"又可怪也"或曰"寝陋尤甚"。肖鲁阳先生说"这也足以说明他不是南方人。因为如果他是南方人或自幼生长在南方的话，他本来应该对乡音乡俗感到亲切可爱的"。但肖鲁阳又将此原因归结为其南渡以前没有机会回过福建原籍的缘故。然作为一个普通人，即使未在其祖籍生活过，按常理也应该对乡音乡俗有一种亲切感，决不可肆口诋毁，何况庄绰出身于一个诗书礼义的仕宦之家，岂能数典忘祖，信口歧视乡音乡俗，不仅出之于口，还笔之于书，惹人垢病，殊不可解。第三，宋人赵彦《云麓漫钞》卷二尝记载："《诗寄太原学士》：'风灯泡沫两相悲，未肯遗荣自保持。颔下藏珠当猛取，身中有道更求谁？才高雅称神仙骨，智照灵如大宝龟。一半青山无买处，与君携手活希夷。元祐七年九月九日钟离权书。'颍川庄绰跋云：'昔维扬有何仙姑者，世以为谪仙，能与其灵接。一日钟离过之，使治黄素，乃书此诗'。吕公亦跋其后，令俟王学士至而授之。后数日，王古敏仲自贰卿出守会稽，至维扬，访姑，即以与之。王秘不示人。宣和丙午，其子诚为西京留司御史，绰有中外之好，得其临本。后王氏家残于兵。"庄绰跋汉钟离、吕洞宾显灵事，虽涉荒诞，然当事人不谬。所谓"中外之好"，即中表近亲之关系，中指舅父之子女，为内兄弟；外指姑父之子女，为外兄弟。如东汉蔡琰《悲愤诗》"既至家人尽，又复无中外"，即其意也。可见王古与庄绰为表兄弟。又题为"诗寄太原学士"，则王古籍贯似出太原王氏望族也。想古人注重乡党观念，而且山川阻隔，交通不便，人事交往受到了很大的限制，上一辈的秦晋之结大概也只能在同乡之间匹配吧！无疑这也是探寻庄绰里籍为太原清源的一条线索。总之，称庄绰里籍为福建惠安的证据还不十分充足，有些考证尚属牵强。在未有确切资料的情况下，还以太原清源为是，或者不妨两说并存，阙疑待考。不过清源只是庄绰的祖籍，其南渡前主要生活在颍川（今河南许昌），故不少古籍中亦称其为颍川人；南渡后，定居琴川（今江苏常熟），故道光十五年（1835年）《琴川三志·补记续》卷八中"杂录三·缀琐篇"也收载了其事迹。

《灸膏肓腧穴法》一书，共分10篇，是著名的灸疗专著。内容首先引录《千金方》《铜人经》有关文献论述膏肓穴及其主治等理论，次分10篇，专论膏肓穴的部位、主治及不同流派的取穴法，并多附有示范图，图文并重，"使真人求穴济众之人益广于天下"，成为膏肓灸法、单穴治病专书，为后世研究膏肓腧穴的主要范本。该书的成书年代，一般均据书后庄绰跋署"建炎二年二月二十二日"，定为该年，即1128年。肖鲁阳据跋文之"余自许昌遭金狄之难，忧劳危难，冲冒寒暑，避地东下，丁未八月抵谓滨（误，当作泗滨），感痎疟，既至琴川，为医妄治，荣卫衰耗。明年春末，尚苦浮肿腹胀，气促不能食，而大便利，身足重痿，杖而后起。得陈了翁家医，专为灸膏肓腧，自丁亥至癸巳积三百壮灸之，次日即胸中气平，肿胀俱损，利止而食进。甲午已能肩舆出谒。后再报之，仍得百壮，自是疾证浸减，以至康宁。时亲旧间见此殊功，灸者数人，宿痾皆除。"进行考证，认为庄绰"病愈之后，'考医经异同，参以诸家之说'，撰写《膏肓腧穴灸法》。这样，此书成于建炎二年就成了问题。因为既云'明年春末'，当是二年三月。按建炎二年三月乙酉朔，丁亥为初三，癸巳为初九，甲午为初十，治疗疾病在三月没什么疑问。然而庄绰明说著书在病愈以后，而且是蛮认真地做这件事，书不当成于疗疾之先。所以落款二年疑当作三年。"

肖鲁阳考定其书成于建炎三年（1129年）是有道理的，然而问题还不止于此，观书中"石用之取穴别法第八"中言："绍兴己未岁，余守武昌时，总领邵户部玉云：少时病瘵得泉州僧为灸膏肓，……遂一灸而愈。壬戌四月，增记于此。"按绍兴己未当为绍兴九年，即1139年，距建炎三年（1129年）又已十年，壬戌则为绍兴十二年（1142年）。可见书成之后，续有所作，最后定稿当在1142年。再观《鸡肋编》自序署绍兴三年（1133年），而书中亦多记有绍兴三年之后的事，最晚亦为绍兴九年。考庄绰事迹，止于绍兴十三年（1143年），可见庄绰生前曾把其著作均进行了一番增订。另外，魏稼主编的《各家针灸学说》中说，庄绰"建炎元年（1127年），由河南许昌避乱到泗滨（今属陕西省）。因患疟疾为医误治，致使'荣卫衰耗'，酿成重病。'得陈了翁家传为灸膏肓俞'二次，逢丁亥（1107年），至癸巳（1113年）6年中灸满300壮，一年后第二次复灸100壮，'自是疾证浸减，以至康宁'。据庄氏称，当时亲友'见此殊功，灸者数人，宿病皆愈'。乃于建炎二年（1128年）'考医经同异，参以诸家之说，及所亲试，'写成《灸膏肓腧穴法》这部著名的灸瘵专著"。阅此，颇有纰漏，庄绰建炎元年患疟，反于20年前的丁亥年（1107年）灸治，不经之甚，殊不可解。而且从疗程上来说，从丁亥（1107年）至癸巳（1113年）六年中才灸满300壮，一年后又灸100壮，亦不符合医理。按灸膏肓腧穴法，宜"日灸五十壮，累至数百为佳"。观庄绰《灸膏肓腧穴法》跋中言和"自丁亥至癸巳，积三百壮。灸之次日，即胸中气平，肿胀俱损，利止而食进。甲午已能肩舆出谒，后再报之，仍得百壮，自是疾证浸减，以至康宁。显然所谓"丁亥""癸巳""甲午"乃纪日而非纪年，前引肖鲁阳分析至当可从，而且从丁亥（初三），至癸巳（初九）共灸6日，每日50壮，正积300壮，甚符医理。各家针灸学说教材，以日为年，未予详审，亟宜正之。

《灸膏肓腧穴法》在宋代没有刊行，只有抄本，但已颇有影响。绍兴二十年（1150年）在刘昉《幼幼新书》卷四十"近世方书"中即中著录，同时收入该书的还有《脉法要略》和《庄氏家传》，并称"三书皆知筠州庄公手集，得之其子监潭州都作院念祖泉伯"。书存于其子处，似乎此时庄绰已作古。《宋史·艺文志》著录有庄绰《膏肓腧穴灸法》2卷。到元至大辛亥（1311年），窦桂芳以家世所藏的该书，与《黄帝明堂灸法》《子午流注针经》《针经指南》三复校正，合梓由活济堂刊行，题名为《针灸四书》，此为该书最早的刊本，人称为活济堂本。明成化年间亦有刊本，后流入日本。明代以后名针灸名著多所转载，原书反而流传不广。1983年，人民卫生出版社以天一阁馆藏元刻沽济堂残本为底本，又据《太平圣惠方》《普济方》、日本延宝三年（1675年）仿元刊《黄帝明堂灸经》、日本抄本《针经指南》及明清以来的针灸专书，进行了校补、勘误、印行，1989年上海中医学院出版社刊行校注本，其书才又得以广泛流行。

庄绰的著述今尚存《鸡肋编》，这是宋人史料笔记中比较重要的一种，内容翔实，其资料价值一向为人们所公认。书中有数十条考证方书、本草，以及记载地方生活习俗，更觉珍贵。

如养生要诀，"顺昌种谷道人云：'大风先倒无根树，伤寒偏死下虚人。'王恬智叟云：'犯色伤寒犹易治，伤寒犯色最难医。'王丹元素云：'治风先治脾，治痰先治气。'皆卫生之药也。"要言不烦，可师可从。

又如对臁疮的认识，臁疮是发生于小腿下部内、外侧的慢性溃疡，多由湿热下迫、气滞血凝，蕴酿成疮。《鸡肋编》对此颇有见解："疮发于足胫骨旁，肉冷难合，色紫而痒者，北人谓之臁疮，南人呼为骭疮，其实一也。然西北之人，千万之中患者乃无一二。妇人以下实血盛，尤罕斯疾。南方妇女亦多苦之，盖俗喜饮白酒、食鱼鲝、嗜盐味。而盐则散血走下，鱼乃发热作疮，酒则行药有毒。三物气味皆入于脾肾，而走足骭之间，二脉皆由之。故疮之发，必在其所。《素问》云：'鱼盐之地，海滨傍水，民食鱼而嗜咸，鱼者使人热中，盐者胜血（鱼发疮则热中之信，盐发热则胜血之征），其民皆黑色疏理，其病皆为疮疡（血热而弱，故有此）。'又《本草》：'酒大热有毒，能行药势。'服石人不可长以酒下，遂引药气入于四肢，滞血化为痈疽。今白酒面中多用草乌头之类，皆有大毒，甚于诸石。释经谓甘刀刃之蜜，忘截舌之患。况又害不在于目前者乎？谚谓'病从口入，祸从口出。'信矣!'"对臁疮的病因病机阐释无遗。

还有对药物的名称、性状、采摘、功效的描述和应用体会。如肥珠子"食者多苦腰痛，当是其性寒故也"。"五倍子疑为吴备子语讹而来"。狗舌草"叶如狗舌夏秋生细花，始白渐黄，无甚香臭，花茎长出叶上，根已枯而叶不枯，俗又名狗蚤花。锉细，以干姜滋味和之，作馄饨饼夹食之，已泄利。"狗舌草为菊科植物狗舌草的全草，多年生草本植物，具有清热解毒、利水消肿、杀虫之功能，主肿脓疡疖肿、尿路感染、肾炎水肿、口腔炎及跌打损伤、湿疹、疥疮、阴道滴虫。《唐本草》："狗舌草，叶似车前，无纹理，抽茎，花黄白，细。丛生渠堑湿地。"《开宝本草》："别本注云，疗瘑风疮，并皆有虫，狗舌草为末和涂之即瘥。四月、五月采茎，暴干。"范纯之孙女，"丧夫，亦病狂。尝闭于室中，窗外有大桃树，花适盛开，一夕断棂登木食桃花几尽。明旦，人见其裸身坐于树梢，以梯下之，自是遂愈。再嫁洛人奉仪郎任谞，以寿终。"桃花可活血化瘀以治狂疾。

庄绰一生阅历丰富，著述颇丰，著有《本草节要》《明堂灸经》《杜集援证》《筮法新仪》《庄氏家传》等书，惜乎今皆已不传。按宋以前医书，一般分脉法、本草、针灸和疮疡四类，除创伤科外，庄绰都有专著，可见他在医学方面，造诣是很高的。

马宗素传河间之学

马宗素，金代平阳洪洞（今山西省洪洞县）人。受业于刘完素门下，精于医术，于热病颇有研究，谓热病乃伤寒之一种。其用药宗河间之说，喜寒凉，忌温热。著有《伤寒医鉴》1 卷（见《补辽金元史·艺文志》。《郑堂读书记》作刘河间《伤寒医鉴》一卷，《四库全书》存目，无刘河间三字）。约成书于金天兴三年（1234 年）。书中论述了伤寒医鉴、脉证、六经传受、汗下、阳厥、发黄、呕吐、霍乱、小儿疮疹等共 12 篇。朱氏《南阳活人书》将《素问》中阴阳二字释作寒热。马宗素采用刘完素说法以匡朱的谬误。《伤寒医鉴》一书，首为总论，次论脉证，论六经传授，论汗下，论阳厥极深，论燥湿发黄，论不得眠，论呕吐，论湿热下利，论霍乱，论好用寒药，论小儿疮疹。每则都列举《活人书》于前，继用刘完素之说以辨其非，后援《素问》本文以论证。主旨大都以为，伤寒为热病，无所谓寒证者，合于《素问·热论》之义。现存版本有明万历二十九年（1601 年）吴勉学校刻《古今医统正脉全书》本、1909 年上海千顷堂书局石印《刘河间医学六书》本等，并见于《丛书集成初编》。又有《图解素问要旨》3 卷，旧题金·刘完素原撰，元·马宗素编并作序，重新编定，分作 8 卷，即钱大昕《元史·艺文志》所载的《素问要旨》。（见《伤寒论辨证广注》）约成书于元至元八年（1271 年），本书共 9 篇 3 部，主要论述五运六气学说在医学上的应用，所论者皆本诸《素问》七篇大论，阐发了运气学说概念、原理、推演方法、变化规律及其与疾病发生发展的关系等基本命题，采用图表方式推演运气学说，则有通俗易懂和便于掌握的优点。书成后未曾刊刻，现存清抄本，藏于北京图书馆。

马宗素还与程德斋合著有《伤寒钤法》，论述仲景六经传变、397法，颇为便捷，但计日以传经、按日时受病之说，即伤寒始发太阳，日传一经，从太阳传阳明，经过少阳、太阴、少阴，最后厥阴，三阴三阳传遍，未免牵强拘泥，胶柱鼓瑟，纯属臆想，是其所短，为后世医家所不取。即其所论397法，亦似是而非。该书自序曰："若能精究是编，则知六经传变，三百九十七法，在于指掌矣。又曰：六经二百一十一法，霍乱六法，阴阳易差后劳复六法，痉湿暍九法，不可汗二十六法，宜汗四十一法，不可吐五法，不可下五法，可汗五法，可吐五法。"以其说统计之，却止得319法，于397法中尚欠78法。观其序文乃如彼，考其所计乃如此，则知其犹未能准确理解397法并灼然得其实数。

397法之说，源于宋代林亿、孙奇等校定《伤寒论序》："今先校定张仲景《伤寒论》十卷，总二十二篇，证外合三百九十七法，除复重，定有一百一十二方。"其后南宋严器之为成无己《注解伤寒论》作序，亦倡其说。谓"其三百九十七法之内，分析异同，彰明隐奥，调成脉理，区别阴阳，使表里昭然，俾汗下而灼见。"后来人们多从其言，《伤寒论》397法之说风行于世。但对其实际所指，似是而非。事实上宋人对法有特定的意义，严格区分证与法，条文下有方者曰"法"，条文下无方者曰"证"。自宋人提出397法以后，后来学者不断核实。元·王履在《医经溯洄集》中说："及考成无己注本，则所谓三百九十七法者，茫然不知所在，于是询诸医流，亦不过熟诵此句而已。欲其条分缕析，以实其数，则未遇其人，遂乃反复而推寻之。"只找到387法，"多方求合而莫之遂"，于是认为"纵使三百九十七法之言不出于林亿等，而出于亿之前，亦不足用。"明洪武年间黄仲理将六经病所有条文即包括证与法在内的所有条文笼统地计算在一起，共数出397条。黄氏说："仲景之书，六经至劳复而已，其间具三百九十七法，一百一十二方，纤悉毕具，有条而不紊也。"自黄仲理以397条代397法后，以讹传讹，其说沿误至今，明·方有执《伤寒论条辨》、李中梓《伤寒括要》、清·陈修园《伤寒论浅注》等均将397条视为397法，混淆了法与证的区别，违背了林亿等人的"有方曰法，无方曰证"的初始含义。或者认为397法"于理不通"，应"摒弃其说"。如日本丹波元坚《伤寒论述义·答问》说："问：林亿等序，称合三百九七法，未知其指。答曰：此实无谓之言。故王氏《溯洄集》反复纠辨，殊为确核。而后人更有为说者，竟不免附凑。如周自闲据赵氏翻雕宋本以驳王氏（见《吴医汇讲》）。今考宋本，每篇之首，共注几法者，通计得三百八十七法，是王氏所以发疑。而周氏检考不密，复吹其烬，可哂甚矣。"更有人为了求合其数，便多方设法，四处求索，予以补缀。如王晋三、张孝培等人即曾"以名方后咬咀为末，先后煮、啜粥、不啜粥、饮暖水，日几服为法"，以补397法之数。凡此种种，皆未明"法"的真义。

当代伤寒学家王庆国认为，对于397法的讨论，首先要明确两个问题：一是397法之数是实指而非虚指，二是要区分开"证"和"法"所具有的不同概念。条文中不出方治者为证，出具体方治者为法。诸篇合之，共得387法，与序言之数不符，究其原因，可能有条文脱落。文献学家钱超尘通过认真统计《伤寒论》中所有子目中的法数，详细研究"太阳中""太阳下""阳明"三条子目小注，找出隐含其中的9法，得出《伤寒论》全书共有398法，宋臣在太阳中子目漏计1法。林亿等所说的397法有其特定的含义，即"法"中不包括"证"；397法不仅包括三阴三阳中的法，也不包括"可"与"不可"诸篇中的法。医家常说《伤寒论》有398法，非空穴来风，无稽之言也。

总之，《伤寒论》397法，直到现代医家加以认真研究核实，才明了其特定含义和确切数目。限于历史认识阶段限制，马宗素等对此虽未能完全认识明了，但做了有益的探索，不必苛责古人。

常仲明传戴人之学

张子和先在浑源刘从益门下受益，后来又从刘完素学医。与麻知几、常仲明辈日游漉水之上，讲明奥义，辨析至理。以平日撰写的论著和临床经验，辑为一书，题为《儒门事亲》，以为儒者能明其里而事亲者应当知医，此书共 15 卷，其中《儒门事亲》仅占 3 卷，其他是《治病百法》2 卷、《十形三疗》3 卷、《杂记九门》1 卷、《撮要图》1 卷、《治病杂论》1 卷、《三法六门》1 卷、河间先生《三消论》1 卷、《治法心要》1 卷、《世传神效名方》1 卷。大抵此书是子和草创，知几润色，仲明又扩展其译文为《治法心要》。麻九畴与常仲明，从张从正学医，得张学精微，学问远超过其师。而张从正的《儒门事亲》，经过九畴、仲明的润色编纂，才得流传于世。可见常仲明对发展子和学说、昌明中医学术有一定的贡献。①

生平考述

常氏的名与字历来记述比较混乱，如陈邦贤《中国医学人名志》谓"常仲明，元，著有《治法心要》""常德，金，编有《伤寒心镜别集》"。任应秋《中医各家学说》："常德，字仲明，镇阳人，熊氏种德堂本《张子和心镜》一卷，题为'门人镇阳常德仲明'。"俞慎初《中国医学简史》、李云《中医人名辞典》、李经

---

① 周益新. 金代医家常仲明生平、家世、著述考略 [J]. 山西中医，200，20 (4)：53-55.

纬和邓铁涛主编的《中医大辞典》及薛益明编著的《张从正临证新法》等书中，均认为常德字仲明，二者系一人。

考金·元好问《真定府学教授常君墓铭》（以下简称《墓铭》）中载："岁辛亥九月晦，自太原东来，过仲明之门，而仲明之下世十许日矣。孤子德雅知予敬其先人，涕泗以墓铭为请，予复之曰：'此吾之志也，奚以请为？'乃作铭，并论次之。君讳用晦，姓常氏，仲明其字也。"元遗山与常仲明为同时人，且过从交往甚密，常氏殁后，又应其孤子常德之请为其作墓铭。其说常仲明，名用晦，常德为其子，可为定论。因此二人系父子关系，绝非一人，无可置疑。上述诸家大多将常氏父子混为一谈，宜正之。陈邦贤虽将常仲明与常德列为二人，惜乎未勘明二人为父子关系，且误仲明为元人，德反为金人，未免次序颠倒。

常仲明与常德之所以被误为一人，是缘于清·纪昀《四库全书总目提要》和日本·丹波元胤《中国医籍考》的推理考证。《四库全书总目提要》言："《伤寒心镜》一卷（通行本）。一名《张子和心镜别集》。旧本题'镇阳常德编'。德不知何许人，亦不详其时代。考李濂《医史·张从正传》后附记曰：'《儒门事亲》十四卷，盖子和草创之，麻知几润色之，常仲明又撷其遗为《治法心要》'。子和即从正之字，知几为麻革之字，仲明字义与德字相符，常仲明者，其即德欤？若然，则金兴定中人也。"这里将麻知几与麻革、常仲明与常德均混为一谈，误导后人。《中国医籍考》中亦云："常氏德《伤寒心镜》一卷，存。按熊氏种德本，题曰《张子和心镜》，门人镇阳常德仲明编。又李濂《医史》曰，张戴人兴定中召补太医，居无何辞去，盖非其好也。于是退而与麻知几、常仲明辈日游瀿水之上。又子和有治常仲明子患风痰药案，见于《十形三疗》，是可以征《提要》说矣。"可见二书考常仲与常德为一人的证据，一是熊氏种德堂本的误题，二是推测名与字的意义相符。殊不知"仲明"正与"用晦"之义相符矣。由于二书较权威，影响深远，后世多依从其说，沿袭谬误，此即诸书失于常德字仲明之由来，兹可据《墓铭》匡其谬矣。

大多医籍均未确载常仲明生卒年限，只言其为金宣宗完颜珣兴定中（1217—1222）人。而《墓铭》中言："岁辛亥九月晦，自太原东来，过仲明之门，而仲明之下世十许日矣"谓"不幸遭疾，临终二三日，执笔纪先世事迹，垂示来裔。饮酒谈笑，与家人诀，怡然而逝。春秋七十有四，实辛亥之九月十九日也。"据此推之，则其生于金世宗大定十八年（1178年），卒于元宪宗元年（1251年）九月十九日。

常氏里籍记载亦较混乱，据《墓铭》载："仲明之先世，又出于代雁门，……上世家崞县大木张家里，而墓于泉福乡之石鼓原者，不知其几昭穆矣。""文水即君之曾祖也。金朝初，避汉阳质之役，族属散居，有从建炎南渡而贵官者，有留居东门卢利者，有析居柏仁坊鹿者。文水居迁河朔，寓居平山，遂占籍焉。"元好问又在《常仲明教授挽辞》后注曰："常，代州崞县人，客郾城，与知几游。知医，临终殊明了。"可见仲明之祖籍为崞县大木张家里，即今山西省原平市，该市中阳乡有上木章村、下木章村、辛章村，三村比邻呈品字排列，疑即由古大木张家里衍化而变来。附近又有石盆村、石鼓村、石鼓神祠，亦可为佐证，至其曾祖时寄籍平山（今河北省平山县），到仲明时，因避蒙古军之南侵，而客居郾城（今河南临颍）。

至于诸书中常仲明又是"镇人""饶阳人""镇阳人"之说，是缘于其处于金元鼎革之际，战乱不休，一生颠沛流离，居无定处。镇，指镇州，唐置，宋初因之复升为真定府，元为真定路。仲明在金亡后，迁居真定，并被辟为府学教授，生活其地至于殁，故有是称。至于镇阳，历代无此地名，陈梦赉《中国历代名医传》言："常用晦，字仲明，金代镇阳（今江苏太仓）人。"然太仓旧为镇洋县，非镇阳县，且为清代析置，金时无此名。《中国古今地名大辞典》载："镇洋县，本太仓州地，清析置镇洋县，民国改太仓为县，废镇洋入焉。"而且当时宋金为敌国，边界森严，仲明也不可能从金国越境流落到南宋之辖地。那么，镇阳究属何指，其实仍为镇州。因古人又山南为阳、山北为阴，水北岸为阳、南岸为阴的认识，故古代许多临近山水的地名，常用阴阳二字。镇州因位于北岳恒山之南，故称镇阳（按：明以前，北岳恒山指位于真定府曲阳县西北的大茂山。明代起，山西省浑源县境内的恒山始称北岳，清顺治中方移祀北岳于此）。宋·洪迈《容斋随笔》卷十六"郡县用阴阳字"中即说："山南为阳，水北为阳，《穀梁传》之语也。若山北水南则为阴，故郡县及地名多用之，今略叙于此。山之南者，如嵩阳、华阳、恒阳、衡阳、镇阳……"

家世溯源

据《墓铭》记载，常仲明之先世可上溯到宋初，其七世祖为常素，娶妻皇甫氏，生子常庆；庆娶康氏，生子常玘；玘娶檀氏，生子五人，长子常俊，为仲明之高祖，"材干宏博，殖产益丰，取予之际，己薄而厚于人，家近云朔塞，群从卒以武艺相尚，有'捉虎常氏'之目。"常俊娶王氏，生四子，长子名宗亮，系仲明曾祖父，"慷慨多气节，中武举，管修武郎、鄜延路第四将，仕至知文水县事"。另一子常宗彦"以骑射应募，官保仪郎、河东路第四部将"。

常宗亮生九子，仲明之祖父名大安，在迁徙平山的途中，卒于黎城（今山西省黎城县）；父名常振，"孝悌忠信，不学而能，好结交文士，自以不习儒业为愧，一意课二子学"；弟名常鼎，字仲华，"甫成童，能属文，乡长者以伟器期之。未冠而卒。"仲明早岁游学汴梁，与诸文士交，学问大进，赋业外，兼习他书。后因战乱，客居郾城，得识张子和，拜以为师，成为儒而兼医者，"真定幕府以君承平学舍旧人，文行兼备，任师宾之位，辟本路府学教授。在职数年，士论归之"。妻刘氏，先其27年卒，继室李氏，子名常德，曾任彰德府宣课使，孙子名举孙。

师友交往

常仲明家非世医出身，从小强学自立，以赋业为志，惜生不逢时，天下多故，功名无望。后在与张子和、麻知几、赵君玉、元好问等人的交往过程中，受他们的医风熏陶，得明岐黄之学，进而升堂入室，成为儒而兼医者。了解常仲明的师友交往，也可以从侧面加深对其医事活动的了解。

将常仲明引入医学殿堂的是张子和，堪为其师，他从张子和学医，大概是由患者身份变为弟子的，这在《儒门事亲》卷六中有多处记载，从中可知，仲明最早是因其子患风痰疾，得识戴人于溵水之南乡（今河南省登封、郾城一带），后其本人及妻子患病，均经戴人治愈，有此契分，遂拜其为师，转而业医，并能得其传承，成为子和学派的主要薪传者，时间在1218～1228年间。《墓铭》中称："国医宛丘张子和推明岐黄之学，为说累数十万言，求知几为之润文，君颇能探微旨，亲识间有谒医者，助为发药，多所全济，病家赖焉。"

常仲明学医晚于麻知几诸人，大概是戴人的关门弟子。因《儒门事亲》卷三、卷六只提到从戴人学医的麻知几、张仲杰、游君宝及赵君玉，并未提及常仲明，可知其入室受训晚于麻、赵等人。

麻知几，《金史》卷一二六·列传第六四·文艺下曰："麻九畴，字知几，易州人。……晚更喜医，与名医张子和游，尽得其学，且为润色其所著书。为文精密奇健，诗尤工致。"赵君玉，中山人，坚信从正之学。二人与常仲明均为同门弟子，观《墓铭》记载，关系密切，战乱避梦，同行同止，可见他们在学术上是心心相印，在友谊上是生死与共。

元好问，字裕之，号遗山，太原秀容人，金代著名诗人，亦熟谙医药，喜藏方书，与李杲等诸医家皆有交往，并为其著述作序，自著有《元氏集验方》一书。遗山因麻知几得识仲明，且同乡，相交遂欢，引为知己，益仲明为"端人"。仲明殁后，亲作墓铭，并撰《常仲明教授挽辞》："云际虚瞻处士星，岂知谈笑已忘形。镇州肥腻无毫发，晋产真淳有典刑。白帽枉教淹晚节，绿囊元拟济含灵。汝南后日先贤传，犹欠知几为勒铭。"哀悼之情，溢于言表，足见相知之深。

著述探赜

明·李濂《医史》载：《儒门事亲》"是书凡十四卷，盖子和草创之，知几润色之，而仲明又撮其遗为《治法心要》。兵尘涽洞，藏之查牙空穴中，幸而复出人间，……其中妙论精义不可缕述，善读者当自得之。"可见常仲明有助其师编述《儒门事亲》之功，其中《治法心要》篇为其亲撰。

常仲明的著述流传于后世的有《伤寒心镜》1卷，题为镇阳常德编。谅是由于仲明写成后，因"兵尘涽洞，藏之查牙空穴中"，未能付梓，其后由其子常德整理成帙，这也是将常仲明父子混为一人的主要原因。

由于《伤寒心镜》的内容较少，只论7条，内容仅988字，恐是烬后余篇，不足以单独成书，故元刊本、明熊氏种德堂刊本、明嘉靖刊本、吴勉学河间六书本，皆附刘河间书后以刊行。而且此书乃阐扬刘河间、张子和学说，又名《张子和心镜》，因此后世有人便误认为其为张子和甚或刘河间的著作。对此，清·周中孚《郑堂读书记》中说："《张子和心镜别集》一卷（医统正脉本），金常德编（德字仲明，镇阳人），《四金全书》存目，倪氏《补迈金元志》、钱氏《补元志》俱作张从正《伤寒心镜》，其书凡七则，首论河间伤寒论双解散，有云子和增作法；又云，此法子和得之。此论发汗，有云子和演为吐法。据此知，倪、钱两家属之子和所自作，皆误也。然寥寥三页，不足以成卷帙。故吴肖严附刊《河间六书》之后云。"

综上所述，常用晦，字仲明，生于1178年，卒于1251年，祖籍山西崞县，寄籍平山，客居郾城，再迁真定。师从张从正学医，与麻知几、元好问、赵君玉等友善，参与编著《儒门事亲》一书，其中《治法心要》出自其手，并著有《伤寒心镜》1卷。

"一代文雄"亦知医

　　元好问（1190—1257），字裕之，金代秀容（今山西省忻州市忻府区）人。他曾在遗山（在今山西省定襄县城东北 9 千米处）读过书，自号遗山山人。鲜卑族，先世系出北魏拓跋氏，孝文帝拓跋宏推行汉化政策，把拓跋氏改姓元。北魏灭亡后，他的一部分子孙，落籍在河南汝州。在五代以后，元好问的祖先，从汝州迁居山西平定州（今山西平定县）。他的高祖谊，在北宋宣和年间，官忻州神武军使，曾祖春任北宋隰州团练使，到靖康末，隰州被金占领，挂冠而去，并将家由平定迁移忻州，从此他就成了忻州人了。现在忻州市忻府区城南 5 千米的韩岩村还有他的坟墓，人们称为五花坟。城南 12 千米读书山下的元家山村，还有他的后裔。元好问祖父滋善，金朝海陵王正隆二年（1157 年）中进士，历任柔服（柔服县，金时属西京路德兴府云内州，在今内蒙古土默特旗西北）丞、铜山令，并曾官汲县。元好问的父亲兄弟三人，长字德明，为元好问的生父，累举不第，隐居不仕，教授乡学，长于作诗，著有《东岩集》；次名格，历任县令等地方官，好问出生七月，即过继给其为子；三名升字德清，得荫封，仕为承奉班。元好问兄弟三人，长名好古，字敏之，死于贞祐二年（1214 年）蒙古兵屠忻州之祸，年仅 29 岁；次名好谦字益之，履历不详；元好问排行第三。

　　元好问出生在这样一个世代书香的封建士大夫家庭里，生活于金朝由盛而衰而灭亡的大动荡年代，14 岁时拜陵川宿儒郝天挺为师，在其门下学习 6 年，贯通百家，打下了坚实的学问基础。金宣宗兴定五年（1221年）举进士，哀宗正大元年（1224年）中鸿词科，充国史院编修官，后历任镇平、内乡、南阳县令，东曹缘吏部主事，左司都事，尚书省左右司员外郎，入翰林知制造诰。金亡后，历经磨难，于蒙古太宗十一年（1239年）回到故乡秀容读书山下，隐居不仕，以遗民自居，时刻不忘故国，立志要完成全部金史的著述，认为"国亡史作，己所当任"。由于得不到金朝实录，于是"构亭其家，著述其上，因名曰'野史'。凡金源君臣遗言往行，采撷所闻，有所得辄以寸纸细字为记录，至百余万言。"（《金史卷一百二十六·列传第六十四·文艺下》）虽然他终于未能修成金史，但他多年辛苦搜集的资料和他已编成《中州集》和《壬辰杂编》（今佚），却为后来元代修纂金史提供了极其重要而宝贵的资料。元人修元《金史》，许多材料，都取自这两部书。其中为名医薛继先、麻九畴等立了传。

元好问为金元之际杰出诗人、文学家、史学大家、文化活动家，被目为"一代宗工"。他还兼通医学，家藏医书颇富，曾于壬寅年（1242年）冬，手集亲验药方数十首，编成《元氏集验方》一书，今已亡佚。据其自序云，"予家旧所藏名医书，往往出于先世手泽，丧乱以来，宝惜固护，与身存亡，故卷帙独存。"可见元氏及其祖先都十分重视医书的收藏和医药知识的学习、积累，并视书如命，与身存亡，虽经丧乱，颠沛流离，亦未抛弃。惜乎元氏宝贵如身的方书今已不存，但在其著作《续夷坚志》卷二尚有零星记录，吉光片羽，弥觉珍贵。

元好问用方颇有根底，有录他人经验，更有自身"百验之效"的亲自实践，足以传世。而且元好问对每首方的渊源都详加记述，如数家珍，绝不攫人之美。元氏在其著作中还记述了骈胎、生子两头、右腋生子、人生尾等异常生理现象，事虽荒诞诡异，却值得医学上进一步探讨。

元好问雅好医学，在他的著述中，常常论及医药知识及其设施、史迹等。如《少林药局记》《扁鹊庙记》《平定鹊山神应王庙》等。后者是壬子年（1252年）元好问北觐回来后，路过平定，游扁鹊庙，为纪念这位死于非命的一代名医而作的诗，诗中写道："半生磊块浇仍在，似问灵君乞上池。"庚戌年（1250年）七月，他应邀撰写了《顺天府营建记》，记载了药局和供水设施。

　　己酉年（1249年），大年初一，他欣然为太原名医赵国器所立三皇堂作记，称赞赵家"世于方技余百有五十年矣，守之以恒业，用之以戒心，谓一毒妄攻，五兵莫惨，耿耿自信，临之以神明，吾知是家于人之命为甚重矣。"这番话，既是表扬赵家的医德，又是对世上所有行医者的劝诫。

　　元好问与当时医药界名流多有交往，并为他们的医学著作写序作跋，或为传为铭，保留了珍贵的医学史料，也廓清了医学史上一些记载错误的地方。除赵国器外，如其为张子和弟子常用晦作《真定府学教授常君墓铭》，赞扬其传播张子和学说的贡献，称"国医宛丘张子和推明岐黄之学，为说累数十万言，求知几为之润文，君颇能探微旨。亲识间有谒医者，助为发药，多所全济，病家赖焉。"为八世名医张师文作《张遵古碣铭》，称"张氏上世自太原来居南宫，以医为业者八世矣。"推广刘河间学说用力甚勤，其子"伯全往在郾城，洰麻征君知几、张尚医子和，推明河间刘守真之学，所以通其塞而救其偏者，用力为甚博。尝谓人言：'不肖于世业不敢不勉。至于以医为治生之具，则死不敢也。'予谓伯全，斯言可以考见其先人平生矣。"为卢昶作《卢太医墓志铭》，称其"以方技有名河朔。太和二年，补太医奉御，被旨校正和剂局方，删补治法。累迁尚药局使。自幼传家学，课训勤读，老不知倦。岐黄雷扁而下，其书数百家，其说累数百万言，闳衍浩博，纤悉碎杂，无不通究；而于孙氏《千金》尤致力焉。故其诊治之验，颇能似之。春秋虽高，神观精明，望之知为有道之士，年寿八十有七，自克死期，留颂坐逝。著《医镜》五十篇、《伤寒片玉集》三卷，今其书故在。方剂之外，复达治心养性之妙。如云：'人生天地中，一动一息，皆合阴阳自然之数，即非漠然无关涉者。'……又曰：'养气莫若息心，养生莫若戒慎。'"为吴辨夫作《尚药吴辨夫寿冢记》，称："辨夫童草失怙恃，年十七，尚医王继先以子妻之。……贞祐初，南渡河，以妇翁医术精博之故，被令旨收充侍药局药童。东宫即大位，用随龙恩泽，掌药太医院。寻被旨充皇太后医正局掌药。累官怀远大将军。汴梁下，北归，复以妇翁旧业，行总府署医工都管勾。"其他如为定襄周梦卿《周氏卫生方》作序、为眼医许彦清太丞作《题许汾阳诗后》等。由于其所记，大都为他所交游和亲历的人和事，很少有道听途说的传闻，史料价值十分珍贵，足为后世治史者所征引。

　　元好问尤其与金元四大家之一的李东垣有着长久患难与共的深厚情谊，并为李杲所撰的《脾胃论》《伤寒会要》作序。在《伤寒会要》亡佚的情况下，我们已不能全面了解李明之的学术思想和医学擅长，读元序始可略窥其涯涘。元好问在序中回忆了两人的交往过程，"壬辰（1232）之兵，明之与予同出汴梁，于聊城、于东平与之游者六年于今，然后得其所以为国医者为详。"然后介绍了李杲的身世、学医简况，列举了李杲治愈王善甫、萧君瑞、魏帮彦、冯栎、郭巨济、裴择之夫人、侯经历家人等病例，从中可探李杲的诊疗特色和技艺水平。出序尚可知，李杲当时不独以调治脾胃病出名，而对伤寒等学，亦为大家。"大概其学，如伤寒、气疝、眼目病为尤长。伤寒，则著《会要》三十余万言。其说曰：'伤寒家有经禁、时禁、病禁。此三禁者，学医者人知之，然亦顾所以用之为何如耳。'《会要》推明仲景、朱奉议、张元素以来备矣。见证得药，见药识证，以类相从，指掌皆在。仓猝之际，虽使粗工用之，荡然如载司南以适四方，而无问津之惑。其用心溥矣！于他病也以古方为胶柱，本乎七方十剂之说，所取之学，特以意增损之。一剂之出，愈于讬密友而役孝子，他人盖不能也。"可见《会要》一书，既切合实用，通俗易懂，而又发挥仲景未发之意，是一部实用的伤寒著作。没有元好问序，李杲的这一贡献则埋没于茫茫史海中。正因为元好问对李杲相知之深，"戊戌之夏，予将还太原。其子执中持所谓《会要》者来，求为序引。"所以才毫不犹豫地将李杲的从医经历、已试之效，洋洋洒洒，书之笔端。

　　由于元好问对医学有较深的造诣和深刻的理解，所以在他的文章中，多处表达了自己的医学观点。如"医药，大事也。古人以为药犹兵。兵杀人之器，善用之者，能以杀人者生人，不善用之则反以生人者杀人。世之君子，留意于性命之学者，良有旨哉！"（《周氏卫生方序》）"医，难事也。自岐黄卢扁之书而下，其说累数千万言，皆典雅渊奥，本于大道之说，究乎死生之际。儒者不暇读，庸人不解读。世之学者非不艺专而业恒，至终其身有不免为粗工者，其可为难矣。……古语有之：'良医之不能以无药愈疾，犹良将之不能以无兵而制敌也。'兵有形，有形则易见，善用之者能以杀人者生人；药之性难穷，难穷则不善用之者反以生人者杀人。可不惧哉！"（《少林药局记》）表达了对医药的重视程度。"生死之在人，万世更相迭，犹夜之必旦、寒之必暑，虽其愚无知，亦知其必至。世乃有烹金炼石合驻景之剂，衔刀被发为厌胜之术，恋嫪残喘，侥幸万一。甚者至闻凶祸灭亡之语，必向之而唾，可不大哀邪！"（《尚药吴辨夫寿冢记》）表明了其对死生的旷达态度，及对"烹金炼石"追求长生不老的反对态度。

乱世名医王翼

　　王翼，医事，康熙四十五年（1706 年）《泽州志》、乾隆二十年（1755 年）《阳城县志》、同治十三年（1874 年）《阳城县志》、光绪时《阳城县乡土志》中有记载，大都作元代阳城人，内容皆简略。清·陈梦雷《古今图书集成·医部全录·医术名流列传》亦将其列为元人，并总括曰："按《阳城县志》，王翼，幼颖悟，七岁闻人诵唐诗一过，能历历诵之；八岁善属文；既长，日记千言。应进士举，因染疾弃业，遂精医术，疗疾多奇验。旁通律历，尤工于诗。所著有《素问注颖难》《伤寒歌括》《算术》若干卷、诗五百余篇。"后世的医史著作和辞典在论及王翼时，皆本此书，内容亦未超出其隅圃，大都由此缩减而成。笔者经阅《四库全书》，发现书中收有金人李俊民《庄靖集》，其卷九有《故王公辅之墓志铭》（下文简称《墓志铭》）一篇，李俊民（1175—1260），字用章，别号鹤鸣老人，金代泽州晋城（今山西晋城市）人。年幼时，聪敏好学，勤于诸子百家，对于二程理学尤喜精研。承安五年（1200 年）以经义举进士第一，后应奉翰林文字，贞祐间为沁水令、长平金事、擢朝请大夫，后辞官归家乡晋城从事教育。以学问渊博，投师者不绝于门。入元，中书令刘秉忠荐于忽必烈，拒不出仕，卒于嵩山，谥庄靖。著述繁富，有诗文集传世。其诗多幽忧激烈之音系念宗邦，文章冲淡和平，有高致。与元好问名望相侔。李俊民与王翼同时同邑，所作《墓志铭》内容翔实，且记载可靠，有助于全面而准确地了解王翼其人的生平事迹和医学成就，亦可补正史籍之不逮和舛错。①

王翼的生平里贯

《墓志铭》曰："公讳翼，字辅之，其先河中人，疑王子比干之后，世远不得其传。祖名避靖康之乱，徙家濩泽晋城之王城里，父德迁于星轺镇。生翼，惊姜氏之后，不闻啼声者数旬。王父以为痴，及能言，与他儿小异。性颖悟，稍勤于学。七岁常从师行，有诵杜牧之《华清宫》诗，后师举，似历历能道之，师颇奇焉。八岁能属文，既长，日记千言。应进士举，因感疾，遂留意于医，与名医辈（阙）全道、赵子华友，讲究《难》《素》及本草物性、药证、病源，以拯济为务。"

从上可知，王翼，字辅之，祖父王名，父亲王德。其祖籍为河中府，即今山西运城市，故治所在今永济县。从祖父一代，避金人入侵之靖康之乱，迁徙于濩泽晋城之王城里，泽晋城乃泽州晋城县，即今山西晋城市城区。到其父迁居于星轺镇，《元丰九城志·泽州》："晋城县有星轺镇"，《清统一志·泽州府》："星轺镇，在凤台县南六十里。"凤台县即晋城县，清雍正六年（1728 年）复置县，名凤台，属泽州府，1914 年改为晋城县，1983 年改为晋城市，星轺镇在今晋城市南 30 千米处拦河村。所以王翼的祖籍为运城，其籍贯应为晋城市之郊区，并非一般医史中所说的阳城县，尽管阳城为晋城市所辖，但不确切，之所以致误，概因阳城在历史上曾名泽县，宜当正之。

王翼生年，《墓志铭》未提。其卒年，《墓志铭》中言："壬辰正月，入汝阳山，避天兵所临，过游骑，浮至营中被害。"可见王翼是壬辰正月，因躲避战乱到了河南汝阳山，被蒙古军队俘虏至军营中杀害的。壬辰正月乃金哀宗开兴元年（1232 年），元朝尚未建立，王氏亦未生活于蒙古王朝治下，故王翼是地地道道的金人，史书中说其为"元人"是错误的。

王翼自幼颖悟，擅长诗文，长应进士举，因感疾，弃儒习医，与名医张全道（《四库全书》中虽阙佚了全道之姓，何时希据《金史·艺文略》引《庄靖集》之

---

① 周益新. 王翼医事钩沉［J］. 山西中医, 2006, 22（2）: 43-44.

文，补述其姓为张）、赵子华相友善，切磋砥砺，探讨研习岐黄之术。"贞祐甲戌（1214 年）郡檄，诿以巡检南山土寇，一日破葛万赋（根据《墓志铭》后文记载，"赋"当为"贼"之误），性不嗜杀，遂辞职，晦迹月院山，耽昧经史百家之说。"其一生除此短暂地为衙门效力任职外，便以读书、著述、采药、行医为务，并且培育弟子，传承学术，"薄游河南，从者如市"。其行医足迹除家乡晋城外，因避战乱远至河南汝南一带，亦获声誉，足见其为医颇有影响。

王翼"平生著述有《著问注疑难》二十卷，《本草》《伤寒歌括》各　卷，《算术》一卷，古律诗三百余篇，长短句二百首，杂文四十篇"，皆佚。

王翼"始娶山阳张氏，生三子，长曰从约，业进士；次早卒；季曰从俭。再娶马氏，无子。再娶李氏，一子，夭。"王从俭有父风，能继其业，不坠家声。王翼临终以家事相嘱。

王翼的高尚医德

从《墓志铭》中可知，王翼在行医中，具有高尚的医德。首先，他品行正派，不贪财利，主张"为医不取利"，尝谓人曰："予所重者人命，奚以利为。利心一萌，何异绲臂夺食乎！"其次，他谦虚谨慎，尊重同行，不褒己贬人，"人或有疾，医不克痊，公至问所服药，曰：'是也，但病深，药未效尔。'及愈谢之，曰：'非独此药，亦向者服药之功也。'"第三，他为医主张以活人为心，不记宿怨，即使有嫌隙私愤的人家，也不拒绝诊治。他"常谓其子从俭曰：'人与汝有隙，病而求，何以处之？'从俭徐应曰：'若羊叔子，岂鸩人者邪。'公首肯之。"王翼的这些高尚情操和德行，至今仍值得我们借鉴。

此外，王翼为人处事，亦有良好的品德，"与人交尚义重然诺，友爱同气，分财取众房之所不取"。他拾金不昧，完璧归赵；扶助弱势，主持公道；恤人之寡，代为鸣冤；赎人之孤，抚养成人，备礼而嫁，种种善行，"人皆义之"。

王翼的治学方法

《墓志铭》中尚论及了王翼的治学态度和方法，均有可取之处，值得称道，足资师法。

其一是诚实谦逊，不知则问，不能则学，而不强不知以为知，自欺欺人。他尝谓其徒曰："汝辈若依得《论语》'知之为知之，不知为不知'此两句，便可行医。如孙思邈者，亦有所不知，若不知为知，虽思邈亦不足敬。"

其二是多思善悟，用心体会，躬行实践。"王彦明问'读《脉经》，皆能诵之，然临证切脉多感（疑为"惑之误"）何也？'曰：'汝但口诵而心不悟，譬犹按图求马，果得马乎？'"王翼深谙《论语》"弗学何以行，弗思何以得"、"学而不思罔，思而不学则殆"之旨，强调边学边思，细心钻研，着意领会，才能学出奥妙，悟出真谛。否则纵然过目百遍，也茫然不知其义。而且要躬行实践，讲求实效，不然亦是纸上谈兵，按图索骥，每致偾事。

其三是读书善疑。他"每有疑事，书之别卷，疑释涂去之。"明代学者陈献章尝曰："前辈谓学贵有疑。小疑小进，大疑则大进，疑者觉悟之机也，一番觉悟，一番长进。"

其四是广交良友，清·顾炎武曾言"独学无友，则孤陋而难成"。王翼与名医张全道、赵子华等相友善，互相探讨，共同钻研，切磋学问，取长补短，不囿己见，兼收并蓄，亦为提高医技水平的重要因素。

王翼的精湛医技

《墓志铭》在论及王翼之医技时，并不是以泛辞谀言誉之，而是记载了其疗病之三则案例，足见其识病之准，论病之确，治病之精。

案一为"致仕阿不罕特进，在汝州忽暴风疾不语。公曰：'服此药，三日愈。'十月又病，公曰：'宜吐之，后服玄明粉，半月愈。恐来年十月病必复。'次年如期而病，公曰：'此不须药，过后月十六日寅时无恙。'上遣太医庾公来视疾，服药辄毙。公曰：'药势太急，正不胜邪故也。日晡当复苏。'其二子哀泣求药，不许，曰：'药能起生人不能起死人。'翌日寅时，特进公毙，十一月十六日也。"本病初起，为风中经络，病较轻浅，一般治疗得当，三五日即可进入恢复期，半月左右便可痊愈。十月又病，病邪入中脏腑，兼有痰热腑实，宜化痰开窍，通腑导滞，故王翼先用吐法除其痰壅之塞，再用玄明粉通其便闭，腑气通，痰热减，病情便好转。但中风之病，每易复发，反复发作，预后多危。加之太医庾公误治转为脱证，正气不支。五脏衰绝，终至不救。其决人死生之术于此可见。

案二为"河内崔氏子年三十余，病不救，将就敛，公至曰：'此已不能药，当针之，犹可活。'其父不信，公三针而体温，明旦再针而目开，七日如故。"此证似为阴阳气机逆乱之厥逆急证，故以针刺苏厥醒脑，开闭通阳。在急救昏厥的过程中，服药困难，且针刺作用更为快捷。表明王翼不仅辨证准确，亦擅针灸。

案三为"梁县尉范某，伤寒不起，公曰：'六日汗解。'请药，曰：'善攻不如善守。'过五日，昏眩，左右手无脉，妻子泣谢，公熟视之，徐笑曰：'勿惊，汗将出矣。'顷刻，汗而愈。"本证为伤寒未解而正气亏虚，正虚邪恋，上蒙清阳，清阳不升，故昏眩；正气虚弱，正邪相持，气血一时被邪气抑郁而不能外达，故无脉。诚如《伤寒论》第93条"太阳病，先下之而不愈，因复发汗，以此表里俱虚，其人因致冒，冒家汗出自愈。所以然者，汗出表和故也。"与第94条"太阳病未解，脉阴阳俱停，必先振栗汗出解。"待正气渐复，抗邪出表，战汗而解。可见王翼精通《伤寒论》学，并有丰富的临证经验。

案虽三例，足以说明王翼"精医术，疗疾多奇险"，并非虚言。清·陆以湉《冷庐医话》中尝谓"太史公为扁鹊司马季文作传，必详述其技。盖人以技传，不详其技，不如不录其人也。此论最合著述之要。近代文人为医家作传，往往虚辞称扬，不能历叙其治验，即叙治验而不详方案，皆未知纪述之体裁也。"由是观之，李俊民之《故王公辅之基志铭》，不失为一篇难得的佳作，为我们记录了王翼弥足珍贵的史料。

赵素与《风科集验名方》

赵素，字才卿，号心庵，又号虚白处士，金元间河中（今山西永济）人。为云游道士，入全真教。素早年习儒学，后学道术，兼精医卜占候等术，精诣绝出。元初，常以医术出入王门，大蒙宠遇。大德丙午（1306年），元成宗特赐"虚白处士"之号，并为之建皇极道院。元好问曾为之作《皇极道院铭》记其事。素曾获宋末太医赵大中所撰《风科集验名方》一书，后重加增补，刊刻于世。

"风为百病之长"，诸多疾病，皆有风邪导致或诱发，故《素问》有"风论"之作。赵素有感"上自周秦，下及唐宋，皆以风论为首，诸科为亚，其次方书，偏曲阔略，未可以为后世法则也。"因之。据其自序曰"予云游三十载，仿佛半天下。历江湖，省蛮蜀之药；适幽云，晓羌戎之剂。""医非细事，可知五行万物之数、之气、之味、之性用，方剂始可为据也。故将耳闻目见、得效作验者，书为十集，目之曰《风科集验名方》。"其著述的目的并非为了追求利禄，而是"以备国家无疆之地，资医药夭横之急尔。"观其自序，其书似为其自作，成书于元宪宗癸丑年（1253年）。

但据恒山安庆序中言，《风科集验名方》，乃北京太医赵大中奉敕编修。赵大中"值金乱遁于吴山，有覃怀赵子中传习，湮没其本。"赵素云游天下，远涉荆湖间，获得是书，"岁丙申（1296年）挟策，归明大元，复居恒山。"编辑诸风未备者，补缀完美。""仕宦名家凡有中风者，治之不逾月而痊愈，奚可数焉。"安庆，字光华，世居恒山。尝问学于赵素之父明阳嗣法。"朝经暮典，温故知新，乃至医卜道释，儒农工商，技艺罔不传习，目若权衡，手如刀尺，未有不知其要略者。""岁庚子（1300 年）间，又会心庵"，"至丙午岁（1306 年），蒙恩特赐皇极道院，赐号虚白处士，来镇阳也。予一日中酒风，吐血数碗，诸医不救，处士用一物解之，不三日保康。翌日亲谒，诘其所处之方，遂出示一书，题曰《风科集验名方》。"安庆为赵素父亲之学生，又与其交往问疾，耳闻目睹，其说可信。

嗣后，左光斗于元贞丙申（1296 年）夏，应官医提举刘君卿之请，对《风科集验名方》一书予以校雠订正。左氏"载念自幼多疾，视人之疾犹己之疾"。效王珪辑《秘要》、陆宣公衰《集验方》之心，疲精竭神，研精披究，取《素问》《灵枢》《难经》《中藏》《巢源》《千金》《外台》《圣惠》《医说》等书有关论述，并广泛采撷南北经验名方，以及《说文》字书，逐一参订。"讹者正之，脱者补之，复者削之，舛者审之，略者增之，疑者缺之。又取经子史集、古今圣贤、名医治风药品，治理制度，动风食忌，列于前，庶成全书。门类七十有七，今增广一百六十有五道，计二百四十二类；元方六百三十二，今续添一千三百四十七道，计一千九百七十九方，厘为二十八卷。每类则取圣贤议论，病证源流，或脉法、针法、灸法，备载篇首，使览者即了然于心目之间。其愿为良医者，皆有所依据，察脉以验病，遵方而用药，可以已疾，而免医误之诮。""阅历两期，始克就绪"，并作序述其源流。左光斗，字元辰，庐陵人，其序作于大德戊戌（1298 年）端阳日。是左氏对此书的贡献独大，纠错补漏，内容亦较原书增加了三分之二有强。

钱曾《医学敏求记》："《风科集验名方》二十八卷，此书乃赵大中编辑。值金乱遁于吴山，覃怀赵子中传习之。虚白处士赵素才卿，获原本于湖湘，订讹补缺。原方六百三十二，续添一千三百四十七，通计一千九百七十九方，厘为二十八卷，得成全书。才卿被召，赐还处于皇极道院，元遗山为之作铭。是书传极少，医家鲜有知虚白处士者，予故著其详于此。"钱氏将《风科集验名方》的编撰、修订、流传情况，表述无遗。唯订讹补缺成 28 卷者，应为左光斗，非赵心庵，是其不足。

许国祯与《御药院方》

《御药院方》为元代山西曲沃许国祯等人所编的一部收集金元及其前代的宫廷用方、以丸散膏丹之成药为主的方书，元人方书，传世无多，此书版本，一度失传，后从海外辗转归来，流传不广。因之人们对此方书，尚感陌生，研究不多，一些认识，尚多讹误。①

作者推寻

《御药院方》旧逸撰人名氏，但书前有翰林直学士河东高鸣于至元丁卯年（1267 年）所作的序。序中曰："太医提点荣禄许公暨二三僚友，取御药院壬寅所刊方书板，正其讹，补其缺，求其遗亡而附益之。"为《御药院方》作序者高鸣（1208—1274），字雄飞，山西岢岚人。入元，为蒙古国旭烈兀臣属，多献策。元世祖时召为翰林学士，继为侍御史，风纪条章，多有裁定，选荐名士亦众。每以敢言为上所知，忽必烈以"高学士"称之，使有司咨询，迁吏部尚书。元好问有《送高雄飞序》一文谓"高子春秋鼎盛，卓然以学问为业，真积历久，故胸中之言多六经、百氏、史、汉、陈、范之书，司马氏、范氏《通鉴》《唐鉴》之学，六朝、唐以来之篇什，驰骋上下，累百数万言，往往见于成诵。文章翰墨，宜在茂异之科。"且有诗寄之，极为推重，系元好问上书耶律楚材所推荐名士之一。高氏

①　周益新.《御药院方》研究 [J]. 山西中医，2007，23（1）：55-57.

与许国祯同时且同僚，其序翔实可信。丹波元简据此在书后跋中考证曰："《元史·许国祯传》，世祖即位，录前劳，授荣禄大夫提点太医院事。壬寅，元太宗十四年（1242年），此时未建年号，乃宋淳祐三年也（当为宋淳祐二年）。由此观之，其书系于元太宗朝诸医官所集。高序成乎至元四年，距壬寅25年。许迁礼部尚书，在至元十二年（1275年），乃知所谓许公者，为国祯无疑矣。"

丹波氏之说可信，考《元史卷一六八·列传第五五·许国祯》记载，许国祯，字进之，绛州曲沃（今山西省曲沃县）人。祖父许济，为金绛州节度使，父亲许日严，任荣州节度使判官，皆业医。母韩氏，亦以能医，侍庄宪太后，又善调和食味。国祯博通经史，尤精医术。金末避兵嵩州永宁县（今河南省洛宁县），河南平，归寓太原。元世祖在潜邸，以医征至瀚海，留守掌医药。庄圣太后有疾，国祯治之，刻期而愈。后又治疗世祖足疾，进药味苦，却不服，对以"良药苦口利于病，忠言逆耳利于行"之语。世祖即位后，授荣禄大夫、提点太医院事，赐金符。至元三年（1266年）改授金虎符。十二年（1275年）迁礼部尚书。后拜集贤大学士，进阶光禄大夫，卒年76岁，特赠金紫光禄大夫，谥忠宪，后又加赠推诚广德协恭翊亮功臣、翰林学士承旨、上柱国，追封蓟国公。其子许宸，字君黼，从其父事世祖于潜邸，进退庄重，世祖喜之，赐名忽鲁火孙，除礼部尚书，提点太医院事，后改尚医太监，转正议大夫，乃提点太医院事。一直做到荣禄大夫、大司徒，死后追封赵国公，谥僖简。

许氏一门四代业医，祖孙富贵，荣耀无比，父子因医封公，古今实为罕见。故由其领衔编著《御药院方》，适得其人。此外，许国祯尚撰有《至元增修本草》（《补辽金元艺文志》）、《医学源流》（《古今医统》），均佚。

《御药院方》的编者，高鸣序称乃"太医院提点荣禄许公暨二三僚友"为之。那么，除许国祯外，其二三僚友尚有何人呢？现存史料，无明确记载。不过以情推之，当有撒里蛮、韩麟，其子许宸亦或参与其事。

许宸，跟从其父，在元世祖忽必烈未即位前，即侍奉之，后又提点太医院事，世祖即位后，其亦在太医院供职，则其父修书，以常理推之，本人自在其中，赞襄其事，责无旁贷。

撒里蛮，生平里居不详，据《补辽金元艺文志》载，世祖至元二十一年（1286年），命翰林承旨撒里蛮、翰林集贤大学士许国祯集诸路医学教授，增修《本草》。也许正因为许国祯与撒里蛮有成功编著《御药院方》的基础，元世祖才又敕令二人领衔增修《本草》。

韩麟，据《新元史卷一五一·列传第四八·许国祯》载："以医术为国祯所荐者，有韩麟。麟，字国瑞，真定（今河北正定）人。世祖召见便殿，示以西域药，麟奏对称旨，授尚医。帝春秋高，体常不平，麟典领方药，累赐貂裘、玉带，擢御药局副使。成宗即位，迁太医院副使，晋太使。太医院升二品，进嘉仪大夫，佥书太医院事。……帝晚年寝疾，麟言：'治世莫如爱民，养身莫如寡欲。'帝嘉纳之。至大中，出为淮安路总管，不赴。皇庆元年（1312年），拜秘书卿。明年，进昭文馆大学士。延祐六年（1319年），卒，年六十七。"韩麟既"以医术为国祯所荐"，授尚医，后又任职御药局。想国祯编书，其自当参与，但以韩氏"延祐六年，卒，年六十七"推之，其在编撰《御药院方》时，年仅14岁，如此年幼参与著述似属匪夷所思。不过御药院设置有"典八人、药童十一人、匠七人"。韩麟极可能是药童出身，而且该书只是正讹补缺，并非创立新说，无须有高深的医学经验，故参与校编前人之书似亦可胜任，这在医学史上亦不乏其例。或许正因为韩麟初识之无，便随许氏学医，因参与编书有功，才为国祯所荐，而为世祖重用，亦未可知。

此外，《新元史》及后世不少医史著作均将许国祯之"祯"误为"桢"字，此乃《新元史》讹误于前，后人不察，沿袭于后，亦宜正之。

撰年厘正

《御药院方》的成书年代，据高鸣序题为"至元丁卯八月九日，"当成于该年，至元丁卯乃元世祖至元四年，即1267年。但《中医大辞典》载："《御药院方》……今存本为元代配本的一种。系1338年经许国祯等人修订者，共11卷。"贾维诚《三百种医籍录》也称"今存本为元代配本之一。系元至元四年（1338年）许国祯等修订而成。共十一卷。"之所以有71年之差，显然是二书忽略了元代有两个"至元年", 一为元世祖至元年（1264～1294 年）; 一为元顺帝至元年（1335～1340 年）。因而把前至元四年（1267 年）当作了后至元四年（1338 年），致成讹误。殊不知, 高序明言至元丁卯, 显指元世祖至元四年, 元顺帝至元四年乃戊寅年, 不思之甚!

底本探幽

许国祯等修订《御药院方》时, 所采用的底本为何? 高鸣序称是 "御药院壬寅方书板", 丹波元简认为 "按《政和本草》中收《御药院方》者十余道, 今考诸此书, 无一所见, 而宋《艺文志》、马氏《经籍考》俱不载其目。盖宋旧有《御药院方》而佚已久矣。徐东皋于《古今医统》中引此书方药, 而于采摭书目则云, 宋太宗朝无名氏集。抑考核之不审也。" 并考定 "其书系元太宗朝诸医官所集。" 丹波氏认定许国祯等所用底本非宋朝《御药院方》, 至当。但认为取自元太宗朝诸医官所集之本, 则值得商榷。何时希先生又认为 "壬寅年乃元太宗之十四年, 其时尚无年号之制, 故决之为宋之御药院, 乃取宋刊本正讹补缺, 求其附佚。" 何先生否定底本是元本有其道理, 但认定是宋本则又不妥, 笔者认为, 二氏之说俱非, 许国祯等所用蓝本当为金朝所编。

首先, 元太宗十四年（1242 年）, 蒙古王朝尚未一统, 其时忙于战争, 能有余暇来偃武修文、著书立说吗? 而且关键是元代御药院设于至元六年（1269 年）, 如在太宗十四年（1242 年）编集此书, 能名之曰《御药院方》吗?

其次, 从现存《御药院方》有关内容来看, 多留有金本的遗迹。如卷四 "槟榔丸" 下注 "太和五年五月十七日, 御直冯玄童传, 奉圣旨降到槟榔丸方一道, 便交合者。" "太和五年" 当为金章宗完颜璟泰和五年, 即 1205 年; 卷六 "助神丸" 后云 "太和元年九月二十三日条书, 用此木香一味。" 太（泰）和元年即 1201 年; 卷五 "消痰丸" 下注 "贞祐元年闰九月初四日, 文童利气丸改消痰丸", "贞祐元年" 为金宣宗完颜珣年号, 即 1213 年; 卷五 "半夏利膈丸" 下注: "崇庆元年八月初六日, 改作槟榔利膈丸", "崇庆元年" 为金卫绍王完颜永济的年号, 即 1212 年; 卷六 "两炒丸" 后注云 "大安三年七月二十三日, 本院刘仲班取复过，仪副使两炒丸温生姜汤送下。"大安三年"亦为金卫绍王完颜永济的年号，即1211年，言"本院"自然是指金御药院；卷六"酸枣入煎"下注："兴定五年正月二十六日，权直长张古当面调和，得药稠难滤，本方用酒半斤（250克），又添讫半斤（250克），已后如合药，后升酒作一升。""兴定五年"为金宣宗完颜珣年号，即1221年；卷九"陈希夷刷牙药"中载医验二事："明昌二年，有统军司书表姓大，年纪五十岁已上，髭发本生来黄色。因患牙疼，用此药两月，髭发皆变黑色，更不脱落。贞祐二年，陕西安抚事老瓦，患牙疼数月，用此药痊可，至今常用。""明昌二年"为金章宗完颜璟年号，即1191年；"贞祐二年"为金宣宗完颜珣年号，即1214年。书中有如此多金代年号、医事，而不见丝毫元代的痕迹，则该书的底本为金代所编的《御药院方》似无疑议。

考书中记载的年号最晚为兴定五年（1221年），岁在辛巳，由此下推壬寅，正是蒙古太宗十四年（1242年），可见该书的蓝本为金代《御药院方》在壬寅年的重新刊印本，并非是由太宗朝诸医官所集。高鸣序称"取御药院壬寅所刊方书板"，正是指壬寅年重新刊印的书板，许国祯等以此为底本，于至元四年（1267年）予以重新修订，有所增益。

版本流布

许国祯等修定《御药院方》刊行后，在元代曾有多种版本，自明以后，传本渐稀，除《文渊阁书目》注曰"一部三册，阙"外，各家书目皆未著录，亦绝少为医家所引用。但至清代尚未失传，只是传本甚鲜，成为少数藏书家手中难得的珍本。如清·张金吾《爱日精庐藏书志》载："《新刊惠民御药院方》二十卷，元至元刊本。……此本尚是至元旧椠，首尾完善，洵医书中不易睹之秘籍也。"清·陆心源《皕宋楼藏书志》亦载"《新刊惠民御药院方》二十四卷，元至元刊本，张月霄旧藏，元御药院编集。"陆氏在其《仪顾堂题跋·元椠御药院方跋》中更详细地介绍说："《新刊惠民御药院方》二十卷。前有高鸣叙，次目录。目后有南溪书院香炉印，及钟形印。卷末有'南溪精舍鼎新绣梓'八字记。每叶二十行，每行二十二字，每方别以黑质白章。凡分十七门，卷一、二诸风，卷三至六一切疾，卷七、八痰饮，卷九至十一虚损，十二积热门、泄泻门，十三、十四杂病，十五、十六咽喉口齿，十七眼目门、洗面药门、十八疮肿折伤门、正骨药门，十九妇人诸疾，二十小儿诸疾。御药院先有壬寅刊本，至元丁卯太医提点许某正其讹，补其缺，求遗亡，而附益之。翰林学士河东高鸣为之序。各家书目皆未著录，始见于明《文渊阁书目》，注曰一部三册阙。此本首尾完具，纸墨如新，即《爱日精庐》所著录者也。"此元椠本张、陆二氏亲眼过目，据实物而著录，说明《御药院方》清代尚存，只是后来不知所终，传本断绝。

值得庆幸的是，天不灭斯文，此书在国内不见踪影，反在国外得以保存流传。据《御药院方》丹波元简跋中说："壬子（1792 年）夏日，借抄于佐伯侯（高标）红粟斋。"千贺芳久跋中则谓"佐伯侯有邺侯之好，其富典籍，闻于海内，藏中有元《御药院方》，法眼多纪君乞而誉之。余从而借读之，多备所未闻之方，乃知彼时典药者承诏集之，以考异同，无所不搜也。既得斯书，又思公之，因傲工而上木，授之海内。学医者，观斯多方，庶乎有补于政化之万一云尔。"千贺跋题于宽政戊午仲冬（1798 年）。而丹波元胤在《中国医籍考》中，进一步说明："佐伯毛利君（高标）所藏系朝鲜国活板，盖依元本而配印者。宽政戊午（1798 年）冬，千贺芳久仿乾隆聚珍之式，刷印是书二百五十部。请先子跋之。庚申春（1800 年），先子建言，以数部付崎阳镇台丰后守肥田□□。送清商沈敬瞻。尔来阒无消息，不知何故。"

可见，《御药院方》在元代刊行后，继传入朝鲜，有所残缺，经数种元刻配成完帙，活板印行。该版经朝鲜再传入日本，藏于佐伯侯高标红粟斋，壬子（1792年）丹波元简誉抄之，千贺芳久借而读后，于宽政戊午（1798 年）冬，仿乾隆聚珍之式摆字刷印 250 部。庚申（1800 年）春，丹波氏送清商沈敬瞻数部，由其带回国内。另据说裘吉生亦从日本购回一部。① 查《全国中医图书联合目录》所载，《御药院方》11 卷，北京大学图书馆、中国中医研究院图书馆各藏一部日本宽政十年戊午（1798 年）活字本。此藏本谅由上述途径回归而来。1983 年 7 月中医古籍出版社据中医研究院图书馆藏日本宽政戊午活字本影印，该书才得以在国内流行，

① 陈梦赉. 中国历代名医传 [M]. 北京：科学普及出版社，1987：193.

重新引起人们的注意，《御药院方》从中、朝、日辗转流传，又完璧归赵，重归于国，复行于世，诚乃医林一件幸事，亦是中、朝、日三国医学交流和薪火相传的一段佳话。

从中医古籍出版社影印出版的日本戊午活字本中尚可看出朝鲜配本及所据元本的端倪，该本前有高鸣序，后目录，首行作"癸巳新刊御药院方"，目录后照刻有"颐真堂记"钟形牌记和"平阳府司家印"木牌记。书凡十一卷，十四门，卷之一治风药门，卷之二治伤寒门，卷之三治一切气门上，卷之四治一切气门下，卷之五治痰饮门、卷之六补虚损门，卷之七积热门、治泄痢门，卷之八治杂病门，卷之九治咽喉口齿门，卷之十治眼目门、洗面药门、治疮肿伤折正骨门，卷十一治妇人诸疾门、治小儿诸疾门。原书板框高 210 毫米，幅 150 毫米，行款为每页 20 行，每行 20 字，四周单边，乌丝栏，花口，单黑鱼尾，书口上题"御药院方"，中为卷数，下为页数及"精思堂"。

由此可知，朝鲜配本所据底本，显然与清代藏书家张金吾、陆心源所见之元本并非同一版式，而且两者亦非一般所认为的御药院刻本。首先，从刻坊来说，陆氏藏本为南溪精舍所刻，朝鲜配本之底本为平阳司家颐真堂刻本。考"虞氏南溪精舍""平阳司家颐真堂"均为元代有名的坊刻。这说明《御药院方》在元代即由多家刊刻。其次，从卷数上来看，陆氏藏本为 20 卷，还有 24 卷之说，朝鲜配本为 11 卷，二者之所以卷数不一，从上引目录来看，并非内容上的缺佚，只是各本印制时，因其分量的多少分合不同而是。不过现存的宽政戊午本，书末"钱氏白术散"只有主治，没有药物组成和用法，似缺最后一页，而且行款亦不同。

那么朝鲜配本的刊印时间，书中所谓"癸巳新刊御药院方"大概是其刊刻之年，书口"精思堂"为其刻坊，而癸巳究指何年呢？考朝鲜创造性地用铜活字印书始于明永乐年间（1403～1424 年），朝鲜李氏王朝开始设立铸字所，大规模铸制铜活字，此后，朝鲜铜活字本医书大量涌现。三木荣《人类医学年表》则确定其为"癸未（1403 年）活字铸造"。而朝鲜配本为活字板，则其印刷必在癸未之后，只是从癸未（1403 年）至宽政戊午（1798 年）这 395 年间，有六个癸巳年，究属何年，难以确考。

至于此书究竟何时传到朝鲜，大概亦在元朝。据考，1275 年、1279 年、1282 年、1293 年，元世祖忽必烈先后 4 次应高丽帝王之邀，派遣医师、太医如姚生、王得中、张沆等赴高丽，为其王室诊治疾病。元末，有中国河北河间人李敏道赴高丽居留行医，以高明医术被高丽授予"典医正"之职务。1286 年，元世祖患病，派人赴高丽求良医，高丽派遣尚药侍医薛景成来中国为世祖治疗。谅是在这些医事交往中，将《御药院方》带往朝鲜。而从朝鲜传往日本的时间则无从稽考。

内容特色

《御药院方》全书 11 卷，分 14 门，收方 1072 首，包括内、外、妇、儿、五官、骨伤、养生、美容等多面的内容，是研究宋金元宫廷医方极其重要的资料，该书上承宋金方书研究的成就，而有所发展创新，较全面地反映了当时宫廷用药的经验。

1. 内容丰富，疗效确切

书中收载方剂，涉及前代大多医籍的内容，且多酌情增损，很少一成不变，原方照搬。说明编撰者不仅泛猎群经，广收博采，而且更注重临床验证，删繁就简，仔细参订，荟萃精华。而更多方药为群臣和各路进献的屡经效验的经验良方和珍贵药品，来源极广，内容丰富。如"杜翰林枳实丸""铁瓮申先生交感丹""磁州张七郎家橙香饼子""玉芝徐老丸""王倪丹砂""铁瓮先生琼玉膏""凌阳子木香丸""乐令黄芪汤""贺兰先生解毒丸""中都惠民司无名儿药六三九""陈希夷刷牙药""韩侍郎神验撚髭方"等方名，即表明了创方和献方的来源和范围之广。因是献于宫廷中使用，非亲验疗效、屡试不爽者，恐不敢轻易进献。故书中"玄明粉"后云"前臣常自服，及与他人服之，皆得效验"。"猪肚丸"后云"颍昌李荐方叔，其子得效，施人亦屡应"。"柳枝散"后云"石佛庵主，年七十余，云，祖上多患牙疼脱落，得此方效，数世用之，齿白齐密，乃良方也"。"广胤丹"后云"臣祖母常服此药，而生七男，以此常合此药，与人服饵，而皆应效"。"陈希夷刷牙药"后云"奴婢高邦才谨言：牢牙乌髭鬓之药，古今方论甚多，少有曾经验者。奴婢在私家之日，实缘此药。常是与人修合使用，亲经效验。……曾经效验者，历历甚多，不敢尽言"。如此不厌其烦地申述，充分说明献方和收方的谨严及疗效卓著。

2. 美容医学，颇具规模

从分类和内容来看，本书与前代的《太平惠民和剂局方》相较，更为完备，并且多出"洗面药"一门，专载"皇后洗面药""御前洗面药"等美容外用方24首，其中除黑皱、退黯鼾、悦肌肤的洗面涂面方10首，乌髭发方11首，洗手、澡手方2首，洗髭发手面令光悦润泽方1首，突出了宫廷用药的特色。此外，"补虚损门中"尚载有黑髭鬓、驻颜色、固牙齿、润泽肌肤的内服方34首；书中其他门中还散载有黑发、润发、生发、去油、除垢、去屑、美面、去皱、莹肌、退毛、洗牙、洁齿等外用方30余首，并且提出美容的同时还应注意饮食禁忌。可见当时美容医学的内容已蔚为大观，颇具规模，达到相当高的水平。

3. 剂型完备，用法广泛

本书对剂型，服用方法上亦颇具特色，所收方剂，除汤剂外，为取用方便，以成药为主，有丸、散、膏、丹、酒、饮、露、煎、茶、浆、香、锭子、饼子、糖块等种种不同。仅一丸剂的制作，因赋形剂不同，就有炼蜜为丸、水泛为丸、醋调糊丸、醋浆水和丸、米糊为丸、粳米饭和丸、烧粟米饭为丸、水面糊和丸、水蜜面糊为丸、酒煮面糊为丸、炒麦蘖面糊和丸、生姜汁浸蒸饼为丸、生姜汁煮面糊和为丸、糯米粉酒打糊丸、皂角汁调面糊和丸、枣肉为丸、枣肉与糯米粥和丸、糯米粥清和丸、汤浸炊饼为丸、酥油饭和丸、烧陈米饭捣和为丸、真石脑油为丸、皂角膏和丸、甘草膏子和丸、熬黄连膏子为丸、蒸山药熟去皮研如膏为丸、精羊缕肉捣丸等的区别；因大小而异，有弹子大、毬子大、鸡头大、鸡黄大、楮实大、芡实大、樱桃大、龙眼核大、梧桐子大、榛子大、皂子大、豌豆大、绿豆大、小豆大、麻子大、黄米大、粟米大、黍米大等等不一；制衣有以金箔为衣，有以银箔为衣，有以朱砂为衣，有以青黛为衣，有以寒水石为衣，也各不相同。在给药途径上有口服、含化、嚼化、吹鼻、嗜鼻、塞鼻、闻烟、洗眼、点眼、刷牙、揩齿、搽龈、漱口、掺舌、沐浴、洗发、涂发、洗面、洗手、澡手、纳耳中、纳阴中、敷脐、涂贴囟门、贴太阳穴、贴患处、干擦患处、淋渫患处、外涂、干掺、干捻、扑敷、熨烙、熏蒸、热溻、枕头、佩带等诸法。在服法上，冲服或化服丸剂的药引，也根据病情，各有说明，分别施以热汤调下、新汲水调服、温酒下、茶清化下、热茶点服、茶酒任下、乳汁化服、温米饮送下、温粥饮送下、暖齑汁调下、生姜汤下、葱白汤下、麻黄汤调下、薄荷汤下、藿香汤下、荆芥汤下、紫苏叶汤下、金银汤下、荆芥薄荷汤下、生姜薄荷汤下、金银薄荷水化下、生姜橘皮汤下、生姜葱白汤下、丁香柿蒂汤调下、柿蒂灯心汤下、柿蒂煨姜煎汤下、竹叶汤调下、竹沥汤调下、麦门冬汤卜、人参汤下、茴香汤下、橘皮汤下、煎陈皮汤下、木瓜汤下、桑白皮汤化下、麝香汤下、人参桑白皮汤下、麻仁汤下、乌梅汤调下。这些都值得我们今天效法和推广，并加以提高和完善，将有助于增强中医中药的临床疗效。

4. 转载佚书，弥觉珍贵

书中还收录了前代已佚方书中的内容，保存了古代医方的珍贵文献，如《秘宝方》的苁蓉丸、《必用方》的戊己丸、《九籥卫生方》的薰陆香丸、《神仙秘指》关于土蒺藜的论述等。《秘宝方》，佚名，《宋史·艺文志》作 2 卷，佚；《九籥卫生方》为宋代宗室赵士纡（《本草纲目》作赵士衍）所著，《书录解题》作 3 卷，已佚；《必用方》（《证治准绳》《医贯》作曹氏《必用方》）《神仙秘指》，均佚，已不可考；这些记载虽属零金碎玉，然吉光片羽，千载之后，弥觉珍贵。

5. 学术遗泽，绵延后世

本书在元代后流传不广，似对后世影响不大，但现今我们认为是明清医家创制的方剂，出自《医学入门》《景岳全书》《证治准绳》《张氏医通》《医宗金鉴》等书中，却在本书中均可找到出处。这其中的学术渊源和传承关系如何，尚需后之贤者就有关资料做详尽的比较研究和缜密的考证。

因医获官的刘哈喇八都鲁

刘哈喇八都鲁（？—1295），河东人，本姓刘氏，家世业医。至元八年（1271年），元世祖驻跸北海，以近臣之荐招之，谓其目有火光，异之，留侍左右，赐名哈喇斡脱克赤。至元十七年（1280年），擢太医院管勾。昔里吉叛，宗王别里帖木儿奉命前往征讨，刘哈喇八都鲁从行，帝谕曰："当行者多避事，汝善医，复习骑射，能从行乎？"刘哈喇八都鲁对曰："事君不辞难，臣不行将何为？"即请受甲。皇帝认为"医汝事也""汝安用甲？"唯赐以环刀、弓矢、裘马等物。一日在野外打猎，有狐狸从草中窜出，宗王射之不中，刘哈喇八都鲁一发即中，宗王大喜。后疗宗王妃有疾，与药即愈，王又非常高兴，奏其为府长史。等到将要作战，又向王请求盔甲，宗王说："皇上不允许给你，我何敢与之。"因此留下他，使其管理辎重。刘哈喇八都鲁不肯，说："大丈夫当效命行阵，乃守营帐如妇人耶？"见有甲者，以酒劝饮，高价购买，第二天披甲以往，豪壮雄迈之气，溢于言表。至元二十四年（1287年）升宣抚使。二十九年（1292年）赐名哈喇八都鲁。元成宗铁穆耳即位当年，元贞元年（1295年）便将其招为御史中丞，行至懿州病卒。可见，刘哈喇八都鲁不仅擅长医技，而且弓马娴熟，武艺超群，而其挺身而出，奋勇向前的忠勇表现，在医人中可谓绝无仅有。这固然与时代尚武密切相关，但其自身的胆略和技艺是起决定性作用的，谅其在临证用药上亦是大刀阔斧，果敢决绝。廖育群《繁露下的岐黄春秋——宫廷医学与生生之政》中尝说："医者得有亲近圣上之便，若个人之才赋不止于'治病'小技，而是胸怀'治世'韬略，且能充分利用职业为其营造的'机遇'，便往往会有出类拔萃的建树。事实上，官医之辈中此等人才绝不鲜见。"而在元代似乎尤为突出，不独刘哈喇八都鲁，若窦黙、许国祯等，俱上达天庭，位至首辅。

杜思敬与《济生拔粹》

杜思敬（1235—1320），字敬甫，一字散夫，晚号宝善老人，元代汾州西河（今山西汾阳市西河乡）人，但杜思敬在《济生拔粹》自序后题作"宝善老人铜鞮杜思敬序"，铜鞮即今山西省沁县，元属沁州，隶晋宁路，或为其生活地，因其是沁州长官杜丰的第三子。据《新元史》卷一百四十一·列传第四十五载，其父杜丰，字唐臣，汾州平遥人。少倜傥有大志，仕金为平遥县义军谋克，佩银符。太祖攻取太原，杜丰率所部降于国舅按赤那延，授兵马都提控。追随攻取平阳。又跟从攻克绛州、解州诸堡，招集流亡贫民三万余家，赐金符，提拔为征行元帅左监军。太祖十五年（1220年），金将上党公张开入寇汾州，杜丰率军击败之。又从皇弟哈察儿攻略怀、孟，拔取温谷、木涧诸寨，又攻克洪洞西山及松平山，斩获万计。十七年（1222年），授丰龙虎卫上将军、河东南北路兵成都元帅，便宜行事。二十一年（1226年），从按赤那延克益都，遂略登、莱，降岛民万余。太宗元年（1229年），率本部克沁州及铜鞮、武乡、襄垣、浮山、沁源诸县。三年（1231年），命丰抚定平阳、太原、真定三路及辽、沁二州未降山寨。七年（1233年），授沁州长官。丰在沁州十余年，宽徭薄赋，劝农积谷，民以殷富。深得汉族吏民拥护。定宗二年（1247年），致仕。宪宗六年（1256年），封沁阳郡公，卒，年六十七。沁人立庙祀之。有子三人：思明、思忠、思敬。

杜思敬以父勋绩，初侍忽必烈于藩府，从许衡学，名震京师。由平阳路（今山西临汾县）同知累迁治书侍御史。任侍御史时，正直敢言，权贵侧目，奸邪伏刑。虽遭权臣谗逐，而世祖信任如故。后拜户部侍郎，历中书省左右司郎中。至元十九年（1282年），权臣阿合马倒台，株连者皆罢官，唯思敬独见谅。出任顺德、安西等路总管，升陕西行中书省金事。移汴梁总管，复入朝为侍御史。时宰相桑哥因罪被杀，朝廷为之震肃。思敬上书议事，甚合皇帝心意。至元二十八年（1291年），拜中书参知政事，进中书左丞。不久，又出任四川行省左丞，辞谢，没有赴任；大德十年（1306年），改任中书左丞。杜思敬于武宗即位后致仕，家居期间，对医学颇有研究。元延祐二年（1315年）编写《济生拔粹》，杜思敬还爱好诗文，有《桦阳十景咏》。延祐七年（1320年），杜思敬去世，卒年86岁，谥号文定。

思敬子肯构，山西迫宣慰使；肯播，会州知州；肯获，陕西行省左丞。肯构子宣，光禄大夫、集贤大学士，追封晋国公。肯获子文献，晋宁路同知。

杜思敬服膺范文正公"不为良相，则为良医"的遗训，因此素来留心医药。在中书省任上归还政事退休时，家居故里沁上，乃取医学要籍研求之，读戴人、洁古、东垣、好古、天益的医书，并节录其中特别切用的，分门别类，有理论有方剂，详尽而不冗长，简明而不粗略，不徇人言，不执己见，题名《济生拔粹》，总共十九卷，成书于元仁宗延祐二年（1315年）十月初一日，其在自序中言当时

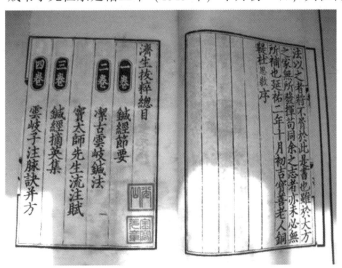

民国涵芬楼影元刻本《济生拔粹》书影

"自度行年八十有一",以此推知,杜思敬生于元太宗七二年(1235年)。书成后5年,到元仁宗延延祐二年去世,享年86岁,谥文定。

杜思敬编辑其书的目的,一是有感于士大夫之流对医学的不重视,医家又各承家技,秘不相传,挟以自肥,认为"医之为业,切于用世,而学士大夫,目为工技,贱不之省。业其家者,又或不能至到,苟焉以自肥,此医道之晦而不弘也"。二是认为医书浩繁,难以尽览,其言"《素问》述针刺,仲景始方论,今诸家所集浩繁,孰能遍览枚试?"三是宗元代儒学大师许衡"洁古之书,医中之王道也"之语,认为金代张元素(字洁古)为开山祖的易水学派,父子师生相传授,私淑者亦众。其子张璧(号云岐子)继其业、弟子李杲(字明之,号东垣)、王好古(字进之,号海藏)宗其道,再传弟子罗天益(字谦甫)绍其术,皆有书籍行于世,发扬光大学术。"大抵其言理胜,不尚幸功,圆融变化,不置一隅,开阖抑扬,所趣中会其要,以扶护元气为主,谓类王道,良有以也。"杜氏对易水学派的认识是中肯的,明代李时珍亦曾高度评价张元素"大扬医理,灵素之下,一人而已"。可见杜氏的眼光独特。因此杜思敬奉洁古学术思想之精髓,择其所著,并汇其子及后学之辈著作,节而录之,门分类析。

杜思敬所辑《济生拔粹》,共19种,其"仍首针法,以仿古制,并及余人之不戾而同者,以示取舍之公。"首列针法,次取金元诸家医著18种,又感"医不专于药,而舍药无以全医;药不必于方,而舍方无以为药。"末附自辑《杂类名方》。一卷:《针经节要》,佚名;二卷:《洁古云岐针法》(又称《云岐子论经络迎随补泻法》),元·张璧;《窦太师先生流注赋》(又称《窦太师先生流注指要赋》),金·窦杰;三卷:《针经摘英集》,佚名;四卷:《云岐子注脉诀并方》(又名《云岐子七表八里九道脉诀论并治法》),元·张璧;五卷:洁古珍珠囊(又称《洁古老人珍珠囊》),金·张元素;六卷:《医学发明》,元·李杲;七卷:《脾胃论》,元·李杲;八卷:《洁古家珍》,金·张元素;九卷:《此事难知》(又称《海藏老人此事难知》),元·王好古;十卷:《医垒元戎》,元·王好古;十一卷:《阴证略例》,元·王好古;十二卷:《伤寒保命集类要》(又称《云岐子保命集类要》)上,元·张璧;十三卷:《伤寒保命集类要》下,元·张璧;十四卷：《癍论萃英》，元·王好古；十五卷：《保婴集》（一名《田氏保婴集》），佚名；十六卷：《兰室秘藏》节，元·李杲；十七卷：《活法机要》，元·朱震亨；十八卷：《卫生宝鉴》，元·罗天益；十九卷：《杂方》（又称《杂类名方》），元·杜思敬。该书为节录性丛书，丛书中收录子目虽为多人撰写，但实以张元素为主，其余皆为宗其学术思想的后学之辈所撰之书，师生一脉相承，又各具特色。诸书节录，精髓荟萃，理论体系完善，是最早体现易水学派学术思想的一部丛书，极具文献学价值。

易水学派是金元时期出现的一个重要的医学学派，其创始人易州（今河北省易县）张元素，以《内经》为据，吸收钱乙、刘完素的学术理论和经验，重视脏腑辨证，以脏腑虚实论病机辨证；其治病不用古方，自为家法，提出"运气不齐，古今异轨，古方今病，不相能也"的见解，主张方药的应用，要根据气候的变化和患者的体质情况等而随时变动，以善制新方和化裁新方而闻名；在治法上，偏重于温补，对下法的运用极为慎重；在遣方用药上，重视药物气味，制方以药物气味与病机相协调为准则，又发明了药物归经理论。其弟子真定（今河北省正定县）李东垣传其学，受其"脏腑议病"和治重温补的影响，又结合自己的临证经验发明之，提出"内伤脾胃，百病由生"的论点，重视调理脾胃而自成一派，成为金元四大家之一的"补土派"。赵州（今河北省赵县）王好古亦师事张元素，复从李杲学习，在张、李两家的影响下，甚为重视内因在病变中的作用，认为无论内伤或外感发病，都是由于人体本虚，体内无虚，腠理固密，即或受到六淫的侵袭，也能抵抗而不易发病。真定罗天益亦师事李杲，在脏腑辨证的启示下，既补充了李杲的脾胃学说，复详述了三焦辨治。其师徒学术观点前后相承，又独具特色，在中国医学史上蔚然形成一大学派。杜思敬的贡献在于第一次将易水学派父子师徒的著作荟萃一集，付梓印行，广为流传，便于后人研习实践，从而使易水学说发扬光大。

《济生拔粹》刊行后，真定白榆自金陵将赴建安郡作幕僚，行台御史奉直常公出示是书相惠赠，白氏有感于北方业岐黄者，多用其说取效治验甚多，而将赴福建建安又为东南最大的书坊集中之地，因此于元顺帝至正元年（1341年）三月初三日作序，并募善工锓板印行以广其传。

《济生拔粹》现存有元刻本、日本森立之影元抄本及 1938 年上海涵芬楼据元延祐二年刻本影印本（元明善本丛书十种之一）。

说起《济生拔粹》得以保存刊行，还离不开商务印书馆张元济的全力收罗，悉心整理，印行流通。元刊《济生拔粹》从购藏、配补到影印出版，张元济付出了很大的努力。

清末光绪三十二年（1906 年），陆心源的皕宋楼藏书，在其死后 12 年，被其子陆树藩全部卖给日本人，换得银子 10 万两。陆氏几十年收藏在皕宋楼、十万卷楼、守先阁的图书，遂用船舶载运流往日本，尽归岩崎家族所有，《济生拔粹》一书也为静嘉堂所藏，国内已不见全本踪影。1911 年 8 月，张元济在北京琉璃厂翰文斋见到元刊《济生拔粹方》一部，12 种、13 卷，缺一、二、八、十四至十六卷。钤有"晋府""敬德堂"等藏书印，递藏有绪，极为难得。只是卷数悉被书贾剜削，掩盖其不全的真相。不过尚有痕迹可寻，手法并不高明。索价银一百五十两。张元济知道此书珍贵，议价以后购下，归商务印书馆涵芬楼庋藏。1919 年，傅增湘来涵芬楼观书，在他的观书笔记中就著录有此书。涵芬楼藏元刊《济生拔粹》虽有缺卷，国内却是唯一较完整的一部。张元济购书、藏书，目的在于印书和流布古籍。他曾感慨地写道："吾辈生当斯世，他事无可为，惟保存吾国数千年之文明，不至因时势而失坠，此为应尽之责。能使古书多流传一部，即于保存上多一分效力，吾辈炳烛余光，能有几时，不能不努力为之也。"1928 年秋，他以中华学艺社名誉社员名义赴日本访书，后从宫内省图书寮、内阁文库、静嘉堂、东洋文库和京都东福寺等公私藏家借影回一批国内早已失传的珍本古籍。在东京静嘉堂文库，他见到了陆氏皕宋楼原藏《济生拔粹》全帙，留下很深印象。只是拟借印的书较多，此书暂未列入照影计划。

张元济久有心整理、辑印一部"丛书之丛书"。1934 年，他与商务印书馆总经理王云五商定辑印《丛书集成初编》。翌年初编定全目，以实用和罕见为标准，选定丛书 100 种，其中就有《济生拔粹》。《丛书集成》计划出书 4 100 种、4 000 册。张元济还亲自撰写了《丛书百部提要》一书。涵芬楼藏《济生拔粹》有缺卷，于是向静嘉堂求助。1935 年 3 月 8 日，张元济致函静嘉堂文库长诸桥辙次：

  诸桥先生大鉴：久疏笺敬，恒切翘思，春气始和，伏维起居休畅为颂。弟日事丹黄，藉以娱老。前托长泽规矩也先生代商，拟借静嘉堂藏残宋《周益公集》及元刊《东京梦华录》两书影印，昨得长泽先生函，知承鼎诺，欣喜过望，即复函请其转邀技师趋前摄影。抑尚有请者，敝馆藏有元刊《济生拔粹》，与静嘉堂藏本相同，唯缺去《针经节要》《洁古云岐针法》《洁古家珍》《保婴集》四种，在敝国公私藏家均无可借补，不得已再为无厌之请。如蒙慨允，同叫付影，则幵觊弥厚，感荷无既。专此肃恳布谢。敬颂台祺。

二十四年三月八日

  张元济又给当时向日本各公私图书馆借印古籍善本的联络人、日本汉学家长泽规矩也写信，请他从旁努力，促成其事。涵芬楼藏《济生拔粹》缺六种，为何只借印四种？张元济曾说，《济》书各书目著录"名称虽微有不同，然《皕宋楼志》摘钞省略，或缮录偶误，实无差异。"静嘉堂藏本《济》书《保婴集》，可能包含卷十四至十六，共三种书在内。

  商借事宜有点曲折，半年后静嘉堂方面才允诺。又经长泽规矩也安排摄影，直到 1936 年 6 月摄影底片才寄到上海。6 月 29 日张元济在致长泽的信中说："《济生拔粹》中四种照片均已收到，容另复。"7 月 3 日，他在另一封致长泽的信中再次提到《济》书底片，与其他几种照影古籍一并结算了摄影费。

  张元济十分关心此书的印行。1937 年 5 月 5 日致丁英桂（商务印书馆平版厂厂长、张校印古籍的重要助手）信中说："元板《济生拔粹方》本馆又配到数种。是何书名？乞示。闻配来《云岐针法》一种，尚不全，统乞查明见指示。"不久，"八·一三"事变爆发，商务印书馆再次遭劫，《丛书集成初编》出书计划未能全部实现。《济生拔粹》各书仅《保婴集》《癍论萃英》两种印出（与《种痘心法》《种痘指掌》合一册），其他各种已列入书目而未及刊出。

  《丛书集成》出书后，张元济主持复选其中元明佳椠孤本 10 种，仿原式影印，编成《元明善本丛书》。第一种即《济生拔粹》，1938 年 3 月出版，线装 10 册。这部由张元济亲手购藏、配补、印行的罕见古医书，终于化身千百，流传于世。

《丛书集成初编》只署"主编王云五";《元明善本丛书》各书并无序跋文字，版权页也只署"发行人王云五"，均不见张元济的名字。如不是一批有关文献档案存世，出版家张元济为《济生拔粹》乃至这两大部丛书的编印出版所做的贡献，险些湮没于世。

张吾仁传承伤寒学

张吾仁，号春台，明代河东古芮（今山西芮城）人，邑庠增广生。世代业医，得家传，尤精于伤寒。其孙张于乔自序中言"余家世学医，先大父以医著名久矣。大父攻举子业，旁通轩歧，言于医书，自内经及长沙、河间、东垣、丹溪，古今方帙，摩挲颇悉，而于伤寒尤有深功。"其父张问达，得异人授，善治伤寒。张吾仁遂潜心父书，精见垣术，以济人为事。万历戊午（1618 年）、崇祯壬申（1632年）、辛巳（1641 年）年间，瘟疫大行，传染遍乡间，屡施方药，救疗全活甚众。故以仲景之说为宗，间引诸家解说，设为问答，辨析诸证之疑似乎，经 20 余年努力，著成《撰集伤寒世验精法》一书，后由其孙张于乔（字孟迁）继其业，刊祖书于康熙五年（1666 年）。其后，清代甘棠（字楚芬，号月庵）于雍正乙卯岁（1735 年）在表弟周东阳斋中获得是书，"录成一帙，藏之笥箧"。周氏亦精伤寒，奏效若操左券。全活甚多，多得力于此书。迨癸亥（1743 年）春，"春月多雪，寒沍过甚，一交夏令，湿热蕴蒸，发而为温，遂成疫疠。"甘氏有感于斯，在府县资助及高攀龙、徐应遴、阎壇、徐应道等绅士、善人的捐助下，订正是书鲁鱼亥豕之误，于乾隆八年（1743 年）仲夏谷旦付梓刊印，得以流行。现存清乾隆八年（1743 年）天中保和堂刻本，乾隆、嘉庆间抄本，光绪十六年（1890 年）广东文乐轩刻本等，1992 年 10 月上海科学技术出版社会刊于《明清中医珍善孤本精选十种》中。

《撰集伤寒世验精法》8卷，另有首卷，卷首为论伤寒脉与杂证不同、论伤寒传经不可拘于资次、论仲景立方微妙、论仲景汗下用药轻重法、论汗吐下温和五法、论伤寒取症不取脉、论三阴症可汗、论阴症有传经直中之不同、论伤寒逆治从治法、论伤寒手经冤热、辨阴阳分寒热用药论、校古方药味分量与今不同、正东垣言东南无伤寒论等13篇。卷一载伤寒宜知十疑、伤寒瘥后禁忌六条、伤寒症名要领赋、伤寒看症要诀、伤寒察色要诀、新撰总认病西江月1首、新撰总辨经西江月1首、新撰六经脉症西江月6首等10篇，后附经络并图；卷二为正伤寒病名16种治例，用方俱祖仲景，包括伤寒、伤风、伤寒见风伤风见寒、中湿、风湿、湿温、风温、温毒、中暍、温病、热病、晚发、痉病、温疟、疫疠、寒疫并温疫；卷三前为痰症、食积、虚烦、脚气等类伤寒四症和疮毒、瘀血、劳发、痘疹等续类伤寒四症，欲人无用药之弊；卷三后至卷八载伤寒传变后的92条变症和26条载类伤寒证，各列问答于条后，令人临证不惑；并附妇人妊娠伤寒治例、妇人产后伤寒治例、小儿伤风治例；最后附伤寒辨舌世验精法1卷，列舌图36幅，以及百解丹方。

本书内容丰富，收方甚众，裒集仲景方及后世验方，主治广义伤寒各种病证，颇多经验之谈，并有一定发挥，是一部研究伤寒的重要专著，只因流传不广，尚未为人所熟知，而引起足够的重视，实在令人遗憾。诚如王来风序中所言："历考张氏父子，活人甚多，宜乎名闻于诸侯，达乎天子。奈何环晋之人犹有未之知者！噫！扁鹊之伯兄视色而名不出家，仲兄视毫毛而名不出门。医愈精而名愈暗者，亦自古皆然也。又何患乎张氏之不以名显也！春台讳以仁，名行乎吾仁足矣。"

张以仁对仲景学说多有创新，如认为六经传变，不可拘于资次，日数亦不可以拘，"夫寒邪之伤于人也，而无定规，或中于阴，或中于阳。岂可以太阳为始、厥阴为终也，岂一定资次而传耶，此其谬之甚也。……盖先圣书不尽言，言不尽意。哂夫今之俗医，往往执论传方，胶柱鼓瑟，不察病情，不究脉理，概依前说，循经而治，其有不杀人也几希。"

"凡读仲景之书，必须深味仲景之言，参详仲景之意，乃知仲景立方之轻重，用药之缓急。"而对于前人之精辟之见，张氏必与申明，从不掠人之美，如论表里治法时，言"此四句乃张子和之言，仁述非仁撰也"。"伤寒症名要领赋，此王氏祖仲景方书所制，而仁又加以笔削者，比前人之书更备焉。"

张氏之学术经验，多得自于庭训，其将家中积学经验毫不保留地倾囊笔之于书中，如论吐法，"家父尝云，吐中有发散，可汗出而解矣。家父不惟以此治伤寒，凡病初来，不论内伤、外感，头疼发热，胸胃有痰，恶心，即吐之而愈。三春初夏之时，尤最宜吐。仁每见活人甚多。"论温热言："温病脉虽浮紧而弦，倘春行夏令而炎热，有得热病之脉者，不当从温病治也；热病脉虽洪大而数，倘夏行春令而温和，有得温病之脉者，不当从热病治也。此脉之所以宜辨，而皆先贤所未发者。仁得之庭训云。""先君治似痉有变奇验。""仁谓晚发之与热病，名异实相去不远，俱用栀子升麻汤，免有黄斑之变。惜庸医不知而致人于危殆也。"

"凡为医者，处方用药，必须一一详究。"除仲景方外，书中多是其父试验之方及其验治之症，如加减芎苏散、四时加减败毒散、柴胡参苓汤，并称治疗疟疾的柴胡参苓汤为"先父累验之神方也"，言"家父此方有所传授，不惟用治伤寒变疟，即一切所感疟疾，不论老少虚实，依期截之，无不神效。全在审问的确，分数多少。家父尝曰'吾以此一方，不知活人多少，子其留意焉。'仁依而用之，百发百中，是表述于此。""先父有秘法云：柴胡佐牡蛎，能治胁下坚硬。如久疟左胁下有积便是疟母也，宜加牡蛎粉七八分，妙不可言。""仁每验芒硝性生，不若用玄明粉最稳。"苍术"伤寒用此不传经"。"予验治一扬书生，汗后侵欲，漏风，汗出如洗，脐痛阴肿，势将危矣。用桂枝汤加没药、乳香、附子、川楝肉、烧裈灰，二剂愈。"

又有秘方百解丹，"此丹虽系异人口授，深合张长沙之旨者也。百病皆效，惟伤寒初感，尤为最验。万历戊午岁时疫大行，乔曾祖施此药救活者不可胜数，至崇祯辛巳岁时疫延门传染，赖此方之活者亦甚多。乔常痛恨世人得经验秘方，口称不可妄传，传之则不应，后竟失其传者，比比然也。兹因刻伤寒书，故附之于后，以广济世人耳。此乔之深心也。"

千古奇才傅青主

明清之际，在三晋历史文化星空升起一颗璀璨的明星，他就是青史留名的傅山。他聪颖过人，学识渊博，博通经、史、子、集和佛道之学，兼工诗文书画金石，时人称其"博古今典籍，百家诸子靡不淹贯。大叩大鸣，小叩小鸣。"（嵇曾筠《明处士傅山传》）"学究天人，道兼仙释。"（徐昆《柳崖外编》）"奇才绝世，……博极群书，时称学海。"（郭钰《征君傅先生传》）"名闻天下。""而达官士大、骚人墨客，钦其名者，率纡道求见，冀得一面以为荣焉。"他是一位诗人、艺术家、创新启蒙思想家，历史影响深远，"其学大河以北莫能及者"（吴翔凤《人史》），"巍然为河北大师者垂数十年"。（丁宝铨《霜红龛集》序）梁启超将其与顾炎武、黄宗羲、王夫之、李颙、颜元并称为"清初六大师"。他还"精岐黄术，邃于脉理，而时通以儒义，不拘于叔和、丹溪之言，踵门求医者户常满，贵贱一视之"。（嵇曾筠《明处士傅山传》）疑难重症，应手辄瘳，"擅医之名遍山右，罔弗知者。"（戴梦熊《傅征君传》）当时"人称医圣"。（蔡璜《傅山传》）"至今晋人称先生为仙医。"（刘绍攽《傅先生山传》）他实在是一个难得的全才，人称其"字不如诗，诗不如画，画不如医，医不如人"。

傅山品行端方，人格伟岸，重气节，轻势力，更是一位铁骨铮铮的爱国志士，其道德品节，人格魅力，更受后世无限的钦仰和赞誉。顾炎武言"萧然物外，自得天机，吾不如傅青主"。（《广师篇》）又曰："青主为人，大雅君子也。"

傅山的家世生平

傅山生于明万历三十年丁未闰六月十九日（1607年8月1日），卒于康熙二十三年甲子六月十二日（1684年7月23日）。（关于傅山的生卒年代和年龄，有不同的记载和说法，另有作明万历三十四年生，清康熙二十四年卒者；而历代人物年里碑传综表则作明万历三十三年生，康熙二十九年卒等之类，互错如是，皆言出有据，如《年谱》《事略》《碑传》等书，可进一步探讨。）山西太原阳曲县西村（今太原市尖草坪区向阳镇）人。其出生于一个书香门第的官宦之家，先为大同人，自六世祖傅天锡以春秋明经任临泉王府教授，遂迁居忻州顿村。高祖傅康为监生，年仅20岁早夭。高祖母王氏，人称郎青君，矢志守节，自甘淡泊，艰苦备尝，上敬年迈公婆，下抚8个月孤儿，终把儿子傅朝宣培育成人。明正德十五年（1520年），曾祖傅朝宣因与宁化王府结姻，做了王府的仪宾承务郎，徙居太原，隶籍阳曲。宁化王是晋恭王朱㭎第五子，名济焕，宣德八年袭封，今太原以制陈醋闻名的宁化府街，即其王府旧址。傅朝宣与王府结姻，乃迫不得已，因其过王府门，被王府女看上，抢之而入不令出，遂成亲。"既赘于府，随其党朝王画卯，米盐牵制不得自，因甚恨之。稍长，遂废读书业，郎青君亦无可奈何，听之而已。"（《霜红龛集》卷二十九《杂记》）故其临终遗笔，有"子孙再敢与王府结亲者，以不孝论，族人鸣鼓攻之"之语。后世所编戏剧《抢新郎》中的主人翁书生李玉，即以其为原型。傅山的祖父傅霖，字应期，嘉靖壬戌（1562年）科进士，博览群书，"渔猎六艺百家"，历官直隶寿州知州、河南佥事、山东辽海参议、朝仪大夫等，年逾七十而卒。曾点批《汉书》，刊印《淮南子》，著有《慕随堂集》。叔祖傅震，嘉靖辛酉（1561年）科举人，官至耀州知州。另一个叔祖傅需，嘉靖甲子（1564年）举人，万历丁丑（1577年）科进士，做过陕西咸阳、华亭知县，迁监察史、巡河漕，后又调任四川巡抚。因他过分耿直，为同僚所忌，告病归乡，闭门编纂晋国文献通志。父亲傅之谟，字檀孟，万历岁贡，自号离垢先生，明经养亲不仕，博学能文，以教书为主。几位叔父之诏、之诲、之谦，或为举人，或为贡生，也均未出仕。其母是忻州诸生陈勔之女，尊称为贞髦君。生三子，傅山为次子；长兄傅庚，字子由，为诸生；弟傅止，字行可，太学生。傅山家学渊源，从小受其熏陶，耳濡目染，奠定了深厚的文化基础。傅山说"吾家自教授翁（六世祖傅天锡）以来，七八代皆读书解为文。至参议翁（傅霖）著至吾，奉离垢君教，不废此业"。（《家训》）郭钧在《征君傅山先生传》中说："累世仕宦，而青主无膏粱习，奇才绝世，酷嗜学。"全祖望《阳曲傅先生事略》亦称"家世以学行，师表晋中"。"先生之家学，大河以北莫能窥其藩者"。

傅山，初名鼎臣，后改名山；原字青竹，后改青主，一字仁仲。鼎为国家之重器，为权力的象征，其初名鼎臣，即欲为国家之重臣，青竹即青翠之竹，亦是高风亮节的象征。而改名山，字青主，更突出了其峻拔不移、卓尔不群、超凡脱俗的品格和气节。其诗"既是为山平不得，人来添尔一峰青！""嚼雪摊头松桦下，一峰青插半天看。"可谓是其名字最好的诠释。傅山的别名斋号甚多，据有关学者统计多达54个，这些字号无不体现着他的人生志向、曲折经历、性格气节和愤世嫉俗，如公他、公之它、石头、石道人、石老人、啬庐、随厉、六持、丹崖翁、浊堂老人、青羊庵主、侨山、侨黄山、侨黄老人、侨黄之人、朱衣道人、酒道人、酒肉道人、居士、傅道士、傅道人、傅子、老蘗禅、还阳真人、真山、侨黄真人、五峰道人、龙池道人、龙池闻道下士、观化翁、观花翁、橘翁、大笑下士、西北之西北老人等，而见于书画者尚不止此。字号之多，亘古未有。每个字号均有寓意，仔细研究，尤有兴味。

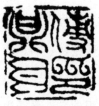

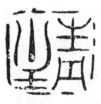
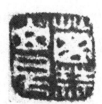

傅鼎臣印　　　　傅山之印　　　　青主　　　　葱蒜山旁

傅山生长于明清鼎革之际，乱世显忠臣，特殊的时代和环境，铸就了他铮铮铁骨和高洁品行。崇祯九年（1636年）傅山带领三立书院的同学千里赴京，为受到阉党诬陷的恩师袁继咸"伏阙讼冤"，使袁继咸冤得白，无罪释放，"傅山以义声闻天下"。中年的傅山适逢明亡清兴的甲申之变，国破家亡，愁肠百结，他积极投身反清复明活动。在49岁时，由于南明派宋谦等人在山西筹划起事，机事不秘，事泄被捕，牵连傅山下狱，一年有余，几经严讯，备极考掠，抗词不屈，坚不吐实，绝食九日，抱定必死的决心，坚持斗争，后经友人营救，最终被释放脱险。晚年的傅山又经历了一次考验，康熙间，清廷开博学宏词科，对汉族士人采取招抚笼络的政策。73 岁的傅山被荐入京应试，以老病坚辞。在被强行招入京师后，绝食七日，装病拒不谢恩，终被放还。

傅山 50 岁后，观清廷已入主中原，逐步平定了天下，因复明无望，转入传统文化的研究，特别是医学的研习，遂成一代名医。

傅山的学医经历

傅山之所以由儒入医，可能有如下几个方面的原因：

一是家学渊源，奠定了良好的基础，据金祖望称其"家传故有禁方，乃资以自活"。傅山从小涉猎广泛，对家传的禁方必定自幼研习，为日后行医奠定了良好的基础。中年以后，秉承家学，流寓各地，治病救人。

二是自身疾病和亲人相继病故，激发了他疗君亲之疾的抱负。傅山 15 岁时，偶因小病，取读《神僧传》后，感慨说："神仙非难致事！"（戴廷栻《石道人别传》）18 岁时，甲子冬（1624 年）父亲得了伤寒病十余天，"危证皆见，呃逆直视，循衣摸床，发黄发瘢，医来莫措。"听人说南关文昌夫子庙十分灵异，求药更应。于是前往祈药。持杯注水，放于神案，跪拜祷求，过两三刻，水面得米粒大小的黑色和红色颗粒十余粒，回家灌入父口，当晚父亲病症减轻，及夜半，危证尽除，日就平泰。傅山为此专门写了一篇《祈药灵应记》，"尊神灵异，书付弟子辈无缓也。"可见此时傅山尚未知医。傅山 27 岁时，与其结缡仅五六年的妻子张静君，不幸病故，这对傅山的心灵打击可谓至大，从此再未复娶，妻子的早逝，也许是促使傅山日后钻研女科的动力。崇祯十三年（1640 年）夏，年仅 20 岁的侄儿傅襄病故，傅山异常悲痛。"庚辰夏，舍侄物故。余伤逝壹郁，长日拥被睡昏昏然，不出门，亦不见客。中楚不时作。辄有句曰'事了不相与，情来无奈何。'"（《郭九子哀辞》）并写下了《哭侄儿襄秀才》诗。崇祯十四年（1641 年）春，瘟疫流行，傅山染疾，危重几死，多亏母兄协心调护，方渐痊愈，但直到初秋，仍未完全康复。从其当时所作的《病征》

诗中所写"秋心满天地，病容淡山川。""若能来野化，真足饱乌鸢。"可见情绪颇受打击，相当低沉。崇祯十五年（1642年）夏四月，傅山之兄傅庚又染病而故，手足情深，痛彻肝肺，傅山"日夜共老母哭泣，老母慰山，山慰老母，随复涕出，不能仰视，自此不敢出门，直怕见人家有兄弟偕行者。"（《老僧衣社疏附记》）《霜红龛集》中有《壬午六月十五日至十九日即事吟成二十一首》，多处写来，抒发亡兄之痛，如"母老一生善，兄仁不许存。""三十六未老，一兄不肯长"，"兄弟壮年别，招提三日栖"，"哭来无日月，忘却计欧邪"，"时常家哭泣，生日野徬皇。"康熙十三年（1674年），年仅37岁的侄儿傅仁又一病不起，英年早逝，傅山更是伤痛不已，因为此侄非同一般，常代傅山书写应酬，"卅年风雨共，此侄比人亲。"（《哭侄仁六首》）"三二年来，代吾笔者，实多出于侄仁，人辄云真我书。人但知子，不知侄往往为吾省劳。悲哉，侄径舍我去一年矣。每受属抚笔，酸然痛心，如何赎此小阮也？"（《杂记四》）短短几年间，迭遭亲丧，不能不促使素有医学底蕴的傅山，从此钻研医学，走上专业从医之路。

三是明亡清兴后，政治逐渐安定，傅山复明无望，报国无门，士大夫"不为良相，当为良医"的主张，亦影响着他，于是以行医为生，以实现济世救人的志向。他拒绝做官，"避居远村，惟以医术活人。求方者户常满，贵贱一视之，从不见有倦容。"（金祖望《阳曲傅先生事略》）

四是道家学说的影响，从文献记载看，傅山在甲申年出家做道士之前，未尝有给人诊治疾病的记载，甲申年秋天，在寿阳县五峰山龙泉池，傅山拜道教中颇有名望的还阳子郭静中为师，成为一名道士。朱衣黄冠，游走四方。从他做了道士以后，开始出现了他给人诊病的记载，极有可能是出家拜郭静中为师，受其指点，传其医学养生之道，留心医药，钻研医籍，最终成为一代名医。

傅山医名卓著，即使达官贵人亦慕名邀其诊视，一决死生。见之于记载的，由山西布政使、河北保定人魏一鳌，曾为其父向傅山求药方于汾州；山西按察使、河北巨鹿人杨思圣，在晋时与傅山有交，顺治十八年（1661年）病卧阳原，曾派殷岳来请傅山看病未至前二日卒。至于《柳崖外编》《柳春浦编》《仙儒外纪》等稗官野史中记载其为人治病的故事，更是颇具传奇性。然傅山医名并非一蹴而就，亦是经过不断地勤学苦读，不断地实践积累而逐渐成名的。傅山在文章里曾自谑地写道："西村住一无用的老人，人络绎来不绝，不是要药方，即是写字者。老人不知治杀多少人，污坏多少绫绢扇子，此辈可谓不爱命、小惜财，亦愚矣。"这固然是戏谑，但也说明傅山自己不认为是百治百愈的神医。孙女班班因病早夭后，他在《悼孙女班班》一诗中写道："弱女虽非男，慰情良胜无。阿爷徒解医，不及为尔咀。"自责自己白白懂得医术，不能为孙女细析病状、弄清病情、挽回生命。他还不断向长于己者学习，如汾阳胡遇春三子朗同"研经穷理，隐于医。余老病，时时从问方药"。(《明户部主事汾阳胡公传》)

傅山虽为一代名医，但他并不挟技以博取钱物，仅以维持基本的生活，他自谦医术平凡，但踵门求医者不断，也不收酬金，只求眼前食足。"所至老幼男妇以疾清著，辄遮留不得去，从容诊治，多奇验。酬之金，不受也。"(蔡璜《傅山传》)他在《无聊杂诗》中写道"火齐何曾解，冰台偶尔藏。西邻分米白，东舍馈梨黄。食乞眼前足，医无《肘后方》，果然私捧腹，笑倒鹊山堂"。"村翁问寒药，茶果致胡桃。"这是其行医生活的真实写照。

正由于傅山广济薄取，不事生产，加之早年"弃青衿为黄冠"，"屋舍田园，多为细人窃据，概置不问。"(嵇曾筠《明处士傅山传》)才致其晚年生活陷入窘困。傅山在《失题》中写道：

老人家是甚不待动，书两三行，眵如胶矣。倒是那里有唱三倒腔的，和村老汉都坐在板登上，听什么飞龙闹勾栏，消遣时光，倒还使得。姚大哥说："十九日请看唱，割肉二斤，烧饼煮茄，尽足食用。"不知真个请不请？若到眼前无动静，便过红土沟，吃碗大锅粥也好。

可见其生活无著，已到靠人相请，甚至吃施舍粥的地步。无怪乎鲁迅读到此处，亦为之无限感慨动容，谓其"语极萧散有味"，并逐字逐句把它抄进自己日记之中。

更为让傅山难以承受的沉重打击是，康熙二十三年（1684 年）二月初九日儿子傅眉经过一年的卧病，先父而逝，年 57 岁，白发人送黑发人，晚年丧子，本是人生最大不幸，傅山痛断肝肠，长歌当哭，作《哭子诗》14 首，"父哭子常事，奈兹八十身","老骨本恃尔,尔乃不及收"。傅山自知不久人世,忍痛安排后事,面对孱弱无依的两孙儿,不得不四处遗书托孤,给魏象枢、李约斋、孙长公、戴梦熊等人,拜托他们护持两孙,使之能"佣书糊口,得安畎亩"。甚至不惜卑词谀语,并将手书《曾子问》、寓言等为贽,一生孤标傲世的傅山,面对"罗叉外侮,良繁有徒,群凌沓至,实难支御"的恶境,心中是怎样的悲哀,非经历其事者,又怎能体会其中的无奈和屈辱。

傅山殁后,遗命以朱衣黄冠敛,葬西山,四方会葬者数千人,这固然是其名至所归,恐怕更多的是经其救治得以痊愈的患者及家属,抱着感恩惜别的心情前来送葬。

傅山一生颠沛流离,行医卖药,到处流浪,生活窘迫,过着居无定所的生活,即使其书写的纸墨、待客的酒物,亦需挚友戴廷栻资助。"著述无时亦无地"(《训子经》),"不自重其篇章,随得随弃,家无藏稿",且"动触忌讳"(《寄程示周》)。其在读《山海经》时,读到洵山之羢时,感慨地说:"可以杀者,职有口也。无口则无死地。文章士不必辄著述持论,始为有口,始鼓杀身之祸。居恒一言半句,皆为宵人忌,皆是兵端。"(《书<山海经>后》)因此他没有完整的著述留下来,其医学书籍均是后人整理出版的,扑朔迷离,真伪难辨,至今不能定论。梁启超说:"吾常言,欲一国文化之进展,必也社会对学者有相当之敬礼;学者恃其学足以自养,无忧无寒,然后能有余裕以从事更深的研究,而学乃日新焉。"(《清代学术概论》)读梁氏之语,反思傅山,哀身世之多艰,痛遭逢之匪易,令人感慨。

傅山的医学成就

傅山从清王朝建立起,到他辞世之日止,一直从事着治学和行医的活动,并取得了卓越的成就。傅山的医学医术,在清代被民间广泛采用和研究,以致在《池北偶谈》《兼济堂文集》《茶余客话》《柳崖外编》等野史笔记中,都有轶事传闻,在清代被称为医学界的名人,且有"神医""仙医"的赞名。张凤翔在《傅青主女科序》中更谓:"昔人称张仲景有神思而乏高韵,故以方术名。先生既擅高韵,又饶精思,贤者不可测如是耶?"这也说明了傅山的医理精深,医术高超,深得人民群众的推崇和赞誉。

傅山论医，首重医德

傅山论医，首重医德，强调"医王救济本旨"。傅山的一个姓姚的外甥欲学医以为糊口之资，持《幼科证治准绳》，请傅山"点定一二方"，指出重点。傅山便在《题幼科证治准绳》中，以医学史上的神医扁鹊与秦太医令李醯这一正反两方面的典型，对他进行医德教育，谆谆嘱咐："扁鹊以秦人之爱小儿，即为小儿医。慈和恺悌，便入药王之室。慎无流十恶姿，如李醯也。"在此，傅山明确提倡爱人、关心人的人道主义和"慈和恺悌"的医疗态度，告诫千万谨慎，勿堕入医德败坏以至道德败坏的恶姿。在《医药论略》中，傅山还一针见血地批评那些自以为是、自诩其技、草率对待病家的医生，指出其实质："卤莽应接，正非医王救济本旨。"

傅山终其一生，身体力行，实践了"医王救济本旨"。明亡之后，傅山流寓晋中各地，"所至老幼男妇以疾请者，辄遮留不得去，从容诊治，多奇验。酬之金，不受也"。（蔡璜《傅山传》）这一段行医生活，在傅山自己的诗作中亦有所反映。清顺治六年（己丑），傅山44岁，寓平定马军村，作《无聊杂诗》一组，其中有一首写道："火齐（剂）何曾解，冰台（艾蒿）偶尔藏。西邻分米白，东舍馈梨黄。食乞眼前足，医无《肘后方》（葛洪《肘后备急方》）。果然私捧腹，笑倒鹊山堂（原注："州有鹊山，山有越人之祠"）。"另一首写道："云林白马贵，花史黑驴闲。石径时遭坠，青鞋暂得完。长鸣江树里，缓蹀翠微间。生怕嫌吾俗，虚哦似有删。"诗下自注："花史母君得危疾，余设医愈之。每往来皆以其所爱黑驴驮之。"这些诗生动地反映了傅山流寓行医的情景和他与村民的密切关系。他自谦医术平凡，偶然行医，但踵门求医者不断，傅山也不收酬金，只求眼前食足。结果东家送米，西家馈梨，农家对他十分友好热情。他还不辞辛苦，远途出诊，救治危急。他在这组诗中还写道："村翁问寒药，茶果致胡桃。"他以茶、果热情招待了前来问病求药的村翁，村翁以胡桃回赠，表示答谢。从这些诗作中看，傅山待病家是何等热情和蔼，平易近人，关心体贴！

清初局势相对稳定之后，傅山与儿子傅眉、侄儿傅仁在太原开设卫生馆、设局卖药时，曾作《儿辈卖药城市诽谐杜工部诗五字起得十有二章》，其中写了他此时的心境："为人储得药，如我病差安。"推己及人，把病家的痛苦看成自己的痛苦，以高度的同情心救治患者，同样说明他的医德是发自内心的，自觉的。晚年，他拒绝做官，"避居远村，惟以医术活人。求方者户常满，贵贱一视之，从不见有倦容。里党姻戚有缓急，视其力而竭其心。"（全祖望《阳曲傅先生事略》）他特别同情那些穷苦潦倒之人，据《茶余客话》记载，他每每在游玩寺观之时，"闻病人呻吟，僧言羁旅无力延医耳，先生即为治剂，无不应手而愈"。他有时还通过书信为患者治病。他的好友祁县戴枫仲写信为一位姓李的求药方，他在复信中说："李方容再报。还得细示所服药：是何药物，服过几剂了；又问近日之症如何。然后好复命也。"从以上可以看到傅山医病无分贵贱、同情穷人、不厌其烦、主动热情、认真负责、一丝不苟的高尚医德。

傅山晚年，"惟以医术活人"，但有时又流露出一种对行医治病的懊悔心情。他有一首《墨池》诗写道：

墨池生悔吝，药庋混慈悲。

子敬今犹在，真人到底疑。

佳书须慧眼，俗病枉精思。

投笔于今老，焚方亦既迟。

全诗反思自己一生日常两件事：写字（书法）和行医，单句写书法，双句写行医，互文见义。他感到自己一生临池，为人写字，同时行医，为人治病，不过是混充"慈悲"，回顾起来，不免生出一种"悔吝"心情。书法大师王献之（字子敬）的墨迹尚且能留传至今，而医学大师孙思邈（人称真人）对社会、对后世又有何用呢？王献之书法虽佳，但须慧眼方识，而今谁又是具慧眼者呢？孙思邈讲究医德，说"凡要和合汤药、针灸之法，宜应精思"，可面对"俗病"，面对社会的腐败，再"精思"也是枉然、白费！如今自己虽领悟到书法与医疗之无济于事，但年纪已老，不论"投笔""焚方"，都已经迟了，悔之晚矣！从表面看，这种悔吝心情，与他一贯遵行"医王救济本旨"的医德修养似乎是矛盾的，似乎有些令人难以理解。但如果熟悉傅山的全部经历和思想，也不难看出其中的思想轨迹脉络，从这种表面的矛盾中看到内在的一致。傅山遵行"医王救济本旨"，行医治病，关心民族兴亡，一生从事抗清斗争，精神实质是一致的。傅山的胸怀志向，不止在医人之疾，而且在医世之疾。作为一个医生，从单纯注重"病"到首先注重有生命的"人"，进而关注千千万万有生命的人所生活的社会环境，这无疑是医德的一种升华和飞跃。而傅山本来就是一位关心天下大事、从事抗清大业的仁人志士，行医治病是他广义的"济世救人"活动的一个组成部分。晚年反思，感到大业未成、壮志未申，产生某种遗憾、懊悔与自责情绪，是可以理解的。

精读医经，多所发明

傅山向来对医学经典著作和基础理论非常重视，他提倡精读医经，尤其对《内经》倾注心力最多，极为精通，并与诸子学互参，多所发明。他在《医药论略》中开宗明义地指出："药性大纲，莫过于精读经录及历代以来续入本草。"这里虽然直接说的是"药性大纲"，但实为整个医药大纲。只有精读经典，熟知和精通《内经》《难经》《神农本草经》和《伤寒论》等经典著作，才能掌握中医的基本理论和临床基础。相对来说，中医的基本理论是相当稳定的，而药物学的发展、补充、丰富，则变化较大，所以，傅山特别指出要读"历代以来续入本草"。傅山自己是精读了医学经典、精通《内经》的，其本人即说："《内》《难》诸方书，斤斤上口。"（《书〈易疑〉后》）全祖望说他"家传故有禁方，乃资以自活"（《阳曲傅先生事略》），恐怕是一种民间传说，低估了傅山的医学造诣。戴梦熊说他博览经史，"又以余力学岐黄术"（《傅征君传》），稽曾筠说他"精岐黄术，邃于脉理，而时通以儒义，不拘拘于叔和、丹溪之言"（《明生员傅山先生传》），庶几近之。

傅山深知，《黄帝内经》是祖国医学最早的中医理论经典，也是第一部养生宝典和关于生命的百科全书，历代被医家奉为至道之宗。所以，傅山在学习《黄帝内经》时，不是泛泛而读，而是与他读史书、子书、诗文、佛经道经一样，怀着敬畏之情，以眉批、夹批、脚批等批注的形式呈现他阅读的精细和深入。值得庆幸的是傅山批注过的《黄帝内经》，经过300多年的岁月更迭，仍能看到它的善本原件。这些善本，如今静静地躺在环境优美的国家图书馆和北京大学图书馆（简称国图本和北大本）。

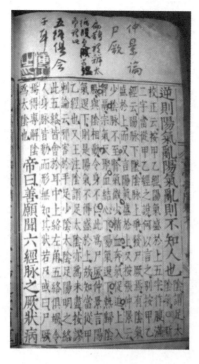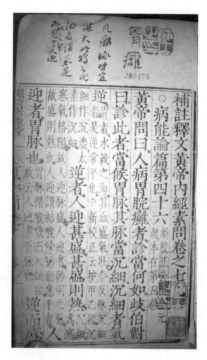

北大本傅批《黄帝内经素问》书影

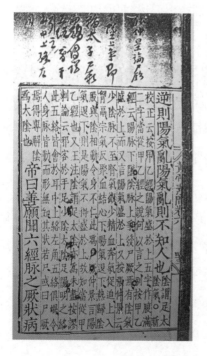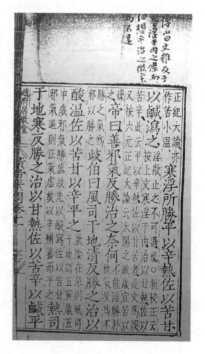

国图本傅批《黄帝内经素问》书影

　　傅山批注的《黄帝内经》为明赵府居敬堂本。（此本系明成祖三代孙之后嗣赵简王朱厚熜所刊。朱厚熜，自号枕易道人，家有味经堂藏书，明濠州人。）其刻工精细，时代久远，本身已经具有比较高的版本价值和文物价值，再经过名家傅山的批注，更让其锦上添花，相得益彰。国家图书馆的善本室，保存着一套完整的包括《素问》（12卷）和《灵枢》（12卷）在内的傅批本；北京大学图书馆保存的只有傅批《素问》残卷（存5~11卷）。山西中医研究院基础研究所赵怀舟、王小芸及中国劳动关系学院姜燕等同道，对傅批先后过录，深入研究，撰成《国家图书馆藏傅山批注〈黄帝内经〉考》《过录傅山批注〈黄帝内经〉回眸》《傅山手批〈内经〉启秘》等文，对傅批本的内容、价值和意义，均做了翔实的探讨。

　　傅山读书不是浅尝辄止，而是反复阅读，不断深入。从傅山两个批注的《黄帝内经》本中可知，两次批注的形式相近，但内容并不完全相同。即使在同一本书上批注，从大小不一的字号，隶草相混的字体，朱墨重叠、斑斓浓淡的色彩，说明傅山研读《内经》非止一日，而是多年多次反复涵咏，深入领会，每次皆有长短不等的批注。《内经》与其身形相随，形影不离，随时随地阅读。足见傅山对《内经》的用心之多，用工之勤。

　　傅山批注的内容，卷前用较多文字（隶草杂陈）提示整卷内容，然后引用《说文》对重点文字加以注音训释。正文的批注中，也多引用《说文》，解释文中字词，对条文及注解进行提炼和发挥，以便发表自己的见解。

　　傅山批注时，多用醒目的红笔圈点标记：正文的句读多用红笔标出；文中也多见字上、字旁的红笔圈注，小字夹注，出具图例等多种文献标注形式；文中出现的穴位名称多用红笔圈注于字上，或在穴位名称旁边双竖线标明；有些书名如《甲乙经》《针经》《灵枢经》等用红笔方框标注。如果遇到原文行文有误，他就直接加以改正。

　　傅山如此认真精细地批阅《黄帝内经》，可以体现其对医学经典的重视，也可以看出其对于医学经典的深刻领会和深入钻研程度。

　　傅山学习《黄帝内经》的认真精神，不仅仅体现在批注中，他在其杂文中曾大段抄录《内经》的原文和注解，在他的文章中能运用《内经》理论来解决实际问题。

我们只要看《霜红龛集》中保存的傅山读《内经·五运行大论》的一段笔记，亲笔大段抄录《内经》原文及注解，说明谚语"早看东南，晚看西北"的天文地理学原理，就可以明了傅山对《内经》的熟悉程度。以诸子学与医学互参，融会贯通，互相发明，是傅山研究医学的一个重要特点。本来，中医《内经》等经典，产生于我国古代哲学与自然科学尚未彻底分开的时代，与哲学有密切的内在联系，它运用古代哲学思想，也丰富了古代哲学思想。傅山正是以他特有的学术优势，继承了这一传统。他的医学知识帮助他研究诸子，他的哲学知识又加深他对医经的理解。在他的读诸子笔记中，可以找到不少例证。如《淮南子》有"人间钻脉得失"句，历来未注其义，傅山以医解"子"，"谓大概似推求经络之意耳。'钻'即入其窍，'脉'即寻其理。"又如《管子》有一段："定心在中，耳目聪明，四枝（肢）坚固，可以为精舍。精也者，气之精者也，气道乃生。"傅山读"子"悟医，由此引申出一个逆命题"气不道则死矣"，进一步印证了中医学说中"气"的机制及重要性。再如《庄子翼批注》指出："暖暖姝姝，似《灵枢》所谓少阳之人。""暖姝"即为沾沾自喜的样子，将暖姝之人贴切地解释为少阳之人，傅山是古今第一人。其杂文《狂解》中指出："轻狂，少有才而沾沾焉，自贵而藐人，《灵枢》所谓少阳之人者也。"用医学经典解释了"轻狂"之人的人格特点。傅山将《庄子》中的"暖姝之人"、《灵枢》中的"少阳之人"与其杂文中的"轻狂之人"，巧妙地相互对应，信手拈来，这是傅山对于经典著作的长期思考，精勤探索、融会贯通后，而时有所得的上乘佳境。傅山还留心医经与子书的异同，如读《淮南子·精神训》，有这样一条札记："肺金肝木，此独谓'肺木肝金'。"

对于一般医生来说，苦读医书，很难把医书与生活实际融会贯通，傅山却能如他自己说的那样，"读书不可贪多，只于一种里钻研穷究，打得破时，便处处皆融。此与战阵参禅，总是一样。若能如此，无不可用。若但乱取，东西齐撞，殊不中用。不惟不得力，且累笔性！此不是不教读书之说，是戒读而不精者之语。知此则许言博也。"（《杂记》）他读《内经》，确实做到了从古书中走出来，与现实融会贯通。

傅山有一段关于"天人之理"的札记，充分表明他对《内经》天人之理、阴阳五行、脏腑经络学说的熟悉及理解程度，原文如下：

鼻之下曰"人中"。自此而上，耳、目、鼻皆偶，自此而下，口与二阴皆奇：合成一"泰"卦也。余因而广之：人中之后为"督"，为诸阳之会；人中之前为"任"，为诸阴之海。偶窍开阳位，奇窍开阴位。阳之用在阴，阴之用在阳也。故耳、目、鼻主精、气、神，为五脏之用；口、二阴主传送出入，为六腑之用。阳奇，故耳、目、鼻聚于一；阴偶，故大、小二便与口分为二。五脏属阴，而精、气、神无形，乃为先天之阳，自内而出；六腑属阳，而水谷有形，乃后天之阴，自外而入。观先后、阴阳之用，而水火互藏之妙昭昭矣。医家之术，神仙之道，天地之运，思过半矣。阴盛则引阳，阳盛则引阴，阴阳相引为"欠"。故人将死，则"欠"也。一点阴气不尽，不得为仙；一点阳气不尽，不得为鬼。故阳升者，神从鼻出；阴降者，神从二便出。观其所出，而人之善恶可知矣。善为阳，善至于无能名，是尧舜之重阳也。恶为阴，恶至于众恶归，是桀纣之重阴也。庄子曰，"为善无近名，为恶无近刑，缘督以为经"，是阳也，是中也，是道路之经也。至矣，尽矣，天人之理无余蕴也。

这段札记，虽有将人体、自然、社会简单比附之瑕，且不免有些唯心色彩，但其基本思路却充分运用和发挥了《内经》学说，并以诸子解医，确实代表了傅山读医经能够融会贯通，善于举一反三的特点，证明了他对医经医理的精通，远非一般抄习方书者可比。

傅山重视医学经典著作，并非因为它有什么神秘之处，而是因为它来源于实践经验。傅山特别推崇有真知灼见的"尝药圣"和"折肱儒"。他有一首《卖药》诗，表达了他对医史和医术的见解：

衡尹传汤液，畴箕不见书。

想来明晦际，亦事鬼臾区。

所以长沙老，相承金匮俱。

既无尝药圣，谁是折肱儒？

即不千缗也，其能一视欤！

真人十六字，老夫一半除。

傅山此诗前六句发表他对中医特别是汤液承相流变历史的看法，大意是：相传商汤时的阿衡（宰相）伊尹将中药汤剂之法传留后世，但商末周初的箕子为周文王所述的"九畴"（即《尚书·洪范》）论述治理天下各方面的大事，却没有记载伊尹传汤液之事。虽然史无记载，不知其详，但推测当时尚处于由蒙昧到昌明的若明若暗之际，可能也同样像黄帝师事精医善卜的星官鬼臾区一样，既积累了以汤液治病的实际经验，又继承了历来星卜之官的天文知识与占卜理论。按黄帝时星官鬼臾区，自其十世祖即以太古占候灵文（占卜天候的记录）《太治天元册》世代相传。《素问·天元纪大论》记鬼臾区与黄帝讨论五运六气，黄帝听后曰："光乎哉道！明乎载论！请著之玉版，藏之金匮，署曰《天元纪》。"以此之故，集"汤液"之大成的长沙老张仲景，一脉相承，继承岐黄之术的同时，又为后人留下《伤寒杂病论》（又称《金匮玉函经》）。这里值得注意的是：傅山认为医学是由"晦"而"明"，中间还经过若明若晦的阶段，不断发展的；张仲景继承了黄帝以来的医学传统，而又成为"汤液"治病的真正开山之祖。傅山把张仲景与黄帝、衡尹相提并论，认为他们一脉相承，充分肯定了张仲景医学的历史地位。这个看法是比较准确的。在秦汉以前，临床治病主要凭借经验，临床医学特别是汤剂学尚处于探索阶段。张仲景借助《内经》的理论指导，创造性地总结了汉代以前汤液治病的实践基础，奠定了中医辨证论治和理、法、方、药的基础。更值得注意的是，傅山认为，从黄帝到张仲景，其医学理论与医术是长期同疾病做斗争的经验总结，他们是有实践经验、有真知灼见的"尝药圣"和"折肱儒"。他们的医学著作之所以可贵，就因为是实践经验的产物。相比之下，后世不少医家却缺乏这种精神和水平。傅山在这首诗的后六句表达了他对当时一些平庸之医的批评，大意是：唐代大医学家、《千金方》的作者孙思邈（孙真人）提倡医德，有脍炙人口的十六字格言："人命至重，贵于千金，一方济之，德逾于此。"孙思邈的这种医德是有他精湛的医术做基础的。而当今之世，既无亲尝百草的"圣人"，又无"九折肱成良医"的儒者，即使人命不值千金，也总是一条生命，医术平庸之人有为之一视的医术么？因此孙思邈的十六字格言，恐怕要除去一半，打个折扣，真正能以一方济之，也就很可庆幸了。傅山把那些平庸之医与"尝药圣"和"折肱儒"放在一起，形成强烈的反差，足见他对实践经验的重视。所以，傅山认为真正的良医，决不是那些"胡乱钞方习方书者"。他在《题幼科证治准绳》中，指出了学医入门的正确途径："既习此，实无省事之术。但细细读诸论，再从老医口授，自当明解。"学医而要"明解"，就必须把学习经典理论、有实践经验的老医口授和跟随老医从事临床实践结合起来。

中医历来有有援物比类的方法，以兵法喻治法也是中医的一个传统。如《灵枢经·顺逆篇》："兵法曰：无迎逢逢之气，无击堂堂之阵。刺法曰：无刺熇熇之热，无刺漉漉之汗。"古代医家受启于兵法常识，制订了许多治疗方法，组合了一些方剂。但像傅山喜谈兵事而又畅论"医犹兵也"，并把它提到对医学根本方法的地位，却不多见。傅山有一则杂记：

医犹兵也。古兵法阵图，无不当究，亦无不当变。运用之妙，在乎一心。妙于兵者，即妙于医矣。总之，非不学问人所可妄谈。

这段论述，畅快淋漓，言简意赅，精辟之至。它援引军事说医学，指出其共同之点，一是对待古代医籍如同对待古代兵法阵图，必须全面研究，深入钻研，"无不当究"，但又不可泥古不化，如赵括纸上谈兵一流，而要从实际出发，审时度势，因人因地因时制宜，即所谓"无不当变"；二是掌握基本方法之后，贵在"运用之妙"，而运用之妙又系于一心，全在于调动智慧，精心策划，运筹帷幄；三是一个高明的军事家同一个高明的医学家有共同之处，因为表里虚实、攻防战守，事虽异而理实同，"妙于兵者，即妙于医矣"；四是兵与医都需要广博的知识基础和高超的思维能力，都是没有学问之人"不可妄谈"的事关重大的专门之学。傅山此论，比一般以兵法喻治法、以兵法指导组合方剂，看得更深、更广，提到了根本方法论的高度。

傅山的临床医学著作中，不乏以用兵之法释述用药之理的例子。如《青囊秘诀》中，解释治疗阴症背疽须用附子，说："非助之以附子辛热之品，何能斩关入阵，以涤荡其阴邪哉！"在讲到治疗肚痈的"祛寒救腹丹"须佐以热药时，又说："然恐寒凉之药不能直入，故加附子、肉桂，斩关突围而进也。"在谈到以"早夺汤"治痦疮时，更是大讲其用"兵"之法："此方用大黄以泻毒，石膏以消毒，甘草、银花以化毒，柴、粉（柴胡、天花粉）以散毒，又佐以大补气血之药，有似三军过勇，士卒强健，统帅大军，斩杀无遗，则四野萧条，元气尽矣！用参、芪、归、术之类，以至仁而佐至勇，则剿抚兼施，军声更振，前徒倒戈，自获全胜。少祛除则贼化为良，岂敢仍为盗哉！"在阐述"肠痈溃烂汤"时，也是如此："此方……妙在金银花虽是活血之品，而仍乃滋阴之药，为疮家夺命之将军，乃至仁至勇之师，又得参、术以助其力，则散毒尤神。山羊血止血消浊，且善通气，引诸药直入痈以解散之，乃向导之智者也。合而治之，则调合有人，抚绥有人，攻剿有人，安得不奏功如神乎？"这些例子，都是傅山所谓"妙于兵者即妙于医"的具体体现。

对古代经典医书"无不当究，无不当变"这种辩证法思想，也可以从傅山的杂记中找到例证。傅山有一则杂记说："《南阳活人书一百一问》（宋·朱肱撰，又名《重校证活人书》，'活人书'指《伤寒论》），非不精细，吾亦不无二三则疑之。来星海多所辨拨。唯太阴腹痛一条，桂枝芍药加大黄汤，最得长沙奥旨，不可思议耶！"按《伤寒论》说："太阴之为病，腹满而吐，食不下；若下之，必胸下结鞭，自利益甚，时腹自痛。"又说："本太阳病，医反下之，因而腹满时痛者，属太阴也，桂枝加芍药汤主之；大实痛者，桂枝加大黄汤主之。"还说："太阳为病，脉弱，其人续自便利，设当行大黄、芍药者，宜减之。"张仲景说得很具体：本来属于太阳病因误用下法而转为太阴腹痛者，才用大黄；太阴病当行大黄、芍药者都应少用，那么一般太阴腹痛当然不用芍药、大黄了。这就是医家日常所说太阴腹痛本属虚寒，宜用温化而不宜攻下。朱肱以桂枝、芍药加大黄汤治太阴腹痛，直观地看，显然有悖于《伤寒论》所示之法度。但傅山却反而认为此方最得《伤寒论》"奥旨"而大加赞赏。悬揣傅山之意，可能他曾有治验之例，并认为太阴腹痛虽属虚寒之症，但因虚寒而积滞，不攻下难以逐内邪；又因里虚而易招致表邪，甚至可能是表邪内传，不解表也难以治内；因而宜于解表驱邪、攻下逐滞、和缓挛急、调和营卫等法兼施并用，互相配合，方能祛邪扶正，邪气去而正气自生，正气足而自可温化。这正符合《伤寒论》中阴阳、表里、虚实、寒热之互相转化的本旨。傅山认为，这种得其精髓，并敢于发展变化的做法，才是对待古医籍的正确态度。

傅山之子傅眉曾作有《重修三皇药王庙碑记》："太原南效有药王庙……以为吾自可医人，奚必名医，奚必神农、黄帝，医日益不攻，术日益穷，而黄帝、神农之心日益伤，众生之苦日多日偷，奚况其土木之祠？……若有余资，再买《素问》《难经》《脉经》《本草》、历代诸名医著述而置之厨，使攻伎术者习其论，走道地者按其图，其利益众生福德更不可思议矣。……同行卖药人傅眉谨记。从中亦可见家学渊源，对学习中医经典著作的态度。

用药处方，千锤百炼

傅山最为著名的医学篇章莫过于《霜红龛集》卷二十六杂文中的《医药论略》了，傅山在这篇 422 字的医学文献中深入论述了药物、处方、医病相得不相得等问题。这些论述精练而新颖，有些观点的确仅见于傅山一人的论述，堪称一家之言。这篇医学专论的全文如下：

药性大纲，莫过于精读经录及历代以来续入本草。至于用药之微，又向本草中会通性气味、走注关键之妙，犹轮扁之斫，不可与人言也。吾每推求后代名医认药之性气味，及用药之法，皆各自有一话说。有使此药贯者，有使彼药贯者。从其贯者偏任之，偏表见之，岂无合者，岂无未全合者，岂无乖者，岂无不大乖者？亦多坐有傅会自将之弊，不可不知其说，亦不可尽倚其说。且一药而名医争论，往往矛盾。故凡歪好胡混文章，子从他妄行，不过出丑蒌笑。若医药之道，偶尔撞著一遭，即得意以为圣人复出，不易吾言。留其说于人间，为害不小。处一得意之方，亦须一味味千锤百炼。"文章千古事，得失寸心知"，此道亦尔。卤莽应接，正非医王救济本旨。

奴人害奴病，自有奴医与奴药，高爽者不能治。胡人害胡病，自有胡医与胡药，正经者不能治。妙人害妙病，自有妙医与妙药，粗俗者不能治。奴、胡二种人无贵贱。妙人不可多得，定在慧业中，投药者亦须在慧业中求之。若但莽问之，杂愚医工安得其窍！故治病多不救者，非但药之不对，亦多属病者、医者之人有天渊之隔也。何也？以高爽之人医治奴人，奴人不许；以正经之人医治胡人，胡人不许。所谓"不许治者不治"也，吾于此经旨，最有先事之验。

傅山《医药论略》（局部）照片1

傅山《医药论略》（局部）照片2

傅山《医药论略》（局部）照片3

　　傅山在药物学和方剂学方面，注重"用药之微"，提出"处一得意之方，亦须一味味千锤百炼"。他在《医药论略》中详细论述了用药处方问题。他认为，通过精读医经及历代本草虽可明解药性大纲，但还需自己在临床实践中细心体会用药的微妙之处。"至于用药之微，又向本草中会通性气味、走注关键之妙，犹扁轮之斫，不可与人言也。"正因为用药有此微妙之处，再加上患者、病因、病的传变等诸多复杂因素，立一妥帖方剂，并非易事，不可草率。傅山认为，"处一得意之方，亦须一味味千锤百炼。'文章千古事，得失寸心知'，此道亦尔。"写文章自古以来就难，需要精心构思，反复锤炼，字斟句酌。处方用药，也是如此，并不止于确立治疗原则，更不是胡乱抄用成方，而要多方思考，仔细推敲，做到"一味味千锤百炼"。张凤翔说傅山"其诊疾也微而臧，其用方也奇而法，有非东垣、丹溪诸人所能及者"，刘绍攽也说傅山"用药不依方书，多意为之，每以一、二味取验"，之所以如此，正是他会通用药之微，处方千锤百炼的结果。

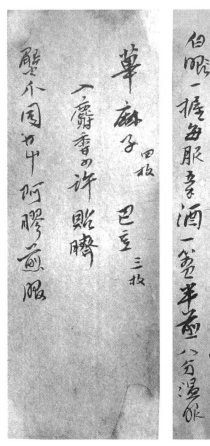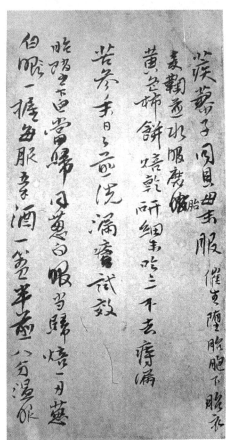

傅山手稿

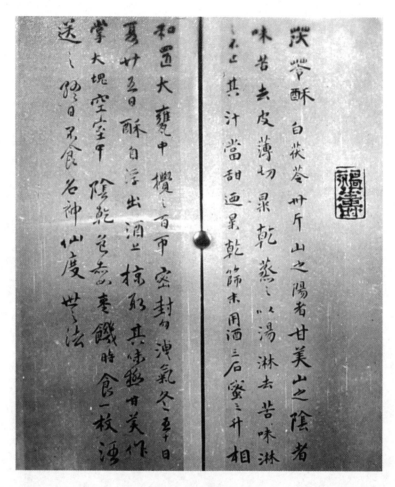

傅山手书"茯苓酥"照片

傅山精读历代本草学著作，亦可从其现存的药方手稿中窥知端倪，《傅山全书》170 卷 4795~4796 页的"药方手稿"收载有 8 条现在可以见到的并经专家确认为傅山手稿的方药条文。

唐宋以来，医家流派日多，名家迭出，用药各有特点，各执一说，甚至互相矛盾，虽给后世医家提供了丰富的经验，但也使后世医家在众说纷纭之下，莫衷一是，不知所从。傅山指出了对待这种情况的正确态度。他说："吾每推求后代名医认药之性、气、味及用药之法，皆各自有一话说。有使此药贯者，有使彼药贯者，从其贯者偏任之，偏表见之。岂无合者？岂无未全合者？岂无乖者？岂无不大乖者？亦多坐有傅会自将之弊。不可不知其说，亦不可尽倚其说。且一药而各医争论，往往矛盾。"对这种在中国医学史上屡见不鲜的现象，傅山指出了这些名医经验的局限性及其学说的局限性，特别批评了那种穿凿附会、自以为是的不良学风，使人们对历代名医的学说及医案之类，有一个全面清醒的认识和分析对待的态度，一句话，就是"不可不知其说，不可尽倚其说"。傅山还认为，虽然著医书与写文章同样是传之后人的千古之事，但医学问题的得失有更严重的社会后果，是一个更严肃的问题。他说："故凡歪好胡混文章，子从他妄行，不过出丑惹笑。若医药之道，偶尔撞着一遭，即得意以为圣人复出，不易吾言，留其说于人间，为害不小。"

中国古典医籍，就已注意到人的发病与治疗过程中，既有自然环境与生物因素的问题，又有社会背景与心理因素的问题，但讲到社会背景问题，多从它对人体生物基础的影响方面着眼，如物质生活对形体胖瘦坚脆的关系；讲到心理因素方面的问题，如七情六欲又多从病因及病的传变方面着眼。《内经》还讲到医家、病家的关系，指出"病（病人）为本，医（医家）为标，标本不得，邪气不服"，但对标本如何"得"与"不得"，语焉不详。傅山却从人的精神素质的差异出发，鲜明地论述了医、病相得与不相得的问题，发挥了"不许治者不治"的经旨。傅山提出了医学心理学范畴内的一个重要问题。胡人、奴人、妙人，高爽者、正经者、粗俗者，都是人的精神素质问题，属于思想、精神、品格、素质、修养的差异。如果病者、医者在精神素质方面有根本差异，"天渊之隔"，病就不治。傅山这一观点，确实是发前人所未发。也许他的论断有强调过分甚至绝对之嫌，但却是他亲身体验、"最有先事之验"的经验谈，值得研究。

精通各科，尤擅女科

傅山的医学造诣博大精深，对男科、女科、儿科、外科等，样样精通。傅山的临床医学著作，过去一般公认的是《傅青主女科》（简称《女科》）。近年来，经过已故山西中医研究所副所长何高明等学者的多方考证，证明他医学著作甚多，由于政治的原因，当初采取"秘传""秘授"的方式，以陈世铎的名义出版，曲折流传下来，如《外经微言》《本草秘录》《辨证录》《大小诸症方论》《石室秘录》以及《傅青主女科》《傅青主男科》《青囊秘诀》等，为后世留下宝贵的精神财富。尤其是《傅青主女科》一书风靡海内外，至今仍被中医界视为经典，成为中医妇科工作者必读的专著，书中许多重要内容和代表性方剂被教科书引用。当然也有学者对傅山的著述提出异议和质疑，但都不否认傅山是一位学问渊博、医术精湛、经验丰富的医学大家，尤其是流传更广的《傅青主女科》《傅青主男科》等书中必然保存着其临床治疗的经验和体会，在理论上和实践应用上都有重要的价值，故历来极受推崇。

傅山的医学医术，一直受到人们的推崇和赞扬。张凤翔说："先生既擅高韵，又饶精思，贤者不可测如是耶？"祁尔诚将傅山与张仲景相比，在《傅青主女科》序中说："读征君此书，谈症不落古人窠臼，制方不失古人准绳。用药纯和，无一峻品，辨证详明，一目了然。病重者十剂奏功，病浅者数服立愈。"可见他们都肯定了傅山在对传统医学的继承中所持的科学精神，又都赞赏傅山的学识精深，医术高明，医德高尚。他谦逊正直，长年遁迹民间，从不以名家自居，勤求博采，力主独创，其医学著作，在学术思想上有自己突出的特点。

1. 《傅青主女科》

（1）注重理论结合实践，并融合各家，多出己见。傅山在游历各地的时候，随时向一些铃医和懂得医学的道士们采集医方，经过临床治疗，从中吸取经验，施治处方，不受古书理论的拘束，处方均为独创，并经过临床验证，详细记载用药后的疗效。如在《产后篇》"血块"篇中说："勿拘古方，妄用苏、木、蓬、棱，以轻人命。"又在"血晕"篇中说："若偏信古方，认为恶血抢心，而轻用散血之剂，认为痰火喘促，而用消降之方，误甚矣。"又如定经汤治疗月经先后无定期，"服二剂而经水净，四剂而经期定矣"等。由于他重视继承前人成果而又善于发挥、创造，他做到了对症下药灵活施治，处方才比较效验。

（2）注重补气养血扶正。气血是维持人体生命活动的重要物质。凡是脏腑经络、四肢百骸，都是由气血来滋养的，妇人以血为本，血赖气行，气血调和，则经脉通畅，冲任充盛。尤其是妇科方面的疾病，更与气血有密切的关系。傅山在《傅青主女科》中特别重视气血扶正学说，在治疗上多为以补为主，补多于攻。需要攻泻时，也是攻轻于补，或于补中佐以攻泄之味。在《傅青主女科》诸方中用补气药人参、黄芪，以及用补血药当归、地黄的处方占绝大多数。曾有人对《傅青主女科》用药做过统计：在 168 首 93 味药中，出现频率最多的补血药是当归 113 次，占 67.26%，其次是人参 87 次，占 51.79%。如以处方中出现 42 次以上者称为"首用药物"，则恰好构成补气名方四君子汤：人参（87 次）、白术、甘草（各 72 次）、茯苓（42 次）。以及补血药名方四物汤：当归（113 次）、川芎（96 次）、白芍（45 次）、熟地（42 次）。两者合起来，也即气血双补的名方八珍汤。又统计出治法 187 处中，补法 137 处，占 73.26%，其中补气法 44 处，占 31.12%，补血法 30 处，占 21.89%，气血合计 74 处，占 54.01%（《山西中医》，1987；4）。如在《傅青主女科》妊娠一门中：妊娠恶心、妊娠少腹痛等 12 种病症中方方都用有人参（唯独妊娠口干咽痛中没有用人参），方方都用有当归等补血的药品。在《傅青主男科》中傅氏治疗虚劳的 20 个处方中，就有 15 个处方用了人参。由此可见傅山的治病特点是：以补气血扶正为主。但他从不滥用补药，这也是他治病的独到之处。

（3）对辨证学说的贡献。《傅青主女科》全书贯穿辨证施治、具体分析的原则，在继承前人学说的基础上有所发挥，提出了许多真知灼见，很有启发意义。在立方用药上，傅氏从丰富的临床经验中加以总结，他用药简单，处方法度严谨，君臣佐使配合恰当。处方平稳，并能照顾到患者的气血和脾胃，配合着大量的补品，使患者能早日复原。对于产妇，即使在病毒充盛的情况下，也不轻易用霸药猛攻，主张用"攻补并行"的治法。因为孕妇产后，气血两虚，稍有温补，是比较妥当的。如在妊娠多怒堕胎一条中方用利气泄火汤（人参、白术、甘草、熟地、当归、白芍、芡实、黄芩），这个处方虽然起名叫利气但实际上是补气的。这个处方在补气中加了黄芩来泄火，又用熟地、当归、白芍来补血、滋肝壮水。不用专门利气而气自然通畅。正如前人所说："性急怒多而不用舒肝药者，以其有胎娠故也。"经云："胎病则母病，胎安则母病自愈。所以妊娠一门总以补气、养血安胎为主，则万病自除矣。"

又如傅山在补气的处方中，常加陈皮、白芥子等理气化滞的药物，在补血的处方中，常加茜草以活血，加桑叶以益阴，通补兼施，其制方十分巧妙周全。傅山在《傅青主女科》一书中还多处提到节制房事，特别强调在经期、孕期、新产之后，节制房事。如在"少妇血崩"一条中傅山认为少妇血崩是因为行房不慎的原故。又如在"血海太热血崩"一条中，指出："然必绝欲三月而后可。"

（4）注重补肾、养肝、健脾。傅山十分重视脏腑学说，运用五行学说对疾病的发生发展以及转归，进行了深入细致的分析，提出了很多新的见解。傅氏针对妇科的特点，认为肝为冲脉之本，脾为带脉之本，肾为任脉之本。特别重视肾、肝、脾在妇科疾病中的重要地位，强调指出了肝、脾、肾与经、带、胎、产诸症关系的密切，独创了许多确有实效的治法方药。肾为先天之本，主藏精，精生血，精血同源而互相资生，成为妇女月经的物质基础。月经病与肾有关；孕妇胎产与肾有关；肾水充足而胎安，肾水亏而胎动，不孕症中大多都责之肾虚。傅氏用生熟地、山萸肉等滋补肾精，加上当归、阿胶等养血的药物。《傅青主女科》共有条文 77 条，与肾有关的就有 40 多条；共有处方 83 首，从肾论治的有 40 多首。傅山善用温润填精之品，如巴戟天、菟丝子、肉苁蓉、枸杞、续断、杜仲等，如温胞汤即用甘温补阳益肾法，温肾止呕汤即用温补肾阳法，如用顺经汤治疗经行腹痛吐衄，即用补肾调经引血归经法等。总结傅山治肾的方法为：温润填精补肾阳法、甘温益气补肾法、甘咸滋阴养血补肾法、滋阴清热泻火法、引火归原法、滋肾养肝法、补肾健脾法、肾肝心脾兼顾法。"女子以肝为先天。"傅山也善于治肝，特别注重养血濡肝。《傅青主女科》治肝方剂约 20 多首，重用当归、白芍以养肝补血，并配以熟地、枸杞、阿胶、山萸肉等甘酸的药物以滋养肝体。如在治疗赤带病时，用清肝止淋汤，这个处方重点在于补肝血，因为赤带病是由于肝木克土，湿热内蕴引起的，正如傅山所说："此方但主补肝之血，全不利脾之湿者，以赤带之为病，火重而湿轻也。夫火之所以旺者，由于血之衰。补血即足以制火。……治血则湿亦除。"其次轻用疏肝理气，对肝郁所引起的各种疾病，则侧重于滋阴养血，健脾扶正。而疏肝之品的剂量均比较轻，如在治疗"经水未来腹先痛"中用宣郁通经汤。在治疗"行经后少腹疼痛"中用调肝汤，此二方都是用平调肝气，疏肝止痛来达到调理气血之目的。傅山最善于用逍遥散治疗女科多种疾病，目的也是疏肝解郁，调理气血，而且重用白芍，少用柴胡。用白芍来平肝，用柴胡来开郁。傅山在治疗肝郁所引起的各种疾病时往往侧重于滋阴养血，健脾扶正。如治白带的完带汤，即以健脾祛湿为主，又佐以疏肝的柴胡，使脾气健、湿气消，白带自然就消除了。总结傅山治肝治脾的方法为：平肝清肝法，补益肝脾舒肝解郁法，调肝益肾法，健脾益肾法等。傅山重视肝脾肾的调理为治疗妇科疾病创造了许多治疗方法和方药。

（5）创立新方，独出机杼。《傅青主女科》更具独创特色的是所用药剂多为自创的新方，很少沿用前人成方。比如完带汤、加减逍遥散、易黄汤、利火汤、清肝止淋汤、清经散、两地汤、治经摄血汤、定经汤、助仙丹、安老汤、加味四物汤、顺经汤、温脐化湿汤、八物汤加减、健固汤、通经两安汤等。这些方剂的临床效果也得到了后世医家的普遍认可，在全国高等医药院校试用教材《中医妇科学》（湖北中医学院主编）中书末"方剂索引"共 128 首，其中选自《傅青主女科》的就有 15 首，约占 1/8。另在《中医妇科学》（罗元恺主编）中，书末"方剂索引"所列 159 首，其中选自《傅青主女科》就有 19 首之多，也约占 1/8。还有在《中国医学百科全书·中医妇科学》（中国医学百科全书编委员会编，上海科学技术出版社）一书中，选自《傅青主女科》的则更多，有 33 首。傅山生化汤被广泛用于教科书中所列堕胎、小产、产后腹痛、产后发热、恶露不绝等血瘀证；经间期出血所见肾阴虚、湿热、血瘀三个证型，全部采用了傅青主的方子。这是对其书临床实用价值的进一步的认可和肯定，由此也可见《傅青主女科》在现代中医科学中的地位是多么重要。

《傅青主女科》创制了数以百计的方剂，处方用药的特点是组方严谨，配伍精当，味少剂重，力专效宏。主攻方向明确和突出，君臣药用量均重，多为一二两（1 两 = 50 克，下同），或三四两，甚至半斤（250 克）不等，而佐使药用量极轻，则为一钱或数分。而且往往升降并用、燥湿佐行、疏补同施、涩利兼投，取相反相成之意。如定经汤中的当归、白芍、菟丝子均用一两，而柴胡只用五分。温经摄血汤中的熟地、白芍均用一两，而肉桂、五味子只用三分等。正如祁尔诚在《傅青主女科》序言中所说："谈症不落古人窠臼，制方不失古人准绳，用药纯和，无一峻品，辨证详明，一目了然。病重者十剂奏功，病浅者数服立愈。较仲景之《伤寒论》，方虽不同，而济世之功则一也。"

傅山的"生化汤",更广泛地一直在民间使用,尤其是农村,几乎成为每个产妇必服的药物。现在的《汤头歌诀白话解》说它"是一个通滞和营、补血消瘀的方剂";重用当归,养血的意义非常明显。傅山的老妇血崩汤、完带汤、宣郁通经汤、调肝汤、宽带汤、化水种子汤、健固汤、引经止血汤、清经散、温经摄血汤、定经汤等方,一直被广泛地应用于临床。张锡纯在《医学衷中参西录》(第三卷)中一则是这样说的:黄氏妇年过四旬,行经下血不止,"投以傅青主女科中治老妇血崩方,一剂而愈。"再则说:"此方治少年妇女此病也效。"湖南赵守真的《治验回忆录》:秦氏妇忧郁于心,因而患白带,曾治以傅山完带汤。十年后,再遇秦妇,秦妇笑着说:"服药获愈,迄今未发。"在全国高等医药院校试用教材《中医妇科学》是这样评价傅山的:"至清代,妇人杂病科和产科合并为妇人科,通称女科。当时的著作有萧慎斋的《女科经论》、沈尧封的《女科辑要》、吴谦的《医宗金鉴·妇科心法要诀》、陈修园的《女科要旨》等,论述均简单扼要,各有所长,而当时最著名的妇科著作当推《傅青主女科》。该书分有调经、种子、崩漏、带下、妊娠、小产、临产、产后等部分,对产后病的治疗,主张攻补兼施""频服生化汤,随证加减。"

2. 《傅青主男科》

傅山《傅青主男科》一书论述虚劳病症最详,一共讨论了26个证候,说明他在这方面积累了丰富的经验。傅山治虚劳病症以气血阴阳为纲,而不以五脏亏损来区别证候,这是《傅青主男科》一书很重要的特点。劳症亦称痨瘵,与虚损在证候上是有区别的。劳症的表现多为阴虚火旺的证候,而虚损则见于气血阴阳及脏腑精气的亏损不足。他治劳症,所重视者有以下几项:

(1)益气养阴,重在肺脾肾。《傅青主男科》治虚劳的20个处方中,有15方用人参。李中梓论述:"虚者必补以人参之甘温,阳生阴长之理也。丹溪主滋阴,所述治劳方剂,用参者也十之七。"显然,傅山是深受其影响的。傅山用三味药组成治疗虚劳病的基本方,即以甘温的人参,配伍养阴之熟地、麦冬,共有14方。其药理作用是:人参甘温,助脾益气,熟地下滋肾阴,麦冬上润肺阴,阴阳相济,相互化生,三味药的配伍是十分恰当的。由此,我们也可以从其治疗风格看出

《傅青主男科》一书之基本原型是出于傅山的有力佐证。

（2）不喜辛热温补。明代张景岳、赵养葵等人强调命门之火的作用，提出用温补命门之火的方法来治疗虚劳。由于受他们的影响，明末时期崇尚温补也形成了一种风气。但傅山却不落时人窠臼，在他治虚劳的 20 多个处方中，用肉桂有 4 方，用附子仅有 1 方，并且用量也很少，也是为了引火归原。

（3）通补兼施，配制巧妙。傅山在补气方中，常常加入理气化滞的陈皮、白芥子等药；在补血的方子中，常常加入沽血的茜草和益阴的桑叶，都是为了达到补而不滞的目的。配方十分周全和巧妙，可见傅山在补法的应用中颇有独到之处。傅山对于治疗遗精一症，也有自己独到的见解，他提出："此证人以为肾虚，不独肾病也，心病也。"在治疗上采取心肾兼治的方法，注重心肾关系的调节，现在看来的确是很关键的。

《傅青主男科》伤寒门主要讨论了外感疾病的诊治，均做了简要论述，且大都是经验之谈，立方亦简要易用，可供临床参考。傅氏认为：外感初期，当辨伤风伤寒。他不用麻黄汤和桂枝汤，而是伤风者用荆、防、柴、芩、夏、草；伤寒者用桂、葛、甘草，并以柴、芩、荆、夏、草五味，统治四时外感。这也是傅山用药平缓的特点。但如果病情较重者则恐力不胜任。其次，傅山又主张扶正祛邪，重视脾胃中气。故提出用发汗药宜配白术。认为："盖人之脾胃健，而后皮毛腠理始得开合自如。"对于体虚感冒则主张用四君子汤加半夏、柴胡，此立方显然效法李杲。

《傅青主男科》厥证门对中风后遗症的治疗，也十分值得我们重视。傅山对此症的治疗原则是：偏枯不遂，治在心胃。他认为："口眼歪斜，此证人多治木、治金固是，而不知胃土之为尤切。"半身不遂，"此证宜于心胃而调理之"。他认为宗气"分布不周于络脉则偏枯，不周于五脏则暗"。故治疗需大补胃土，使元气充实，周于血脉，偏瘫才能恢复。偏枯主心胃二经，源出《内经》，但后世医家治疗方法或祛风、通络，或理血，竟忽视了气血。傅山的论述和治疗对后世有着深刻的影响，也是对中风后遗症治疗上的一个重要贡献。

《傅青主男科》中对痹症的治疗，强调以补气养血为主。痹症的病因病机，《素问·痹论》篇曰："所谓痹者，各以其时感于风寒湿之气也。"以"风寒湿三气杂而合成痹"的观点，为历代医家所公认，很少有人提出异议，傅山在这里提出新论，认为此症与"内伤"有关。他的见解可归纳为：①与肝有关。他说："两臂肩膊痛，此乎经之病，肝气之郁也。"治疗以当归、白芍为君，辅以祛风化痰之药。并说："手足心腹，一身皆痛，将治手乎？治肝为主。盖肝气一舒，诸痛自愈。"以逍遥散加薏仁、苍术、栀子、茯苓等药进行治疗。②与肾有关。《腰痛足亦痛》中说："腰足痛，明系肾虚而气衰，加之以湿。"治疗用补肾、益气、祛湿的方法，重用黄芪为主进行治疗。他认为"盖气足则血生，血生则邪退。"《背骨痛》中说："此证乃肾水衰耗，不能上润于脑。"以补肾、补气、止痛、祛风诸药合而治之。

从病机上看，痹证是因先感风寒湿三气而发病，继而由于邪气长期滞留不除，气血运行不畅，进而导致气血虚弱，肝肾不足，傅氏在这里未加以阐明。在治疗上，他强调补气养血为主，祛风燥湿为辅，重视补肾强筋，特别重用黄芪等。这也是傅山治病的一贯特点。

《傅青主男科》在论证候及处方用药上也有不足之处。如关于痨症的治疗，傅山以复衣畏冷为虚损，着单衣畏热者为痨症，认为不必凭脉，未免有点武断。临床诊断应该综合分析。又如吐白血一症，傅山以"白沫"为"白血"，认为白沫为肾精上泛，这种说法较独特，但笔者认为，人体的涕、唾、津、汗、液、血之间虽然能够相互化生，但它们各有特殊的功能和特征。血色赤而循行于经脉，所以不能把"白沫"称为"白血"。但傅山强调吐白沫证候的危重和采取的治疗方法，是值得我们临证参考的。再如傅山临证详于补虚，拙于泻实。对于治疗癫狂症，他所制立的治癫狂证五方，都是参术为君，再配以化痰的药物。就是对狂症，他也认为不宜泻火，这未免偏执。但他以补益心脾为主、化痰开窍为辅的治疗方法是值得我们重视的。

傅山治病的民间传说

傅山是思想家、学者、艺术家而又以医名世的大医学家，他虽以"余力"研究医学，但却称得上是一位"医学大师"，而绝非一时一地的"名医"。傅山从清王朝建立起，到他辞世之日止，一直从事着治学和行医的活动，并取得了卓越的成就。傅山医疗道德高尚、理论造诣高深、医学著作丰富、医药技术精良，无论从他的著作中看，还是从他的医疗实践看，都是一位罕见的医学全才。傅山的医学医术，在清代被民间广泛采用和研究，以致在《池北偶谈》《兼济堂文集》《茶余客话》《柳崖外编》《仙儒外纪》等野史笔记中，都有轶事传闻，在清代被称为医学界的名人，且有"神医""仙医"的赞名。虽非信史，但也可见人民群众对傅山医术的崇拜。兹选录几个，以见其医术之精妙神奇：

山西某巡抚的母亲，有一天忽然得了病，巡抚委托阳曲知县请傅山前去为其母诊治。傅山说："看病可以，我不愿意面见贵人。"知县转告巡抚回避，并由他陪同看病，傅山诊完脉后，发怒说："偌大年纪，怎能得了这病？"知县再三婉转叩问病情，傅山才说："相思病，得自昨天中午。"傅山走后，知县便向巡抚禀报。巡抚觉得奇怪，他母亲听见了，感叹地说："神医！神医！昨天中午，我翻腾箱笼，忽然见到你父亲的一双鞋，病就发作起来了！"知县回头见了傅山，请他开方治病，果然一服药便痊愈了。（徐昆《柳崖外编》）

又有一次，有一伙青年后生，正在临街的地方盖房。其中有一位看到傅山从街上走过，就从脚手架上一跃而下，假装有病，求傅山医治。傅山一望这位青年的气色，大吃一惊，说："你已经是个死人了。"众人听了大笑，都不相信。傅山说："肠断了，已经无法医治。"那青年忽然大叫肚疼，众人把他抬回家里，不久就断气了。（徐昆《柳崖外编》）

有位妇女，因为规劝丈夫戒赌，被丈夫打了一顿，气闷之下，得了气鼓。其丈夫求傅山诊疗。傅山从地里拔了一种野草，对他说："你拿这草回去，每天在你女人面前，慢火去熬。要和颜悦色，每天吃完饭就熬药，一天熬它十几次。"不到三天，妻子病愈。有人奇怪野草如何治病，傅山说"本来不是大病，只因妇人突然怄气而致，让她丈夫低声下气服侍，妇人心气平和，病自然就好了。我不过以草为媒，平其心和其气罢了。"（徐昆《柳崖外编》）

一位少妇临盆昏厥，长时间没有苏醒，家里已经准备后事。其邻居请傅山来诊，傅山以针刺少妇之腹，转危为安，安然分娩。傅山说："这是小儿握住母心，

所以闷绝。你们看小儿手上，一定有我针刺的痕迹。"少妇家人一看，果然如此。（刘霈《仙儒外纪削繁》）

清朝初年，太原城内没有水井，居民用水，全靠买水，卖水的人每天早晨用牛车从城外拉水，按户送水。车上用一大木箱盛水，箱子上有一木塞，随手开闭。有一天，有个年轻人向傅山求诊，傅山说："你明天早上，到某条街上，拔下水车上的木塞，快快跑来，我给你开药方。"第二天早上，这个年轻人果真拔了木塞，扭头就跑，卖水的人在他后面紧紧追赶，一直跑到傅山家门口，年轻人累得满头大汗。傅山笑着说："这一身汗，你的病已经好了大半。"又让年轻人给卖水者相当的水钱，然后开了处方。原来这年轻人得了重感冒，这一发汗，再加上服药，就会好了。（郝树侯《傅山传》录民间传说）

"术到高时疑为仙"，傅山医术神奇，或有怪诞，几欲成仙之境。这些传说虽然不一定实有其事，但是多少年来流传民间，说明傅山医学在民间经久不衰的影响。对长期贫困落后、缺医少药的人民大众来说，他的医学水平是最易直接深切感受到的。因此，山西民众中流传的傅山"诗不如字，字不如画，画不如医"的说法，正是人民群众按自己的标准和感受所做的评价。

郝树侯（1907—1994）在《傅山传》中，总结说："山西民间流传着许许多多关于傅山行医的传说，这些传说，经过了多少年群众无数次的渲染，有的已夹杂了若干神话。但我们剥去那神秘的外衣，从这些神话故事中可以总结出他在医学方面的几个特点：

（1）他熟悉生理、病理，善观气色，有时不须诊脉，就能看出有病无病。

（2）他深通脉理，往往二指一按，就能诊断出患者不愿意告人的得病原因。

（3）他善于结合患者的身体条件进行诊疗。如年轻力壮的人得了感冒一类的病证，他往往设法让他们先发大汗，然后下药。

（4）他往往用一二味药材甚至用代用品，或者完全不用药材，就能治好奇难怪症。

（5）他善于运用心理治疗，常常使患者心情愉快，少用药甚至不药自愈。

（6）他对于"打坐"（静坐）下过功夫，他教人以打坐的方法养好了肺痨。

范毓藄与太乙神针法①

太乙神针，药艾卷灸法之一，其特点是针灸配合、穴位配合，以药灸透入肌理，扶正祛邪，调养元气，达到治病疗疾的目的。此法渊源于明代的雷火针，嘉靖十八年（1539 年），《神农黄帝真传针灸图》一书首次提到了掺入药品的艾条灸疗，名为"火雷针"，后又命名为"雷火针"。康熙年间，在此基础上，改良为"太乙神针"，所含药物，各家记载不一，近代处方为艾绒、硫黄、麝香、乳香、没药、丁香、松香、桂枝、雄黄、白芷、川芎、杜仲、枳壳、皂角、独活、细辛、穿山甲等，制成后，长 20 厘米，直径 1.7 厘米，净重 24 克，使用时点燃，用布 7 层裹之，按于应灸穴位或痛处，针热消失后即另换 1 支，以灸之局部温热为度，用以治疗风寒湿痹、疲弱无力，以及一切慢性虚寒病症，此法药性平和，取用方便，适应证广泛，在针灸界颇为流行，为灸法的主要手段。

最早记载太乙神针的古医书，为清康熙五十六年（1717 年），韩贻丰所撰的《太乙神针心法》。是书分为上下 2 卷，上卷为神针证治，下卷为针案纪略，其中数则被乾隆年间魏之琇收入《续名医类案》中。韩氏此书在雷火针的基础上，加减了一些药物，正式命名为"太乙神针"。所载艾卷卷药：艾绒三两，硫黄二钱，麝香、乳香、没药、松香、桂枝、杜仲、枳壳、皂角、细辛、川芎、独活、穿山甲、雄黄、白芷、全蝎各一钱，制法同雷火针。韩氏在处方中不用雷火针中的蜈

---

① 周益新. 范毓藄与太乙神针法［J］. 山西中医，2007，23（5）：55-56.

蚣、全蝎、乌头、巴豆等毒性较大的药品，故其药性较为平和。因其对雷火神针的药物组方进行了改革，使其适应证得到扩充，用以治疗临床各科常见病及疑难杂症。韩氏所治多效，医名大震。"至于伛者能仰，跛者能伸，卧者能起，垂危者能立苏，积久危疑之险证，而皆斡旋于锦囊数寸之神针。"（《太乙神针心法》仇兆鳌序）但韩氏之书流传不广，不为医界所熟知，并未造成多大的影响，因之此法亦未能得以推广应用。真正推进促使太乙神针法广泛应用，得以普及，缘于清代山西介休人士范毓𬳶的重新编定亲身实践，广为传授。太乙神针法从此才为世人所知，并累加刊刻，流布四海，惠泽生民，影响所及，直至今日。太乙神针的运用，标志着烧灼灸法向无痛灸法发展，现代临床上使用较多的艾条灸法，就是从太乙神针的悬灸法发展而来的。

范毓𬳶，字培兰，今山西省介休市人。《清史稿卷三百十七·列传第一〇四》载："范毓𬳶，山西介休人，范氏故巨富。康熙中，师征准噶尔，输米馈军，率以百二十金致一石。六十年，再出师，毓𬳶与兄毓馪请以家财转饷，受运值视官近1/3。"毓𬳶以武举授千总，以驼佐军，擢守备。累迁直隶天津镇总兵，自河南河北移广东潮州，……乾隆初，署广东提督……毓𬳶以忧归，服终，授直隶正定镇总兵。"观此，则范毓𬳶乃一富家子弟，以武举从戎为官，何以与医学有缘呢？

《中医人物词典》载："范毓𬳶，清代人。字培兰。曾在湖北、贵阳、广东一带为官，留意岐黄之术。康熙五十二年（1713年）获《太乙神针》一书，觉其药平理密，遂依法制造，施治十余年，治风寒暑湿及沉痼之疾多效。雍正五年（1725）将此书增订针法、穴道、证治数条，刊以行世。"此条记载有误，乾隆年间获书，岂能在此前的雍正年间增订刊行，不合逻辑，而年代标注亦不确。据《太乙神针》周雍和序载"雍正间，粤东潮州总镇范公毓𬳶号培兰者，留心寿世，遍阅方书"，"后得太乙神针法，范公心窃善之，随择吉依法制造，每遇人有风寒暑湿，痼疾沉疴，治之无不奏效。即多制药针，详列症治，遍送亲朋"。迨至乾隆二十年（1755），在江宁（今江苏省南京市）做官的沈士元得此针法，"遂亦制针，遍赠同人"。壬辰秋（1772年）周雍和至江宁，受传于沈士元，深感此针"功效异常"，于是回北京后，即作序说明原委，以《太乙神针》之名付梓刊刻。此大概是范氏著作的第一次正式刊刻，此本今已不传。此后本书多次重刻，有《太乙神针古方》《太乙神针集解》《经验太乙神针方》《仙传神针》等不同的版本面世，而内容则一。如乾隆五十八年（1793 年）邱时敏的江宁刻本，今存本为光绪四年（1878 年）南阳氏依邱氏本重刻本。道光二十年（1840 年）山阴（今浙江绍兴市）倪有生彝铭堂抄本《仙传神针》，亦本范氏增订之书。值得一提的是，清同治十一年（1872 年）版本名《太乙神针集解》，是由山西浑源州（今山西浑源县）司马孔广培（字筱亭，肖山人）据范氏之书重刻校订刻就，孔氏患疝有年，"间日一作，致废寝餐，多方调治，迄无应验，适有以此方抄本见示者，急为配合药味，按穴之所在而灸之，数年积疾，不愈月而霍然"。孔氏深受其惠，历试不爽，欲广其传，遂于浑源州署，详加考订，序其源流梗概，邮寄京师而付刻。

可见范氏于戎马倥偬之际，留心医药，为人治病，尤其是编订、推广《太乙神针法》，起到了积极的作用。但范毓𬳶之太乙神针法得自何处？各序语焉不详，不得真委。周雍和序曰"惜传针之人，名佚不传，莫知其何许人也"；周有德序曰："适有道人踵其署，而传其秘"；孔广培序更言"精诚所感，灵异斯征，有道人踵其署谒见，手授此方"。语涉怪诞。据著名针灸学家王雪苔考证，"范毓𬳶的太乙神针法，乃是得自康熙末期在山西为官的韩贻丰。……韩贻丰，字芑斋，浙江慈溪人，康熙癸未科（1703 年）中进士，戊子（1708 年）夏，做客杭州，寓吴山道院，于紫阳山遇一无名道人，授以太乙神针之法。康熙庚寅（1710 年），任山西石楼县令，甲午（1714 年），代理山西永宁县令。乙未岁（1715 年），在北京待职半年，得授汾州府同知。丙申（1716 年）春，督输军饷赴西北，途经甘肃西部之崆峒山，又遇以前之无名老人，授以《铜人穴道图》十四幅。同年夏，因母丧而离任，回浙东。次年撰成《太乙神针心法》。"[1] 韩氏自记云："道人口授要穴四十有九，续有推广，于是《灵枢》《素问》及《针灸大成》诸书，参互考订，删繁就简，所列病症二十三门，附以诸论，则贻丰所增入也。"王老认为，韩贻丰受业弟子有一名为"绵上范毓馨梅谷"者，绵上即今山西省介休市，范毓𬳶亦为介休人，并从其名毓𬳶字培兰，其兄毓馞字芝岩，取名表字的特点，推测范毓馨与其

---

① 王雪苔. 太乙神针流传考［J］. 中医文献杂志, 2001（2）：1-2.

可能是兄弟辈关系，范毓𪡏自康熙三十五年（1686 年）后，为平定准噶尔叛乱，多次向朝廷捐献军饷，介休在清朝属汾州府制下，韩氏任汾州府同知，筹集钱粮乃其职责之一，因此得与范氏交往，并传太乙神针法与其兄弟行范毓馨，范毓𪡏从中学得此法，带往潮州，推广各地。

总之，太乙神针法出于韩氏，但知者绝少；虽不创自范氏，但其推广传播普及之功不可没。一提太乙神针法，人皆知范氏培兰之名。可以说，没有范毓𪡏就没有太乙神针法的今天。而且，此书的传授、编印、流布俱与山西士绅有关，亦为三晋医林的一段佳话。

王堉与《醉花窗医案》

王堉，字蓉塘，号润园，山西介休市人。自幼为举子业。道光辛丑、壬寅间（1841—1842）因母病开始学医，自后即不断给人看病。1848 年中秀才，1850 年选拔赴廷试。成拔贡后，曾做过"内阁中书"的小京官。1856 年到陕西候选，入谳局，大概没有得到实缺，一年后就因母丧归里。同治元年（1862 年）定襄县试，被邀阅卷，曾到定襄小住。著有《醉花窗遗稿》《脉案》，前者注明"已刊"，后者未刊。今所存《醉花窗医案》可能是所谓"文波"其人者，根据作者有《醉花窗遗稿》之作而命名的。

《醉花窗医案》原书是一个手抄本，书名题于原本封面，原分二卷，且旁有"文波珍藏"字样，并为同一人手笔，而与原文字不类。故书名可能不是原作者所题，据耿鉴庭考证，文波可能是王堉之子。原抄本由北京农业大学张仲葛教授从收购废物者手中获得，并经北京中医学院谢海州标目。1961 年中国医学科学院陕西分院刘寿山携归陕西，交三原县医院房温如、李源二同志整理。1976 年刘寿山将该整理稿交山西省中医研究所，希望印行。山西省中医研究所中基研究室继承小组经与原书校对，并做了简单注释，于 1978 年 11 月由山西人民出版社刊印，1985 年 7 月由山西科学技术出版社再版。

案凡 99 则，并夹有论医书、论地方、论地方土特产药材及论药方验方等若干则，其案有年可考者，最早为道光廿四年（1844 年），最晚为同治元年（1862

年），全案不以疾病分类，首述在京所诊诸病案，次及入秦及返乡诸病案，似依诊治之先后而落笔，每案之叙述，甚有层次，首多叙述患者环境，次及病况及原来处理方法，次及作者入手后之诊察及论断，并处理方法，继又记其结果。前后案语，往往多所顾盼，但一气呵成，读之令人有回味之感，而且文笔流畅，不蔓不枝，叙事生动，论断中肯。其文章之感染力，可想而知。其辨证论治颇能抓住关键要点，一语中的，可谓要言不烦，如论眼病，"凡眼疾有内外之分，前人虽谓眼无火不病，然火有虚实，病有内外"。论痰结之脉，"滑者痰象也，坚凝者，痰结也，见于右部寸关之间，盖顽痰结于肺胃之管。肺为清道，胃为浊道，两道为痰所壅，故甚则晕绝也"。辨证发热，无头痛则非瘟疫，无腹痛吐泻则非中暑，扪之不炙手则非脾郁，无烦渴出汗则非实火，而热则午后转甚，且眼黑耳鸣、口干咽痛，脉必沉数，"此为阴虚内热"。论治疗，"犀角地黄汤解其热"，"小陷胸汤解其烦"。论病后禁忌，"痧最恶粥"，"痘后之风，当谨避也"，痔疮"须薄滋味，谨嗜欲，节劳逸，方可渐望其去，否则发作无时"。语多平实，不弄玄虚，朴实可亲。其处方用药，不炫奇诡异，贵重珍奇，如阴虚血热用杞菊地黄汤，痰结肺胃用礞石滚痰丸，气郁吐痰用苏子降气汤，痰厥头痛以东垣通气太阳汤，红痧危证投柴葛解肌汤，热病神昏进三黄解毒煎合犀角地黄汤，霍乱吐泻施藿香正气丸，中风臂痛用羌活渗湿汤加威灵仙、苍术，食积用保和丸，食积致痢用平胃散加神曲、麦芽，肝郁呕血，"乃以左金丸合颠倒木金散解其郁，继用逍遥散舒其肝，命常服养血平肝之剂，戒其忿怒"。皆为寻常用品，平淡无奇，奏效如神，即显功力。诚如清代医家费伯雄《医醇賸义自序》所说："天下无神奇之法，只有平淡之法，平淡之极，乃为神奇；否则炫异标新，用违其度，欲求近效，反速危亡。"其亦自言："以不紧要之药，治最缠绵之病，功如反掌。乃药病贵相投，不在贵贱也。"

而且王塇还注重收集民间验方，如臁疮外症，病极缠绵。多福寺僧钟灵授之祖传生豆腐方，"但切薄片，用暖水泡过，日日更易，不半月必愈矣"。"又有邻人教以黄蜡化熔去尽烟，加松香末少许，摊竹纸上贴之"。

王氏治病，不徒恃药物，还以运动疗法取效，其疝人饱食冷饮，凝结不通，令"取十桶水，置两缸倾倒之，必足三十度，然后可"。可谓用心奇巧，"余命取水倾倒，则俯仰屈伸，脾胃自开，焉有不愈者。""用平胃散合承气汤，未尝不可，但药可通其肠胃，不如令其运动，皮骨具开，较药更速也。"食积腹痛，"须遣人扶掖，在田野中，往返疾行数百步乃可"。

对于疾病的预防和病后择医、调摄，亦多有告诫，"吁！人生固有命，而始则不知爱养，继则不信良言，迨疾不可为，又信庸医，以速其死，亦愚之甚矣。"

对于地方土特产药材，亦有记述，"绵山为吾介 尼观，峰峦秀羊，洞壑幽深，而报腹崖、蜂房泉尤为奇绝。夏秋间游人如织，其山产奇花异草，药材尤多，绵黄芪、汾甘草，载在本草，传之古今，卓然不朽。昔介人性不辨药，甘草尚有土人掘而市之，余则无采之者矣。其高山之阴，产一药，名'血见愁'，土人游绵者，辄携以归，治血症，无不奇效。余家常藏之。其枝干累枯蒿，味色极其平淡。""凡得此药治血晕，无不愈。故妇人又呼血晕草。"血见愁是藜科植物大叶藜的全草，具有止血、活血的功效，主治月经不调、崩漏、咯血、衄血、尿血、疮痈肿毒等症，分布于东北三省及内蒙古、河北、河南、山东、山西、陕西、甘肃、青海等地。

对人参、党参的区别，亦卓然有识，"曾读纪文达公五种笔记，载有一条，辩论人参。谓关东人参，得东方生发之气，偏于提补；上党人参，得中央土厚之气，偏于培脾，其用颇疏。此语真前人所未发，余尝因而思之，古方所载人参，即上党之潞参也。其时关东未必有参，即有亦未必入中国。""关东人参，至明始入中国。明以前所用之人参，即潞参也。不过在前古则潞参接地中自植，年深日久，其力颇后；近则以此为利，年年种而收之，其力较薄耳。"王堉对于人参、党参因其作用不同，在临证中根据病症不同，区别应用，其曰："余尝本文达公之意，凡气虚而怯，或痘疮危急，平板不起，用东参辄应手取效。治脾胃虚弱，土湿下陷，饮食不思者，专用潞参，以益健运，亦无不验。"并提出参的用量多寡，作用迥异，"本草谓用参多则宣通，少则壅滞，此言尤要。盖草木之性，全以气胜，况参俱甘温，甘温则能滑泻，……不比五谷之性，专有益于脾胃也。"同时对那些惑于滋补，乱用参者，提出告诫："每见今日士大夫家，日日用参，且用东参，以求调养，少则足以减食，多则必致泻腹，亦何惑之甚耶。"尤其对那些不论病情，专用贵重药，货药获利的医者，深恶痛绝，"每见近世业医者多货药，临一症则用参、用茸，惟恐其药之不售，其罪恶岂浅鲜哉！"

蒲轮征君汪守正

汪守正，字子常，浙江钱塘（今杭州）人，生于道光九年（1829年）。汪氏先世乃徽州黟县人，明末在杭州经营盐业，家资富饶，遂系籍钱塘县，后逐渐经营典当业而累财巨万，号称"汪百万"。高祖汪宪（1721—1771），贾而好儒，在乾隆年间，斥资筑楼，创建著名的藏书楼"振绮堂"，与宁波范氏"天一阁"，为海内知名的浙西浙东两大藏书家。其后代皆能承继祖业，立志家学藏书，购藏、抄校古籍，择其优者刊刻行世，汪氏家族刻书活动从嘉庆九年延续到宣统二年，百余年间，汪氏一门六代之善守、善读、善刻，在士林较有影响。晚清报业名家汪康年和北洋政府时期力主废除中医中药的教育总长汪大燮皆是汪门后裔。汪守正即是"振绮堂"第四代主人汪远孙（字久也，号小米）的胞侄，"性纯孝，年十五，侍父病，臂肉和药以疗，卒不起，誓将身殉，以母在未果"。幼读诗书，谙熟医理，捐班出身，由附贡生报捐知县，指分河南补用，同治十年（1871年）补授山西虞乡知县，"虞乡向无书院，先生捐俸创建以造士，士风大振"。十二年（1873年）由简县虞乡调补一等大县平遥知县，平遥多土豪侵掠富户，先生威济以恩，强梁敛迹。岁大旱，赤地千里，史称"有政声"，所谓"威济以恩，强梁敛迹"云云。光绪三至四年（1877~1878年），华北大旱，三晋赤地千里，汪守正"集资巨万，躬率吏役振恤，全活无算。复设育婴堂，以养幼孩所事条理精密，皆先生一人手订"。因赈灾有名，颇见才干，为山西巡抚曾国荃所赏识，自后"晋省凡有大灾及一切兴作救灾之事，靡不借重"，以致"于是山西之民，无士农工贾，靡不知先生名矣"。光绪五年（1879年）又调补阳曲知县，阳曲是太原府的首县，也是山西全省的首县。首县知县难做，须长袖善舞，八面玲珑，不会做的，苦不堪言。明朝末年有个阳曲县令叫宋权，常说"前生不善，今生知县；前生作恶，知县附郭；恶贯满盈，附郭省城"，县官与上官同城，叫作附郭，附郭省城的首县，等于督抚、将军、监司的"帐房"兼"管家"，婚丧喜庆，送往迎来，都由首县办差。伺候贵人，不是件容易的事，出力出钱之外，还要受气，所以说"恶贯满盈，附郭省城"。但长袖善舞，会得做官的，当首县却是件极有兴头的事，因而又有首十字令："一曰红；二曰圆融；三曰路路通；四曰认识古董；五曰不怕大亏空；六曰围棋马将中；七曰梨园子弟勤供奉；八曰衣服整齐言语从容；九曰主恩宪德常称颂；十曰座上客常满，樽中酒不空。"汪守正谅是十字俱备，外加医理精通，是山西全省第一能员，故得以"附郭省城"。

说来蹊跷，命运无常，汪守正一举成名天下知，仕途展翅，并不是以政绩升迁，凭借的是妙手回春的医技为其营造的机遇。光绪六年（1880年）二月，北京紫禁城内忽然传出消息：西宫（即慈禧）身体不适，患病甚剧，经太医多方调治数月仍不能康复。光绪帝采纳礼部侍郎宝廷建议，诏令各省督抚举荐名医会诊，访求"讲求岐黄、脉理精细者"，保举入宫。还特别要求路途较远的江苏等省要走水路、乘轮船进京。数日之后，全国各地名医经督抚举荐应征入京者共有8名，按入京时间先后排列如下：大学士直隶总督李鸿章举荐的前山东泰武临道薛福辰，字振美，号抚屏，江苏无锡人；山西巡抚曾国荃举荐的阳曲知县汪守正，字子常，浙江杭州人；江西巡抚李文敏举荐的江西县丞赵天向，字德舆，安徽太平县仙源人；江苏巡抚吴元炳举荐的江苏武进职员孟河马，名培之，字文植，江苏武进孟河人；浙江巡抚谭钟麟举荐的浙江盐尹薛宝田，字莘农，江苏如皋丁堰镇人，上元县学官；浙江淳安县教谕仲学辂，字昴庭，浙江钱塘长命乡仲家村人；湖南巡抚李明墀推荐的湖南新宁知县连自华，字书樵，浙江钱塘人；湖北巡抚彭祖贤推荐了湖北盐法道程春藻，字丽芬。与太医李德立、李德昌、庄守和等人共同组成医疗小组，为慈禧诊病。此外，丁忧在籍的前湖北巡抚潘霨也被举荐诊视，但他到京后就称病回避了。

从各省督抚举荐的名单可知，当年被公认医术高明的大夫，其实多是有学识的官员，并非专业的悬壶郎中。中国传统医学在最高境界上是一种哲学，同入仕做官的读书人倒是相通的。

应召看病的医生，薛福辰最早到京，六月廿四日请脉。汪守正第二个到达，六月三十日请脉。他们和太医李德立、庄守和、李德昌组成一个团队，每天集体为慈禧太后看病。赵大问是第三个到京的。马文植七月廿日抵京，廿五日首次入宫诊断，比薛福辰整整晚了一个月。其余的医生则在八月陆续抵达，加入专家组。

其治病经过，翁同龢光绪六年（1880年）庚辰六月二十三日日记云："旨下直省荐医，李相荐薛福辰，曾沅浦荐汪守正，与御医李德立同至长春宫，召见请脉。"二十四日云："薛与汪议论抵牾。薛云西圣是骨蒸，当用地骨皮等折之，再用温补。汪亦云骨蒸，但当甘平。"翌年辛巳二月初四日云："汪子常，名守正，汪小米之胞侄，所谓振绮堂汪氏，藏书最富者也，山西阳曲县知县，曾沅浦荐医来为西圣治病者也。"

文史作家郑逸梅记载他曾看到过薛福辰光绪六年（1880年）八月初写给轮船招商局会办沈能虎（字子梅）的信，其中提到："马文植、赵天向，均经随同请脉数次。目下奉旨无庸再诊，但须于方剂头上备列衔名。浙省所荐之薛宝田、仲学辂，今日始到，而圣躬已九分之九大安，想亦方剂头上列衔之局。惟沅公所荐汪令，颇为小兄得力之帮手耳。其他如湖南所荐连士（自）华，岘帅所荐程春藻，计日内先后可到。总之，鄙人此次之事，系勉竭驽钝，幸免大戾，然竟将太医及天下诸名医得罪矣。"

依薛福辰此说，在他入京之初，薛宝田、仲学辂、连自华、程春藻到京之前，慈禧太后已经内定他和汪守正为主治大夫，其他人不过是虚设名头，在方剂上列衔而已。此说系郑逸梅转述他从朋友彭长卿处见到的亲笔书札，应该可信，可见汪守正之医术得到薛福辰的认可，虽有不同意见，尚能共同参议协商，密切合作。经过3个多月的考察和遴选，懿旨最终裁定薛福辰、汪守正、马培之留在京城，与太医院医生一起，继续对慈禧的疾病进行调治。慈禧在九月三十日（11月2日）

下旨："诸医各回原省，留马文植及薛福辰、汪守正照常请脉，嗣后分为两班，太医院一班，马文植、薛福辰、汪守正一班，进诊二日，下班一日。钦遵!"三人集思广益，同心协力，使西宫之疾，终臻痊愈。最后治好慈禧病的，主要还就是薛福辰、汪守正、马培之这三位医生。

汪守正做人处事圆通活络，对同仁尊重，不仅受到薛福辰认可。而且其对唯一专业悬壶的白衣医士马培之的技术亦是心折首肯。据马培之《纪恩录》载："三月初八日，(汪)子常过问余疾，述其郎君春温十日，邪热内陷病将不起，嘱为疏方。""三月初十日，子常过谢，述其子之病，幸服药得退。""三月十二日，子常过谢，且问余疾。"

据马培之《纪恩录》记载，当初在确定慈禧最初阶段治则时，汪守正与薛福辰联合，力主甘温，认为马培之用药甘寒不当，互相提防、猜疑，经过半年多的朝夕相处，实地合作，逐渐了解，二人捐去前嫌，惺惺相惜。汪守正乘问疾之机，将患春温重症的儿子托治于马培之，此时其子患春温已经十日，病势发展急速，已臻邪热内陷，当见神昏、动血、动风之证，病已濒临危境。面对同僚的坦荡信任，马培之不顾自己病体虚弱，抱病疏方，倾全力挽狂澜于既倒。二日后，汪守正郎君病势即得以减退，又二日，病已向愈，无大虞矣，汪氏登门相谢。

有此一层关系，二人情谊倍增，因之马培之欲告病脱身回籍时，汪守正在朝廷面证"马文植委实病重，臣等亲见"，为马培之得以奉旨回籍助了一臂之力。其实，马培之固然是身患疾病，萌生归意，光绪六年(1880年)秋，大病一场，乞假卧病近一月，欲告病回籍不获恩准。光绪七年(1881年)正月十四日、二十五日又遭跌仆，触损腰骨，疼痛如折。三月初一日，马培之晨起，即头眩、心悸、腰痛诸病俱作，神色黯然，卧床不起。而更重要的是马氏诊事不利，为皇亲国戚疗疾，病笃不起，未能回春。伴君如伴虎，马培之心中忐忑，惶恐不安，顿生归意。据翁同龢八月初六日日记中写道："巴公夫人，慈禧太后之妹也，患风疾，马文植治之，然竟不起。"张佩纶九月二十一日给函张寿曾、张人骏的信中亦提及："马培之医运不佳，宝公夫人景枢爱女及堂郎中亲厚者二人，一月内均不效而死，名稍损，眷亦衰，幸保之者多，尚未遣去。浙江、湖北、湖南、江西所荐则已先后遣归矣。"这里，宝公、巴公名称上略有不同，但是，马文植为慈禧太后之妹和堂郎中之亲家治病的事情却显然是有的，这在《纪恩录》中亦有记载：

"八月初八日……至直庐，堂郎中崇星阶述伊亲家患呕吐，邀往一视。其人年五十余，形貌魁伟，呕吐不能纳谷，大便不出，已成三阳结病。脉弦大无伦，阴气垂竭，辞不可治。星阶再三索方，乃议大半夏汤加人乳、姜汁，长流水煎。煎好，弹入朱砂少许。服时，右手脉门将红绳扎住。姑服一剂试之。"

"八月十二日……堂郎中崇星阶又邀往视其亲家，服前方四剂，已能食粥，每餐两碗，亦不作吐，惟大便不通。仍服原方，兼服五汁饮。临行嘱曰：饮食勿使过饱，若壅其胃气再举发则难治矣。"

《素问·阴阳别论篇第七》云："三阳结谓之膈。三阳俱搏，心腹满，发尽，不得隐曲，五日死。"王冰注："三阳结，谓小肠、膀胱热结也。小肠结热，则血脉燥；膀胱结热，则津液涸。故膈塞而不便泻。"此病为三阳结危症，多为体内阴精受损，阴气亏虚则体内阳热内结，致中焦膈塞，上表现为不能进食，食入即反胃呕吐，下见大便不通。"脉弦大无伦"并非实象，而是虚候。《金匮要略·呕吐哕下利病脉证治》："脉弦者，虚也。胃气无余，朝食暮吐，变为胃反。""胃反呕吐者，大半夏汤主之。"对于此病证，马培之诊其人为三阳结病已成，且已到了阴气垂竭的危重阶段，救治甚为棘手，且无十分把握，故辞不可治。经不住病家再三央求，勉为之处方，姑用《金匮要略》大半夏汤加味，以图万一。病者连服四剂，渐有起色。原方加服五汁饮继服。

"八月十六日……太后旨下，命马文植至宝公府为福晋诊脉。福晋为慈禧皇太后同胞姊妹，故又命佟医士及内务府司元翁同往，着李总管先行知道。递旨。退出前往。宝公府门卫森严，规模壮丽。文植进诊，审是癫病，已十年卧床不起，但食生米，不省人事。诊毕，辞不可治。公爷坚命立方，因拟泻心汤加琥珀、龙齿、麦冬、竹茹，辞出。"

"八月十七日……面奏宝公福晋病情不可治。"

"八月二十日……饭毕，旨下，命马文植再至宝公爷府中请脉。趋出，即往复诊，据云：已两日不食生米，神气亦少安静。用原方加减。"

病为癫痫痼疾，患者不省人事，但食生米已十年。病情积重难返，治疗无从着手，故马培之反复辞以不可治，但在宝公坚命下，勉为之方，药后病少安静。

以上两证皆为不治之症，马培之均辞以不治，可见其辨证精确虽勉为之处方，病有起色，但最终因危笃痼疾，难以转机，回天无力，终致不起。但外行人不明其理，对名医期望过高，说长道短。马文植却心中害怕，想尽早离去。大概慈禧颇明医理，对马培之诊治疾病的效果还是满意的，治死了皇亲国戚也没有问责治罪，慈禧对待来自各地的医生还是宽厚的。后在志霭云、翁同龢等大臣及汪守正面奏陈情下，慈禧终于大发慈悲，于光绪七年（1881年）三月二十六日，下旨恩准其回籍。

马培之回籍后，又经过3个月，在薛福辰、汪守正等人的精心治疗和调理下，病恹恹的慈禧圣体终于痊愈。六月二十五日，清廷颁布上谕："慈禧端佑康颐昭豫庄诚皇太后自上年春间圣体违和，多方调摄，现已大安，朕心实深庆幸。惟念慈躬甫就绥和，仍宜随时静摄，昕宵训政，未可过涉焦劳。朕惟有于定省之余，吁恳圣慈遇事节劳宽怀，颐养日益强康，以慰天下臣民之望。上年宝廷奏请饬各省保荐医士，当经寄谕各省督抚，详细延访，保送来京。旋据李鸿章、李瀚章、彭祖贤保送道员薛福辰，曾国荃保送知县汪守正，吴元炳、谭钧培保送职员马文植等到京，由总管内务府大臣带领各该员，同太医院院判等，每日进内请脉。所拟方剂，均能敬慎商榷，悉臻妥协允宜，特沛恩施。前山东济东泰武临道薛福辰，着记名以道员遇缺题奏，并赏加布政使衔。知府用候补直隶州知州，山西阳曲县知县汪守正，着记名以知府遇缺题奏，并赏加盐运使衔。署右院判庄守和，着补授左院判，赏给三品顶戴，并赏还花翎。四品衔御医李德昌，着补授右院判，赏给三品顶戴，并赏戴花翎。医士栾富庆、佟文斌，均着以御医遇缺即补，并赏加五品顶戴。前署右院判李德立之子、兵部主事李廷瑞，着以本部郎中遇缺即补。并钦奉懿旨，薛福辰、汪守正、庄守和、李德昌、马文植，各赏给匾额一方，以示优异。钦此。总管内务府大臣恩承、广寿、志和、师曾、广顺，内阁学士宝廷，大学士、直隶总督李鸿章，湖广总督李瀚章，陕甘总督曾国荃，湖北巡抚彭祖贤，前江苏巡抚吴元炳，护理江苏巡抚、布政使谭钧培，均着交部从优议叙。钦此！"

从这道上谕可以看到，民间进京医生得到褒奖的，仅薛福辰、汪守中、马培之三位。除了马培之外，所有受到褒奖的医生（包括太医）都在京师，故军机处另有一道咨文发给江苏巡抚。慈禧太后为了感谢为她治病的大夫，还向他们赐赠了亲书的匾额和"福"字。薛福辰获得的匾额题"职业修明"，汪守正获得的匾额题"业奏桐雷"（桐君、雷公，都是传说中的古代医家），马培之获得的匾额题"务存精要"。辛巳（光绪七年）六月以病体粗愈报大安，诏予诸臣奖叙，福辰因之得简广东雷琼遗缺道，补督粮道，守正则简江苏扬州知府，均仍留京继续医治。马培之未得官职，继续在家乡行医，成为"孟城医派"的重要代表人物。当是时，汪守正、薛福辰、马培之的医名著于海内，响彻南北。马培之在京居留9个月后回到原籍重操旧业，并将这段入宫诊治经历写成《纪恩录》。薛宝田亦以承诏入都、往返98天所记写成《北行日记》。

一直到光绪八年（1882年）十二月，一年多来，汪守正、薛福辰与太医院院判庄守和等，随时调摄，"所拟方剂，敬慎商榷，悉臻妥协"，慈禧病乃全愈。从陈可冀《清宫医案研究》可知，在光绪六年至八年（1880～1882）慈禧的数百次医疗档案记载中，汪守正几乎每场必到，有时亦将其单独传入，或他人诊疗之后，复由其再诊治，可见对其倚重之甚。朝廷对治病有功者，予以褒奖，薛福辰著赏加头品顶戴，调补直隶通永道，汪守正著赏加二品顶戴，调补直隶天津府知府，均著即行赴任，太医院左院判庄守和，右院判李德昌，均赏加二品顶戴。对于薛、汪二人，除优加顶戴外，并移官近地，盖仍备将来宣召也。道员加头品，知府加二品，均不循常例，可谓破格之奖。

救过西太后性命的阳曲知县汪守正，得隆恩眷顾，升天津知府。按清朝吏治的规则，是以浙江人职任山西地方官的，亦是由山西官府举荐的。古代封禅或征聘贤士，常以蒲草裹轮之车，可使车行时减轻震动，《汉书·武帝纪》："遣使者安车蒲轮，束帛加璧，征鲁申公。"颜师古注："以蒲裹轮，取其安也。"后人便把皇帝的征召称为"蒲轮之征"，作为荣誉的象征。汪守正虽精于医，而经历政途，医事固非其本业，一生事迹亦不限于能医。而其政绩未能平步青云，却借刀圭之术享受了"征君"这一殊荣，实在是意料之外，却在情理之中，世事无常，令人唏嘘。"上医医国,其次医人"。汪守正"顾以医国之手小试医人之技,而卒以医人之效竟成医国之名"。

汪守正出任天津知府后,"感恩遇,益自奋发,思所以报称",欲以吏名邀世,一显身手,所谓"杜绝私谒,严察属吏,慨然以吏治民生为己任"。然而,其本是捐班出身,又借医技而擢升,违反了官场上的"潜规则",自然被其他以科举出身自命、凭政绩军功升迁的一班主流社会官员所嫉妒和不齿。即使是同乡、曾担任过山西监察御史的李慈铭对其也加诋呵,李氏在《越缦堂日记》中所载,汪守正乃"巧猾吏也"。李慈铭辛巳二月十一日日记:"夜云门邀同敦夫饮聚宝堂,招霞芬玉仙。玉仙近日有山西阳曲县知县汪守正之子某,随其父入都,为訾郎,以九千金为之脱弟子籍。守正钱唐监生,巧猾吏也。去年西朝不豫,各省大吏多荐属员之知医者入京,守正其一也。晋中久大棱,而守正囊橐之富如此……此辈可愤绝也。"光绪十年甲申三月二十日云:"汪子常郡守来,以局试不得入。汪名守正,杭州人,今为天津知府。"(时李以课所领书院士在津)二十二日云:"汪子常来,其人老吏,倨而猾。以后不必见之。"言下之意,汪守正并非两袖清风,清廉官吏,在山西聚敛得狠!当然"三年清知府,十万雪花银",何况汪守正曾是为慈禧太后诊病的杏坛国手,赏赐之富,自不待言。民国徐一士《一士类稿》记道:"李好诋词,其于汪氏,所言恐不免过刻。"所述尚谓中肯。不多久,汪守正因得罪了直隶总督李鸿章,政见不合,相持不下,被打发到宣化府。被贬了官的汪守正心情恶劣,"不数岁,郁郁以终"。

同是征君,汪守正以医术之"奇技淫巧"进身,借"方技"邀恩,因奖获擢而从政,欲宏济艰难,为主流社会所不容,终难酬志,自觉满腹经纶,未见展布,亦未能以医见业而显亲扬名,晚节落寞,赍志以没;而马培之则数辞以病,恩赐返乡,遂悬壶一生,浮沉于乡间,救死扶伤,立说著书,终成医学大家。二人结局天壤,令人唏嘘,此汪氏之悲剧,亦时代之悲剧。

往事如碑

三晋历代瘟疫的流行

山西省地处中纬度地带的内陆，东距海洋 400~500 千米，大气环流的季节性变化明显，属温带大陆性季风气候，境内丘陵起伏，沟壑纵横，植被森林遭历代破坏，水土流失严重，加之降水量不适农时，旱涝不均，常有自然灾害。其主要灾害是"十年九旱"，怕旱不怕涝。干旱是山西最主要的气象灾害，与其他洪涝风雹等气象灾害相比，具有范围广、历时长、灾情重的特点，是山西各类气象灾害之首，春旱概率最高，其次是春夏连旱，夏秋连旱和夏旱。王三才在《创建儒学常平仓纪事》一文中指出："晋土高亢，水泽不通，一遇旱灾，焦土千里，且山麓崄巇，势难转输，即有产之家，束手莫策，贫富俱困，势所必然。"尤其是明清之际，灾害频仍，属于中国历史上重要的灾害群发期之一，被称为"明清宇宙期"，山西百姓遭受极大痛苦。学者统计，从明代到清道光二十年（1368~1840 年），山西大体 8 年左右大旱一次，间有涝、风、雹霜、虫灾，在明代的 276 年中，大旱达 44 次，平均 6 年一次。常有旱象持续 1~3 年，或 4~5 年，甚至 10 余年者在中国传统农业生产长期处于"靠天吃饭"的状况下，粮食作物大幅减产甚至绝收，食粮严重短缺，形成饥荒，严重威胁广大灾民的生命。在中国古代文献中，"饥""荒"都是五谷不熟、粮食绝收的代称。如《墨子·七患》称："五谷不收谓之饥。"《韩诗外传》又云："四谷不升曰荒。"明成化十五年到弘治元年（1479~1788 年）、崇祯六年到崇祯末（1633~1643 年），曾发生持续 11 年的大旱，出现了"赤地千里，殍殣载道"，哀鸿遍野，转死沟壑的惨象。明朝之亡于农民起义，起义者率先大多是山陕、河南的饥民。闻喜侯村《闲事碑》载崇祯四年到十三年（1631~1640 年）受灾景象："荒草不收，八年又遭蝗蝻，田苗食尽，但见百姓草籽食尽，游尘糟糠食尽，竟至为母吃子，为子吃父，未能救民之生也，壮者走散四方，老幼饿死于道路……人苦极矣，天否极矣。"

地理气候及各种自然灾害与疫病的发生流行有密切的关系，加之饥荒、战乱以及生态环境的改变，均可引发大面积的疫病流行。研究显示，山西以旱灾导致的瘟疫为主，占到所有灾害的 53.5%；其次是霜降，早霜或霜冻导致禾稼受伤，加重了旱饥的程度；其三是蝗灾，旱蝗相伴，导致饥荒疫情发生。雨、雹、雪、地震等也会导致疫情的发生，但在山西地区与旱情相比较发生次数要少得多。从山西疫病的流行季节来看，春夏秋三季疫病发生次数无明显差异，而冬季明显比其他三季少。瘟疫的发生种类以呼吸道传染病为主，如喉痹、大头风（肿颈）、黍谷（麻疹）、斑疹（猩红热、伤寒）等，霍乱、瘅疫肠道传染病相对于南方地区比较少。据统计，以山西省现代行政区域为准，明清时期共发生疫病 145 次，总县次 492 次。明代疫病次数为 48 次，波及 289 县，清代 97 次，波及 203 县。

疫病，在中国古代是对人民健康与生命摧残最甚的一类疾病，在各种文史资料及医学书籍中留有许多触目惊心的沉痛记载，也反映了古代人民与疫病做斗争的经验。兹举其要：

成化十八年（1482 年）"山西连遭荒歉，疫疬流行，死亡无数"。（《明宪宗实录》卷二二五）成化二十年（1484 年）"泽州、高平、阳城大饥，民多疫死，生者至相食。"成化二十三年（1487 年）潞安府由于"岁荐饥，瘟疫大作，饿殍盈野，事闻遣大臣赈济"。

万历十四年（1586 年）平阳等地大旱，赤地千里，疫疬死者枕藉，疫情波及太原府、潞城府、平阳府和泽州的大部分地区，乾隆《潞安府志》记载"荒疫并作，四门出尸三万余"，"十五年（丁亥）春大疫，死者更众"。

万历三十八年（1610 年）太原府、大同府、平阳府等地出现旱饥，导致喉痹流行，曲沃、稷山、安邑出现"斑疹"。直至万历四十年（1612 年）保德、浮山、曲沃、稷山、翼城记载有瘟疫持续流行。

康熙三十一年（1692年）大旱饥导致解州、绛州瘟疫流行；泽州、沁水、凤台由于大风、春旱也有瘟疫流行，"疫大作死者甚众"。

康熙三十六年（1697年）夏大旱导致永宁州、汾州旱疫流行；康熙三十七年（1698年）夏旱饥导致太原、洪洞、浮山、翼城、永和、静乐瘟疫盛行。

光绪三年（1877年）、四年（1878年），旱情在晋豫陕暴发，波及山西全省70余州县，史称"丁戊奇荒"。光绪三年，虞乡春季疫病流行；秋季，太原和解州、绛州等地疫病流行。至光绪四年（1878年），春夏连续旱饥，导致平阳府、解州、绛州、太原府、平定州、泽州都有大面积的瘟疫流行。旱情持续至光绪六年（1880年），瘟疫在左云等地仍有流行。

丁戊奇荒苦难未已，光绪十八年（1892年），山西又发生了大灾害。晋北六月中旬落雨，晚禾勉强下种出苗，突遭严霜，几无收成，晋中、晋南也减产数成，受灾面积广达58厅州县。此次灾害最重的是边外七厅及大同、朔平等府，始旱继涝，又多风雹霜雪。

鼠疫与明朝的灭亡

鼠疫的流行，直接导致明王朝的灭亡，范行准在《中国预防医学思想史》中说："历史告诉我们，传染病足可亡国的，罗马亡于疟疾，埃及亡于吸血虫病，中国也有金、明两个朝代亡于鼠疫。"此言不虚，一场瘟疫是可以毁灭一个民族、灭亡一个国家的。而鼠疫之危害尤烈，其来源，明·徐树丕《识小录》："初，京师有疙瘩瘟，因人身必有血块，故名。甲申春，吴中盛行。又曰西瓜瘟，其一吐血一口，如西瓜状，立刻死。"朱橚《普济方》云："时役，疙瘩肿毒病者，古方书论不见其说……自天眷、皇统间先于岭北，次于太原，后于燕蓟，山野颇罹此患，至今不绝。互相传染，多至死亡。"所谓"疙瘩瘟"，据说就是鞑靼（蒙古）军队西征回撤时带回的鼠疫。近代著名公共卫生学家伍连德曾指出：641~1644 年，与内蒙古相邻的山西几乎每世纪都有多次大的疫病流行，其中有的为鼠疫。近代的史料证实山西的鼠疫流行与内蒙古的鼠疫有关，有的起源于内蒙古。

鼠疫在明代多次流行，大多起于山西。万历八年（1580 年），"大同瘟疫大作，十室九病，传染者接踵而亡，数口之家，一染此疫，十有一二甚至阖门不起者。"同年，在太原府（治今太原）的太谷县、忻州、苛岚州及保德州都有大疫的记载。次年，疫情传至辽州（治今左权），再传至潞安府（治今长治），疫情进一步扩大。万历《山西通志》卷二十六记载，潞安"是岁大疫，肿项善染，病者不敢问，死者不敢吊"。患者表现为肿项，传染性极强。

万历十年（1582年）鼠疫传到相邻的河北宣府（治今宣化）地区，这里是军卫密集的军事重镇。疫情发生时，"人肿颈，一二日即死，名大头瘟。起自西城，秋至本城，巷染户绝。冬传至北京，明年传南方"。此疫不仅造成怀来卫城中的人大量死亡，并且传入北京。

北京周围地区，直到清末光绪年间当地人仍然能够回忆："万历十年四月，京师疫。通州、东安亦疫。霸州、文安、大城、保定患大头瘟症死者枕藉，苦传染，虽至亲不敢问吊。""大头瘟症"就是颈项肿大。在疫区，死亡人口约占总人口的40%，如真定府（治今正定）新乐县，"万历十年春夏大头瘟疫，民死者十分之四"，武强、栾城二县的记载相同。另外，来自各地方志的资料表明，鼠疫还传播到了山东及河南北部等地区。

从崇祯六年（1633年）开始，华北鼠疫又开始了新一轮的流行。这次暴发地点仍是山西。一条来自山西兴县的报告说：崇祯"七年八年，兴县盗贼杀伤人民，岁馑日甚。天行瘟疫，朝发夕死。至一夜之内，百姓惊逃，城为之空"。"朝发夕死""一家尽死孑遗"是对鼠疫发病迅速、病死率高特点的描述。崇祯十七年（1644年）秋天，鼠疫南传至潞安府，顺治十八年《潞安府志》卷十五记载这次疫情，"病者先于腋下股间生核，或吐淡血即死，不受药饵。虽亲友不敢问吊，有阖门死绝无人收葬者"。

山西鼠疫也向周边省份传播。崇祯九年至十六年（1636—1643），榆林府和延安府属县相继发生大疫，如崇祯十年（1637年）"大瘟，……米脂城中死者枕藉，十三年，夏又大疫，十五年，……大疫，十六年，稔，七月郡城瘟疫大作"。

同样，河北地区也深受鼠疫流行之害。崇祯十三年（1640年），顺德府（治今邢台）、河间府（治今河间）和大名府（治今大名）均有大疫，并且是烈性传染病的流行，"瘟疫传染，人死八九"。崇祯十四年（1641年），疫情进一步发展。在大名府，"春无雨，蝗蝻食麦尽，瘟疫大行，人死十之五六，岁大凶"。死亡人口的比例相当高。广平、顺德、真定等府，类似的记载相当多。崇祯十四年（1641年）七月，鼠疫再一次传入北京城。

崇祯十六年（1643年）夏秋间，北京城中的人口死亡率大约为40%甚至更多。

据估计，明代万历和崇祯年间二次鼠疫大流行中，华北三省人口死亡总数达到了1 000万人以上。由于鼠疫的流行与旱灾、蝗灾及战乱相伴随，所以，这一时期华北人口的死亡数应当更多。顺治元年（1644年），即清兵入关的次年，华北日趋风调雨顺，大范围的鼠疫流行也已控制。社会开始复苏。所以可以这样说，如果没有这场惨重的天灾，中国的历史是会改写的。

光绪丁戊奇荒

清光绪初期，一场特大灾荒洗劫中国北方，其延续时间之长、波及范围之广、造成后果之重，为中外历史所罕见。这次灾荒以光绪三年（1877年）至光绪四年（1878年）为主，而此二年的阴历干支纪年为丁丑、戊寅，故称之为"丁戊奇荒"，亦称"光绪大祲"。祲，古代指阴阳二气相侵所形成的征象不祥的云气，即戾气、疫气。旱灾波及山西、河南、山东、陕西、河北5省及苏北、皖北、陇东、川北，尤以山西为重灾区，时人又称"晋豫奇荒"或"晋豫大饥"。文献称这是清代230年"未见之惨凄，未闻之悲痛"（《运城灾异录》，运城市地方志办公室编，1986）。

这次奇荒，不只是旱饥，还有一系列并发性灾害。如人吃人现象、瘟疫流行、狼鼠灾害等。

灾荒期间，人们食用石粉、草根、树皮是极为普遍的现象。在食用的各种树皮中，以榆树皮最佳，草根则是以蔓菁最好。有些草根、树皮能够食用，如苦苣、甜苣等；有些颇具毒性，根本不可食用，但在饥饿状态下，饥不择食，却依然成为饥民的腹中之物，导致中毒死亡。既往即使许多能食用的草根、树叶、树皮等，在食用之前需要经过复杂的浸泡、研磨、蒸煮过程，灾荒期间灾民不可能有如此复杂的制作过程，大多草草进食，因而导致身体肿胀、发黑，大小便不畅，直至丧命。更有"山乡间有石中之粉，形类滑石，名曰观音粉，为其救苦救难也"。然而食用石粉（即高岭土、白陶土，所含成分为石膏粉、石粉等），是制造瓷器的原料，不能被人体吸收，不能消化，也不能排泄，最后致使食用者肚胀而死。灾荒中最残酷的是人吃人，饥民先是偷偷吃死人肉，到后来发展到或换或抢吃活人肉，交换儿女，易子而食，兄弟相餐，夫妻互食。

"大荒之年，必有大疫"，一是由于天气亢阳，民食草根、树皮等生病者多，二是人死不及葬，或葬而草草掩埋，入土不深，春暖时尸体腐烂蒸发，各类细菌滋生，发为瘟疫，传染性极强，将康在《临汾救荒记》言："死气之熏蒸化为沴疠，贫者既死于岁，富者复死于疫。"瘟疫传染极快，波及全省 48 个州县，死亡甚重。"不死于饥，即死于病。"夏县、临汾、徐沟、辽州、阳曲疫死之众皆见于地方志记载，光绪《临晋县志》有《瘟劫》一文载："旱既火炎焱，密云无雨泽，阴阳乃失调，沴气蒸成疫，剩此孑遗民，卒然中不怿，及延扁鹊医，束手苦无策，病症莫能名，朝偏不保夕，无分老少年，贫富何曾择，传染或全家，期间冤莫白。"

《申报》1879 年 3 月 12 日载阳曲县尉曹君致松江某君书："去年春夏，瘟疫大作，死亡者不知凡几。即就省城及城外二三里内，无主并无力殡葬者，经局收埋一万二千有奇，官场道府至佐杂教官病故者将及三百人。"

当时临危受命的山西巡抚曾国荃的奏折和书信中也陈述了瘟疫损伤的严重性，"大祲未已，瘟疫流行，小民非死于饥饿，即死于疾病"，"入春以来，寒燠不接，疫气流行，饥馑余生，触疫即死，以致死骸遍野，无人掩埋，情形极堪悯恻"，"频年荒旱，疫疠流行，民人或十损八九，或十死八九，讫今市廛阗寂，鸡犬无闻，高下原田，鞠为茂草"。

无情的瘟疫不仅夺去了难以计数的生民的生命，甚至连办赈的官员和外国传教士也未能幸免。绛州知州陈世纶、赵城知县刘祥瀚自亢旱以来，竭力尽心，茹苦忍饥，顶风冒雪，勘查赈灾，光绪四年（1878 年），"疫气流行，该员等不避艰难，驰逐郊关，因而染病卧床不起"，仍谆谆以救民为念，"刘祥瀚竟于三月二十八日身故，陈世伦亦于四月初五日出缺"（《曾忠襄公奏议·卷九·道员请恤疏》）。《申报》1879 年 3 月 12 日有文云，外国传教士魏文明于光绪四年二月底在徐沟施赈期间，"偶感风寒，后竟疫病染身，未及一月而殁"。何况平民，更以为甚！光绪《山西通志》言："瘟疫大作，全省人民因疫而死亡者达十之二三。"

面对惨烈瘟疫，官府也采取了一些积极办法，新任巡抚曾国荃上下沟通，左右应对，调动各方力量展开赈济工作。曾国荃在救灾措施中专门要求各地设医药以救疾病，"荒年天气毗于亢阳，民食秕糠及草根、木叶等物，生病者多，应设治疫等药分给四乡绅耆，以救民间疾病，并于各厂放赈之日，分别男女，不许混杂无纪，防避疫气"（光绪《夏县志·艺文》）。另外，还要求从捐款中划出一部分资金，专用于雇人掩埋尸体，以消除"传染源"。"念此愚氓因贫病而转乎沟壑，……且恐沴戾传染，因分饬各属在捐款项下酌量动用吧。遇有路毙尸骸，查明并无别故，及无族里亲友为之收殓者，责令乡保分段具报，购买义地判别男女坑穴。每名口给予掩埋席片、人工钱四百文，小口减半"（《曾忠襄公奏议·卷九·缓征上忙疏》）。并发放中药予以防治。而李提摩太等一些外国传教士和其他人士，也参加了赈济工作，散发赈款，购办粮药。李提摩太等在山西赈灾时，还在太原城内设立男女孤儿院各一所，这是基督教会在山西举办慈幼事业之始；次年，英国浸礼会在太原东夹巷办孤儿院，收容无家可归的婴幼儿；日本竹添进一郎捐助米麦外，还捐赠五百包草药，以治疗"腹痛、下利、眩晕和中暑"等病症患者。

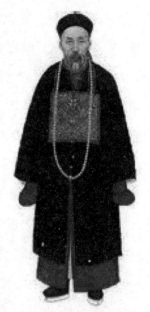

曾国荃

曾国荃（1824—1890），字沅甫，号叔纯，曾国藩之九弟，湖南湘乡（今双峰县荷叶镇）人，晚清湘军重要将领，历任陕西巡抚、河东河道总督、山西巡抚、陕甘总督、两广总督、礼部尚书、两江总督兼通商事务大臣。光绪十六年（1890年）卒于任所，谥号"忠襄"。光绪二年（1876年）八月朝廷任命曾国荃为山西巡抚，他以患病为由，迟迟不肯赴任，还请求朝廷"开缺"。朝廷赏他2个月假期，不准开缺。同年十一月二十五日，在朝廷以"山西地方紧要，该抚病体稍愈，即驰赴新任，以重职守，勿稍耽搁"的催促下，曾国荃临危受命，于光绪三年

（1877 年）二月启程赴晋，四月二十三日行抵山西省城太原，开始了他的抚晋生涯。曾氏沿途路经各州县，已目睹了灾荒的惨状，上任后积极采取救灾赈济，制定赈灾章程、赈灾措施，到光绪六年（1880 年）六月二十四日离任赴山海关督办军务，在晋的 4 年多时间里，始终以赈济为务，做出了巨大的贡献，获得了民众的认可，当时民间专门为他建生祠、立德政碑，并称他为"曾佛"。而朝廷也因其"筹办赈抚善后诸务尤能不遗余力，俾地方得以又安"，给予了赞许。

李提摩太（1845—1919），英国威尔士人。1870 年受浸礼会指派到达上海，先后在山东烟台和青州传教。1877 年山西大旱，他应上海洋人赈灾会之约来山西赈灾、传教，先后在太原修建浸礼会教堂、耶稣医院、小学孤儿院等。他曾给时任山西巡抚曾国荃上书，建议以工代赈、修建铁路、开发矿藏、创办大学，也曾给山西官绅士子讲学，传播西方科学文化。1886 年李提摩太离开山西。1902 年回山西参与创办山西大学堂。

三晋医药名胜

炎帝神农氏遗址遗迹

炎帝是传说中的中华文明的始祖之一，与传说中的中华文明另一始祖黄帝并称"炎黄二帝"，受到普遍的尊崇和祭祀。

传说中的炎帝以姜为姓，"以火承木，故曰炎帝"。大约生存于母系氏族公社时期，是传说中最早的一个氏族或部落首领。神农氏也是姜姓氏族或部落的名号之一，之所以称为"神农氏"，是因为这个氏族或部落主要从事农业，以及后来人们把人类由狩猎采集经济进入农业社会被传说为神农氏的创造发明之故。《周易》说："庖牺氏没，神农氏作。"其实，在先秦古籍中，炎帝和神农氏是分属于两个不同神话传说系统的。一个是代表着农业发生时代的神农氏，一个是走向宗教神权时代的炎帝神农氏。只是到了汉代以后，二者才被合而为一，出现了"以火承木，故称炎帝；教民耕种，故天下曰神农氏"和"身号炎帝，世号神农"等说法，并将二者合称为"炎帝神农氏"。

神农氏是农业之神，其促进了人类由狩猎和采集经济进入到原始农业这一重大改变，《易·系辞》曰："神农氏作，斫木为耜，揉木为耒。耒耜之利，以教天下。"汉代王充在《论衡》中，不但集成了神农氏"揉木为耒，教民耕耨，民始食谷，谷始播种"等说法，还增加了"耕土以为田，凿地以为井，井出水以解渴，田出谷以拯饥"等内容。

炎帝神农氏还被传说为医药的发明者。《淮南子》说：神农"尝百草之滋味，水泉之甘苦，令民知所避就。当此之时，一日而遇七十毒"。《帝王世纪》说：炎帝神农氏"尝味草木，宣药疗疾，救夭伤之命"。《路史》也说：神农"审其平毒，旌其燥寒，察其畏恶，辨其臣使，厘而三之，以养其性命而治病"。《增补资治纲鉴》说：古时"民有病，未知药石，炎帝始味草木之滋，察其寒热温平之性，辨其君臣佐使之义，尝一日而遇十二毒，神而化之，遂作方书，以疗民疾，而医道立矣"。《广博物志》引《物原》说：神农始究脉息，辨药性，制针灸，作巫方。后世还有传言说："神农乃玲珑玉体，能见其肺肝五脏"，所以尝诸药中毒者能解。后来是因为吃了一种百足虫，一足在腹内变成一虫才致死的。所有这些传说和论述，都反映了远古时期先民与疾病做斗争的某种历史背景，但都不等于史实。因为医药的发明也同农业的进步一样，也是远古时期先民们长期实践的结果。就是以神农冠名的《神农本草经》，也是秦汉古人托"神农"之名而作，而绝非"神农氏"个人所为。方剂、脉息等发明则更在气候。因为，"在原始社会里，一切科学技术的发明创造，都是集体智慧的结晶，找不到发明者个人的姓名"，"'神农氏'之类的'神人'和'圣人'只不过是远古时候先民们的集体化身，是他们的代表而已"。

以古上党为中心的太行太岳之野，与炎帝神农氏传说有关的地名、遗址遗迹和自然景观星罗棋布，高平市东部的神农镇在方圆 50 平方千米境内，就有羊头山、神农城、神农井、五谷畦、炎帝陵、炎帝行宫、炎帝中庙等。高平赤祥村炎帝庙有碑记云：炎帝庙"最盛莫如吾邑，计长平百里，所建不止百祠"。而距长治市区约 5 千米处的百谷山也因相传炎帝神农氏尝百谷有炎帝庙、古寒泉、神农井、百谷洞、耒耜洞等古迹名胜。此外，上党地区还留存有很多祭祀炎帝神农氏的场所，主要分布在郊区、壶关、长治、长子、潞城、黎城等县市。

1. 庄里炎帝陵

炎帝陵位于高平市神农镇庄里村，明代乐律家朱载堉的《羊头山新记》和清代《泽州府志》卷四六均有较详细的叙述："（羊头）山之东南八里曰故关村，村之东二里曰换马镇，镇东南一里许有古冢，垣址东西广六十步，南北袤百步，松柏茂密，相传为炎帝陵，有石栏、石柱存焉，盖金元物也。"《山西通志》卷一百七十三："（高平县）上古炎帝陵，相传在县北四十里换马镇。帝尝五谷于此，后人思之，乃作陵，陵后有庙。"神农镇现在仍然流传着许多故事和传说。如炎帝有一天为救部下性命上山采药，中毒70次，肚子疼痛难忍，不能骑马，只好下马使人抬着走，于是这个地方就叫换马村。走了一段后发现炎帝已不省人事，人们不住地呼唤也叫不应，因此这个地方得名"不应村"，后来演变成"北营村"。炎帝死后，炎帝的马在北营东边岭上，不吃不喝，长夜悲鸣，狂奔乱跳，于是此岭便叫"跑马岭"。人们把炎帝抬到一个山沟里停尸，后人把此沟叫为"卧龙湾"。炎帝装殓之地就称为"装殓村"，后谐音为如今的"庄里村"。宋·罗泌《路史》："神农氏七十世有天下，轩辕氏兴，受炎帝参卢（一名榆罔禅，封参卢于潞，守其先茔，以奉神农之祀，……其国（指古潞国，今山西潞城市）至神农冢一百六十里，此其先茔，理或有之。""先茔"即高平市神农镇庄里村炎帝陵。

炎帝陵东厢房有一块举国无双的石碑，现嵌于上院东庑之后墙中央。碑高约95厘米，宽约65厘米，中间书"炎帝陵"三个大字。立碑时间书于右边，为"明万历三十九年谷旦"。左下端是立碑人"申道统"的落款。申是当地的一位秀才，碑上再无其他内容。碑的后面，即五谷庙之东即为炎帝陵，亦称神农冢。据当地人传说，在"炎帝陵"碑的后面原有地道直通正殿后的坟墓中。传说地道中还有一盏石制的万年灯，每年农历四月初八五谷庙会时，社首在端着炎帝像出巡归来后，还要给万年灯添油，一次添一桶多。历朝历代都曾派祭官代表官府祭祀。元成宗大德九年（1305年）亦尝派遣官员祭祀，且下诏令禁止樵采。

2. 庄里炎帝庙

庄里炎帝庙又名五谷庙、神农殿，位于炎帝陵之西侧，左庙右陵，庙陵相连，大约创建于元初。明成化《山西通志》载："县北三十五里故关村羊头山上，元初徙兼山下坟侧。"明代朱载堉《羊头山新记》："今此坟侧有神农庙，有司岁时致祭。"均当指此庙。从现存正殿屋顶正中琉璃脊正面刻有"炎帝神农殿"题名，背面刻有"大明嘉靖六年"字样，可知现存正殿为明代建筑。据殿中梁上记载，清代曾有修葺。

炎帝庙原来规模宏大，分上下两院，下院有戏台，坐南朝北，戏台下有圈道，沿圈道拾阶而上进入陵内，东西为厢房。上院有正偏二门，东西有钟鼓楼，上有古钟。上院正殿面阔五间，进深六椽，前出廊，悬山式层顶，殿内后墙有平台暖阁，正中阁塑有炎帝像，两边是后妃像。使人惊奇的是两边阁布满灰尘，而中间阁从不打扫也无灰尘，平台前面的石条上有精细的雕刻。

庄里炎帝庙旧时每年农历四月初八日要举行盛大的祭祀活动，当地流传有"走扬州，下汉口，不如五谷庙里迎社首"，而且要在四月初八前20天先迎社首筹划祭祀活动，可见规模之大。当地还留传"四月八，神农活，炎帝子孙都记得，祖先种地都靠他"的民谣。反映了当地人们怀念炎帝，纪念炎帝庙会之盛况。

3. 故关村炎帝行宫

故关炎帝行宫位于神农镇故关村，原名"黄花馆"，占地面积不大，建筑也较为普通。在朝东偏开的门首石匾上刻有"炎帝行宫"四字。行宫古朴典雅，风格别具。正殿5间，坐北朝南建于石台之上，塑像已毁，正殿"西游记"木雕图案和雕花石础，堪称雕刻之精品。院内南面是戏楼，东西配殿是楼阁式两层建筑。院内立有青石香台一座，有石碑数通，均系明、清两朝重修炎帝行宫之始末和炎帝的有关历史掌故。现存完整石碑二通，皆为重修碑记。一通立于明成化十一年（1475年），一通立于明崇祯十六年（1643年）。碑文中记述了神农功绩与重修经过。始建年代则因"肇建太古，无文考验"。碑文还言及"（神农）祠在换马村东，建有坟冢，祠与宫其相去几七百余步"。可见此宫亦为祭祀炎帝所建，建地又在神农城与炎陵之间。反映了人们崇仰农业兼医药之祖的炎帝含辛茹苦栽种五谷，不避风险备尝百草而只能穴处巢居，风餐露宿，特修此宫殿以表达人们对炎帝的怀念之情。

4. 高平炎帝庙

高平炎帝庙有高庙、中庙和下庙之分。雍正《泽州府志》卷二十曰："（高平县）神农庙有三，一在羊头山，曰上庙，为神农尝五谷处；一在换马岭东南，曰中庙，有神农虚墓，有司春秋致祭；一在东关，曰下庙，近改祭于此。"

上庙俗称高庙，因位置最高而得名。位于羊头山中段马鞍形山岭之上，羊头石西南 170 步。原有正殿 5 间，塑有神农及后妃、太子像，后庙、神像俱毁，仅留遗址。《文物地图集》云："创建年代不详，明末清初毁。遗址坐北朝南，单进院。平面呈方形，边长约 20 米。现存神农殿基址部分。殿前台阶及唐代柱础石 1 件，明碑 1 通，石柱 4 件。"

中庙在高平市神农镇下台村，建设规模较大，占地面积 12 000 平方米，为三进院。下院南为戏台，旧戏台已毁。现戏台为近年新建。西厢为禅房，东厢为看楼，是上党地区现存为数甚少的古看楼之一。中院建有太子祠，是元代修建的无梁殿，建筑风格别致，堪称一绝。左右两侧分别为药王殿和蚕姑殿。后院为炎帝正殿。东西配殿分别供关帝、高禖。炎帝殿内现存较早的碑碣为清康熙九年（1670 年）所立之《重修炎帝庙并各祠殿碑记》，碑文中说："吾泫（泫指泫氏，高平古称）有上、中、下庙，在换马者为上，在县之东关者为下，而余乡（下台村）则其中也。奉敕建立其来久矣，创兴之始杳不可考，重修则于至正元年。"院中东侧另有清宣统三年（1911 年）所立之《重修炎帝庙暨村中诸神殿碑记》。碑文中亦称："神农炎帝为万民生成之主，开百代稼穑之源，……本邑（指高平）北界羊头山有高庙，城东关有下庙，下台村建庙未知创自何代，称为中庙。"

炎帝中庙原正门在庙之西南角，门上横额有"炎帝中庙"字样，是明天启二年（1622 年）维修时所立。炎帝中庙在元至元年间维修过一次。元至正乙未年（1355 年）村人王德成租工备料在正殿西空隙地修两室，即炎帝太子及子孙殿，时值王德成而立之年，尚膝下无子，因有修室之愿，王德成竟生二子，不久王德成病亡，其妻杜氏继遗愿历尽艰苦，于元至正二十一年（1361 年）修成西殿，今无梁殿内《创修炎帝太子及子孙殿志》之透明碑，记载此事。清代康熙戊申十月（1688 年）至宣统三年（1911 年）又在原基地上增修外院（即下院），东边新修文昌楼，西边增修禅房及东西游廊戏台。炎帝中庙历代扩建，改建，耗资巨大，不仅本地人捐款助物，还有村人诸位在外省贸易者各处募集资财，更有河南府、西安府、山东牟平等域外募集捐资此庙，可见，炎帝中庙当时知名度很高，香火极盛，誉满中原。

下庙位于高平城东关，据清康熙三十三年（1693年）《重修东关炎帝庙碑记》所言，是因"是庙（指炎帝上庙）去县治几四十里，祭之期恐远不逮焉，爰附东郭立庙，今所谓下庙是也"。但"问庙之建，无有能言其创始者。其重修则自宋元以迄明，诸碑记悉载之"。据此可知，下庙之建当在宋或宋之前，中庙、高庙之立庙时间当更早。可惜上庙不存，下庙已毁，现存只下台中庙而已。

5. 百谷山神农庙

百谷山神农庙位于长治市百谷山滴谷寺村东北，百谷山俗称老顶山，位于长治市区东北方向，因松柏蓊郁、风光秀丽，也称柏谷山。百谷山留有许多炎帝神农氏在此活动的传说遗址、遗迹，主要有炎帝神农庙、百谷洞、耒耜洞等，还有泉水一处，古神农井一眼及许多碑刻。神农庙创建年代不详，重建于北齐武平四年（573年）。《潞州志》记载："神农庙，在城东北一十三里百谷山上，北齐后主武平四年建。世传神农尝百谷于此山，因立庙焉。国朝登载祀典，洪武四年正神号曰'炎帝神农氏之神'。"北宋地理总志《太平寰宇记》载："百谷山与太行、王屋皆连，风洞泉谷，崖壑幽邃，最称嘉境，昔神农尝百谷于此，因名山建庙，仲春上甲日致祭。"这座创建于北齐的神农庙，历唐、宋、金、元直至明清时代，历经重修补葺，一直完好保存下来，20世纪40年代不幸毁于战火，现仅存庙院地基。旧址上的一块残碑记载："百谷山主祀炎帝神……为炎帝栖身之所。"

父老相传，神农庙原建为独院，坐北向南，院内明柱皆为浮雕，龙凤盘绕其上。广梁大门，歇山顶。正殿为神农殿，面阔三间，殿中筑有一方形台基，塑神农坐像于其上，高约3米。塑像为赤身，腰系树叶，肩披五谷禾穗，气宇轩昂。两侧各塑有一侍童。殿内四壁绘有神农尝百谷、采草药、制耒耜、教耕种、兴医药、制陶器等功德画。2001年在原址重新复建神农百草堂。

神农庙前，现存古寒泉一眼，据说是炎帝选育嘉禾的地方。北宋《太平寰宇记》曰："神农尝五谷之所，上有神农城，下有神农泉。"相传炎帝选育嘉禾感动天帝，神而化之，山隙不断滴出谷粒，于是炎帝"始教民艺五谷，而农事兴焉"。及至后人祭祀建寺，仍有谷粒滴出，因而得名滴谷寺。后来，一寺僧为屯谷，用棒去捅，结果从里面飞出两只白鹤，从此不再滴谷，改为滴水，成为滴谷寒泉。滴谷寒泉曾经是长治古八景之一。在神农庙后面东北角上，现存有古井一眼叫"神农井"，传说炎帝就饮用此井的水。来这里游览的人们常取池中之水调治眼疾。据说，凡眼疾者，用此水点过两次即好。神农庙正东半山腰处，有一石洞，名曰"耒耜洞"，相传为炎帝创制耒耜之地。百谷山上的一通碑刻记载："……寒泉谷涌，松柏苍然，是诚钟山之秀萃，万峙之灵者矣。因而神农封子于此山之下，以享其祭。"

神农庙有有一副楹联最能概述了神农氏的功绩及人民的缅怀之情："尝百草替膳腥羊头山下立耒耜文明肇绪神农氏，教蚕桑调药石丹朱岭前开口中薪火传庚华夏族。"

此外，高平之申头、邢村、神头、悱北、中庄四坪山、三甲、掘山、贾村、焦河、箭头、常家沟、高良、赤祥、中村、杜寨、后沟、乔里，长治之柏后、关村、李村、北和，陵川之大义井、附城，壶关之安化里、晋庄集、东长井、小北庄，长子之马沟、色头、熨斗台等村均有炎帝神农庙，留下了众多活动的遗迹。长治杨宏伟在长治市城区炎帝文化研究会主办的《炎帝文化》第三辑上发表文章说，发现了古代的炎帝木刻画像，印版中心位置刻着炎帝坐像，头有两短角，双耳肥硕，胡须整洁，面部表情端庄慈祥。肩披禾叶，手挑谷穗，盘腿赤足。身前有一盘表示粮食的颗粒额，头后有一轮象征神灵的光环，下方有叉耙之类农具，还有碾场的碌碡。印版两侧有四位手持不同器物的官员。印版古朴，据杨宏伟考证说是宋元时期的遗物。可见炎帝神农之影响流传深远，上党地区为其发祥之地证，足证三晋医药文化之源远流长。中华民族始祖炎帝神农氏在此采摘到第一粒谷物种子，并发明了农具，学会了耕种，从而使我们的祖先从渔猎游牧生活转变到定居农耕生活，这是人类历史上的伟大转折。

扁鹊祠、墓

扁鹊生活于春秋末期，处于三国分晋时期，山西是晋侯所居之地，扁鹊曾受诏为赵简子治病，因此到过山西。而据廖育群分析，司马迁《史记》是将春秋时期晋国的官医扁鹊与战国时代齐国民间医家秦越人合为一人了。那么山西的扁鹊史迹极有可能是晋国的官医扁鹊。山西现有两处扁鹊墓，一处位于永济县清华镇，一处在长治附近的潞城县。

1. 永济县清华扁鹊墓、庙

（1）扁鹊墓：在清华镇东，墓冢在 140 米见方、高 60 厘米的高台中央，墓高约 2 米，直径约 5 米，墓上长满草木。墓前石碑高 1 米，厚 30 厘米，宽 60 厘米。石碑上字迹已漫漶不清，但"扁鹊墓"三字犹可辨认，还有"大观元年，杨海堂，梁……的字样依稀可见"。墓丘正面两侧有一对石羊，像唐代文物，可证该墓来历之久远。

（2）扁鹊庙：清华镇扁鹊祠有二，分布在现扁鹊墓两侧，西处是扁鹊住所，东处为扁鹊行医诊所。清华镇扁鹊祠明万历《重修扁鹊祠记》云："兹临晋王官谷，北有固市镇，东北步许，即遗祠墓俱存。次东，土人仍并建凡两祠墓。"由此可知在北宋年间此地已有扁鹊庙。现存的扁鹊庙在其墓东约 100 米处。

扁鹊庙 1987 年被永济县政府列为县级文物保护单位，庙门为古色古香的牌坊式建筑，复式的大殿正中供奉着神医扁鹊。

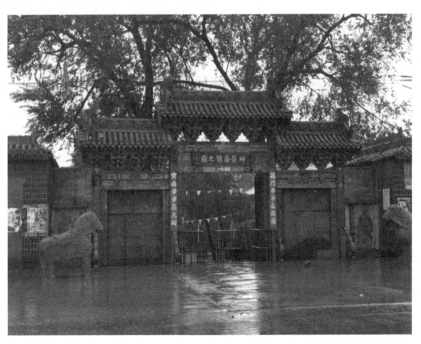

2. 潞城县卢医庙

山西省长治市附近的潞城县有一卢医山，吴震方《述异记》载："山西潞城县民，并不服药，亦无医。县南十余里有卢医山，上有卢医庙，皆石壁、石柱、石瓦。远近病者持香烛楮钱诣庙，通籍贯，述病缘，用黄纸空包压香炉下。祷毕，纸包角开，视得红丸者，入口病即愈。白丸者，淹缠数日可愈。病不起者无药，再接四渎焉，即与黑丸，服之亦死无益也。庙门夜有二黑虎守之，傍晚即相戒不敢上山矣。"于是卢医山香火缭绕了 2000 多年。清光绪年间，在扁鹊行医旧址修建了三孔石窑，供奉玉帝、三皇、名医诸神，三孔的右孔正中便是扁鹊塑像。潞城县扁鹊庙有庙无墓。

3. 平定县鹊山

山西平定县城西北部 2 千米处的鹊山村，相传神医扁鹊曾在此行医而得名，村内古建筑扁鹊庙及八角灵应池历史久远，关于扁鹊治病救人的佳话流传至今。至今已有 2 500 多年历史。史传春秋后期，赵简子据晋阳，曾镇兵于此，今县北 13 千米处有"平潭城"，乃赵简子古城遗迹，阳泉市内有"简子沟"，传为简子屯兵之所。《史记》中所载的扁鹊为赵简子诊病及简子赐扁鹊田四万亩的史话就发生于此。据《山西通志》《晋乘搜略》诸书称，平定州西北五里鹊山下有平地泉，名"灵应池"，池上有"灵应王扁鹊墓"，池旁有"灵应王祠"，并称昔赵简子赐扁鹊田四万亩即此，是此地固为扁鹊当年之领地也，而平定城则是在宋太平兴国二年（977 年）时建成的。故民间向有"先有鹊山村，后有平定城"之说，可见鹊山之名由来久矣。

扁鹊庙位于旧村的半山坡上，庙宇坐北朝南，依山坡而建，由正殿、后殿、山门、戏台组成，原先还配有钟鼓二楼。金代诗人元好问尝作《扁鹊庙记》《平定鹊山神应王庙》等。《扁鹊庙记》云："扁鹊随俗为变，过咸阳为无辜医，邯郸为带下医，洛阳为耳目痹医，盖尝至周。其有庙于此，则不可考也。庙再以元丰八年成。里之人事之惟谨，病者必来以药请。杯案间有得香地埃煤若丸剂然者，吞之，病良愈。间里间相传以为神，斗酒彘肩，祷谢日丰。积习既久，莫有能正之者。乡豪张乙居其旁，葺而新之，土木有加焉，正大元年之八月也。"后者为元好问壬子年（1252 年）北觐回来后，路过平定，游扁鹊庙，为纪念这位死于非命的一代名医而作的诗，此诗收录在《平定州志·艺文》卷里："古柳轮困数十围，鹊山祠庙此遗基。万金良药移造化，老眼天公谁耦畸？已为养生诬单豹，不应遭网废元龟。半生磊落浇仍在，拟问灵君乞上池。"

据文献记载，此庙明嘉靖之初，有孟姓者世为守护，嘉靖三十二年（1553 年），失火毁坏。明代嘉靖三十六年（1557 年）予以重修，规模益完。《重修鹊山庙石记》云"鹊山庙世传为扁鹊神，木审建自何代"，赞词则曰："千年庙前水，犹学上池绿。"又有"庙食兹土由来最古"等语（《平定州志·艺文上》）。其后清代乾隆二年（1737 年）、嘉庆十九年（1814 年）、道光十一年（1831 年）、光绪五年（1879 年），曾重修或补修过 4 次。清代乾隆年间，平定知州曾尚增亦曾写诗凭吊扁鹊，诗云："万亩山田画不如，至今犹自把耕锄。高轩一过人千古，谁向长桑乞异书。"鹊山因建有扁鹊庙，历代文人墨客慕名而来，游览者甚多。如金代的周昂、元好问、明末的傅山等，他们在游览之后都写过赞颂诗篇。

元好问陵园

元好问陵园在山西忻州市忻府区西张乡韩岩村北 1 千米处，陵区分墓地和野史亭两部分，坐北朝南，面积约 4 096 平方米。砖砌拱形大门门额上书以"元墓"两个大字，系清朝乾隆年间忻州知州汪本直的手迹。另墓地保存有元、明、清历代碑碣 25 通。附近杨柳葱茏，一冢居高，墓周砌石，翁仲石兽分列。倚后为享厅，五开间，内碑碣嵌刻甚多。东侧院有亭，六角攒尖结构。全部建筑简而不陋，朴而不俗。进入元陵，松柏夹道，碑碣林立，一派古朴肃穆的陵园氛围。现为山西省重点文物保护单位。

1. 元好问墓

元宪宗七年（1257 年），元好问逝世，葬于忻州韩岩村元氏先茔。同他的曾祖父元春、祖父元滋善、父元德明、叔父元格，以及长子元拊、长孙元若祖，构成了元氏家族庞大的墓群。距今 700 多年来，经过历代修葺，元墓保存完好。1978 年，又进行了规模较大的修葺，使元茔成为周长 680 米，面积为 44 亩的大型陵园。

元墓坐北朝南，墓地东西长 33 米，南北 67 米，封土高 3 米，直径 6 米，墓前设有卷棚顶享堂三间，元代石虎、石羊、石翁仲各一对。墓地的享堂中保存有元、明、清历代碑碣 25 通。其中一块是当地文管所从农民耕种的田里抢救回来的 1 米高的墓碑，碑虽破损残缺，然"诗人元遗山之墓"的字样尚可辨认。碑文六字系先生临终亲嘱。此中蕴意只能从行间字外去解读。它是 700 年前的历史的见证，是研究元好问近 750 年以来的真实史料。

元好问墓自清朝至民国共经过 5 次修葺，其中清代 3 次，即乾隆三十九年（1774 年）朱珪修遗山墓、乾隆五十九年（1794 年）汪本直修墓建野史亭和同治六年（1867 年）戈济荣修墓。民国 2 次，1915 年陈时隽维修元墓，1924 年陈敬棠修建野史亭。

其中乾隆五十九年（1794 年），忻州知州汪本直第二次对遗山墓进行的大规模修葺，是 5 次修墓中规模宏大、意义重要、影响最深远的一次修墓活动。它不同于其他几次局部零星的修墓，而是全方位的修葺，不但确定了元茔的范围，保存了茔地的遗址遗迹，更重要的是考清了元好问的世系及元陵中遗冢的主人，对元好问研究具有重要意义。而这一切皆与静乐县的李銮宣有着密切联系。

李銮宣（1758—1817），字伯宣，号石农，山西省静乐县人。幼年丧母，由祖母抚养成人。天资聪敏，12 岁补弟子员，22 岁以拔贡生举于乡。乾隆五十五年（1790 年）中进士，授刑部主事，官刑曹，充秋审处总办。嘉庆三年（1798 年）升任浙江温处兵备道。十一年（1806 年），授云南按察使，因龙世恩案，被弹劾，下刑部狱，迁戍乌鲁木齐。期间父丧，放还。后历任天津兵备道、直隶按察使、广东按察使、四川布政使。二十二年（1817 年），擢升云南巡抚，未闻命而卒。他恪守儒道，以兼济为和，为人耿直，治事宽简平易，所到之处多有政绩。诗有《坚白石斋诗集》。

由于缺乏资料，汪本直便四处寻访，遍访故家，功夫不负有心人，终于从静乐县五家庄李銮宣的老家购得渤海戴明说手抄《遗山诗》《遗山先生世系略》和《元遗山墓图》。而此时，李銮宣却居官在外，事后才从家人口中得知。为此，他还写有文章一篇，记述此事，很悔未曾阅读这些孤本，但又为被父母官拿去造福

桑梓深表欣慰。（当时忻州辖有定襄、静乐两县，所以汪本直也就成了李銮宣的父母官）

"祖研箧难守，父薪肩未任。韦编归册府，松槚荟繁林。旧钞《遗山诗集》每首下注作诗岁月，较世行本为详，先大父中宪公所藏书，余家故物也。余索米长安，离里门几及二十年，未曾目睹此本。今为守愚先生（汪本直号守愚）购去，缘是重其葺遗山墓。表兄冯仲匦学博来京师，为余详言之。余闻是举，既叹祖研之不能守，而又深喜官兹土者衣章先贤之功不朽云。俎豆自千古，瓣香惟此心。后之司牧者，视昔准于今。"此文后收入《元遗山墓图并题辞》。

根据李銮宣故家资料，汪本直才得以辨明遗冢，"其上四冢，乃先生之曾祖与祖暨东岩、陇城两君墓，下二冢则先生之子名拊，孙名若祖墓也。"还考明元世氏系："元氏自五季后，从汝州迁平定。先生之曾祖春，隰州团练使，靖康末，从平定迁忻。祖滋善，仕金为柔服丞。父德明，即《金史》所称东岩先生。生三子，先生其季，生七月而为叔后，叔陇城君，名格，仕陵川令"。元好问生父为元德明，后来又过继给其叔父陵川令元格。

修毕元墓后，汪直本把从静乐李銮宣故家访得的遗山诗旧抄本和自撰的《重修元遗山先生墓记》寄给山西学政戈源，征求戈源的意见。戈源又作了《校刊元遗山先生墓碑记墨本跋》。汪本直遂将这一切资料，由代州冯百史转呈内阁学士翁方纲，并向其请诗，由此拉开京师围绕汪本直修遗山墓同题集咏的序幕。这些诗词一并由南海伍崇曜辑入《粤雅堂丛书》刊刻，流传广、影响大。随着汪本直于1796年秋天致仕南归（因汪本直为今安徽歙县人），集诗刊诗活动随之结束。这次集诗活动参与者有30多人，题诗近50首。题诗者以在京官员为主，如吏部尚书刘墉、礼部尚书纪昀等，还有一些晋籍人士的地方文人，李銮宣就属于这类型。出于对汪本直修遗山墓这一政绩工程的赞颂，更出于对元好问的认同和推崇，李銮宣也作五律三首。

2. 野史亭

野史亭创建于元代，1924年重修，东西宽144米，南北长171.7米，占地面积2.47万平方米，亭高12米，底座2米，六角攒尖结构。野史亭是元好问编史时为存放资料在其庭院中所建的一座房间，原址原建筑已不复存在。六角亭是后人为了纪念元好问，在墓地旁新建的一座亭子。他编史不是政府行为，而是以先朝遗民，在野文人的身份，编纂了金代史料《壬辰杂编》和金诗总集《中州集》等，因冠以"野"字。野史亭虽属近代建筑，设计奇特，构筑精巧，雕梁画栋，阴刻斗拱。整个亭子用六根木柱支撑，设计精巧，古色古香，匾额"野史亭"三字为徐继畬所书。亭内正壁有线刻元好问像，两侧有元好问亲笔书写的石碣2方。亭北建大厅3间，号"青来轩"，壁间嵌有元明清以来名人诗文石刻。大厅两侧各建屋宇4间，可供凭吊者栖止。郭象升《重修野史亭记》："遗山先生当金源氏之亡，以国史自任。往来四方，采撷遗逸，寸纸细字手记录至百余万言。捆束委积，塞屋数楹，名之曰'野史亭'，野史亭之名由是瀑于天下。"

1924年扩建野史亭，陈敬棠主持其事。陈敬棠，忻府区嘉禾村人。山西都督阎锡山的重要幕僚之一。为人正直、刚正不阿，尤以拒绝参加曹锟每票5 000元的总统贿选而为人所敬重。1937年11月，日军大举入侵忻州，陈敬棠宁愿身死，不为亡国奴，一家十口服毒以殉国难。

此次扩建野史亭，还建了"青来轩"，将元好问石刻画像嵌于野史亭正壁，集历代名人题咏16家17首携诸"青来轩"中。

傅山祠庙

1. 傅公祠

傅山去世25年后，太原地方官员在阳曲县学乡贤祠和太原三立祠以傅山入祀。光绪年间，时任山西巡抚的张之洞在太原设立四征君祠，以傅山、吴雯、阎若璩和范镐鼎4人入祭。1917年，三晋人士在东缉虎营街筹划新建了"傅青主先生祠"，简称"傅先生祠"，亦称"傅公祠"。该祠的设计者是当时大名鼎鼎的山西大学校长王录勋，1918年竣工。阎锡山题写了"尘表孤踪"的牌匾，门庭楹联则为任职于京师图书馆和山西大学两校的江瀚（字叔海）所书，联云："论三晋人豪，迹异心同，风亮日永；作百年师表，顽廉懦立，霜满凫红。"

傅公祠由阁楼、祠堂、园林三部分组成，规制宏大，占地面积1.65万平方米，祠堂有祭厅五楹，前有祭台以及西厢房、石刻东壁、门楼等庭院式建筑。据当年出版的书籍所载："傅先生祠，位于东缉虎营。祠堂巍峨，气象清雅，青山绿水，廊厦荫森，为太原市伟大建筑之一。"出于对傅山的仰慕，人们把傅先生祠尊称为傅公祠，将《宝贤堂集古法帖》《古宝贤堂法帖》（今存于永祚寺）以及散布于太原各地的有名碑碣"西魏陈神姜造像碑""东魏李僧元造像碑""北周曹格碑"以及铸造于明天启间的"铜弥勒造像"等文物，陆续迁搬祠内，使之成为一处风景幽雅、文物集萃、环境宜人的游览场所。傅公祠内有 一副楹联，可谓傅山一生的浓缩："文章气节争千古，忠孝神仙本一途。"

傅公祠创建之初，曾让市民游览。后来被占用为办公场所，先是 1931 年山西省清乡督办公署侵占祠院作为办公地址，继而晋绥军陆军第三十四军又以此作为军部。一座供人瞻仰和游览的公共场所，成为行人止步的禁地。到了抗日战争初期，又被改建成高级宾馆招待所。曾有不少名人、要人到此楼来过或住过。1924 年，张学良来并时曾居住在此，1924～1925 年九世班禅曾在此暂住半年。国共合作之时，周恩来赴太原与阎锡山商谈抗日事宜时，也曾下榻于此。

新中国成立以来，这里发生了巨大的变化。高低不平的土道，变为平坦的柏油路。中国人民政治协商会议山西省委员会、山西省总工会、太原市总工会、山西省妇女联合会等机关和团体，陆续迁驻于东缉虎营。昔日戒备禁严的傅公祠，经过整修重放异彩，朱漆明柱，假山鱼池，绿树红花，颇为雅致。如今傅公祠被改建成为山西省政协院内的西园，成为山西省政协老干部活动中心。仅留傅山祠堂小院（修建政协宾馆时被拆掉 1/6）和于 1994 年按原设计加高加大重新修建的组碧楼（即现主席办公楼）两处遗址。2000 年 9 月 21 日，太原市人民政府公布这里为太原市近现代代表性文物建筑重点保护单位（文件规定还包括围廊大厅，当时已被拆毁）。

2007 年山西省政协为纪念傅山 400 年诞辰，修建了铜像并立碑文《修傅公祠并立铜像记》记之。

如今，已经没有多少人还记得这里曾经供奉过百年师表万世楷模的傅山。新中国成立后，山西省陆续成立了傅山著作整理委员会和傅山研究会。太原市地方政府搜集散失的傅山书法真迹，在汾河边新建了傅山碑林公园。20世纪60年代初，有关部门将晋祠的同乐亭翻盖为山西历代书画馆，之后又改建为傅山纪念馆，里面有傅山的生平事迹介绍和他的部分书法、绘画作品。

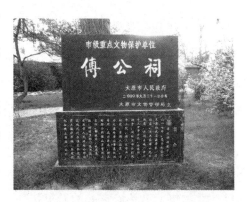

傅公祠

2. 西村傅山祠

1928年傅山家乡西村人民为了纪念傅山，在村东北高地创建傅山祠。每月逢初一、十五，四方邻村求药祈福者络绎不绝。据说求傅山看病十分灵验，只要上三炷香求点香灰，回家患者喝下就能药到病除。1953年的规模之大远盛于往年，从三月初一日到二十二日，到西村傅山祠求神拜药的民众已达3万人左右，除太原市居民和附近郊县外，还有远来自崞县、太谷、临汾、盂县和张家口、石家庄市等地的。西村傅公祠附近，求药的人摩肩接踵，新添了饭棚和香纸摊贩十余家，每天来往大车60余辆，自行车、三轮车不计其数，从早到晚求药的民众川流不息，犹如庙会一般。20世纪60年代傅山祠被视为四旧，在"文革"时期被拆毁。

1989年，家乡西村人民为怀念傅山，善男信女又自发地集资在原傅山祠以西约200米处征重建傅山祠。20世纪90年代末，改为水泥与木料混合结构，重新泥塑了先生塑像。在2006年农历六月十九日，先生诞辰400周年（虚岁）纪念日，安装悬挂了"傅山书体传承人"邵学军题写的"傅山祠堂"牌匾，祠堂门的两边，题写："晋阳地灵圣贤气节垂千古，忠烈济世青主美名留四方"的楹联，以供各地文人雅士瞻仰，表达对先生的爱戴与敬仰。

3. 中华傅山园

中华傅山园坐落于太原市西北的尖草坪区向阳镇西村，是傅山的故里。中华傅山园是太原市委、市政府，尖草坪区委、区政府为纪念傅山诞辰400周年，于2006年8月28日开工兴建的一座主题文化园。占地70公顷，总建筑面积45 000平方米，2007年8月11日，傅山诞辰400周年纪念日，傅山园正式对外开放。

中华傅山园已建成的主要建筑包括牌楼、明镜台、状元桥、石道人、傅山祠、真山堂、洞庭院等。

牌楼造型为三门、六柱、七顶式，正中央石楼上刻着的"中华傅山园"，遒劲有力，中门立柱上刻有傅山的对联。园前有大照壁，壁挡门楼。这是中国建筑的传统形式。照壁正面系一幅"崛围胜境"图。照壁的背面是明镜台，其实就是个戏台，用于文艺演出。

绕过照壁，壁后是广场，北面为傅公祠，傅公祠门楼，高大雄伟。正门位于整个园区的中段，是南北中轴线上的一个重要建筑，仿明式道教建筑。正中门楼，上刻"傅公祠"；右门，上刻"履中"；左门，上刻"蹈和"。

进入傅公祠，便是状元桥，建在八角回形的石砌泮池之上，寄寓"读万卷书，行万里路"。石道人是傅山祠院内的一块奇石，之所以以其为名，是因为傅山曾出家当道士，道号真山，又号朱衣道人。真山堂是整个园区内主体标志性建筑，它建于中华傅山园的中轴线北端，是民众敬拜傅山的主要场所。其中，该园的标志性建筑——傅山塑像，坐落在园内大殿真山堂中，高4米、重17吨，老年傅山端坐于一把明式木椅之上，双目平视前方，安详的表情显露出深邃的思想。傅山坐像后正中央，悬挂有仿傅山生前书写的"气生道成"木匾，给人以玄深之感。真山堂的东西两侧和后面竖立起一排排傅山书法碑石，一些楼台亭阁中也竖立着傅山手迹碑文碑石，吸引着四方游客。5间主窑洞内展示有傅山的生平事迹以及在思想、学术、文化、书法、绘画、金石、训诂、诗文、戏剧、武术等方面的学术成就和艺术成就。全面展示傅山这位17世纪思想文化界"百科全书式"的奇人。

4. "版筑旧裔"傅家巷

"版筑旧裔"傅家巷乃傅氏家族居住地，傅氏以商王武丁之相傅说为先祖，傅说出生于今平陆县虞山向黄河岸边延伸的小山叫傅险（岩）。傅说起自"版筑"之奴，颇有治国之才，后被武丁发现，以为相，治理商朝。所谓版筑，现在叫干打垒。其筑法是：先在地上立两行木柱，柱里放板，两行木板之间填以黄土，用夯一层层夯实，然后撤去板、柱。《孟子·告子下》："傅说举于版筑之间。"所以立坊"版筑旧裔"实是自标族氏，昭示他人。傅山在《霜红龛集·傅史》中曰："傅

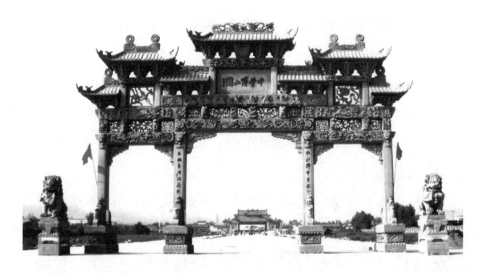

中华傅山园

氏，或曰本姬姓之后，古有大繇，出自黄帝，封于傅邑，因为氏。又曰夏封之虞、虢之间，商时有傅氏，因岩旁，号傅岩，武丁得说于此。又曰武丁既得说，始以其傅岩姓之，是有颠轮阪，即说版筑之所，今属陕州，河北是有傅说之祠，古北虞也，地多傅姓。自是凡傅皆说。"（《说命》上中下）傅山《览岩径即事》诗亦曰："版继荒岩筑，花培铁藕莲，盘桓原筮久，高尚祖师宣。"皆以傅说为远祖，傅山之孙傅莲苏自称"岩裔苏"，亦谓傅说的后裔也。

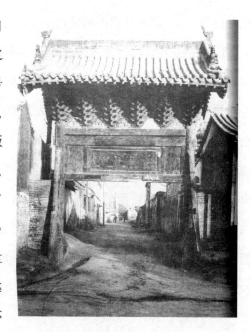

"版筑旧裔"坊

　　傅家巷，在太原老城中是一条颇有些声誉的小巷，它坐落在旧城之西、大关帝庙的西南方位，呈东西走向，西与都司街丁字直通，东与庙前街连贯，东北与馒头巷隔街斜望。全长百余米，宽6米许。早年巷之东口有木质两柱单门过街牌坊，坊额"版筑旧裔"，巷之西口有实质牌坊，坊额"三凤坊"，三凤坊后丈许又有石质牌坊，坊额"青云接武"。有人说傅家巷是因傅山在此居住而知名，傅山此处宅院为清初友人赠送，据载，康熙二年（1663 年），号称"畿南三才子"之一的申涵光游太原拜访傅山后，目睹其窘境，临别言于其中表山西布政使王显祚"此中有高士傅青主，贫居不能蔽风雨，公以身下之，胜于光之留多矣"。王显祚翌年即为傅山买宅。但傅山未去住，由族人分居。《申凫盟（涵光）先生年谱》："康熙二年癸未（1663 年），如太原方伯王公显祚，中表契阔二十余年，屡折柬邀公，不得已至晋署一握手即归。太原高士傅山贫居不蔽风雨，公立言于方伯买宅数亩。"原址在太原市傅家巷门牌四号，巷口"版筑旧裔"牌坊，乃是后人纪念傅山的建筑物。

事实上，傅家巷故居及命名并非始于申涵光所赠，乃源之于傅山祖上移居太原及其祖父傅霖兄弟功名、品行而得名于明中叶之时。

傅山出生在阳曲县西村（今太原市尖草坪区西村），祖籍在大同，其六世祖傅天锡，做了晋王朱棡之孙临泉王朱济美王府的教授，遂由大同迁居忻州。其曾祖傅朝宣，明正德十五年（1502 年）做了宁化王府的仪宾、承务郎，又从忻州迁至阳曲县西村。傅山为傅朝宣重孙，从朝宣至傅山子傅眉，傅家已是五代定居太原，故志传称其世居太原。

傅山的曾祖傅朝宣是宁化王府的仪宾，即做了宁化王府的女婿，"仪宾"这个称谓是明王朝对亲王、郡王之婿的专称。当年，傅朝宣将家由忻州迁阳曲，这可能是直接的原因。但是，宁化王之女没有生育，所以傅朝宣纳殷氏之女为妾，生有 3 个儿子，即傅霖、傅震、傅需。

也就是在这一时期，傅朝宣在大关帝庙西南隅建宅立院，此街即以住有傅家得名傅家巷。巷东口之"版筑旧裔"坊，是傅氏以傅说为宗，皆出其后。巷西口之"三凤坊"牌楼，乃是因傅朝宣的 3 个儿子：长子傅霖高中嘉靖壬戌科进士，名在二甲十一名，官累至山东布政参议、兵备辽海、朝仪大夫；次子傅震曾中嘉靖辛酉科举人，官至耀州知州；三子傅需高中万历丁丑科进士，官至御史。所以在其宅巷立"三凤坊"以彰表。至于"青云接武"坊，则是为其三子傅需专立。一条长仅百余米的小街上竟立三道牌坊，而且均为傅家所立。可见在傅山的祖辈时代，傅家并傅家巷，已经是太原宦门高第、知名的街巷了。尤其是其祖父傅霖为官刚正不阿，勤于职守，多有政绩于史。先是在河南金士任上，因不愿阿谀奉承而为权贵所构陷，罢官归里。明神宗即位，复官为平度知州，升湖广荆西道。后来在山东辽海兵备道任上，又为被同僚所构陷，被污"拥兵拒调"，落职归里。其弟傅需当时是监察御史，上书为他鸣冤，皇帝"诏以原官起用"。然而傅霖早已看透官场之龌龊，遂坚卧不起，再不愿出仕。为民"尚义敦仁，扶贫助弱"，倡建太原永祚寺和宣文塔。万历《山西通志·傅应期先生传》载："郡地形左痹不胜右，缙绅学士建永祚寺、宣文塔于东山，以辅不足，推公（傅霖）首事。"《阳曲县志·志余》："万历己酉大荒，人相食，傅公霖施粥百日，费米四百斛，所居前后左右贫士赈米银二十锾，傅公震施粥费米百斛。"深受太原城乡绅民的推崇与爱戴。

因此，傅家巷是用傅山的祖辈而饮誉太原，傅霖兄弟及其功名、品行而知名太原。

在 20 世纪 50 年代中，傅家巷的最后一个牌坊消失了，在 90 年代的旧城改造中，傅家巷的传统民宅和街院，发生了巨大的变化，难觅其踪，留下的只是一条高楼大厦间的通道，街名尚存，但街巷却早已进入老街坊的记忆中了。

三晋名店

山西医药历史悠久。据文献资料记载,南北朝时的北周即有永济惠民药局制造丸、散、膏、丹。明清时期,曲沃乾育昶店,太谷广升号药店,太原大宁堂药店、济生馆,太原南郊小店镇的同兴茂药店等都以前店后厂的形式生产中成药。

正是因为中药产品多、产量大、质量地道,故以这些药物为主生产的中成药和经营店号,遍及全省。据不完全统计,1911年前后山西共有药铺296家,拥有独特名药的药铺近30家;其中知名度最高的数太谷广升远、太原大宁堂、太谷颐圣堂、绛州德义堂等四大名药店。它们均以自己独特的生产工艺和产品的确切疗效,博得当地医家和四面八方来客的青睐。如大宁堂的和合二仙丸、小儿葫芦散,广升远的定坤丹、龟龄集,万金堂的晋临三宝丹,德义堂的七珍丹和梅花点舌丹等中成药,在历史上就闻名遐迩。尤其广升远的2种产品,1915年曾参加巴拿马赛会和同年的农商部举办的国货展览会及1929年的西湖博览会,都获得较高的评价。

百年国药薪火传承——太谷广誉远

广誉远国药有限公司位于晋商发源地之一的山西太谷县,始创于明嘉靖二十年(1541年),从最早晋商经营的广盛号药店为起源,经历了广升誉、广升远、延龄堂、广源兴,到新中国成立后的山西广誉远制药厂、山西中药厂、山西广誉远中药有限公司，历经了 470 余年岁月沧桑与历史变迁，是中国历史最悠久的药号。曾与北京的同仁堂、杭州的胡庆余堂、广州的陈李济并誉为"清代四大药店"。现已成为山西省中药企业典范，国家商务部首批确定的"中华老字号"企业。其主导产品龟龄集和定坤丹是我国中医药宝库中的瑰宝，也是根植于传统养生方技的中医药文化的智慧结晶，现为"国家保密品种""国家基本用药目录""国家中药保护品种"。2009 年和2011 年分别被列入国家级非物质文化遗产推荐名录和保护名录。

1. 广盛号的起源

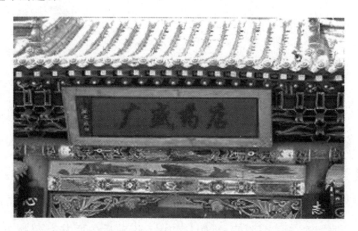

广盛药店

广誉远国药的前身是始创于明嘉靖二十年（1541 年）的广盛号药铺，是我国有文字记载的历史最悠久，最古老的药店之一。广盛号药铺的创立要从明朝初年晋商的崛起说起。

当时，明王朝为了防御蒙古各部南下骚扰，特在长城沿线设置了九边重镇，驻扎着百万军队。俗话说："兵马未动，粮草先行。"驻军和马匹，只有大量的军饷粮草才能维持。当时，明王朝推行开中制作为解决军饷的重要手段，即由商人承办边镇需求的粮食等军需物资，这便形成了一个庞大的军事消费区。九边重镇中，大同、偏关和宣府镇都在山西境内，山西商人抓住了历史机遇，踏上了漫漫商路。因为晋中物产丰富，当时的太谷、祁县、平遥成为晋商的三大发源地。

随着商业的兴旺，太谷日益成为富庶之地。史书记载，当时的太谷，在外为官宦者甚众，且大都在家乡置产经商，于是，太谷成了当时商业繁盛之区，成了晋东南、晋中、张家口、河南等地商业集散中心，时有"小北京""旱码头"之称。据有关史料记载，太谷"商贾辐辏，甲于晋阳"，仅乾隆年间太谷就有170多个商号。而在当时，游走于富商官宦之间的家庭药铺也适时兴起，如北洸村的曹氏三隆堂、豫生堂和允升堂，城内孙氏的保元堂和吴氏的延龄堂，广盛号药铺更是当时最早涉足富户生活的药铺之一。

明代嘉靖年间，山西襄垣县的一位名老中医石立生，行医到了太谷县城，他经常出入于官宦富户之间。久而久之，就医的人越来越多，没过几年，石立生便积累了白银数百两。

1541年，为了适应太谷当地对医药的需求，石立生在太谷城的钱市巷开设了一家民间的家庭药铺——广盛号药铺，悬壶济世的同时，兼售自行配制的各种药物。由于医术高明，又有配药的方便，广盛号药铺盛名日益远播。

广盛号药铺创立之前，由道家方士邵元节、陶仲文根据《云笈七笺》中的"老君益寿散"，加减化裁，为嘉靖皇帝量身定做的御用圣药龟龄集，一直是在皇宫里秘密升炼。后来，为嘉靖皇帝监制龟龄集的医药总管（陶仲文的义子，原籍在山西太谷），在告老回乡时，将龟龄集的处方悄悄带回了太谷，在自家升炼享用，也偷偷馈赠亲友。在后来的历史变迁中，龟龄集的处方便辗转传入了石立生创立的广盛号药铺。

拿到龟龄集的升炼处方时，石立生已年近八旬，且无儿无女，自感后继无人。当时，为了炼制龟龄集，并在广盛号药铺销售，他也需要筹集更多的资金，以准备原料和升炼用的一些设备。当时太谷县有名望的官僚绅士及太谷县阳邑镇旺族杜振海，与老医生由于医药需求常往来，形成深厚的友谊，关系甚密，石立生便将经营了数十年的药铺以300两白银转让给了阳邑杜氏。

2. 广升聚的发展

石立生去世后，接手广盛号药铺的杜氏扩充资本，改进经营，扩大规模，广誉远400余年的历史也由此拉开。

龟龄集一直在杜氏独资经营的广盛号药铺里生产，在太谷的达官贵人中销售，是镇店之宝。

明末清初，顾炎武等人为了便于反清复明的活动，在山西创办了金融票号，太谷有协成乾、老成信两号。山西票号业开始兴起和发展，为太谷商业走出去，扩展经营范围，创造了有利的条件。在这样的背景下，太谷家庭药铺局限于一城一地的经营方式，越来越不能适应时代发展的要求。

广盛号也随着时代的变迁和业务的扩大，于清嘉庆十三年（1808年），进行了首次大的内部变革，改组为"广升聚"，又称"广升药店聚记"。改组后的广升聚，由原先的杜氏独资经营，发展为杜氏、姚聚上、武棣秀、程克明等五家资本的合资经营，资金总额也因此扩充为6 000两百银。

合资以后，虽然杜氏资金仍为最多，出银3 000两，占全部资本的50%。但姚聚上为当时官僚出身，是权势较大的乡绅之一，于是姚聚上被推选为当家（即资方代表）。广升药店之所以称为聚记，便是由姚聚上的名字而来。百年国药的薪火传承，从此便进入了姚聚上的广升聚时代。

广升聚在广盛号的原址业务范围逐渐扩大，从汤剂饮片、销售成药，迅速向零整批发药材和制造丸散膏丹方面发展。广升聚率先在汉口（为川、广药材集散中心）、怀庆（今河南沁阳为中药材的著名产地）两地设立分号，自行采购各种药材。据清嘉庆十五年（1810年）广升聚的账面记载，两分号的存货额已达到白银5 500余两。占其资金总额的61.6%。

广升聚在重点经营批发药材商业的同时，也十分注重手工业制药的拓展，丸散膏丹业务，与日俱增。当时已经有了麝雄丸、玉枢丹、千金散等十余种成药，特别是龟龄集、定坤丹在当时，随着广升聚的发展而享誉全国。

广升聚以龟龄集、定坤丹作为金字招牌，面向国内各大药材城市进行采购与推销，当时主要营利的业务还是药材商业，太谷城虽然商业繁荣，资力雄厚，但限于水、陆交通之不便，阻碍着商业的更大发展。于是清道光七年（1827年），广升聚在广州设立分号，自办由广州进口的南药，如红花、豆蔻、砂仁、木香、牛黄、犀角等。北运禹州（今河南禹县）、祁州（今河北安国县）批发出售。同时，对于制造龟龄集、定坤丹等成药之主要药材，可以获得质高价廉之原料。1810～1827年，又陆续增设了禹洲、祁州、彰德（今河南安阳）三个分号。据清光绪四年（1878 年）账目记载，各分号的存货额已达 24 525 两白银。相当于资本银的四倍还多，其发展势头可见一斑。

3. 两广升的分家

老字号在长达 70 年的广升聚时代，虽然依托龟龄集、定坤丹作为金字招牌，盈利达到了 257 261 两白银之巨，但这些盈利却没有用来积累和扩大再生产，而是作为分红，装进了股东的私囊。而且，在人力股的制度下，又有资方股份只能减少不能增加的条约，这样，可用来经营的流动资金越来越少，严重地影响了正常的经营活动。在广升聚的后期，股东们已经开始纷纷抽出股银，退出企业。

清光绪四年（1878 年），广升聚又进行了一次大的改组，增加了申达权、秦三余等 7 家新的资本，总资金又增至 20 000 两白银，资方大权落入了当时的新权势代表段纯意之手，其中，段氏一人占股金的 30%。广升聚的字号也因此改为"广升蔚"。

段家是太谷北沙村的巨富，号称"汇通天下的太谷票号"之协成乾有他的股份。因此，段纯意在广升蔚身兼当家（资方代表）及掌柜二职，独揽大权。广升聚时代的二掌柜申守常以及高级职工陈永全、乔锦泉、吴会文等人受到段氏的排斥，在广升蔚内部逐步形成了申守常等和段氏两个派系，矛盾日深。

清光绪十年（1884 年），申守常辞去二掌柜之职，另起炉灶。翌年，陈永全、乔锦泉、吴会文等人也集体退出广升蔚，并将拢志泗、晋川、志远等 7 家股东同时带出。不久，以申守常为首的广升远（或称广升药店）便在今太谷县西大街路北

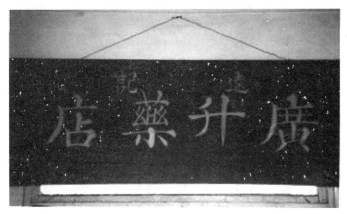

远记广升药店牌匾

76 号前设立门市，正式成立兼造丸、散、膏、丹等成药。

为了和广升远进行竞争，广升蔚由钱市巷迁址到太谷县西大街路南，形成和广升远隔街对峙的局面，人称两广升。

自清光绪十一年（1885 年），以申守常为首的广升远正式成立为标志，直至 1955 年公私合营的太谷广誉远制药厂，在长达 70 年的历史中，演绎了百年国药，两广升并存、相争、共度时艰的坎坷历程。

4. 两广升的兴衰

广升远另起炉灶后，大举扩大资金实力，改革经营管理制度，夯实了发展的基础，并大举网罗和培育人才、选贤任能。清光绪十一年（1885 年）广升远成立时的资金总额为 26 000 两白银，至光绪十六年（1890 年）第一次分红时，流动资金已经达到了 25 万两白银，扩大了近 10 倍。当时为加强人才和管理，还特聘了祁县同行业的老手吕振音、杜存谦加盟广升远。吕、杜皆是精通医药之道的人才，进号后，颇多建树。广升远创制了小儿药独立丹、抽风散，对名产玉枢丹、麝雄丸等处方进行修改，提高了疗效。考虑到制造成药可图久远，广升远在经营批发业务时用心经营门市部，推销自制丸、散、膏、丹以取得群众的信任，树立品牌，广升远的口碑日益远播。

广升远在决定性压倒对方的大好形势下，业务取得突飞猛进的发展。几年的时间里，广升远先后在香港、广州、禹洲、祁州、彰德、营口、济南、重庆、烟台等 9 处设立了分支机构。据史料记载，香港一年的购销额，常达 25 万港币之多，到 1912 年以后，香港的存货额较其成立初期时已经增加了 10 倍。香港的业务主要是从印度、缅甸、泰国及南洋群岛等地进口南药，如木香、砂仁、豆蔻、肉桂、牛黄、犀角、珍珠等百余种药材原料，北运销售。广升远对香港的业务，十分重视，所采购之南药，一贯以质高取胜。久之在华北各大市场，博得药行之信誉，所以经营规模日益扩大。同时将自制的龟龄集运港后转向南洋一带销售。远字牌龟龄集的出口之旅，也是从这时日益兴旺，从光绪十一年（1885 年）到 1930 年的 46 年间，广升远在龟龄集的出口贸易上，获得了 750 990 两白银的丰厚利润。

广升远设庄于营口和重庆，是对东北和西南两地区业务的扩展。营口是人参、鹿茸的集散中心，重庆是黄连、川贝等川产药材的荟萃之处。从这两地购进质高价廉之药材，一方面以批发销售获利，另一方面给制造成品选用优质的原料。同时大力推广龟龄集、定坤丹两个产品的销售，在远、蔚分裂前，龟龄集、定坤丹的产量，最多为2 400瓶和2 000盒。到1928年，已发展为5万瓶和16 000盒。据1900年的记载，出口南洋一带的龟龄集，每年将近4万瓶，占到总产量的80%。

广升蔚在申守常等人离号另起炉灶后，及时招募益泰谦、李赞先等入股5 000两，股本金重新凑足2万两白银。虽然重振旗鼓，继续经营，但在财力、物力、人力等方面，均远不及广升远强大。而在经营思路上，广升蔚也自恃老招牌，墨守陈规，不思改进，经营业绩每况愈下，甚至出现了连年亏损的局面。到光绪三十三年（1874年），大部分股东见无利可图，又纷纷抽走股银。情急之下，当时的大掌柜杜汉杰，力挽残局，请出太谷的绅商巨族孟广誉入股9 000两，担任当家，改为"广升誉"。但广升誉经营依旧，仍无起色。未几，孟广誉又坚决退股，大掌柜杜志杰不得已于1918年又招募张尚渭、张锡玉，代替了孟广誉，再度改名为"广升誉正记"。

两广升分家后，广升远始终在两广相争中处于上风，成为当时晋商"广帮"队伍中最杰出的代表。在这一历史阶段中，龟龄集的声名和业绩，主要是在广升远的经营和拓展中日益高涨的。广升远与时俱进的时代经营，与龟龄集御用圣药的传世经典，相得益彰，店借药名，药借店盛，终将老字号推至了时代的高点。

5. 共度时艰之合作

1931年，九一八事变后，日寇侵占东北，控制了药材的一大市场。这时内地军阀混战，兵祸连年。国内南北各地的药材市场也开始转向衰退，在这样的时局下，两广升的业务也都遭遇到了货源不畅、销路滞塞的冲击。势单力薄的广升誉在大风大浪中不堪一击，亏损额已达到11 000余元。1932年，广升誉正记再次整顿改组，由广升远的经理王志杰作为新股东加入，字号改为"广升裕"，两广升的关系从敌对转化为友好，在业务上，广升远对广升裕往往还会给予帮衬，把广升远在山西的一些小批发生意让给广升裕，并决定广升裕集中人力资金搞以定坤丹为主的成药生产。两广升以往的明争暗斗、形同水火的僵局，至此宣告结束。

在日伪的严重摧残下，国内百业萧条，药行也难逃厄运。为保存实力，广升远也逐渐采取收缩的措施，1942年，又将禹州分号东移合并于郑州，将彰德分号也撤归总号。先后将重庆、西安两号撤回太谷总号，收撤祁州分号北移于天津、北京两地，分别改为"义丰庆记"和"义丰泰记"。

1945年，日寇投降，大规模的内战又起，全国性的经济危机又爆发。当年，龟龄集、定坤丹完全停产，企业濒临崩溃。

6. 重获新生后的广誉远

1949年，中华人民共和国成立，为了加快国民经济的恢复和建设工作，在优先发展国营经济的条件下，国家对私人资本主义采取了"公私兼顾，劳私两利，城乡互助，内外交流"的政策。广升裕获得了国家给予的贷款，继续进行经营活动，恢复了龟龄集、定坤丹的生产。在建国初期的3年中，龟龄集、定坤丹的生产和销售呈快速上升阶段。1949~1951年，两广升的产值分别为8.368万元、11.137万元、13.242万元。

1950年春，华北对外贸易管理局成立，广升远北京分号以国药业"义丰庆"的名义取得了进出口贸易的营业许可证。1952年，广升远陆续收撤了北京、天津、香港、郑州、济南等地的分支机构，调回所有的人员和资金，致力于成药的生产，广升远成了真正的中药制造企业。

两广升1954年的产值达到了66.631万元。1955年春，两广升向国家正式提出了合营申请，并决定私私联营，同时进行公私合营。

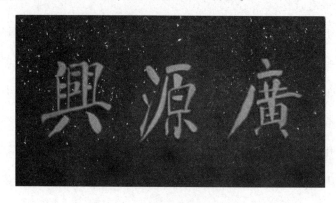

广源兴药店

1955年4月1日，榆次专区公私合营太谷广誉远制药厂正式成立，后又划归山西省轻工厅领导，改名称为"山西省公私合营太谷广誉远制药厂"。

1956年，创建于清同治五年（1866年）的"广源兴"和创建于1626年的"延龄堂"并于广誉远制药厂。至此，经历了400余年风风雨雨的广誉远完成了创建、发展、分裂、兴衰、新生、合营等漫长的生命历程，昂首阔步走向新的征途。

现广誉远国药以传统中药系列、经典国药系列、保健酒系列形成了阵容强大的产品群，有104个品种，剂型涉及丸剂、片剂、胶囊剂、颗粒剂、散剂、煎膏剂、口服液、酒剂等八大类。

"修合虽无人见，存心自有天知。非义而为，一介不取；合情之道，九百何辞。炮制虽繁，必不敢减人工；品味虽贵，必不敢省物力。"是广誉远400余年遵循的堂训。其特色品种龟龄集、定坤丹是中华中医药宝库中的珍品，是博大精深的中医药文化之智慧结晶。2004年被国家科技部、国家保密局认定为国家保密品种。2008年龟龄集传统制作技艺被国务院认定为中国非物质文化遗产。

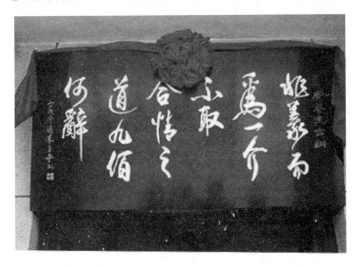

广誉远堂训

卫生馆

傅山在甲申国变之后，选择了出家为道士，表面上是一种隐居山林的遁世之举，但事实上他并未忘却老百姓的疾苦，因此常以医济世。人们在南南北北的乡间小路或市井都会之处可以看到傅山、傅眉共挽一车，售卖道地药材的情景。

大约是 1660 年以后傅家有了自己的药铺，据说傅眉在太原南门附近的玄通观旁设了一个药局。戴廷栻在《高士傅寿毛行状》中，说傅眉"遍历九边……归，沉沦卑贱，卖药太原市，代父治家"。从傅眉之子傅莲苏依然能继承祖业继续行医，并抄下所谓的"行医招贴"来看，这个药铺维持的时间应当是比较长的。如今傅莲苏或其学生抄存的傅家药方我们仍能看到四五十首之多，而"行医招贴"更是为广大医家所熟悉。

其文曰："世传儒医，西村傅氏，善疗男女杂症，兼理外感内伤；专去眼疾头风，能止心痛寒嗽。除年深坚固之沉积，破日久闭结之滞瘕。不妊者亦胎，难生者易产。顿起沉疴，永消烦苦；滋补元气，益寿延年。诸疮内脱，尤愚所长。不发空言，见诸实效，令人三十年安稳无恙，所谓无病第一利益也。凡欲诊脉调治者，向省南门铁匠巷元通观阁东问之。"这真是一篇中医广告妙文，文字浅显，内容丰富，我们可以看到一个活泼泼行医世家的形象。从中也可窥见傅山医术的高明和博通。

《茶余客话》载："太原古晋阳城中，有先生卖药处，立牌'卫生堂药饵'五字，乃先生绝笔也。"按卫生馆（不作"堂"）是由傅山侄儿傅仁主持开设的一所药铺，地址在太原三桥街路东。傅山亲笔书写匾额，"卫生馆"三字字大如斗，端正方圆，逼真颜鲁公，又书有对联一副："以儒学为医学物我一体，借市居作山居动静常贞。"在此前后，傅山还写过一组五言律诗，题为《儿辈卖药城市诽谐杜工部诗五字起得十有三章》。诗中描述了他们父子的行医卖药生活："为人储得药，如我病差安。裹叠行云过，浮沉走水看。下帘还自笑，诗性未须阑。""诗是吾家事，花香杂柳烟。岂堪尘世得，或可药笼边。"这种生活，体现了傅山父子"以儒学为医学""借市居作山居"的志趣和行医准则。

傅山反对空谈心性的奴腐之儒、厌恶妒贤嫉能的恶姿庸医，他关注社会现实，留心民间疾苦，锲而不舍地追求经世济用之道。不管是山居林寺之间，还是身居闹市之中，他从未中断为百姓治病、解除群众疾苦的努力。在中国历史的传统中，儒学引入医学的重要标志除仁爱之心而外，莫过于入世修身、齐家治国的积极理

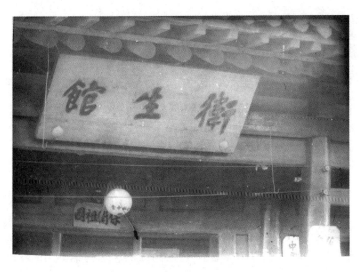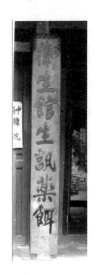

傅山为交城卫生馆亲笔题写的匾额和招牌

念，莫过于物我一体、格物致知的求索精神。"以儒学为医学"反映了他以一己之力拯夭济困、矫世纠偏的强烈愿望，因此震钧在《傅山辑略》中评价他："精岐黄术，邃于脉理，而时通以儒义。"

而"卫生馆"的名字也有很深刻的意义，这得从《庄子》谈起。众所周知，傅山对老庄思想研究颇深，将药店命名"卫生馆"，是引用了《庄子·庚桑楚》中"卫生之经"的解释："卫生之经乎？能抱一乎？能勿失乎？能无卜筮而知吉凶乎？能止乎？能已乎？能舍诸人而求诸己乎？能翛然乎？能侗然乎？能儿子乎？儿子终日嗥而嗌不嗄，和之至也；终日握而手不掜，共其德也；终日视而目不瞬，偏不在外也。行不知所之，居不知所为，与物委蛇而同其波，是卫生之经已。"

这段话比较深奥，不易理解。大意是这样的：养生之道，能保持纯真吗？能不丧失天性吗？能不占卜便知吉凶吗？能心性宁静吗？能心平气和吗？能不求人而求己吗？能无所牵挂吗？能胸怀开朗吗？能像小孩一样天真吗？小孩整天号哭而喉咙不哑，这是因为和气纯厚；整天握拳而手不曲，这是因为合乎自然的德性；整天注视而目不昏，这是因为不偏注于所看的外物。行动时毫无目的，安居时无所作为，与物变化而随波逐流。这就是养生之道。其实，就是养生，"卫生馆"之名就是让人们要顺乎自然，注意保养身体。

卫生的含义除了养生之义外，还包含有医疗、卫生保命和济世救民之意。医乃仁术，所谓"医道行，则活人，儒道行，则活天下"，故不为良相便为良医，便成为自范仲淹之后历代儒家、医者的追求，诸葛家族也有"良相治国、良药医民"的家训。所以，"卫生"也常常包含着"济世救民"的一层深意。傅山正是抱着济世救民、卫生保命这一理念来行医看病的，在这里我们也看到了一位大医至仁的傅山。

源自卫生馆的名药是人参健脾丸，具有健脾除湿、消积去滞之功能，主治脾胃虚弱、不思饮食、消化不良、精神委顿、面黄肌瘦、脾虚泄泻等证。其药物组成为：小米锅巴、面锅巴、长山药、党参、莲子、白术、薏苡仁、谷芽、麦芽、焦山楂、草豆蔻等。方中以小米锅巴、面锅巴、长山药为君，有健脾之功；白术、莲子、薏苡为除湿之品；党参补中益气，豆蔻温脾健运；谷芽消米积，麦芽消面积，山楂消肉积。故，脾胃虚弱，或食积脾困，服用此方，自无不愈也。

在刘雪崖的《仙儒外纪》中这样写到："平定窦学周，高士也，傅山数寓其家，尝为制人参健脾丸，特神效。"后来太原卫生馆将处方取去，并配制出售，此药闻名晋中，疗效卓著。本方健脾消积，寓消于补，药性和平，立方谨严，补中有消，消补兼施，久服常服，有利无弊。后山西省中医研究所白清佐，曾多年临床运用此方，实践证明疗效特佳。

据郝树侯《傅山传》说，这个卫生馆在三桥街路东。年代久了，已转手他人，但在1925年前后，"卫生馆药饵"五字立牌还能见到。此后，这里就专卖调和面，不再卖药了。

济生馆

太原市东米市街济生馆出售之济生膏、拔毒膏、九龙膏及如神丹，为太原市之特效药。济生馆中药店的创始人李光远，为山东人士。在明末清初来太原，走街串巷摇铃卖药行医，为人豪迈，善治外科。后来结识了傅山，二人相处很投机，在傅山的帮助下，他开设了济生馆，而济生馆的匾额也是出自傅山之手。

提到傅山书写济生馆牌匾，还有一则很有趣的相关民间传说。有一天，傅山与李老板闲坐，李老板说："最近我想把药铺定名为'济生馆'，请先生写块牌匾挂出去，也风光风光。"傅山道："这有什么呀，没问题，让伙计们研上些墨吧！"没一会儿工夫，笔墨备好，傅山从一大堆笔里挑了一支，让伙计铺好纸，自己挥笔写了起来。写完一张让伙计往地上放一张，傅山不停地写，伙计不停地放。李老板站在旁边心想："人说傅山先生写字下笔如神，今天怎么写了这么多也没有一幅满意的？"看看满地都是"不中意"的废纸，于是对傅山说："傅先生，休息一会儿再写吧！"傅山一听，马上止笔，让人清点地上的纸张数，正好18幅。傅山转身对李老板说："李老板，你将来的药铺能开18家分店，这18块匾都将挂出去。"李老板一听，心中大惊，若有所失似地拉着傅山说："那您现在继续写，怎么样？"傅山微微一笑："世间事，一旦说破，就不灵验了。但就这18块牌匾都挂出去，也算很风光了吧！"李老板听后，自叹福浅，没耐心。让傅山先生多写上几幅那有多好啊！但事到如今，也只好如此了。后来不到三年，济生馆很快就发展到18家分号，傅山先生写下的牌匾，家中一块也没剩下。这则传说很明显是百姓对傅山的神化，不过将大家喜爱的人描绘成先知先觉、能掐会算的神人，是民间传说的特点。这更能说明傅山是多么深受百姓喜爱。

傅山将多年实践的外科特效秘方，济生膏、九龙膏、拔毒膏和如神丹等传给了济生馆精心炮制，都有很好疗效，远近驰名，一直卖至1952年。其中以治跌打损伤的济生膏最富盛名，它由紫荆皮、独活、白芷、赤芍、菖蒲、大黄、黄芩、当归、桃仁、红花、黄连、黄柏、苏木、肉桂、防风、千金子、荆芥、牛蒡子、羌活、麻黄、细辛、半夏、牙皂、乌药、贝母、天花粉、黄芪、金银花、连翘、穿山甲、柴胡、苦参、僵蚕、白附子、鳖甲、全蝎、草乌头、大戟、天麻、胡麻、牛膝、防己、白及、白蔹、海风藤、血余炭、蜈蚣、蛇蜕、刺猬皮、槐枝、柳枝、黄丹、乳香、没药、血竭、雄黄、麝香、沉香、降香、芸香、丁香、藿香、木香、朝脑等60多味药组成，具有祛风行瘀、消肿止痛、活血解毒、宣通经络功能，主治跌打损伤、风寒湿痹之疼痛及一切无名肿毒之症。本药宣散风湿、活络行瘀、解毒消炎、消肿定痛，使瘀血邪毒无留止之地，故能奏效而愈疾。拔毒膏解阳症热，九龙膏解阴症寒毒。拔毒膏有清热解毒，凉血消肿之功能，用于疮疡初起，未溃之前者；九龙膏用于溃后，腐肉不脱、疮口久不收敛，以及痈疽发背、瘰疬鼠疮等症。如神丹为外敷药，有拔毒去腐、生肌长肉之功能，治一切疮疡溃后，疮口久不收敛，或疮口坚硬恶肉不消者。

太原大宁堂

大宁堂创于 1639 年，至今 370 多年，像北京的同仁堂一样，是山西乃至中国影响广远的中药老字号。大宁堂的创始者，是傅山的密友太原秀才陈谧。

陈谧与傅山同乡，也是阳曲人，精通医术且志同道合。陈谧字右玄（或作又玄、右泫），排行第十，傅山习称之为"陈十右玄""右玄十哥"或者径称为"陈十""玄十"。陈谧年岁大约比傅山要小，擅弈喜饮。清顺治元年（1644 年）冬，因时局动荡，傅山避难山西盂县，陈谧追随傅山来到盂县，向傅山学习诗文和医术。顺治三年冬（1646 年冬或 1647 年初），傅山又转至汾州，侨寓友人处，陈谧继续从盂县追随至汾州。顺治五年（1648 年）夏，陈谧出示册页向傅山索要近作，傅山在册页上抄写了 26 首诗。诗皆为甲申国变后所作，字里行间充满着悲凉的黍离之痛和今昔之感。傅山在册页之末还提到"右玄习医日精"云云。这件册页之后还有傅山和陈右玄共同的朋友王如金、薛宗周二人之跋。仅仅一年之后，薛宗周、王如金就在晋祠堡抗清斗争中牺牲。

顺治十一年（1654 年）"朱衣道人案"中，傅山身陷囹圄，罹患重疾，几乎死去。此时在狱中为其诊疾，将他从鬼门关拉回来的人则是陈谧。傅山在"与右玄"的五言古诗中，回忆了这段狱中往事。诗中说道："客岁吾离难，自信明夷贞。齿雪交罗干，未敢虚受名。愁我一朝溢，奇方捡秘经。君以香附子，三奈佐南星。庸医不解旨，难其非参苓。椹械独微喻，精制而深登。药香满藁藉，沉睡俄晨醒。"在傅山狱中抱病之时，陈右玄以香附、三奈、南星等药为方，治愈了傅山狱中之疾。陈右玄的处方令常医大惊，甚至责难其方中为什么不用补中健脾的人参、茯苓，反用辛香破散的香附、三奈等药？然而傅山深信陈谧的判断，"老友唯玄十，知吾浊与清。"傅山微气将溢，乃大实有羸状之证。陈氏之方气味得宜、药香满室，走注关键，不失其处，正合傅山气滞寒凝、痰阻经络之证，所以得效明显。傅山药后沉沉睡去，次日清晨醒来其病若失。

　　陈右玄不但诗文、医术不俗，当时家境比较富裕，还拥有自己的药店，就是山西著名的老字号中药店大宁堂，迄今已有近 400 年的悠久历史。据说药店创建于明末崇祯年间，后来由于傅山在此坐堂行医而声名大震。当年悬挂在其药店门楣上的牌匾长 3 米、宽 2 米，而"大宁堂"三个大字，就是傅山所题墨迹。

　　大宁堂创业初期，前店后坊，精工细作各种丸散膏丹中药，并严格遵循创始人陈又玄的堂训："炮制虽繁，必不敢省人工；品味虽贵，必不敢减物力。"并以"修合虽无人见，存心自有天知"为本店店员遵循的职业道德。在选料用药方面，"不怕价高，但求货好"，在加工炮制上按照傅山的"筛、罗、箕、挑、蒸、炒、炙、煅"的八字秘诀进行，在制药上坚持选材地道，炮制精湛，精工细做，工艺独特，货真价实。据说傅山曾遍告大宁堂的药工和伙计："医者，性命攸关之业。善可泽被苍生，恶则草菅人命。是以方剂所设务求其验，药料所采务求其真，后堂所修务求其精，丸散所制务求其用！必若履薄冰而后得，万不可等闲视之！"其中"方剂所设务求其验，药料所采务求其真，后堂所修务求其精，丸散所制务求其用"作为傅山留给大宁堂的"四句堂训"一直流传至今。这四句堂训一直都被悬挂在最醒目的地方，被每一位大宁堂人铭记在心，贯穿于制药环节的每个细节。几百年来，大宁堂恪守这四句堂训，配方科学、药材地道、加工精细，所制成药，各具特色，远近驰名，享誉三晋，生意兴隆。大宁堂药店的制品及汤剂除零售给本地居民外，其成药还批量畅销各地。直至太原解放初期，大宁堂仍为山西中部地区有名望的中药批发庄。

　　大宁堂良好的从业道德和药品质量受到明清之际的大学者傅山的高度赞扬。傅山为三晋硕儒，高风亮节，世人称说。傅山精通医术，大宁堂创建者陈又玄与傅山来往频繁。傅山不仅在大宁堂坐堂行医，望闻问切，济贫扶危，又为该店创制了和合丸、二仙丸、小儿葫芦散、脾肾两助丸、血晕止迷散等妇、儿、男科秘方。据说这几种药，都是傅山传授之处方，至今仍远销省内外，享有盛誉。和合丸和二仙丸，因其功能完全一样，药味大部分相同，专治腰腿疼痛、手脚麻木，通常合称和合二仙丸；小儿葫芦散处方严谨，配伍精当，炮制神妙，工艺独特，功擅化痰消食，镇惊祛风，主治痰喘咳嗽，脘腹胀满，胸膈不利，吐乳不食，小儿惊风等，为大宁堂镇堂之宝。脾肾两助丸可健脾暖肾，主治身体虚弱，羸弱自汗，梦遗滑精，不思饮食等。该方是以脏腑辨证为指导，针对脾肾两虚所研制的稳健而有效的方剂，至今常用。血晕止迷散，专治产后血晕，不省人事；据郝树侯《太原史话》谓为太原特效药之一，具有行瘀血，通气闭，清神明的功能，可治疗产后瘀血上冲，败血攻心，耳鸣目昏，头眩晕厥，人事不省等症。

大宁堂的东墙上曾刻有傅山为大宁堂题写的一首七律诗：

不学韩康隐市中，好将妙药学雷公。

者番更得夷夷木，却火徒输一炬红。

寿世婆心为货殖，青囊方术古今灵。

阎浮病苦能除却，不愧堂名是大宁。

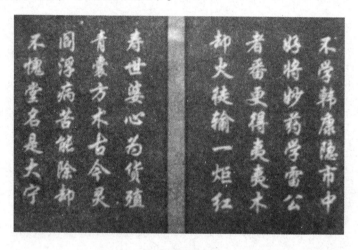

大宁堂七律诗

这首诗在新中国成立初期还见于大宁堂门市平楼之东西山墙上，全诗多数语句通晓易懂，但也用了不少典故，可谓深入浅出，雅俗共赏。诗的首联就用了韩康卖药和雷公炮炙两个典故。韩康是东汉京兆灞陵（今西安）人，出身豪门，但不愿入仕当官，遂隐世逃名。他经常在山中采药，到长安市上出卖，30多年如一日，坚持口不二价，汉桓帝派人请他做官，最后他逃入灞陵山中隐居。此处的雷公，是指南朝刘宋时药学家雷敩，他擅长药物炮制技术，著有《炮炙论》，为我国第一部炮炙专书，对中药的制作和临床应用有开创性的贡献。可惜已经亡佚，近人辑其佚文为《雷公炮炙论》。"却火"是古代传说中的一种奇异之鸟，名为却火雀，其状如燕，不怕火的侵害，置于火中，火即散去。这是一种消灾免难、祈愿平安的良好祝愿。"寿世"即造福世人，"婆心"即仁慈之心，"货殖"就是经商营利，"青囊方术"即医方、医术。"阎浮"是梵语，即人世间之意。从该诗的内容看，大宁堂药店之所以卖药，并不是要学汉桓帝时隐居避世集市卖药的韩康，而是学雷敩精心炮炙，制售妙药医世救人，以"寿世婆心""知所苦而苦之"的大慈大悲的心肠来治病救人，开店宗旨与韩康卖药有本质的不同。大宁堂炮制销售药品，所用的是古今都灵验的药方和医术，其目的是用仁慈之心，造福世人，并以此做生意，这也是通常商业道德中所谓"以义取利"，讲得明明白白，老老实实，堂堂正正。既然能够为人世间众生除去病苦，使大众安宁，确实无愧于"大宁堂"这一店名。所谓"大宁"，也不单指谓病患者解除痛苦，更是指除却普天大众的苦痛。"宁"者，亦有"长久"之意。大宁堂店如其名：明天启年间4 000两白银起家，风声水起、浴火重生、绵延存续、蓬勃发展，如今已是资产过亿的一家现代化综合制药企业，更是声誉卓著的"百年老店"。大宁堂因傅山而成名，寿世婆心，天地可鉴；傅山借"大宁堂"济世，青囊方术、妙手回春。名医名堂相得益彰，阎浮病苦烟消云散。傅山与大宁堂，共同铸就"国药"传奇！

绛州德义堂

清代，山西出了个全国闻名的"德义堂药铺"，享有"京有同仁，绛有德义"之美誉。它的创始人是郝瑞芝。

郝瑞芝（1861—1929），小名辛酉，原籍武强县郝家庄，自幼在武强县西关跟随舅父韩某学习制药。韩某原为北京药商，有一个少年好友王某是咸丰帝宫中的太监，医术精湛，造诣颇深，家有祖传秘方，专治婴儿患惊风抽搐、夜啼等症。在宫中日久，王某遂掌握了小儿七珍丹和梅花点舌丹的配伍秘方，后被诬致死。死前将秘方赠予韩某，并以绢书"欲儿安，七珍丹"，"天犀羚牛麝蟾沉"。韩某得到秘方后，为避祸在老家武强开一小药铺。为纪念王太监，药店名曰"德义堂"。郝瑞芝于光绪元年（1875年）开始跟随舅父韩某在武强县德义堂学徒。因瑞芝聪敏好学，勤劳俭朴，热衷于制药，留心于古方，立志要做一番大事业，韩某遂将上述秘方传授给了他。

因家庭困难，郝瑞芝辞舅父，于光绪二十年（1894年）独自一人来到了山西绛州。开一德义堂。刚起步时无人光顾，郝瑞芝便制作药品，委托城内的盐店、当铺、钱铺、香房及一些商店代卖，摆摊卖药。由于郝氏的药疗效确切，很快打开销路，逐渐由零售兼营批发。特别是梅花点舌丹、小儿七珍丹、梅花眼药锭、阿魏麝香化痰膏并称德义堂的四大名药，远近闻名。不到两年时间，郝瑞芝的经济状况大为改观，于是在东街租赁了三间房屋，又从老家叫来了长子郝光跃与次子郝光翰，协同制药。德义堂药铺越干越大，就这样在绛州扎下了根。到清末，郝氏在绛州城府君巷购买了一处宅院，前店后厂，销售和制造成药，生意日渐兴隆，真正成为绛州第一大药店。德义堂利用绛州商业重镇的优势，迅速发展业务，年产小儿七珍丹18 000瓶，梅花点舌丹8 000瓶，畅销于晋、冀、鲁、豫各省，而且远销到陕甘一带。

1956年德义堂药铺将小儿七珍丹、梅花点舌丹等名品无偿献给国家，并按照国家政策，与泰和兴、大华药房、万金堂、兴泰源、正阳药房、德志玉、广聚堂、普济玉、博元药房、杜家膏药铺、朱子英药房等12家药店及卫德胜、相登科、薛发奎、韩复兴、张应鑫、白珍等6个卖药小摊贩，实行了公私合营，组成绛州医药总店，成为德义堂制药厂。

太谷颐圣堂

颐圣堂是康熙三十七年（1698年）由名医杨秉忠在太谷县城杨庙巷创办的前店后厂式药铺，至今已有300多年历史，是当时太谷县颇具声名的老字号名店，随着晋商的崛起而迅速壮大扩张，分别在广州、亳州、北京等地设立分号，以经营总号中成药而驰名。

颐圣堂潜心研究古方名药，对宋代《太平惠民和剂局方》中"牛黄清心丸"用药及制作工艺进行了深入探讨研究。尤其北京分号"千芝堂"利用与宫廷太医院的业务交往，得到御医真传，使得配方更趋完善，其独特的炮制方法和秘制加工工艺，使牛黄清心丸治疗痰热扰心的疗效更为突出，列为颐圣堂独特名药一直秘传至今。颐圣堂的牛黄清心丸一直与北京同仁堂的同仁清心丸名噪天下，畅销不衰。

太原清和元

清和元是太原一家具有 300 多年历史的清真老店，该店以经营"头脑""杂割"闻名。该店除经营风味小吃外，还经营涮羊肉等清真菜肴，其中以人参羊肉、锅塌羊肉、清蒸鲤鱼、清蒸芦鸭、芙蓉燕菜等名菜最有特色。

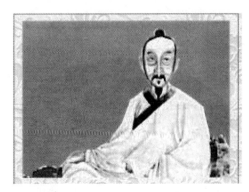

傅山

"头脑"作为食品或饮品的名称，大约始于 14 世纪末（元朝末至明朝初），当时的头脑用什么材料，如何做，我们已不得而知，但清和元的头脑却得自傅山的真传。

据传，傅山母亲体弱多病，为了使母亲身体健康，他创制了八珍汤。由羊肉、羊肠、黄芪、山药、藕根、良姜、煨面、酒糟等 8 种原料，按一定比例配合而成，又以腌韭菜、黄酒为引，故又名"十全大补汤"。其中，黄芪补气升阳、益气固表、托疮生肌、利水退肿；山药益气养阴、补脾肺肾；良姜温补脾胃、散寒止痛；藕根即莲菜，养心益肾、补脾固阳、止血散瘀、涩精止遗；煨面与酒糟高温发酵后，增进食欲，促进消化；羊肉羊肠等，为助元阳、补精血、疗肺虚、益劳损之妙品；黄酒温经活血，以助药力；腌老韭菜，温肾补阳，均为补中上品。由于此汤性质偏温、益气调元、活血健胃、滋补虚损，颇符"冬令进补"之理，宜于白露至立春间服之。

当时有一位甘肃朵姓移民，在太原南仓巷开设饭馆，经营羊肉和杂割，生意清淡。傅山见其为人忠厚，做买卖童叟无欺，为使八珍汤流传民间，造福百姓，济世扶贫，同时实现他反清复明的远大志向，提高民众的体力，便将此配方交给朵氏依法制售，更名为"头脑"，又为店铺起名"清和元"，并亲笔题写牌匾。傅山擅书法，有人称赞他是清朝初年第一写家。他在店侧水牌上手书招贴，正中从顶到底是"清和元"三个大字，两边上方各有两个小一点的字，右边是"杂割"，左边是"头脑"，寓有"杂割""清"和"元""头脑"的意思，直指清朝和元朝的帝王将相公子王孙。提醒人们在吃头脑的同时，不要忘记推翻满清政府、驱逐异族的志向。

"清和元"卖"头脑"，还有一套特别的规矩，傅山叫店铺门上挂上红灯笼，只在冬天的每天天亮之前卖，太阳一出来就不卖了。挂红灯寓有不忘朱明王朝之意，正如同傅氏身着红衣、自号"朱衣道人"一样。而且还象征了"天不欲明人欲明"的决心，提醒大家在黑暗中看到希望的红灯，树立不甘外侮、早盼天明的信心。而且这样也把营养、运动、起早三者结合起来，起到医疗保健的作用。

傅山在头脑中也配了两味草药——黄芪和良姜，这是头脑与别的饮食不同之处。

黄芪味甘、性温，功能是补脾胃、三焦而健肺，体气虚弱者用之最有效，产于山西绵山者，温补力强，叫作绵芪。良姜味辛、性热，有温中、下气、消食等作用，医家疗胃病用良姜治外寒、干姜治内寒。良姜产于广东高州（原府治在今广东茂名）者质量最佳，叫作高良姜。傅山加配这两种草药，就是为了预防和治疗脾虚胃寒。

头脑从表面上看去，只是一碗不稠不稀的糊汤里泡着几块羊肉。因之也有人叫"头脑汤"。其实头脑的成分还是比较多的，有羊肉、羊髓、酒糟、煨面（炒过的面粉）、藕根、长山药，连同黄芪、良姜共计八宗，叫作八珍场。吃的时候，佐以腌韭，好像服药的引子。羊肉味甘、性热，有补虚、开胃的作用，自医圣张仲景就用它治寒疝腹痛和产后腹中不舒，这正是由于它能够温脾缓中的缘故。羊肉配以清热化痰的藕和补脾除湿的山药，就成了一剂温补而不腻、清醇而可口的药饵（傅山好用药解二字，就是掺药物于食品、凭食物祛病保健）。

头脑可以说是一种滋补剂。吃头脑一定是在早晨，越早越好；从前的饭馆，都是在清晨挂上灯笼卖头脑的。这对就餐者来说，等于进行一阵晨间运动，既有滋补之效，又取锻炼之功，一举而两得，这正是傅山发明头脑的主要用意。由于辗转传播，头脑生意曾扩展到归绥（今内蒙古呼和浩特）一带。

　　如今，清和元已成为享誉全国、名闻世界的名老字号，头脑也成为闻名中外、誉满北国的风味美餐。傅山留给我们的这一著名的滋补药膳，为人民大众的健康长寿发挥着应有的作用，受到各方的欢迎。品尝着名吃，回味着历史，思绪纷飞，兴味悠长，古意悠然。

三晋名方

三晋医学源远流长，历代名医辈出，在长期的医疗实践中，创制了许多疗效卓越的名方，至今仍然有效地在临床上发挥着应有的作用。仅明清时期生产的在国内颇负盛名的名药就有太谷的龟龄集、定坤丹，太原的和合二仙丸、脾肾两助丸、血晕止迷散以及济生膏、九龙膏、如意丹、乌鸡丸等。此外，五台县的舒精散，潞城县的大凤丸，绛州的七珍丹、梅花点舌丹，岢岚县的全鹿丸也都享有盛誉，行销海内外。明、清时代，山西生产的中成药达 500 余种。1960 年山西省卫生厅核订《山西省中成药成方选辑》，选载了优良成方 367 方，其中特指明本省特有有效成方 16 种，即龟龄集、定坤丹、二仙丸、和合丸、脾肾两助丸、八宝玉枢丹、麝雄至宝丹、舒筋散、止血神效丸、婴中独立丹、保婴夺命丹、祛风保婴丹、牛黄犀羚丸、化症回生丹、无极丸、天罡并立丸。

八珍汤与头脑

八珍汤是傅山根据明朝李时珍《本草纲目》记载的药物功效配制的主料有羊肉、羊肠、黄芪、山药、藕根、良姜、煨面、酒糟等 8 种，又以腌韭菜、黄酒为引，又有人称之为"十全方补汤"。黄芪性温、味甘，具有"补气固表"、利水托疮之功效，主治表虚自汗、气虚内伤、脾虚泄泻、浮肿及痈疽等；良姜温补脾胃，散寒止痛；山药补脾胃、益肺肾，会使人"耳目聪明，轻身不饥"，延年益寿；藕根养心益肾，补脾固阳，通气凉血，涩精止带，"蒸煮食之，大能开胃"；黄酒有温经活血、加助药力之效；酒糟和煨面能够"温中消食"、健脾开胃，增进食欲，促进消化，调理脏腑；羊肉性热、味甘，更有补虚开胃的作用；而羊肉、羊肠能生血补心。腌老韭菜虽在八珍之外，也有温肾助阳之效。有识者谓，此乃八珍汤的药引子是也。可见，这个药方能够益气调元，活血健胃，补脾养心，滋补虚损，涩精止带，经常食用对身体健康很有滋补作用。以其功能全面，又有"十全大补汤"之称。据说妇女产后缺奶食此汤，还可以下奶。

说起"头脑"，外乡人会觉得很费解，其实这是在山西太原享有盛名的风味名吃，亦是著名的药膳，是由黄芪、长山药、莲藕、煨面（蒸制过的面粉）、黄酒、酒糟、绵羊肉、绵羊尾油八种原料精心烹制而成的。头脑在太原已经流传了300多年，源于傅山的八珍汤，得自傅山的真传。每年从秋天的白露到第二年的立春，是吃头脑的最好时节。

头脑的原料：绵羊腰窝肉1千克；羊尾油100克；标准面粉500克；黄芪5克；花椒十多粒；葱白少许；藕根200克；山药200克；鲜姜少许；黄酒250克。

制法：①将面粉撒在蒸屉布上蒸约2小时，离火冷却。将羊肉、羊尾油用水泡洗干净。将黄芪、花椒用洁白包好扎紧。然后将以上全部物料入另一锅，加足水，用大火煮沸，撇清浮沫，转小火，加葱白、鲜姜，煨到用筷子能将肉戳透，将锅离火，取羊肉、羊尾油冷却，肉切成寸半大小块，尾油切丁。②将锅内原汤的浮油捞净，再过筛滤清，冷却（以上原料应在吃前一天准备好）。③食用时，将滤过的原汤烧沸。另用酒糟汁、适量面粉加水调成糊汤。将山药去皮切滚刀块。将藕根切片。随后把糊汤、山药、藕片等一起投入沸汤内。同时将事前已准备好的羊肉块、羊尾油丁和捞出的浮油加入烧熟后再加黄酒略煮即成（约可装10碗）。④食时，应另备腌韭菜、烧卖、烧饼等。

头脑的滋补功效甚为显著，长期食用可收延年益寿之效。烹制头脑的厨师中得高寿者不乏其人，即为颇有说服力的例证。

金疮铁扇散

方剂别名：铁扇散。

药物组成：象皮 5 钱（切薄片，用小锅焙黄色，以干为度，勿令焦），龙骨 5 钱（用上白者，生研），老材香 1 两（山、陕等省无漆，民间棺殓，俱用松香、黄蜡涂于棺内，数十年后，有迁葬者，棺朽另易新棺，其朽棺内之香蜡，即谓之老材香。东南各省无老材香，即以数百年陈石灰 1 两代之，其效与老材香同），寸柏香 1 两（即松香中之黑色者），松香 10 两（与寸柏香一同熔化，搅匀，倾入冷水，取出晾干），飞矾 1 两（将白矾入锅熬透便是）。

处方来源：《经验广集》卷四、《集验良方》卷一。

方剂主治：刀石破伤。

用药禁忌：忌卧热处。

制备方法：以上 6 味共为细末，贮瓷罐中。

用法用量：遇有刀石破伤者，用药敷伤口，以扇向伤处扇之立愈，切忌卧热处。如伤处发肿，煎黄连水用翎毛蘸涂之即消。如受伤溃烂日久有脓，亦用黄连水洗净敷药。至于敷药之时，倘不流血，即不必扇矣。

清乾隆年间太谷名医卢福尧家藏奇方，自言"雍正年间，得之塞外神僧"，专治刃石跌伤诸症，无不奇效。"乾隆丙子岁十月既望，阳曲县民张成喜刃伤李登云左耳根，深入寸余，又伤项颈，横长三寸，血涌仆地气就绝。"时有韩士勇者，"敷药扇之，须臾血止，俄而苏，呻吟有声，越日痂结，霍然愈"。邑令"乃忆太谷县民有剐腹肠出数寸者，医士卢福尧治而愈，其法亦如之"。问之果为卢医所传。事为时山西巡抚兼管提督兵部右侍郎、都察院右都御使明德闻之，于是招卢福尧前来，喻以拯民之厄、以广救济之理，重金购之。并于是年仲冬谷旦（十一月）整理成书并作序，以述前后梗概。

其后，明德中丞于晋署传之于绍协把总沈大润（字雨苍），于兰泉传之于藩臬文绶（字惺亭），治辄愈，所全实多。然方中老材香"产于晋，颇不易得"。乾隆二十七年（1762 年），明德重抚三晋，文绶亦奉命屏翰山右。乾隆二十八年（1763 年）秋，沈大润探亲来山西，文沈二人交流了应用是方的经验，沈氏告以"无老材香，不得已试以数百年陈石灰代之，而奏效神速，竟与老材香相埒，实能起死回生"。文绶复诘"伤处皆忌冒风，而此方独用扇扇伤口"的道理，雨苍对曰：

"前人虽未阐明，然医者意也，当伤口初破，热血迸流，势若泉涌，殆不可遏，若敷药而不扇，必随血流涌，即无以见药之功，故必借扇力，使血稍凉，乃能凝结，譬之治河之横决者，必先杀其水势，乃可于决口壅土，使水循故道，不致冲刷复决也。"文绶又问其他老医，所论亦同。遂举其述已验医案 13 则，附列方后，并附急救缢、溺、服毒等方法，付梓印行，以广其传。现存抄本，藏于上海图书馆。

文绶后将此方书传与其侄霖仙（字辙臣），霖仙"在丰州、晋阳任时，救全者不可枚举，回京后置此方于筒中有年"。乾隆五十三年（1788 年）八月，霖仙调任太湖，"偶检书集，得此一册，因思人苦莫甚于金创跌打，其症危险，且殒命最速，得此药即可得命，既有良方岂可终秘？因序刊之"，"用照原本，重付梨枣"。现存有清乾隆五十四年己酉（1789 年）刊本、清道光间刊本。

龟龄集

龟龄集脱胎于古代的炼丹术，源于"老君益寿散"，出自葛洪《玉函方》，宋代道士张君房在其所辑《云笈七签》中收录此方。

1522 年朱元璋八世孙朱厚熜（嘉靖）做了皇帝，还不到 30 岁，就体弱多病，卧床不起，身无子嗣，朝纲不振，君臣忧心如焚，进言不断。嘉靖遂下诏书，令全国各地的名医会集京师，广收长生不老方术，传递皇室血脉。方士邵元节和陶仲文将《云笈七签》中的老君益寿散，取长补短，加以增删，并采取"炉鼎升炼"的技术，创制了号称可以长生不老的"仙药"，献给皇上，取名"龟龄集"，表示服用此药可以像千年神龟那样的高龄。因为在古代龟是被列为龙、凤、麟、龟"四灵"之一，有着长寿祥瑞之象征，人们常用"龟龄鹤寿"祝福。嘉靖皇帝服用之后，果然精神转爽，身体渐强，连续举麟，到 50 岁的时候，已有 8 个皇子和 5 个公主。嘉靖皇帝在位 45 年，在历朝皇帝中，也算是在位较长、年龄较大的了。邵、陶因而受宠，位跻二品官爵，龟龄集成了"御用圣药"。后来，药方辗转传入广盛药店，龟龄集成为广升誉、广升远、广源兴、延龄堂四家药店的主要产品，成了山西太谷独特的方剂。

龟龄集具有强身补脑、固肾补气、增进食欲的功能。在早期的说明书上，自诩为"百炼金丹","补脾胃之元阳，宛似丹成九转，益命门之真火，无须延续三年"，"凡人元气亏损艰于子嗣者，久服此药，大能强助精神，老当益壮，有阴生阳长之功，滋精益髓之妙，非寻常补养之药所能比也"，"诚为养生之至宝，延寿之灵丹也"。龟龄集之所以疗效卓越，是与其药物组成特异、组方严谨、配药奇珍、炮制奥妙、工艺独特分不开的。龟龄集的主要组成有人参、鹿茸、海马、雀脑、地黄、苁蓉、枸杞、淫羊藿等28种名贵药材，象征二十八星宿，其中天冬、地黄、人参象征三才。这些药材在配料时，取材苛刻，炮制严谨，不仅要选取上等，并要逐味进行各个不同的炮制和独特的工艺升炼，因而供强身健脑、固肾补气、增进食欲、调整神经之功能愈益提高，深合中医气化之理。服之愈久，愈觉身轻体健，青春永驻。

定坤丹

定坤丹是与龟龄集齐名的妇科珍药。

乾隆四年（1739年），京师太医院广集全国名医编纂《医宗金鉴》之际，乾隆皇帝命令把治疗妇女血气抑郁症列入研究内容。名医们翻经查典，讨论磋商，集思广益，最终拟定一个处方，付诸临床，屡次灵验。乾隆大喜，就把这种药命名为定坤丹，并将定坤丹列为"宫闱圣药"，专供内廷使用。男为乾，女属坤。定坤意即坤宫安定。

当时，有个监察御史孙廷夔，系山西省太谷县人。因母亲病重求药，便设法从太医院将定坤丹的处方抄出，交给老家的保元堂配制，供家眷服用，这是定坤丹从宫廷流入民间之始。因为定坤丹是后宫用药，《医宗金鉴》没有将此药写进去。后来定坤丹处方辗转流入当地广升远药店，制作成药销售，由于疗效奇特，声誉鹊起。

定坤丹主要原料是人参、鹿茸、当归、红花、三七、白术、枸杞、香附、鹿角霜等，除了有调经活血之功效外，兼有理气、健脾、补血、止血、镇痛、强壮等作用。凡妇女身体虚弱、气血瘀滞、行经腹胀腹痛、经期提前或推后、经量太多或太少、经色不正或淡或紫、白带赤带、骨蒸潮热、血崩血漏血脱、当见而不见或不当见而见、不到绝经期而月经闭止，以及气郁不舒、食欲缺乏、宫寒不孕、产后诸虚等症，都具有良好疗效。早期的定坤丹说明书谓"善治妇女经血不足，阴阳不和"，"一切胎前产后等症……奏效如神"，"药性不良不热，能开能闭，能养胃滋肾平府，有益无损，药到回春"。定坤丹具有良好的养生功效，不分季节，不拘年龄，平时常服，可使身体矫健，抗病力增强，能泰然度过更年期，避免杂病纠缠，享受健康老年生活。

大风丸

大风丸始创于明嘉靖三十八年（1559年），距今已有450多年历史。由潞城万镒堂药号创制。创始者郭泰恒医家，在研讨各医学名著、研究药性、精选药物、严格配伍、多次使用的基础上，并在其病母体上多次加减配伍，使患十余年久病的老母半身不遂、腰腿疼痛逐渐痊愈。之后，郭氏又从类似的患者身上做多方面的临床实践，屡获显效，故此得名"大风汤"。明末，郭氏后裔郭忠义接受祖传秘方后，把汤剂改为丸剂，制为成药。当时兵荒马乱，百疾丛生，民间尤以风湿症倍感痛苦。药号试以除病，屡治屡验，成为久传不衰的独家名药，流传后世。

大风丸由木耳（酒炙）、当归（酒炙）、独活、白芍、苍术（米泔水炙）、牛膝、木瓜、杜仲（炒炭）、桔梗及辅料米醋配制而成，具有舒筋活血、补虚祛风的功效，用于治疗腰腿疼痛、四肢麻木、筋骨酸重、关节疼痛、肿胀以及风湿、类风湿性关节炎等病症。具有"生、猛、快、准"四大特点："生"是指药材原料在新鲜采集后不经烘晒直接入药，因而完全保留了原生物活性，全面调节人体阴阳平衡增强免疫功能，有效遏止关节病。"猛"是指制备工艺不像普通中药那样粉碎、蒸、煮，而是用"凝炼"的方法，因而药力劲猛，治病立竿见影。"快"是指其组方凝炼而成的药丸含有上万种不同的微分子疗效物质，因而病时见效特快，有一盒除痛苦，一月除病根的神奇疗效。"准"是指其发展历经几百年，不是从理论上推测组方，而是在实践中不断加减，治病特别准，一用就有效。

和合丸、二仙丸

和合丸、二仙丸是驰名山西省内外的中成药品，在医疗市场上享有较高的声誉。原方系傅山所创。

和合丸的处方是：黑木耳、苍术、生川乌、生草乌、牛膝、杜仲炭、生乳香、生没药。二仙丸的处方是：黑木耳、苍术、生川乌、生草乌、牛膝、杜仲炭、升麻、神曲。

两方各有8味，其中相同的6味，即黑木耳、苍术、生川乌、生草乌、牛膝、杜仲；不同的有2味，即和合丸加生没药、生乳香；二仙丸加升麻、神曲。药味大部相同，大同小异，其功能完全一样，通常合称"和合二仙丸"。具有除湿祛风、温经散寒、定痛止麻的功效，主治寒湿痹痛，腰腿疼痛，拘挛痿软，行步艰难，手足麻木等证，对风湿、类风湿、产后风湿有极其显著的疗效。但在临床应用时，根据男、女不同患者的体质与特点炮制成药分别饮服，妇女需先服二仙丸600克，然后再服和合丸至病愈为止；而男性则不需服用二仙丸，直接服和合丸即可。为当时国内唯一一个男女分治的处方。

和合二仙丸所用8味药中的前六味，黑木耳味甘性平，有健身益气、活络止痛等功能，与苍术、杜仲、牛膝配伍可治寒湿性腰腿疼痛麻木等症；苍术性温味苦辛，入脾胃经，功用一为燥湿健脾，二为祛风湿，用于湿热较重的关节痛和湿热下痿；生川乌性温有毒，入肝经，善于治风，通痹止痛，用于全身疼痛、关节疼痛和麻木；生草乌性味功能与川乌同，毒性比川乌大，但止痛作用也大；牛膝性平味苦酸，入肝肾经，功用为滋补肝肾，壮腰膝，破血瘀，通经络，祛风湿，并能引气血及药物下行；杜仲味甘微辛性温，入肝肾经，有壮筋骨、暖腰膝之功，与牛膝等配伍善治腰腿疼和肾虚腰痛。和合丸另外两味药，生没药性苦味平，入肝经，生乳香味苦辛性温，入心肝脾经，均能活血止痛，其中没药偏于行瘀散血，乳香兼以行气舒筋，二者合用对气血凝滞引起的疼痛有协同强化治疗作用。

和合二仙丸的配伍十分精到。从所用药物的功能看，把健身益气、滋补肝肾、壮筋骨、暖腰膝、通经络和活血舒筋、祛风除湿、破瘀行滞、通痹止痛都做了全面考虑，标本兼治，气血兼治，以扶正祛邪，强化止痛为主要着眼点，是治疗风湿痛的基本方剂。在选择药物时，不仅考虑其功能，还深入一步考虑到药物的性味归经，8味药物分别入于心、肝、脾、胃、肾经，起到全面协调、整体治疗的更大功效。

舒筋散

舒筋散是舒筋活血、追风散寒、补益肝肾的著名方剂，是山西 16 个特效成方之一，闻名全国。同名舒筋散有二：五台方舒筋散和太原方舒筋散。舒筋散是以"台蘑"为主制成的传统名药，五台方舒筋散的蘑菇用量占处方用量 75%，太原方舒筋散的蘑菇用量占处方用量 99.8%。蘑菇是舒筋散的主药。

五台舒筋散为清代名药，是五台县东冶镇北街吕西芳的良好验方。吕西芳，名纯，又名振远，字西芳。生于清朝道光年间，官至布政使、理之间。他平生刻苦自励，精通医学，后被邀请到山西省太谷县城内药店当医生，医疗经验丰富，验方颇多，可惜流传下来的仅有舒筋散一方。

舒筋散的主要成分是蘑菇、枸杞、当归、川芎、毛苟（金毛狗脊）、续断、牛膝、杜仲炭、木瓜、钩藤、独活、桑寄生、防风。《中国药典》1977 年版具体组成为蘑菇（酒制）750 克、枸杞 10 克、当归 10 克、川芎 10 克、狗脊 30 克、续断 30 克、牛膝 30 克、杜仲炭 5 克、木瓜 30 克、钩藤 30 克、独活 30 克、桑寄生 15 克、防风 20 克。其中的蘑菇是采用五台山的特产香菇，故功效卓著。其功能是追风散寒、舒筋活血，主治手足麻木、腰腿疼痛、风湿性关节炎等。还有补益肝肾的效用。不论产前产后，男女老少均可服用。服用时早晚空腹，用淡黄酒或温开水送下，服后无不见效。

太原舒筋散的配方是五台山的纯净蘑菇 500 千克，65°白酒 60 千克，黄酒 60 千克，川花椒 3 千克。制法是先将蘑菇筛净，装入缸内，加白酒、黄酒、花椒水适当，与蘑菇搅均。7 日后入锅加温蒸后，晒干。再蒸晒，连续 7 次。干燥后碾成细面，450 克重为一料，分包即成。舒筋散已有 200 多年的历史，由太原小店同心丹局制作、生产。

七珍丹

七珍丹由犀牛角、牛黄、天麻、麝香、巴豆霜等 19 味珍贵中药材组成，具有镇惊退热、化痰熄风、通便泄火之功能。主治小儿惊风抽搐、痰涎壅盛、乳食停滞、大便不通等病症，是治疗婴童消化系统和神经系统等方面疾病的良药。

梅花点舌丹

梅花点舌丹是我国成药的一大珍品，对治疗各种恶疮肿瘤、无名肿毒、毒气入内和疔疮肿疼均有显著疗效，并对癌症有控制作用。

梅花点舌丹由藏红花、珍珠、牛黄、麝香、熊胆、蟾蜍、血竭、沉香等 21 种珍贵的中药材组成。具有消炎、化肿、解毒、止疼等功能。

全鹿丸

全鹿丸，是专治内伤百损、五劳七伤、肾阳亏损的良药，经多年临床实践，疗效甚佳，尤其对老年人身体虚弱、气短咳嗽、腰膝酸软甚效，倍受患者赞誉，该药已被《中国药典》收载。

男宝

男宝是博采历代疗肾除病古方名药之精华，广泛吸取名老中医治疗肾病的临床经验，继承传统生产工艺，运用现代科学技术，精心研制成功的中成药新产品。

中医认为肾为人体"先天之本""生命之根"，肾是五脏六腑各器官调节的中心，男宝汲取我国补肾古方名药之精华，采三肾丸补阳之长，用六味地黄丸滋阴之效，取全鹿丸、金锁固精丸、脾肾两助丸安神固精之功，按照辨证施治、标本兼顾的原则，选用人参、鹿茸、海马、阿胶、驴肾、狗肾、山萸肉等 31 味精粹药料为立方基础，力避大热大燥、强补持久，全面调节人体阴阳平衡，使疾病得到根治。用于治疗肾阳不足引起的性欲淡漠，阳痿滑泄，腰腿酸痛，肾囊湿冷，精神萎靡，食欲缺乏等症。

男宝处方：

驴肾 1 具、狗肾 2 具、人参 100 克、当归 100 克、杜仲 50 克、肉桂 40 克、鹿茸 50 克、海马 25 克、阿胶 50 克、牡丹皮 25 克、黄芪 100 克、熟地黄 100 克、茯苓 100 克、白术 50 克、山茱萸 50 克、淫羊藿 100 克、补骨脂 50 克、枸杞子 100 克、菟丝子 50 克、制附子 50 克、巴戟天 50 克、肉苁蓉 50 克、覆盆子 50 克、胡芦巴 50 克、麦冬 50 克、锁阳 50 克、仙茅 50 克、玄参 50 克、川续断 25 克、怀牛膝 25 克、甘草 25 克，共 31 味。

宫外孕一号、二号方

宫外孕一号、二号方系山西省四大名医之一李翰卿与山西医学院于载畿密切合作研究，反复临床实践验证的中西医结合成果，是在近代名医张锡纯验方活络效灵丹的基础上加减而成。宫外孕一号方由丹参、赤芍各 5 钱，桃仁 3 钱组成，水煎服，用于子宫外孕休克型（指宫外孕破损后引起急性大量腹腔内出血，有休克征象者）和不稳定性（指宫外孕破损后时间不长，病情不稳定，有再次发生出血的可能者）的早期，或腹腔游动性血液未凝成血肿包块者。宫外孕二号方由宫外孕一号方加三棱、莪术各 1~2 钱组成，水煎服，用于子宫外孕腹腔内血液已凝成血肿包块者。实验研究证实，宫外孕方有扩张血管、促进消除腹盆腔血液或血肿包块、促进巨噬细胞的吞噬能力、提高包块型患者血浆纤溶活性的作用，对腹部有镇痛效应。

益肾汤

益肾汤系山西省中医研究所肾病科创制的经验方，由当归、赤芍、川芎、桃仁、红花、益母草、板蓝根、银花、白茅根、紫花地丁组成，开启了活血化瘀治疗肾小球肾炎之先河，本方在消除蛋白尿和恢复肾功能方面比单用益气、健脾、补肾等方法疗效好，较单用激素、消炎痛、环磷酰胺、氮芥副作用小，且疗效巩固。

逍遥蒌贝散

逍遥蒌贝散系当代外科名家、山西中医学院赵尚华的自拟经验方。由当归 9 克、白芍 9 克、柴胡 9 克、茯苓 9 克、白术 9 克、瓜蒌 16 克、贝母 9 克、半夏 9

克、南星 9 克、生牡蛎 15 克、山慈菇 9 克组成，水煎服。具有疏肝理气、化痰散结的功效，治疗肝郁痰凝所致的乳癖、乳岩及瘰疬等证，症见两胁胀痛，心烦易怒，乳房胀痛，结块随喜怒而消长，苔白或薄黄，脉弦滑。本方原是治疗瘰疬的秘方，系逍遥散和瓜蒌贝母散原方。赵尚华得之民间，经临床实践，以原方去生姜、薄荷、连翘等，加生牡蛎、半夏、山慈菇加强软坚散结之功，其效更著，并扩大其使用范围，移治于乳癖、乳岩等，效果更佳，并从清代医家高锦庭《疡科心得集》觅到此方治疗乳癖的理论依据。

三晋道地药材

山西省是一个由许多复杂山脉盘结成的高山地，大部分地区在海拔1 000米左右，气温寒暑适中，地势、地理、降水、气温、土壤等独特的生态自然地理环境和"四荒地"，适宜多种植物生长，蕴藏着丰富的中药材资源，种类繁多，是"北药"的主要产区。山西省现有中药材资源1 116种，蕴藏量达1.88亿千克，主要道地药材品种有30个，大宗种植产品有近20个，药材活性成分含量高，有害污物（农药残留、重金属等）低。国家60个战略性重点中药材品种中，山西省就占有7个，如黄芪、连翘、党参、远志、柴胡、山药、地黄等品种质优量丰，畅销国内外。尤其黄芪、党参，产品地道，形、色、味均超过其他地区的产品。

党参

党参为桔梗科党参属多年生缠绕草本植物党参及同属多种植物的根。性味甘、平，归脾、肺经。具有补中益气、生津养血的功效，主治中气不足，肺气亏虚，热病伤津、气短口渴，血虚萎黄、头晕心慌等证。古代本草书中常将人参、党参混为一谈，曹炳章说："前贤所谓人参，产上党者，即今党参是也。"人参在我国第一部本草学著作《神农本草经》中被列为上品，党参始载于清朝张璐《本经逢源》与《张氏医通》，随后吴仪洛的《本草从新》、赵学敏的《本草纲目拾遗》、黄宫绣的《本草求真》等著作中均予以收载，始将二药区别对待，分别应用，还其本来面目。《本草正义》言党参"力能补脾养胃，润肺生津，健运中气，本与人参不甚相远，其尤可贵者，则健脾运而不燥，滋胃阴而不湿，润肺而不犯寒凉，养血而不偏滋腻，鼓舞清阳，振动中气，而无刚燥之弊"。

党参，因地而命名。党，古时上党之地。上党，《释名》曰："党，所也，在山上其所最高，故曰上党也。"上党地区主要指今山西省长治市及潞城、长子、屯留、壶关、黎城、襄垣、平顺、沁源、沁县、武乡等地，按地理而言，它是由群山包围起来的一块高地，其东部是太行山脉，与今河北、河南二省分界；西面是太岳山脉与临汾交界；北面为五云山、八赋岭等山地与晋中接壤；南面是丹朱岭和金泉山与晋城毗邻。战国时，韩国在此置上党郡，建别都。前221年，秦始皇统一中国，分全国为三十六郡，设上党郡。为党参之最早发现地，

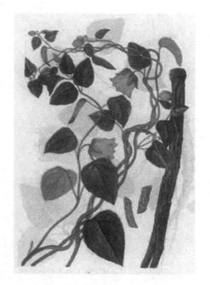

党参

故名"党参"。陶弘景《名医别录》："人参生上党山谷及辽东……上党在翼北西南，今来者形长而黄，状如防风。多润实而甘……"唐武德元年（618年），改上党郡为潞州，属河东道，领上党、壶关、长子、屯留、潞城、襄垣、黎城七县。故在党参之上加一"潞"字，称"潞党参"，简称"潞党"，以示地道。明代李时珍《本草纲目》把党参列入人参条目之内，并把壶关出产的"紫团参"与辽东、高丽诸参列为上品。其实，从植物学分类来看，党参与人参不同，党参属桔梗科，而人参属五加科；从药效上看，二者功用相近，人参的药用价值大于党参。清吴仪洛《本草从新》始加以分别，专列党参，正式收载。《本经逢源》曰："产山西太行山者，名上党人参。虽无甘温峻补之功，却有甘平清肺之力。"乾隆年间的《潞安府志·物产卷》载"古有人参……今所出惟党参"。

后来在山西省北部五台山区之五台、静乐、宁武等县一带又发现了野生党参，称"五台党参"，简称"台党"。其品质居潞党之上，为党参中之珍品，以条粗壮、

质柔润、气味浓、嚼之无渣者为佳。党参曾为贡品，常用"潞党"（潞州）、"上党"（上党郡）、"台党"（五台山产品）区别产地。现党参已有大量栽培，野生者称"野台党"，人工栽培者称"潞党参"。前者条短，皮为横纹，菊花形心；后者条长，皮为直纹，粗肥，心实肉坚。潞参和台参，均以个大、粗肥、肉坚密、皮色黄黑、皱纹多、不干燥、气味清香甘美而为上品。此外尚有产于辽县（今左权县）之辽党、产于交城县之交党，亦负盛名。潞党参外皮色白，根条细长，故又名"白皮党参"或"白条党参"，简称"白皮党"或"白条党"。而黎城等处的小潞党参，过去常用矾红土搓染，使外色变红，称为"红党参"或"红皮党"，非天然之色，纯属表面装潢，又影响疗效，今已改变此种毫无意义的加工，故已无红党参或红皮党之名了。

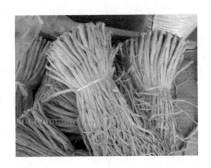

党参

在潞属党参中，又属陵川县的"五花芯"、壶关县的"紫团参"最为名贵，为党参之珍品，在国内享有声誉。

"五花芯"出产于陵川县黄松背村一带，因切开参体后，断面的纹路像盛开的五瓣花一样，色鲜味香，花芯沁芳，故名。它油性大，粉性足，无渣质，经常保持绵软状。含糖量和药用性能比一般党参要高一倍到一倍半。当地流传的民谚有"千斤参，万斤参，不如黄松背的一棵五花芯""一棵五花芯，强如十斤参"之说。五花芯畅销国内10多个省区，远销日本、新加坡等10多个国家。

"紫团参"因出产于壶关县东南部树掌镇的紫团山而得名。唐宋时，就称潞州辖内壶关县紫团山一带盛产紫团参，这在中国许多药典和诗词中多有记载。唐段成式《五杂俎》记载紫团参"头面手足皆具"，求好友设法弄一根，并告之"人形上品传方志，我得真英自紫团"。宋沈括《梦溪笔谈》记载，北宋宰相王安石患有哮喘病，好友薛师政得知吃紫团参有特效，便从河东送一根给他。清廉的王安石竟不受，说："我平生不食紫团参，也活到今日。"从宋代起，它一直被列为皇家贡品。明太祖曾说："人参得之甚难，毋重劳民。"到了清代，紫团参彻底绝迹。

无奈间只得用上党地区的另类党参代替。对此乾隆感慨颇深："奥壤灵区产神草，三丫五叶迈常化，而今上党成凡卉，自惜天公保异珍。"树掌镇南庄村一带有一道沟，叫参园沟，即因大批出土紫团参得名。沟上的庙宇里树有壶关县知事浙江兰溪县人叶大鹏撰写碑文的石碑一通，碑文曰："相传翠微山一带，尝有紫气团聚，曾产出人参，为潞属党参之冠。今潞安府党参著名，实因乎此。厥后代远年湮，人只知潞安出党参，而不知真参实始见于壶邑也。"

　　至今这一带还广泛流传着党参姑娘传播党参的故事。古时候，贫苦青年张郎为治父病上山找党参，又累又饿倒在了一个岩洞里，迷迷糊糊中好像睡在了花瓣铺的床上，面前还站着个年轻姑娘，面目俊秀。姑娘告诉他说："前面夹槽里有一大棵党参，你把它挖去栽在自己园里，再掐一片叶儿，给你父亲煎水喝，病就会好。"梦醒之后，张郎爬过悬崖来到夹槽，果然发现了一棵党参，模样儿就像那位姑娘。他把党参栽到菜园里精心培育，终于有一天，党参架下走出了梦中的姑娘，并与张郎结为夫妻。

　　平顺亦是潞党参的重要产区，素有"党参之乡"之称，所产党参以含菊糖多、味醇、质优居同种之冠。平顺种植党参已有300余年历史。在平顺县石窑乡境内有一地名曰"猪拱地"，这地名与神仙吕洞宾、铁拐李有着密切的联系。相传，吕洞宾和铁拐李相随到太行山云游，当他们进入平顺地界时，忽然看见一头山猪在坡上的土里乱拱，拱过的地方黑土疏松，土里长着一种形似豆秧的东西。铁拐李随手拔起，把根放在口中，边嚼边跟着吕洞宾继续赶路。走过了一程，吕洞宾气喘吁吁，回头再看铁拐李神情如常，想了半天，铁拐李说："我刚才把山猪拱过的草根含在口中，不觉今日浑身轻松丝毫也不吃力。"因其现身于上党盆地，故人们为这种药起名"党参"，因地属当时的潞州，故又名为"潞党参"。人们为了纪念铁拐李发现了潞党参，遂把山猪拱过的地方叫"猪拱地"。

　　此外，黎城县西荆参、北部山区所产参，吉县名产霍党参亦为党参中之上品。

　　党参的用途很广，以根入药，性平味甘，具有补中益气的功能，适用于中气虚弱，脾虚泄泻、食少便溏、面黄浮肿等症。党参在种植上分坡参和压参两种。坡参从种到收需要的时间长一些，而压参第一年撒籽，第二年秋天便能收获。种参一般要以羊粪作肥料，可起到耐旱耐涝、防草灭虫的作用。初春将地深刨33厘米以上，撒上种子。在小苗出土前后，要用草帘、树枝之类覆盖地表，并经常洒水，保持一定的温度和湿度。待参苗长高后，即可取去苫物。每年秋季都要拉秧收籽。待四五年后的白露前便可刨参。压参的管理方法与坡参不同的是，第二年清明节必须把参苗刨出来，重新以6~7厘米远的距离压植，并增施水肥，促其快速生长，以俾于秋后刨参。由于压参生长时间短，药效只及坡参的一半。根据生产党参的质量和药用价值，党参的品种分奎条、老条、中条和小条4种。为了鉴别潞党参的真伪，可让一人口含参，一人不含，同时急走1 500~2 500米，倘若不含者大口喘气，而含参者却气息自如，便知是真正的潞党参。

黄芪

黄芪始载于《神农本草经》，列为上品，原名黄耆。李时珍谓："耆者，长也；黄者，色黄。为补者之长，故名。"黄芪为豆科多年生草本植物黄芪和蒙古黄芪的根，性微温、味甘，归脾、肺经，具有补气升阳、益卫固表、托毒生肌、利水退肿、安胎的功效。黄芪生用偏于走表，能固表止汗、托里排脓、敛疮收口；炙用重在走里，能补中益气、升提中焦清气、补气生血、利尿；黄芪皮功用同黄芪，但善于走表，偏用于固表止汗及气虚水肿。

黄芪在山西省具有悠久的历史。盛产于恒山、勾注山及管涔山系的浑源、应县、天镇、阳高、繁峙、代县、岢岚、宁武、五寨和交城等县。早在几千年以前就有野生分布。宋代陈承《本草别说》言："黄芪本出绵上者为良，故名绵黄芪，非谓其柔韧如绵也。"元代王好古《汤液本草》言："绵上即山西沁州。"明代陈嘉谟《本草蒙筌》亦言："黄芪出山西沁州绵上，此品极佳。咸因地产金名，总待秋采入药。"近代以北岳恒山黄芪最负盛名，生产历史悠久，品种纯正。恒山山区海拔1 700~2 400米，相对高度1 000米左右。主峰玄武，"高侵霄汉，顶名天峰"，海拔2 017米。这里是沙质土壤，加上雨水少、气候凉爽、昼夜温差大，最适宜于黄芪的生长繁殖，生长期一般6~10年。黄芪喜山高坡润、气候凉爽的条件，耐寒、耐旱、怕热、怕涝。在这种特殊的地理环境和气候条件下，天然生长成一种绿色药材，具有药性强、品质纯、粉性足、无污染等特点。山下的浑源县已成为我国著名的黄芪之乡。恒山黄芪以品种纯正、条匀顺直、皮嫩无叉、色泽黄亮，纤维细、含粉量高、油性大、黏性足、空心小而著称。远销新加坡、泰国、日本等80多个国家和地区，被视为止汗固表、驱暑扶伤的"圣药"。北岳恒山原芪经过挑选加工整理，分出等级，单枝、皮嫩的为"正北芪"，双枝的为"副白芪"，高级黑芪经过刮皮、泡条，切成0.2厘米厚的薄片，用塑料袋包好，就是色泽光亮、形状美观的正北芪片。

恒山黄芪是一种药用价值很高的名贵中药材，含有丰富的葡萄糖、蔗糖、淀粉、叶酸、生物碱等物质。现代医学表明，黄芪主要含有皂苷类、黄酮类、多糖类及多种游离氨基酸等有效成分。有保肝、强心、降压、利尿、抑菌等功能，并有类生殖激素的作用，对造血功能的恢复、心血管系统疾病以及肾脏疾病的治疗均有显著的疗效，同时，对抗衰老抗病毒、抗癌均有抑制恶化的作用。也可用它作煮肉、泡酒、作菜、煮汤，成为富有营养的风味小吃，以增强机体免疫力，调节代谢功能。

榆社阿胶

阿胶最早见于《神农本草经》，以产于山东省东阿县最为有名，故名之阿胶。山西省榆社县生产的阿胶，以工艺精湛、品质纯净名驰天下，受到国内外广大服用者的好评，被誉为延年益寿的良药。

榆社县城附近有一座紫金山，山下有一股清澈可鉴的泉水，水质优良，含有人体需要的矿物质，制作阿胶就是用这股泉水，纯净明亮，香甜可口。提起这股泉水，还有一段优美的民间传说。

紫金山有个香唐寺，很早以前，住着一个老和尚和两个小和尚。有一天，两个小和尚到山里挑水，发现有一个小娃娃在水里玩耍。后来，他俩天天去挑水，这个娃娃也天天在水里玩耍。"这是什么人，为什么天天在水里玩耍呢？"这一活生生的事实，使这两个小和尚顿生疑云。于是这两个小和尚把这事告诉了他们的师傅，师傅听了大喜道："这是个人参娃娃，你两快去把他捉住，蒸熟吃了咱们就会成仙。"于是，俩徒弟依师傅的话，把人参娃娃抓来放在笼里蒸了。因他俩成仙心切，趁师傅外出不在，就把人参娃娃从笼里取出来吃了，随即把蒸人参娃娃的水也倒了。后来，在倒水的地方就流出一股泉水，人们就把这股泉水叫作"仙水"。这虽是一段优美的民间传说，但紫金山下的这股泉水实是与众不同，用以治疗虚劳羸弱、吐血、衄血、崩漏、腰酸腿软等症，多有显效，用它制作的阿胶质量更为优良。

榆社阿胶以驴皮、冰糖、黄酒和豆油为原料，用泉水熬取胶质，其产品呈长方形或正方形，黑褐色有光泽，质硬而脆，断面光亮，碎面对光视呈棕色半透明，它具有疗效高、无副作用、易保存、不变质等优点。

阿胶性味甘平，归肺、肝、肾经。具有滋阴润肺、养血止血之功能，是治疗血虚眩晕、心悸，阴虚心烦、失眠，虚劳喘咳或阴虚燥咳以及吐血、衄血、便血、崩漏等症的良药。对于久虚泻痢、骨蒸燥热、崩漏带下、产后血虚也有显著疗效。李时珍《本草纲目》谓其"疗吐血，衄血，血淋，尿血，肠风下痢，女人血痛血枯，经水不调，无子，崩中带下，胎前产后诸疾，……虚劳咳嗽，喘急，肺痿唾脓血，……和血滋阴，除风润燥，化痰清肺。"现代药理学研究证明，本品还有增强骨髓造血机能，促进血红蛋白及血小板生成，提高人体免疫机能的作用。

九节菖蒲

菖蒲分为九节菖蒲和石菖蒲二类，九节菖蒲为毛茛科多年生草本植物阿尔泰银莲花的根茎，石菖蒲为天南星科多年生草本植物石菖蒲的根茎，二者古代多混淆，实际为不同植物。九节菖蒲性温味辛，功效开窍化痰，醒脾安神，治疗神智昏乱、耳鸣耳聋、健忘有特效。石菖蒲性温，味辛、苦，功效化湿开胃，开窍豁痰，宁神益智，治疗湿浊蒙蔽清窍所致的神智昏乱，胸腹胀闷、湿滞气塞，或疼痛，健忘、耳鸣等证。《神农本草经》谓："开心孔，补五脏，通九窍，明耳目，出音声。"明太祖朱元璋平时常嚼菖蒲而无心腹之痛。清代医家吴鞠通《温病条辨》中"菖蒲郁金汤"，即以本品为主药，主治湿热痰浊、蒙蔽心包、身热不甚、神昏谵语诸证。

九节菖蒲在山西省中条山区的舜王坪、绛县、垣曲、翼城、阳城，直至永济均有分布。在晋西北的宁武、神池、五寨、岢岚也有发现，尤以中条山东南麓的垣曲县产者为佳，其中皇姑曼所产更为蒲中之珍。

麻黄

麻黄为麻黄科多年生草本状小灌木草麻黄或木贼麻黄和中麻黄的草质茎，盛产于我国西北和华北地区，山西各地多有生长，尤以晋北地区最多，以大同地区所产最为有名，质量最高。曹炳章在《增订伪药条辩》说："麻黄，始出晋地。"又说："麻黄，九十月出新，山西大同府、代州、边城出者肥大，外青黄而内赤色为道地；太原、灵丘县及五台山出者次之。"河津市清涧镇禹门村出产的"龙门麻黄"，皮薄肉厚，含碱量大，是中药材珍品。

麻黄一名龙沙，又名卑相。麻黄春生苗，至五月则长到33厘米，梢上开白花，结果如皂角，根色赤黄，大约25厘米长。麻黄分雌雄两种，雌者三四月开花，六月结籽，雄者无花不结子。又分山麻黄与川麻黄两种，山麻黄生于山坡石缝中，节短，有枝杈，呈青黄色，皮细，像松枝；川麻黄生于原野地埂上，节长，皮粗，无枝杈，颜色淡黄，质量不如山麻黄。麻黄以茎枝入药，性温，味辛微苦。功能发汗解表、宣肺平喘、利水消肿，主治外感风寒、恶寒发热头身疼痛、鼻塞无汗及咳嗽气喘、水肿等症。根亦入药，名麻黄根，性平，味甘，归肺经，能止汗，用于自汗、盗汗。一物而根茎功效迥异，自然造化之功，实在奇异。

由草麻黄提炼精制的麻黄碱，含量达99%以上，白色结晶、无臭、味苦，具有松弛气管平滑肌、收缩血管及兴奋大脑皮层等作用。常与止咳祛痰药配伍制成复方制剂和针、片剂等多种剂型。20世纪大同市生产的麻黄碱享誉中外。

款冬花

冬花为菊科多年生草本植物款冬的花蕾，地冻前当花尚未出土时采摘，冬花即因冬天先叶开花而得名。寇宗奭《本草衍义》谓："百草中，惟此不顾冰雪，最先春也，故世谓之'钻冻'，虽在冰雪之下，至时亦生芽……"李时珍《本草纲目》曰:"款者,至也,至冬而花。"所谓"雪积冰坚,款冬偏艳"。冬花性味辛温,归肺经。具有润肺下气、止咳化痰的功能,为治嗽要药,可用于多种咳嗽,尤宜于寒嗽。民间常以本品与知母、贝母合用,治久咳不止,并有"知母、贝母、款冬花,专治咳嗽一把抓"的谚语,可见其疗效之佳。《名医别录》曰:"款冬生常山山谷及上党水旁,十一月采花阴干。"款冬花在忻州、晋中、长治、晋城、阳泉、太原等市区均有栽培,以原平、忻州、静乐、阳城、晋城、榆次、平定等地产量较大,分布广,质量高,历史上就驰名中外。山西兴县产者尤佳,曾在天津、北京、上海等地中药市场上颇负盛名,是国家出口的重要物资。特点是个头大、花头多、颜色鲜艳,五头者叫"佛手",四头者名"四喜",三头者为"三星",两头者称"双头",在国际市场上列为特等品。

远志

远志为远志科多年生草本植物远志的根。主产于山西省稷山、永济、运城、闻喜、平陆、垣曲、夏县等地,其中闻喜县"峨嵋远志"是全国中药材地道名特产之一,以肉厚味浓质佳行销全国及东南亚与世界各地。春秋两季采挖,除去残茎、须根、泥土,稍晒选粗大而整齐的,放平板上来回搓至皮肉与木心分离,抽去木心,晒干,为"远志筒",质量最佳。较小的根用棒撞裂,去掉木心,因皮部不成筒状,名"远志肉",质量次之。过于细小不能去木心者称为"远志棍",质量最次。生用或炙用。山西省作药用的亦有宽叶远志根,叶较宽,披针形至长圆状披针形,产量小,根细质较次。

远志性味辛、苦,微温。归肺、心经。具有宁心安神、祛痰开窍、消痈肿的功效,主治:心神不安、惊悸、失眠、健忘等证;痰阻心窍所致的精神错乱、神志恍惚、惊痫等证;痈疽肿毒。

酸枣仁

酸枣仁为鼠李科落叶灌木或乔木酸枣的成熟种子,主产于山西省长治、晋城、运城等地。酸枣树在山西种植悠久,高平县城东南 25 千米的石末村有株千年酸枣树，为唐代所栽，茎围5.6米，高12米，并且形状雄伟，果实奇特，绿、黄、红、黑四色齐全，在国内罕见。无独有偶，古县店上乡亦有株酸枣树，年代久远不可考，传说为唐太宗李世民东征时所植，颇为离奇，树干粗1.5米，高约10米，年深日久，仍枝叶翠绿，最奇特的是刺无倒钩，人称酸枣王。陶弘景《名医别录》曰："酸枣生河东川泽。八月采实，阴干，四十日成。"明代陈嘉谟《本草蒙筌》亦曰："酸枣，味酸，气平。无毒。生河东川泽，秋采实阴干。因肉味酸，故名酸枣。"

酸枣仁性味甘、平，归心、肝经。具有养心安神、敛汗的功效，用于失眠、惊悸、体虚自汗、盗汗等症。前人有生枣仁治多眠，炒枣仁治失眠的说法，如宋代苏颂《本草图经》曰："睡多，生使；不得睡，炒熟。"明代李时珍《本草纲目》亦曰："酸枣实微酸性收，故主肝病、寒热结气、酸痹、久泄、脐下满痛之证。其仁甘而润，故熟用疗胆虚不得眠、烦渴虚汗之证，生用疗胆热好眠，皆足厥阴、少阳药也。"近人用动物做药理实验，未见如此相反的作用。实践研究证明，酸枣仁能抑制中枢神经系统，生用或微炒用有镇静催眠作用，炒枯则失去镇静效能。所以古代也有医家提出这是酸枣肉与酸枣仁之误，认为酸枣肉可治多眠，酸枣仁可治失眠，与用麻黄可发汗、麻黄根能止汗的道理相同。《开宝本草》曰："盖其子肉味酸，食之使不思睡；核中仁服之，疗不得眠。正如麻黄发汗，根节止汗也。"酸枣仁的另一个功用，是可持续降低血压，对高血压症非常有益。

山茱萸

山茱萸，别名枣皮，为山茱萸科落叶小乔木植物山茱萸除去果核的果肉。山西省主要产于阳城、平定，其中位于山西省最南端与河南省接壤之太行山间的阳城县桑林乡蟒河村，因盛产山茱萸而遐迩闻名，被誉为"山茱萸之乡"。其他地方出产的山茱萸，多为黄色。而蟒河村生产的则呈鲜红色，经鉴定，蟒河山茱萸的血色素含量高，药性质量好，实属上品。

山茱萸性味酸，微温，归肝肾经，具有补益肝肾、收敛固涩的作用，用以治疗肝肾亏虚，头晕目眩、腰膝酸软、阳痿不举、遗精滑精、小便不禁、虚汗不止及妇女崩漏、月经过多等证。山茱萸用时注意要去净核，前人经验认为不去核反能滑精，所以处方上常写"山萸肉"，意思是指用无核的果肉。

山茱萸的根、茎、叶具有抑制痢疾杆菌、金黄色葡萄球等作用。在北魏贾思勰所著的《齐民要术》一书中，即记载："井上宜种茱萸，茱萸叶落井中，饮此水者无瘟病。"由于茱萸的防疫作用，所以我国自古以来就有佩插茱萸的风俗习惯。古时候，人们喜欢在重阳节登高团聚，这时正值山茱萸果红叶绿之际，男女老幼都要佩插茱萸以消瘟辟邪。王维在《九月九日忆山东兄弟》一诗中写道："独在异乡为异客，每逢佳节倍思亲。遥知兄弟登高处，遍插茱萸少一人。"

猪苓

猪苓为多孔菌科真菌猪苓的菌核，寄生于松树、桦树、枫树、槭树、柞树及柳树的腐朽根上。在山西省太岳、管涔、芦芽、吕梁、中条广大山区，广有生长，霍州、安泽、古县、浮山、沁源、垣曲、绛县、翼城、沁水、岚县、五寨、宁武、神池、隰县、交城、灵石、左权等地均有分布。多寄生在赤松和马尾松的地下根或埋于地下的松枝上，喜分布于松林附近排水良好的沙质砾土中。全体无根无苗，为菌丝集结所成的团块状物（菌核）。因为在荒郊僻地掘土而得，一得就是一窝，俗称为"野猪粪"。陶弘景曰："其块黑似猪屎，故以名之。"

采集猪苓要求严格，按类分通个（又叫通苓）和拣个（又叫拣苓）两种。大小混在一起叫通个，挑拣个大肉肥的叫拣个。采集回来后，必须同生麻叶放在锅里蒸一日，然后去净枝叶和泥土，方为成品。产品收购规格一般要求个大、皮黑、肉白而充实；以身光个大、色褐黑、皮细体轻、块略呈椭圆形、肉灰白色为优。野生猪苓的特点是，皮黑亮皱纹深而粗糙，体质坚实，断面牙白色细腻似糖质，嚼而不散、黏牙力强。

猪苓生长奇特，山西省有关部门经过 20 年的家种研究，终于在 1977 年揭示了猪苓这种担子菌纲多孔菌科真菌与蜜环菌的关系，使野生变家种获得成功，从此，具有 2 000 多年药用历史的猪苓走上人工种植的道路，这不能不说是中药学史上的一个奇迹。

猪苓性味甘淡，平，归肾、膀胱经，具有利水渗湿的功效，用于小便不利、水肿、泄泻、淋浊、带下等证。凡水湿滞留者皆可应用，古方有单用一味猪苓以取效的。猪苓含麦角甾醇、生物素、水溶性多聚糖（猪苓聚糖），健康人口服煎剂可使尿量及尿中氯化物明显增加。猪苓还内含抗癌成分，对多种癌症亦有明显的疗效。

连翘

连翘，又名连壳、黄花条、黄金条，因花呈黄色、籽实片状如翘而得名。为木樨科落叶灌木植物连翘的果实。连翘春天开花，秋天结果，属阳性木本，适应于暖温带气候山区和丘陵地区，不喜寒冷或酷热的气候条件。由于连翘这些特性所决定，山西省就成了它最为理想的安身之地，特别是山西东南部的太行、太岳、中条山区，属于暖温带半湿润气候，最宜连翘生长，是历史上闻名的连翘之乡，尤以阳城、晋城、沁源、垣曲、安泽最多。山西连翘中，又以上党连翘为最，它的果实色泽鲜亮、橙黄，无霉坏、腐烂现象，药用价值很高。

药用连翘分青翘和老翘两种。白露前采初熟果实，色尚青绿，采得后蒸熟晒干即成，称青翘。寒露前采熟透果实，晾晒干透，则为黄翘，又称老翘。青翘以色青绿、无枝梗者为佳；老翘以色黄、壳厚、无种子、纯净者为佳。筛取籽实作连翘心用，以青翘为佳，生用。

连翘性味苦，微寒，归肺、心、胆经，具有清热解毒、消痈散结的功效，前人称为疮家之圣药。用于治疗外感风热或温病初起，发热、头痛、口渴等证，热毒蕴结所致的各种疮毒痈肿，或瘰疬结核等证。它是银翘解毒丸、羚翘解毒丸等中成药的主药，是历代医家治病中不可缺少的良药之一。连翘心味苦性寒，主入心经，长于清心泻火，治邪入心包、烦热神昏。据药理研究证实，连翘对金黄色葡萄球菌、痢疾杆菌、伤寒杆菌、大肠杆菌、绿脓杆菌、肺炎奈瑟菌、溶血性链球菌、百日咳杆菌、霍乱弧菌等，皆有较强的抗菌作用。

连翘每年早春时节开金灿灿的小黄花，花落后开始吐嫩绿芽，将嫩绿芽经过配料加工、炮制，就可以成为能够饮用的保健茶，能清热降火，名曰"连翘茶"

或"连茶"。山西省平定境内有座冠山，山上遍布连翘，用它炮制加工成茶叶，常饮可生津解毒，清热泻火。冠山连翘茶作为贡品，供皇室饮用。

黄芩

黄芩为唇形科多年生草本植物黄芩的根。全省以山西产量最多，全省各山区均产，为山西主产药材之一。春秋两季采挖，除去残茎、须根，晒干，蒸透或开水润透切片。以身干、条根长、质坚实、色黄，除尽外皮者为佳，条短、质松、枯心大或呈片状者质次。老根体轻，中空而黑，善泻肺等上焦之火，叫枯芩，又叫片芩；新根内实，色黄微绿，下行泻大肠等下焦之火，叫子芩，又叫条芩。

黄芩苦寒，归肺、胆、胃、大肠经，具有清热燥湿、泻火解毒、止血、安胎的作用，用以治疗湿热所致的湿温、黄疸、泻痢、热淋、痈肿疮毒，壮热烦渴、苔黄脉数，肺热咳嗽，胎热不安，以及内热亢盛，迫血妄行所致的吐血、咳血、衄血、便血、血崩等证。清热多用生黄芩，安胎多用炒制品，清上焦热可用酒芩，止血则多炒成炭用。

茵陈

茵陈蒿为菊科多年生草本植物茵陈蒿或滨蒿的幼苗。春季幼苗高约 10 厘米时采收，俗云"三月茵陈四月蒿，五月六月当柴烧"。山西为主产地区之一，据侯马旧志载，出台骀庙（在侯马市高村乡台神村）旁者佳。茵陈性味苦、微寒，归脾、胃、肝、胆经，具有清利湿热、退黄疸的功效，为治疗黄疸之要药，还可用于湿疮瘙痒，流黄水，煎汤内服或外洗。治疗肝炎有特效，据临床报道，以茵陈为主药的复方（茵陈蒿汤、茵陈胃苓汤），对传染性肝炎在缩短疗程、减轻症状及退黄等有明显效果。民间有茵陈酒传世。近代张山雷《本草正义》曰："茵陈，味淡利水，乃治脾胃二家湿热之专药。湿疸、酒疸，身黄溲赤如酱，皆胃土蕴湿积热之证，古今皆以此物为主，其效甚速……凡下焦湿热瘙痒，及足胫跗肿，湿疮流水，并皆治之。阴黄一证，虽曰虚寒，然亦内有蕴热，故能发现黄色，则以入于温经队中而扫荡之，则仲景茵陈附子之法。"

甘草

甘草为豆科多年生草本植物甘草的根及根茎。主根甚长，茎高 30 厘米左右，奇数羽状复叶，夏季开花，蝶形花冠，紫色，结实扁如小豆。其根皮赤色，根心黄色，可长 2 米，粗细不一，粉多筋少，皮松质细，入地愈深者愈粗肥有劲。含有丰富的糖分，味甚甘，故名。山西为主产地之一，全省各地均有分布，多生于干燥的黄土丘陵区。其中，以忻州、榆次产量最丰，质量最好，大同、朔州也有出产，次之。忻州、榆次甘草外呈紫红色，内现黄白色，通身坚实粗壮、新鲜，并带有清香气味。按照粗细，习惯上分为大草、中草和小草三种。横断直径 3 厘米以上为大草，0.7 厘米多为中草，0.7 厘米以下为小草。大小混合的尚可叫乱草，刮去外皮的叫粉草。此外，榆社甘草以粗细均匀，色泽金黄，含糖量高于其他产地，药性质量好而名列前茅。石楼县所产甘草，米黄色，味香甜，含糖分多，无空心和黑材质心。主要产于团圆山、四十里山一带，亦称"汾草"。

甘草春秋采挖，春天应在未发芽前刨采，秋天应在叶落以后刨采。除去残茎及须根，或去外皮，切片晒干。以外皮细紧、有皱沟、红棕色、质坚实、粉性足，断面黄白色者为佳。

甘草性味甘，平。归心、肺、脾、胃经。具有补脾益气、润肺止咳、缓急止痛、缓和药性的功效，用于治疗脾胃虚弱，中气不足，气短乏力，食少便溏，咳嗽气喘，痈疽疮毒、食物或药物中毒，以及脘腹或四肢挛急作痛。本品还有缓和药性、调和百药的功效。近代研究证明，甘草对番木鳖、水合氯醛、白喉毒素、破伤风毒素、河豚毒、蛇毒等，有解毒作用。宋代苏颂《本草图经》曰："甘草能解百毒，为众药之要。"

用蜜炙过的甘草称炙甘草，适用于补中益气；生甘草适用于清热解毒；生草梢能治尿道中疼痛，适用于淋病；生草节适用于消肿毒、利关节；生甘草去皮称粉甘草，适用于清内热、泻心火。

大枣

大枣为鼠李科落叶灌木或小乔木植物枣树的成熟果实，别名红枣，性味甘、温，归脾、胃经，为脾之果。具有补中益气、养血安神、缓和药性的功效，用于治疗中气不足、脾胃虚弱、体倦乏力、食少便溏及血虚萎黄、妇女脏躁证。大枣配伍峻烈药同用可缓和药性；与生姜配伍，可调和营卫、调补脾胃、增加食欲、促进药力吸收。大枣还有降低血清胆固醇和增加血清总蛋白及白蛋白的作用。明代李时珍《本草纲目》言"《素问》言枣为脾之果，脾病宜食之，为治病和药，枣为脾经血分药"。清代汪昂《本草备要》说大枣能"补中益气，滋脾土，润心肺，调荣卫，缓阴血，生津液，悦颜色，通九窍，助十二经，和百药"。

山西是枣树的故乡。古代劳动人民经营枣树的时间，可追溯到 3 000 多年以前，《诗经》中提到："八月剥枣，十月获稻。"《史记·货殖列传》中有"安邑千树枣，其人与千户侯等"的记载。安邑，即今之运城市。陶弘景说："枣生河东平泽"，"世传河东猗氏县枣特异"。由于古代劳动人民和科学工作者的共同努力，在很早以前，山西的枣子出现颇多珍品，有稷山板枣、保德油枣、运城相枣、交城骏枣、柳林木枣、太谷壶瓶枣、临汾尧枣"七大名枣"之说。

1. 稷山板枣

稷山县是一座古老的城镇，相传"以后稷始播百谷于兹"而得名。稷山板枣有千年栽培历史。据说是段成己在山东当县令时，将当地的"金丝小枣"树用马车拉回故乡，经过多年精心培育而成。稷山产枣区位于汾河以北，吕梁山以南，主要产地有陶梁、姚村、南阳、辛庄、吴村、上柏、下柏等地，品种繁多，有板枣、长枣、蛤蟆枣、柳罐枣、圆枣等，以板枣最负盛名。稷山板枣呈板长圆形，宝光熠熠，肉厚核小，果重 10 克左右。晾干后依然是肥墩墩的，久储不干，不变形，不起虫，皮柔韧而富有弹性，雨涝不裂水缝。生食甜脆，干制后尤香，以"大枣小核，小枣无核"而驰名。果实可食部分达 96% 以上，鲜枣含糖量在 35% 左右，干制以后的头等枣含糖量高达 74%，每百克含维生素 C 89.3 毫克，居全国枣类之首。它可以用酒密封保存几十年不坏不霉，反而品质更佳，掰开后可以清晰地看到粘连果肉间由糖分、果胶质和其他营养成分组成缕缕金丝，与山东的金丝小枣有相似之处。板枣既是美味果品，又是补中良药，利用板枣加工成的水晶蜜枣，吃糖饱满，清香味甜，色泽黄亮，花纹清晰，肉厚核小，整齐划一，是一种营养丰富的滋补品。

2. 保德油枣

保德油枣历史悠久，距今已有400多年了，相传康熙皇帝出巡私访到保德，品尝此枣后连连称赞"好油枣"，因之而得名。在保德县潘家川乡至今还生长着当年康熙吃过油枣的枣树。保德油枣的集中产区在沿黄河一带的丘陵沟壑中。弯弯曲曲的山陕峡谷，气温高，日照强，降水量小，属于干燥区，十分有利于油枣生长。其中潘家川乡所产油枣量多质佳。油枣的特点是个大、皮薄、肉厚、核小、汁多、味甜、色泽深红，油光闪亮，外形椭圆，大小均匀，平均个重10.2克。含糖57.9%，果实制干后富有弹性，掰开可拉出细丝。它易储藏、耐运输，生食、制干皆可等优点。这种枣干后肉润如油，糖丝长亮，品质佳美。用这种枣可加工成贵妃枣、无核糖枣和玉皇枣，深紫油润、皮薄纹细、形大无核、枣肉肥美细腻，有一种特殊香味。

3. 运城相枣

运城相枣产于中条山北麓、涑水河中游的平原上，以产地北相镇而取名。相枣的栽培大约有3000多年的历史，由于品质优良，自汉代起便列为贡品，因而又名贡枣。汉文帝诏书说："枣味美者，莫若安邑御枣。"《汉书》有"安邑千株枣，与万户侯等"的记载。相枣鲜嫩时一般有槟果那么大，十余枚便重500克，株产25~50千克。相枣是短圆柱形，首尾粗细差不多，长比圆径略长，两端呈平原形，色泽紫红。其特点：皮薄、肉厚、核小、味甜、营养丰富，含糖73.47%。相枣晒干后能掰开再粘在一起，摔在地上摔不开。它耐储运，当地群众有保存百年以上的枣。经挤压变形后，单个摆开仍然能恢复原状。小相枣果形较小，比大相枣早熟10天左右，质地香甜，宜生食。相枣有单、双核两个品种，单核的核大而双核的核小。双核的核是软核，有麦粒大小，吃枣时不去核也可以。

此外，临猗县李汉乡乔阳、申村一带所产的乔阳相枣，个大、肉厚、核小，含糖量高，耐储藏。属上等滋补品，有润心肺、补五脏、止咳等价值；还可酿酒作醋，提取枣香精，并能制成蜜枣、枣泥等食品。

4. 交城骏枣

交城骏枣为传统名产，已有1000多年的栽培历史，民国年间，曾先后展出于巴黎博览会。交城骏枣分布于交城、清徐以及太原的边山一带，主要产地有交城县的瓦窑、磁窑、东社、坡底、沙沟、西社和大岩头等地。骏枣上窄下宽，呈圆柱形或瓶形；深红色，皮薄肉厚、个大核小、质脆味甜果肉重量占总重量的95%以上；享有"八个一尺、十个一斤"的盛名。此枣生食、制干均优。鲜枣含糖是28.68%，含酸量0.45%，维生素C 48.2毫克。干制品总糖分在36%左右。

5. 柳林木枣

柳林木枣的主要产地在三交镇，这里处在黄河沿岸的丘陵山区，属山陕峡谷地带，海拔低，气温高，日照强，气候干燥，有利于枣的生理生化活动和糖分积累。据史书记载，木枣的栽培历史已有1 300多年。当地传说三交一带至今还生长着闯王李自成拴马的枣树。柳林木枣的特点是核小、肉厚、糖分大、耐储藏、宜运输。木枣新鲜时甜中带酸，脆而可口；晒干后肉润如油，糖丝长亮。

离石盛产的枣个大、色美、肉厚、核小，可以加工成酒枣、蜜枣等多种品种。石楼红枣称屈枣和沙河枣，产于沿黄河一带，色泽紫红，形似瓢葫芦，个大、核小、皮薄、肉厚、味甜，久储不变质，保留新鲜滋味。当地制成蜜枣、熏枣出售。蜜枣，亦称酥枣，是在枣未红之前熏熟后拌白糖炒成，色泽青绿，甜而味浓。熏枣以红枣为原料加工而成。熏枣是在枣红后煮熟冷制熏成，色泽暗红，甘甜可口。熏枣长3厘米以上者称为马牙枣，长小于3厘米者称为乌枣。

6. 太谷壶瓶枣

太谷壶瓶枣分布于800米以下的边山一带，太谷县境南山北麓，同蒲路南侧，以里美庄最著名。此外，祁县南谷丰的壶瓶枣亦较有名。传说在春秋战国时期就已在太谷栽培。壶瓶枣的有点是树体大、产量高、寿命长，平均株产50千克以上。果实平均重17克，最大的近30克，成熟后果皮暗红，果形上小下大，中间稍带细腰，形状像瓶，故此得名。壶瓶枣皮薄、肉厚、味甜、核小，是生食、制干良种，制酒枣味道更佳。个头较小的枣无核，无核枣可占这种枣总量的40%。太谷群众有用红枣炖兔肉治疗病后体虚弱及妇女血虚疲乏等证。每次用太谷壶瓶枣13枚左右，兔肉150克，放在炖串内隔水炖熟，调味服食。

7. 临汾尧枣

相传，临汾为尧王故都，所以那里产的枣取名尧枣。尧枣的特点是个大肉肥。鲜枣的表皮稍有破绽，就会渗出蜜汁般的浆液。干枣呈又光又亮的红紫色，肉丝像油渍过一样，能拉出金黄色的蜜丝。尧枣不论鲜吃或干吃，都同样蜜甜，鲜时很酥，干时很软，非常可口。其中临汾市尧都区南永安、北永安的"田枣"最为驰名，据传清代作为贡品送向皇宫。永和县产于打石腰、南庄、阁底3个乡，是历史悠久的特产，古有"堂梨直枣"进贡皇帝之传说。具有个大、肉厚、核小、无虫、甜度高的特点。还有襄汾县关滩枣个大、核小，皮色油亮，甘甜可口，鲜干均为佳品。

五灵脂

五灵脂为鼯鼠科动物复齿鼯鼠（俗称寒号鸟）或其他近缘动物的粪便。山西多产之，介休、灵石等地很有名。马志《开宝本草》："五灵脂出北地，寒号虫粪也。"苏颂《本草图经》曰："今惟河东州郡有之。五灵脂色黑如铁，采无时。"李时珍《本草纲目》亦曰："曷旦乃候时之鸟也，五台诸山甚多。"介休市绵山一带绝岩峭壁石缝中所产五灵脂最为有名，当地居民采集出售，收入可观。春秋二季于其穴居处掏取，拣尽杂质，晒干，醋炒用。

五灵脂性温，味苦、甘，归肝经，具有活血止痛、化瘀止血的功效。"用于治疗瘀血阻滞所致的痛经、经闭，产后瘀阻腹痛，胸痛、脘腹疼痛等证，以及出血而内有瘀滞的病证，如妇女崩漏经多，见色紫多块、少腹刺痛者，是一味治疗血滞诸痛的要药。李时珍《本草纲目》曰："止妇人经水过多，赤带不绝，胎前产后血气诸痛，妇女一切心痛、胁肋、少腹诸痛，疝痛，血痢、肠风腹痛，身体血痹刺痛。"此外，本品尚可解蛇虫毒，用于蛇、蝎、蜈蚣咬伤，可内服外敷。外治可配雄黄（五灵脂2份，雄黄1份）共研细末，用麻油或菜油调涂患处。

代赭石

代赭石为三方晶系赤铁矿的矿石，主含三氧化二铁。陶弘景《名医别录》："出代郡者名代赭，出姑幕者名须丸。"苏敬《新修本草》："此石多从代州来，云山中采得，非城门下土也。"李时珍《本草纲目》："赭，赤色也。代，即雁门也。今俗呼为土朱、铁朱。管子云：'山上有赭，其下有铁。'铁朱之名或缘此，不独因其形色也。"性味苦、寒，归肝、心经。具有平肝潜阳、降逆、止血的功用，主治肝阳上亢所致的头痛、眩晕等证；嗳气、呃逆、呕吐以及气喘等证；吐血、衄血及崩漏等证。

石膏

石膏为一种矿石含水硫酸钙（$CaSO_4 \cdot 2H_2O$）结晶体，属单斜晶系；晶体厚板状，集合体常呈致密粒状或纤维状，白色，有时因含杂质而染成黄、红等色。主要是古代盐湖或泻湖的化学沉积物。山西石膏矿储量丰富，含矿率平均80%。山西未下石炭纪末期海水高涨、华北大陆沉降区，民间传说"打开灵石口，空出晋阳湖"，说明太原一带远古曾是一片汪洋大泽。太原市北有系舟山，相传大禹治水在这里系过舟。传说是否可靠，姑且不论，但盐湖或泻湖遍及各盆地却是事实。故石膏矿藏广泛分布于汾河中下游的太原、阳曲、榆次、平遥、介休、灵石、孝义、武乡、平陆、临汾、洪洞、蒲县等市县。据有关单位勘探，全省储量约3亿吨，远景储量上百亿吨，居全国重要地位。

山西石膏质地优良，所产可分为微粒块状和纤维状两种。微粒块状者色灰白（即青石膏）大都产于太原、灵石一带，纯度在90%以上（硫酸钙包括结晶水）。纤维状者色乳白，产于平陆，纯度达98%以上。其中以纤维状石膏纯度最高，无杂质，色白块大，质量最优。

石膏挖出后洗净泥土、杂石，碾碎，研细生用或煅用。石膏性大寒，味辛、甘，归肺、胃经。具有清热泻火、除烦止渴的功效。用于治疗：温病邪在气分，壮热、烦渴、脉洪大等实热亢盛之证；肺热所致的咳嗽痰稠、发热，以及气喘等证；胃火上炎所致的头痛、牙龈肿痛。石膏经火煅用名煅石膏或熟石膏，有清热、收敛之效，可外用于疮疡溃而不敛、湿疹、水火烫伤等。

硫黄

硫黄为天然硫黄矿的提炼加工品。山西硫黄（也叫黄铁矿）资源丰富，分布广泛，历史悠久。鲁迅《中国矿产志》记载，远在宋朝以前，山西西山的王封山即出产硫黄。《山西通志》载，明代时阳曲的王封山和阳城的白桑村就设有硫黄冶炼厂。据1959年版的《山西省经济资料》中记载，全省有63个县有硫黄矿，年产量占到全国总产量的1/6，居全国首位。而阳泉则在全省各县、市名列前茅，矿藏储量多，品位高，开采较早，生产量大，质量好，闻名全国，被誉为"阳泉黄"。晋城亦特产硫黄，花色多质量高，行销全国各地，出口国外。尤其是阳城县通义黄厂的硫黄含砷量低于国家标准，质量在全国领先，有"纯度九十九，用户不过手"之誉。陵川县的硫黄化工产品也以其新兴特色打入国际市场。硫黄系古代道家炼丹的必用之品，故西晋迄唐，阳城县王屋山北麓，炼丹制黄，颇负盛名。

硫黄性味酸、温，有毒，归肾、大肠经。其功效外用杀虫止痒，治疗疥癣、湿疹、皮肤瘙痒。内服壮阳通便，用于肾火衰微、下元虚冷诸证及虚冷便秘。供内服的硫黄须与豆腐同煮至豆腐呈黑绿色为度，然后除去豆腐，阴干。用时研末。本品有毒，用量不可太大，也不可服用太久，防止中毒。

龙骨

龙骨为古代哺乳动物如三趾马、犀类、鹿类、牛类、象类等的骨骼化石。山西有许多地方出产龙骨，陶弘景《名医别录》曰"生晋地川谷"，南朝宋雷敩《雷公炮炙论》："剡州、沧州、太原者为上。"唐代苏敬《新修本草》："今并出晋地。"宋代苏颂《本草图经》曰："今河东州郡多有之。"其中最多的是离太原110多千米的晋中市榆社县，全县326个村，产龙骨的就有150多个村。大概距今在500万年~200万年，榆社并不像现在这样丘陵起伏、山峦连绵，而是一处森林茂密的盆地，既有交织如网的河流湖泊，又有水草丰美的沼泽地带，以三趾马、剑齿象、大唇犀牛、羚羊等为主的动物群怡然栖息其间。随着岁月的流逝，河流把泥沙冲刷夹带到低洼处，经过若干万年的沉积，逐渐出现了高地，又加上地壳的升降运动，榆社盆地方慢慢地变成目前这副模样。生活在这里的动物群，失去了良好的环境，也就慢慢地消失了。它们的遗体深埋在泥土里，有的腐烂了，有的却成为化石。

榆社的古生物化石蕴藏是非常丰富的。其种类主要有树木、灌木、杂草、鱼类、昆虫和各种野兽，共约 170 余种。种类之多，数量之大令世界瞩目。化石是古代生物的遗体，是生物进化的唯一实物证据。只有 2% 的古代遗体变成了化石，被人们发现的化石又仅占这些化石的 20% 左右。榆社出产的化石大部分代表了我国古哺乳动物研究中长期寻而不见的一个空白层位，这一层位，目前在世界上也是很少发现的，榆社成为国内外古生物学家格外注目的一个地点。1955~1983 年，曾先后有中国科学院古脊椎动物与古人类研究所等单位的专家、教授来榆社进行考察、研究。1959 年，国务院将榆社县全境化为古脊椎动物化石重点保护区。1980 年榆社古脊椎动物化石陈列馆开展，展出各种动物化石标本 170 余件，其中 3 米多长的大象牙和 300 千克重的大象头骨最引人注目。此后，美、德、英、法、芬兰等国的学者先后来榆社考察、研究。在天津自然博物馆陈列的化石中，榆社出土的有近 3000 个号，差不多占了 1/3。在美国纽约自然博物馆，那里保存榆社出土的化石就占了一幢三层楼房。

龙骨性味甘、涩，微寒，归心、肝经，具有平肝潜阳、镇静安神、收敛固涩的功效，用于治疗阴虚阳亢所致的烦躁易怒、头晕目眩等证，神志不安、心悸失眠，以及惊痫、癫狂等证，遗精、带下、虚汗、崩漏等证。此外，煅龙骨研末外用，有吸湿敛疮作用，可用于湿疮痒疹及疮疡溃后久不愈合。

龙骨可入药，但不是所有龙骨都能入药。据现代科学分析，距今 300 万年的上新世地层，所含放射性同位素比较低，这一地层的化石入药比较好。

沙棘

沙棘俗称酸刺、酸溜溜，是晋北山地丘陵区的特产。清道光《大同县志》中，已列为大同物产之一。沙棘是植物和其果实的统称。植物沙棘为胡颓子科沙棘属多年野生落叶灌木，是地球上生存超过两亿年的植物，沙漠和高寒山区的恶劣环境中能够生存，也是砒砂岩地区唯一能生长的植物。其特性是耐旱，抗风沙，可以在盐碱化土地上生存，因此被广泛用于水土保持。国内分布于华北、西北、西南等地。沙棘为药食同源植物。沙棘的根、茎、叶、花、果、籽，均可入药，特别是沙棘果实含有丰富的营养物质和生物活性物质，含有人体不能合成的、人的身心健康不可少的多种维生素，享有"世界植物之奇"、维生素宝库之称。一颗沙棘全果，仅有一粒沙棘籽，1 000 粒沙棘籽不足 10 克沙棘籽油，20 吨沙棘果实中提取 1 吨沙棘种子，20 吨种子萃取 1 吨沙棘油，250 毫升沙棘油需要 100 千克沙棘果浓缩。

我国具有悠久的沙棘药用历史，是世界上沙棘医用记载最早的国家，古代我国藏医、蒙医已将沙棘列为重要的药用植物，用于止咳，平喘，活血化瘀等。8 世纪的藏医巨著《四部医典》，对沙棘的药效即做了详细的记载，1840 年藏医学的经典之作《晶珠本草》也以大量篇幅记载了沙棘的医药作用。1977 年我国卫生部首次将沙棘正式列入《中国药典》。之后，国家医药局和卫生部联合公布沙棘为药食同源植物。

沙棘含糖量高，维生素 C 和胡萝卜素含量丰富，还有多种微量元素、多种氨基酸和其他生物活性物质。果实呈椭圆形，成熟后为橙黄色或红色，味酸可口。每到农历十月以后，果实成熟，累累硕果如同红珍珠一般，城乡妇孺孩童，争相购买。沙棘果实入药具有止咳化痰、健胃消食、活血散瘀之功效。近年来开发

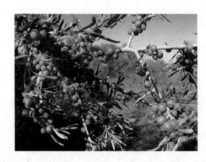

沙棘

出多种饮料、食品，无菌无毒，甜酸味美，清暑解渴，沁人心脾。现代医学研究，沙棘有解除疲劳、抑制衰老、抗癌防癌、促进新陈代谢等明显功效，实为重体力消耗者及妇幼老弱，尤其是孕妇的高级滋补佳品。还有降低胆固醇，缓解心绞痛发作，防治冠状动脉粥样硬化性心脏病的作用。近年来开发了沙棘，制成沙棘汁、沙棘酒、沙棘酱、沙棘酪等多种饮料和食品，还利用沙棘制成系列高级化妆品。

食疗佳品

山药

山药原名薯蓣，系多年生蔓生草本植物薯蓣的块根，是一种营养丰富的食品，经加工后又是健身、扶脾、养胃的上等滋补品。

山药性味甘、平，归脾、肺、肾经。具有益气养阴、补脾肺肾的功能，《本草纲目》称其"益肾气，健脾胃，止泄痢，化痰涎，润皮毛"。山药在医疗方面，可以起到人参起不到的作用，人参燥热，青年人不宜服用，但长山药老年人、青年和少年儿童都可以服用，故国外把长山药称为"中国人参"。长山药亦是营养丰富的食品，筵席上常见的拔丝山药、蜜饯山药等佳肴，更是独具一格。

山药以产于河南焦作地区者为佳，焦作古属怀庆府，故称为怀山药。山西省晋中、晋南、晋东南等地区均有栽培，以平遥、太谷、孝义、祁县、文水、汾阳、洪洞、芮城等地产量较大，亦为当地特产之一，质量堪与怀山药媲美。平遥尤以岳北村种植长山药历史悠久，质地优良，以条长、茎粗、皮薄、质细而著称。孝义梧桐村产的长山药，以条粗且长，皮薄质细著称。入药有健脾补肾、润肺生津之功效。祁县西管村产的长山药既长又粗，肉细味甜，淀粉多，既可食用，又能入药。太谷北阳村生产的长山药，具有茎长、毛少、味甘的特点。这几个地方生产的长山药俱为难得的精品，十分珍贵。汾阳冀村山药亦为名品。

山药因加工方法不同，分为毛山药与光山药两种。毛山药略呈圆柱形，微弯曲稍扁，一般长 10~25 厘米，直径 1~3 厘米，表面白色，有的带纵沟皱，有的略平坦，未去尽栓皮或须根深陷处则带有浅褐色斑块或小点。两端不平齐。质坚实，断面白色，富粉质，显颗粒状，无木质纤维组织，味甘淡，微酸。光山药呈圆柱形，一般长 10~20 厘米，直径 1~3 厘米，表面洁白光滑，两端平截，其余与毛山药相同。两种山药，均以条干均匀，质坚实，粉性足，色洁白者为佳。质较松，粉性小，色黄白者质次。未去外皮、质松，色棕黄者不宜入药。

百合

百合为百合科多年生草本植物百合、细叶百合和山丹的肉质鳞茎。百合性味甘、微寒，归肺、心经。可润肺止咳、清心安神，补中益气，《日华子本草》言"安心，定胆，益智，养五脏"，《本草纲目拾遗》曰"清痰火，补虚损"。用于肺热咳嗽、劳嗽咯血，虚烦惊悸，失眠多梦，对肝炎、胃病、贫血患者均有良好疗效。

百合在山西主产于稷山、绛县、吉县、灵丘、广灵、沁源、黎城、寿阳等县。尤其是位于山西最南端的平陆县，种植百合面积最大、质量最好。当地有民谣言"闻喜的莲菜运城的糕，平陆的百合不用挑。"以闻喜的莲菜和运城的福同惠糕点来衬托平陆百合的质量好。平陆种植百合历史悠久，品种多样。特点是个头大，瓣肉厚，肉厚心实，瓣内无柴，无丝色白，营养价值高，滋补功能强，最大的重 150 克以上，一般的也有 100 克重；鲜嫩时洁白的百合鳞茎犹如一朵白莲，掰开成的茎瓣，加糖蒸熟，吃着酥沙、绵软，味甜而幽香；将收获后的鲜百合放置起来，宁干不烂。如埋入湿土可终年保持鲜嫩的品质。平陆百合从明朝万历年间开始移植栽培后，就成为每岁献给朝廷的贡品，被誉为"中条参"。

平陆百合除了在平陆县生产外，还在运城市盐湖区解州镇一带种植，为此，也叫"解州百合"。平陆和解州一带的百合，都是从野百合移植驯化来的。这两地地处中条山两侧，到处生长着野百合，在盛夏开着白色中微显紫纹的花朵，与山丹丹花很相似。移栽野百合时，要把整个根茎刨出，找出生长点，分为数瓣，像栽植大蒜一样栽到地里。一般选用壮苗底部无黑色，瓣子雪白无斑点，自然包芯扎得紧，底部根多长得齐的种植繁殖。百合性喜干燥怕热，雨水、湿度和温度过高，则生长不良，容易发生病害。而平陆县中条山麓，属于沙质土壤，又有"平陆不平沟三千"之称，十分有利于百合生长。

平陆百合鳞茎含维生素 1.5%，糖 10.3%，蛋白质 4.7%，淀粉 22%，果胶 1.7%。并含有秋水仙碱及少量的钙、磷、铁等。用以入药，可补中益气、温肺止咳、安神、清心、定神。平陆百合的鲜品镇静止咳作用尤其明显。当地治疗支气管炎，以鲜百合 9 克，梨 1 个，白糖 15 克，混合蒸 2 小时，服之有神奇的效果。以生百合 30~90 克，蜂蜜 1~2 匙，拌和蒸熟，临睡前服之，有安眠作用。当地还对鲜百合进行加工，制成百合粉、百合晶、百合脯、百合罐头等食疗产品，颇受顾客欢迎。可见百合既是一味治病良药，又是一种食疗佳品，诚如明代陈嘉谟《本草蒙筌》所言："蒸食能补中益气，作面可代粮过荒。"

桃

桃为蔷薇科落叶小乔木桃的果实，《诗经》上说："桃之夭夭，灼灼其华。"说明远在 3 000 多年前我国已栽培桃树了，大江南北处处有之，尤其是北方最多，山西为其一。寇宗奭《本草衍义》曰："太原有金桃，色深黄。"现今阳曲县张拔白桃，以肉质细白、含糖量高，核、肉不粘，外形美观闻名四乡，早年为太原府招待宾客之珍品。

桃是我国人民普遍喜爱的果品，有仙桃、寿桃、寿果的别名。桃与长寿联系在一起是不无道理的，桃营养比较丰富，内含蛋白质、脂肪、糖类、纤维素、多种维生素和钙、磷、铁等矿物质。《千金方》称桃为"肺之果，肺病宜食之。"桃性味辛酸甘温，有生津、润肠、活血、止喘、降压、益颜色、解劳热的功效。但因其性温，多食能令人发热、腹胀并易生痈疖。所以，民间有"桃饱人"之说。

还有一种桃子在树上经冬不落，叫瘪桃干，又叫桃枭、桃奴，也作药用，有生津、止汗、养胃、除烦等功用。中医常用治疗小儿虚汗、妇女妊娠下血、伏梁结气、疟疾；烧烟，熏痔疮；烧黑油调，治小儿头上生疮疖肿。

桃之仁入药用，堪称一宝。桃仁性味苦平，归心、肝、肺、大肠经。有活血祛瘀、润肠通便的功效，可用于痛经、血滞经闭、产后瘀滞腹痛、癥瘕、跌打损伤、瘀阻疼痛，以及肺痈、肠痈、肠燥便秘等证。清代缪希雍《本草经疏》说桃仁"性善破血，凡血结、血秘、血燥、瘀血、留血、蓄血、血痛等症，用之立通。散而无收，泻而无补，过用之及用之不得其当，能使血下不止，损伤真阴，为害非细。故凡经闭不通由于血枯而不由于瘀滞，产后腹疼，由于血虚而不由于留血结块，大便不通，由于津液不足而不由于血燥秘结，法并忌之"。由于桃仁功能破血，食之能引起流产，孕妇忌用。对于血枯、血虚腹疼亦忌用。如用作和血，应去皮尖生用；如用于破血，宜连皮尖炒用。双仁者有毒，不可用。桃仁所含的苦杏仁苷因酸或酵素的作用，加水分解而产生氢氰酸，有镇咳作用，可代替杏仁使用。但是桃仁并不是专用的镇咳药，其性是祛瘀、破滞，而且所含镇咳有效成分氢氰酸如大量内服能麻痹延髓呼吸中枢，引起中毒，服用时切勿过量。

此外，桃花泻下通便，利水消肿，祛瘀镇咳，治便秘、腹水、水肿。腹水用鲜桃花6克，水煎服，每日1~2次，连服数日，有明显效果。便秘时亦可用桃花煎服，有缓下作用。现代医学证实，桃花中所含成分主要有山柰酚、香豆精；白桃花含有三叶豆苷，一般认为白桃花入药为好。《本草纲目》引苏鹗《杜阳杂编》载："范纯佑女丧夫发狂，闭之室中，夜断窗棂，登桃树上食桃花几尽。及旦，家人接下，自是遂愈也。"李时珍按："此亦惊怒伤肝，痰及败血，遂致发狂。偶得桃花利痰饮、散滞血之功，与张仲景治积热发狂用承气汤、蓄血发狂用桃仁承气汤之意相同。"

桃叶有发汗和杀虫作用，民间常用治疗淋巴腺炎、风湿性关节炎、鼻中生疮及湿疹、痔疮、阴道滴虫、足癣等皮肤病。外用治头虱、灭跳蚤。治淋巴腺炎，可将桃树叶捣烂，加黄酒少许，炖热，敷于患处。治风湿关节炎，可取鲜桃叶15千克，加水适量，煎至桃叶呈暗褐色，过滤去渣，再用文火熬成膏状，加樟脑25克，冰片3克即成。用此膏贴患处。治鼻中生疮，把嫩桃叶捣烂塞入鼻中。一日更换2~3次。治足癣，鲜桃叶捣烂敷患处。用于灭跳蚤，可将桃叶不拘多少，水煎成嫩汁，喷洒于有蚤处，可杀灭。

杏

杏为蔷薇科落叶乔木杏的果实。原产于我国，已有 3 000 多年的历史，《夏小正》中有"囿有见杏"的记载，为杏的世界最早的历史资料。春秋时期的《管子》一书中，有"五沃之土宜杏"的记载，《山海经》中也有"灵山之下，其木多杏"。杏树爱寒、干燥，多植于北方，历来有"南梅北杏"之说。在山西省栽培最广，陶弘景《名医别录》曰："杏生晋山川谷，五月采之。"南起黄河渡口的茅津渡，北至长城脚下的杀虎口均有分布。主要产地有运城、永济、万荣、闻喜、平陆、清徐、原平、阳高等县市。品种也多，有沙金红、老爷红、脆扁丹、马武杏、大白杏、大红脆、白水杏、三月黄、梅杏等 100 余种。其中，运城的三月黄在农历三月下旬即可上市；永济县栽培的大白杏历史悠久，品种繁多，以梅杏、桃杏、白甜子和十里香为最优。梅杏色泽鲜艳，味道醇厚；桃杏个大皮薄汁多，因含桃味而得名；白甜子具有个大，皮薄、味甜的特点；十里香则香味浓郁，使人闻之而垂涎。临猗县李家庄白水杏已有数百年的栽培历史，品种有白甜核、白杏、红杏、六月杏、麦黄杏、鸡蛋杏、梅杏、李杏等十多个，其中最佳者是白甜水杏，白里透红，白中带黄，个大质软，味甜汁多，肉厚核离，麦黄时成熟，食之解渴生津，余味无穷。万荣白水杏以孤峰山麓皇甫、万泉两个乡的产量多质量优。其特点是果形扁圆，果面粉红，纯洁鲜艳，果肉白黄，汁多甘甜，核仁香脆。该杏林体寿命颇长，产量稳定。而清徐县仁义村常家坡的沙金红杏品质优良，个大形圆，色泽红艳，皮薄肉厚，汁多、甜酸适口，15 个左右即重量达 1 千克。含有维生素 C、B 族维生素、糖、果酸、蛋白质、钙、磷等，营养丰富，所制杏脯畅销国外。还有阳高县王官屯一带的软硬条京杏，品质优良，用来加工的杏脯色泽金黄，半透明，果味香郁，含多种对人体有益的矿物元素，且含量适度。1976 年打入国际市场后，每年出口香港、日本、东南亚，在日本被誉为"中国名贵小食品"。

杏，自古以来就与医药有不解之缘，三国时名医董奉酷爱杏树，为人治病不收费用，愈后只让病家种植杏树，经数年蔚然成林，并将卖杏之钱救济贫困之人。后世遂以杏林代称医界，常以"董杏成林""杏林春暖""虎守杏林"等称誉医家的技术精湛。

杏的果实、杏仁、杏叶和树皮、树根，均可药用，但主要是用杏仁。《千金方》称杏为"心之果，心病宜食之"。杏性味酸甘温，入肝肾经，具有生津止渴、止泻的作用，暑热伤津、慢性泄泻等症可佐食之。杏性温，一次不宜食入过多，以免上火发炎，中医认为过食对炎症和牙齿不利，容易诱发疖肿或泄泻。寇宗奭《本草衍义》曰："小儿尤不可食，多致疮痈及上膈热。"故谚语有"桃饱人，杏伤人"之说。杏仁分苦、甜两种，入药以苦杏仁为主。其性味苦，微温，有小毒，归肺、大肠经。具有止咳平喘、润肠通便的功效，用于治疗咳嗽气喘、肠燥便秘等证。甜杏仁滋润之性较佳，故虚劳咳嗽气喘用之最宜。临床一般认为，苦杏仁长于治实证咳喘，甜杏仁偏于滋养，多用于虚咳。据现代医学研究，苦杏仁所以有上述功用，是因其含有"苦杏仁苷"，它可以在人体分解出微量"氢氰酸"，对呼吸中枢有镇静作用，故可止咳、平喘；又因其含有丰富的脂肪，能润肠通便。

杏仁除药用外，亦供食用。但苦杏仁有毒，不可多食。据测定，小孩一次吃20粒左右，成人一次吃50粒左右，即可中毒。中毒原因是大量苦杏仁苷进入人体，经酶水解后产生过量氢氰酸，使细胞色素及细胞色素氧化酶失去传递电子作用，而发生细胞内窒息，并麻痹、抑制延髓中枢。杏仁中毒时，轻者可用杏树皮100克，煎汤内服，毒即解。制作酱菜、果糖、罐头等食品的酱杏仁、杏仁茶、杏仁露、杏仁酪、杏仁霜、杏仁粉、杏仁饼等一类珍馐佳品，是经过加工去毒或用甜杏仁制作的，因此无碍。

此外，陈嘉谟《本草蒙筌》曰："根主堕胎，花治厥逆。实啖多督，伤筋骨伤神。叶逢端午采收，煎汤洗眼止泪。"《卫生易简方》载，杏花还可治妇女不孕症。

梨

梨为蔷薇科落叶乔木梨的果实，山西地处黄土高原，空气干燥，日照充足，冬寒夏热，土层深厚，是我国最古老的产梨地区之一。《广志》记载："上党樗梨，小而甘。"由此推断，山西栽梨至少已有1700年的历史，1630年编著的《群芳谱》也有"阳城夏梨"的记载。据考察，直到近代全省老梨树还有很多，寿阳有树龄 500 年的油梨树，高平有树龄 300 年以上的肖梨树，原平有 300 年的夏梨树，万荣有 200 年的金梨树。

山西梨，梨园众多，种植历史悠久，品种齐备，质量优良，各市县名品颇多。如原平市同川地区早在唐代就开始栽植梨树，到宋代已很有名，明洪武年间已成为著名的梨果之乡。同川梨有：黄梨、油梨、夏梨、笨梨、鸭梨、瓣子梨、瓶梨等多种。20 世纪 60 年代又从外地引进优良品种，尤以砀山酥梨、河北鸭梨、雪花梨等色味最佳。同川梨总的特点是个大，皮薄，水分多，酥、脆、香、甜，肉细，味美。

阳曲县酥梨以糖分多、品质好名列前茅。寿阳县的宗艾蜜梨形似鸭梨，细软多汁，味如香蕉。

榆社前庄金蜜梨 1968 年由太原引进，外表呈金黄色，且干净光亮，皮薄、肉大、核小。果肉石细胞少，含糖量高。食之酥甜、芬芳，状若蜂蜜。

隰县金梨于明代开始栽培，清代遍及全县。金梨树一般 4 月上旬萌芽，中旬开花，9 月下旬果熟，耐寒耐旱，适应性强。果实硕大，呈黄绿色或金黄色，只重250 克左右，最大重达 3 千克以上，皮略厚但糖分多。入窖短期储存皮可变薄。果肉嫩脆，质地致密，味道清醇，香甜可口，营养丰富，可供保健。冬春咳嗽，取大梨一个去核，调以蜂蜜蒸服，效果甚好。

运城酥梨个大、皮薄、色艳、汁浓、香甜、无渣，含糖量平均 14.3% 左右。有止渴清火、止咳祛痰之功能。

高平黄梨呈黄绿色，个大，皮厚，汁多，甘酸适度，耐储存。尤其是陈区镇的铁炉梨别有特色，较一般黄梨皮薄、质细、汁多、味浓，在明清时代即被列为贡品。

万荣孤山金梨，个大汁多，甜酸适度，气香味美，皮色金黄。成熟金梨较耐储运。

梨除鲜吃外，还用于酿造梨酒、梨醋、梨汁、梨膏、梨脯、梨丝、梨干和梨罐头。梨含有蛋白质、脂肪、钙、磷、铁和葡萄糖、果糖、蔗糖、苹果酸、柠檬酸及维生素等营养物质。因此，吃梨可给人体补充营养成分。

梨为百果之宗，也是治病良药之一。李时珍《本草纲目》有"梨品甚多，……俱为上品，可以治病"，并指出梨能"润肺凉心，消痰降火，解疮毒、酒毒"。梨性寒味甘、微酸，入肺、胃经，能生津止渴，止咳化痰，清热降火，养血生肌，润肺去燥，解酒毒等，最适宜于热病烦渴、肺热咳嗽、痰多，小儿风热，喉疼失音、目赤肿痛、大便秘结等症。明代李中梓《本草通玄》认为"梨生者清六腑之热，熟者滋五脏之阴"，对肺结核、急性或慢性气管炎和上呼吸道感染的患者出现的咽干喉疼痒、声音嘶哑、痰多而稠、大便燥结、小便黄少等症状，均有疗效。有上述疾患的人，在服药的同时吃些梨，可以帮助缓解病情。

现代医学研究认为，梨还有降低血压、清热镇静的作用。高血压、心脏病患者如有头晕目眩、心悸耳鸣，食梨大有益处。梨含有丰富的糖分和多种维生素，有保肝和帮助消化的作用，所以对肝炎、肝硬化患者来说，常吃梨可作为辅助治疗的食品。

历代医家誉为名方的"五汁饮"，即取梨汁和荸荠汁、藕汁、芦根汁、麦冬汁各等份，混匀凉服或温服。可治疗各种热病、津液不足、酒后烦渴等症，疗效卓著。中成药中雪梨膏、秋梨膏、梨膏糖等，止咳化痰作用良好，颇受人们欢迎。

用梨治病的好处很多，又很方便，既可生食，亦可熟食，饮汁或切片煮粥、煎汤服均可。所以，民间流传有"几颗杏李三把火，日食斤梨不为多"的谚语，说明多食无妨。

除梨之外，梨皮、梨树的叶、花、根等也能入药，有润肺、消痰、清热、解毒等功效。

由于梨性寒，也有它不足之处，过食可助湿伤脾。陈嘉谟《本草蒙筌》曰："梨性冷利，食不益人。酒病弥佳，故称快果。食少难却病，食多则动脾。凡百用之，需当斟酌。丹溪曰：梨者利也，流利下行之谓也。"《本草纲目》指出："梨之有益，盖不为少，但不宜过食尔。"《罗氏会约医镜》中还指出："产妇及脾虚泄泻者禁之，以其过于冷利也。"因此，不可一次食用过多，有脾胃虚寒、慢性肠炎的患者，不宜食用。

葡萄

葡萄为落叶木质藤本植物，在我国栽培历史悠久，李时珍《本草纲目》中说："葡萄汉书作蒲桃，可以造酒，人醄饮之，则醄然而醉，故有是名。其圆者名草龙珠，长者名马乳葡萄，白者名水晶葡萄，黑者名紫葡萄。汉书言张骞使西域还，始得此种，而神农本草已有葡萄，则汉前陇西旧有，但未入关耳。"

山西省属大陆性气候，夏季炎热，冬季寒冷，昼夜温差人，雨量较少，空气干燥；加之大部地区土层深厚，矿质营养丰富，保水力强，非常适宜葡萄生长。太原地区的葡萄，唐代以前便很有名，并有葡萄酿酒的出现。据《新唐书》载：唐时太原葡萄酒已作为贡品送达宫廷。尤其是清徐县素有"葡萄之乡"的美称，清徐县云梦山麓是我国四大葡萄产区之一，栽培已有千年以上历史，种类繁多，味美可口，闻名全国。民间早已流传"清源有葡萄，相传自汉朝"的说法。《史记·大宛列传》记载，汉武帝建元年间，张骞出使西域，从大宛（塔什干）、康居（粟特）和大夏（巴克特利亚）带回葡萄种子，在新疆一带种植。后来，清源马峪边山有一姓王的皮货商人从西北带回葡萄枝条在当地栽培成功，之后，栽培渐多。主要产地有东西马峪、东西梁泉、仁义、都沟、李家楼、迎南风、后窑等村。清徐葡萄色泽艳丽，粒大皮薄，含糖量高，味香浓郁。品种有 70 多个，主要是黑鸡心、龙眼、紫玫瑰、香蕉、屏儿、驴奶、葡萄园皇后、粉红太妃、秋白、夏白等 17 个品种。其中龙眼、黑鸡心栽培最多，产量最大；屏儿葡萄和脆葡萄品质最佳。清徐葡萄的特点是皮薄、粒大、糖分高、味道甜。色彩美丽鲜艳。

用清徐葡萄制出的葡萄干，粒大、饱满、色鲜味甜，名扬中外。

此外，文水县宜儿乡方园、武午村一带亦盛产葡萄，分红、白两种，质地优良。据光绪九年《文水县志》记载，方园村熏制的葡萄干，曾被列为贡品，"正贡三大箱九十勣，……俱用黄绫装裱解京。"1973 年该村生产的红龙眼葡萄和白葡萄，进入香港市场。还有阳高县桑干河畔的东小村周围亦盛产龙眼葡萄，曾是北京葡萄酒厂的优质原料。

葡萄是一种营养价值较高的水果，含糖量为 15%～30%，其中以葡萄糖为主，可为人体直接吸收。葡萄糖就是以葡萄的这种糖而得名。葡萄还含有蛋白质、卵磷脂、酒石酸、苹果酸、柠檬酸、果胶、多种维生素和矿物质，仅氨基酸就含有十几种。

葡萄的果肉、根、叶均可作药用。葡萄性味甘酸平，入肺脾肾经。早在《神农本草经》中即载："葡萄味甘、平，主筋骨湿痹，益气倍力强志，令人肥健，耐饥忍风寒。久食，轻身不老延年。可作酒。"魏文帝曹丕诏拜群臣评价葡萄曰："蒲桃当夏末涉秋，尚有余暑，醉酒宿醒，掩露而食。甘而不饴，酸而不酢，冷而不寒，味长汁多，除烦解渴。又酿为酒，甘于曲蘖，善醉而易醒。他方之果，宁有匹之者乎？"精辟地说明了葡萄的性能。由于葡萄有利筋骨、治湿痹、益气补血、除烦解渴、健胃利尿等功效，临床上常用于治疗筋骨风湿痛、小便涩痛；常食使人健壮，耐风寒，利小便；葡萄干能健胃补气，为滋养品，虚弱患者最宜食用，既可开胃口，增进食欲，又可补气养血。葡萄的根、藤和叶，水煎服，可治妊娠恶阻，并有安胎、消肿和利尿的作用。当代根据祖国医学指出的功用，将玫瑰香葡萄的叶、藤加工提炼制成注射剂，用于治疗坐骨神经痛、三叉神经痛，有很好的疗效。葡萄汁对高血压有益，常饮可使血压下降。据报道，野葡萄藤有抗癌作用，可用于治疗食管癌、乳腺癌和淋巴肉瘤。

西瓜

西瓜属葫芦科一年蔓生草本植物，号称夏季瓜果之王，因来自西方，故名西瓜。因其性寒，又名寒瓜，有的地方也叫它夏瓜、水瓜等。原产于非洲南部的克拉哈里沙漠。4 000 多年前，埃及农民首先在尼罗河流域栽培。据历史记载，唐、五代时引入契丹，后由邰阳令胡峤经回纥（今新疆一带）引种到内地。嗣后因其深受人们喜爱，南北各地相继引种。由于水土、气候条件不同，全国各地又培育出许多不同特点的名瓜。

山西北部的大同、朔州一带，历史上就是契丹的一部分，而且是契丹发展农业的重要地带。应该说那里种植西瓜的历史是很早的了。山西西瓜品种很多，形色各异。瓜瓤有大红、粉红、橘黄、浅黄、白等颜色，其籽有黑、黄、绛、白等各色，瓜皮有黑、青、花、白等数种。如天镇县生产的"桃尖瓜"，最重的有30多千克；阳高县的"冰淇淋瓜"，皮薄质脆，瓤白肉细，纤维少，味甜爽口。成熟后，天上响雷，瓜皮即会震裂；大同县的"三白瓜"，白皮、白籽、白瓤，汁多而甜；应县狼峪村的西瓜，切开是干瓤，无半点水分。放在嘴里，立即化成满嘴甜水；运城市的"三结义""二黑皮"和"红尖"西瓜，皮薄而硬，素有"运城西瓜红到皮"的说法；晋中、太原市郊区的"冰糖罐"西瓜，皮瓤鲜红，呈微粒状，糖度很高。临猗县七级乡七级村一带的七级西瓜，其品种　是小籽洋瓜，皮白个小，黑籽红瓤，粒少皮薄，脆甜可口，成熟较早；一是虎皮瓜，个头较大，瓤呈鲜红，口味脆甜，素有"沙红瓤，赛蜜糖"之誉。还有河津市小籽西瓜，含糖量高，成熟早；大黑瓜籽，又黑又大，味道独特。

西瓜的营养很丰富，瓜瓤中几乎包括了人体所需要的各种养分，如维生素和葡萄糖、果糖、蔗糖、蛋白质、蔗糖酶、苹果酸、磷酸、丙酸、丙氨酸、谷氨酸、精氨酸、瓜氨酸和钙、磷、铁、纤维素等。对于那些因"苦夏"吃不下饭，身体消瘦的人，吃西瓜可以补充体内养分的不足。据传说，清朝慈禧太后执政期间，听说山西的西瓜是著名的产品，还特别调去一批运城的"红尖瓜"，去制作她最喜欢吃的西瓜盅。

关于西瓜的医疗功用，性寒味甘，入心、胃、膀胱经。有清热、解暑、止渴、消烦、利咽、解酒、利水、止痢等功效，适用于中暑、发热、烦渴、小便黄赤、酒醉等症。在发热、口渴、汗多、烦躁时，饮新鲜西瓜汁可使患者顿觉轻松。所以，明代汪颖《食物本草》曰："西瓜性寒解热，有天生白虎汤之号。"民间亦有"热天两块瓜，药物不用抓"的说法。金元四大家之一朱丹溪言："含汁，治口疮。""口、舌、唇内生疮，烧研噙之。"现代著名中药学家叶橘泉在《现代实用中药》中介绍西瓜可"治肾炎浮肿、糖尿病、黄疸，并能解酒毒"。近年来科研证明：西瓜所含的糖、盐类和酶，有治疗肾炎和降低血压的作用。因为适量的糖能利尿，适量的钾能消除肾脏的炎症，其中的酶能把不溶性蛋白质转化为可溶性蛋白质，能增加肾炎患者的营养，瓜中的配糖体还有降低血压的作用。

西瓜皮与西瓜的功效略同，中药称它为"西瓜翠衣"，既是清热解暑、生津止渴的良药，又可治闪腰岔气和口唇生疮。平常暑热之际，吃完西瓜，可把瓜皮削去白色部分，加水煮几分钟，再放点白糖，待凉后喝，确有生津止渴、利尿解暑之功，是很好的消暑饮料。清代著名的温病学家王孟英《温热经纬》中的清暑益气汤，即以西瓜翠衣为主药。如把西瓜皮焙干，研末外用，可治口疮。《摄身众妙方》记载，闪挫腰痛，用西瓜青皮，阴干为末，酒调服三钱。将西瓜皮切碎，水煮，浓煎，成西瓜膏，开水化服，一日二次，每次二匙，可治急慢性肾炎。

用西瓜加工还可制出有名的中药"西瓜白霜"和"西瓜黑霜"。取大西瓜一个，在蒂上切一小孔，挖去瓤籽，装满朴硝，仍以蒂部盖上，悬于通风处，待析出白霜，即为"西瓜白霜"，以鹅毛扫下，研细，用于吹喉，治咽喉肿疼有卓效；如将西瓜的瓤籽挖去，装满大蒜瓣，仍以蒂盖好，以纸金泥封固，埋于糠火煨透，取出研末，即成"西瓜黑霜"，可治慢性肾炎水肿和肝硬化腹水。一日两次，每次5克。连服有效。

西瓜子仁，甘寒无毒，有清肺、润肠、助消化的作用。据报道，西瓜子仁中有一种能降低血压的成分，取9~15克生食，有降压效果。瓜子仁9克，研末，用水调服，一日二次，可治妇女月经过多。嗑食西瓜子仁后的瓜子皮壳，还是一味止血药，取其50克，水煎去渣，加冰糖适量，一日两次分服，可治吐血和大便下血。

西瓜的根、叶也可药用。水煎服，可治疗肠炎腹泻、痢疾等症。

吃西瓜的好处虽然很多，但也要适可而止，一次不宜过多，贪食则适得其反。李时珍《本草纲目》即指出："西瓜、甜瓜皆属生冷。世俗以为醍醐灌顶，甘露洒心，取其一时之快，不知其伤脾助湿之害也。真西山卫生歌云：'瓜桃生冷宜少飱，免致秋来成疟痢'是矣。"意思是说，贪图一时的痛快，吃得太多，容易伤脾胃，引起腹痛、腹泻。此外，不要吃生瓜或变坏的瓜，以免闹肠胃疾患。

山楂

山楂为蔷薇科落叶灌木或小乔木野山楂或山楂的果实，俗名红果或山里红，因其生长山区，果实圆溜，色气如丹而得名。我国南北方均有山楂出产，南方产的称南山楂，果实较小，味酸涩，多原粒入药；北方产的称北山楂，果实较大，气香，味酸甜，供食用与药用。

我国山楂商品基地，主要分布在北方各省。山西全省南起中条山、北至恒山山系均有分布，品种多，质量好，产量高，驰名全国，其中晋城为全国八大山楂产区之一。蒲县、安泽、绛县、沁水、壶关、吉县、阳城、陵川、高平等县，产量均丰。安泽县所产大山楂单果重、可食率、含糖量、含酸量四个方面均属上品。蒲县已有数百年的栽培历史，其籽小个大，皮薄肉厚，具有提神健胃之功效。山楂历来为人们所喜食，柳宗元有"仓父馈酸楂"的诗句，说明那时山楂已作为食品互相馈赠了。

山楂治病，唐代以前应用还不广泛，李时珍《本草纲目》说："自丹溪朱氏始著山楂之功，而后遂为要药。"山楂性味酸、甘，微温，归脾、胃、肝经，具有消食化积、活血化瘀的功效。用于治疗食滞不化、肉积不消、脘腹胀满、腹痛泄泻等症，产后瘀阻腹痛、恶露不尽，以及疝气偏坠胀痛等症。

山楂消食化积的作用很好，尤其为消油腻、化肉积的主药。李时珍《本草纲目》曰："凡脾弱食物不克化，胸腹酸刺胀闷者，于每食后嚼二三枚，绝佳。但不可多用，恐凡克伐也。按《物类相感志》言：煮老鸡、硬肉，入山楂数颗即易烂。则其消肉积之功，益可推矣。"黄宫绣《本草求真》亦曰："山楂，所谓健脾者，因其脾有食积，用此酸咸之味，以为消磨，俾食行而痰消，气破而泄化，谓之为健，止属消导之健矣。"现代医学研究认为，山楂所以有开胃止疼、消食化积的作用，是因为山楂含丰富的酸类物质（苹果酸、柠檬酸、琥珀酸等）和维生素 C，它们具有促进胃液和胆汁分泌，增加胃内酵素的作用，因此可用于食欲缺乏、消化不良、食滞肉积、胸腹胀满等症。中成药山楂丸、保和丸即以山楂为主药，针对此类患者而设。

山楂治痢止泻、镇痛收敛，在治疗痢疾和肠炎腹泻中起重要作用。唐代《新修本草》载："煮汁服，止水痢。"中医认为"无积不成痢"，山楂有杀菌、收敛作用，因此可收到良好效果。焦山楂（山楂炭），可治腹泻和由此产生的腹痛。尤其是夏秋季饮凉积食而造成的腹痛、腹泻、痢疾，服焦山楂有温化止泻之功。与焦神曲、焦麦芽并用，有"焦三仙"的美称。据药理研究，山楂肉对痢疾杆菌有较强的抗菌作用。而且焦山楂的炭化部分到达肠道后，因其炭粒表面的活化性能，可吸附肠中的腐败物质和细菌产生的毒素，减轻这些有害物质对肠壁的刺激，使肠子的蠕动减少，能够达到收敛、止泻和镇痛的效果。

焦山楂及生山楂都有很强的抑制痢疾杆菌、大肠杆菌、变形杆菌和化脓菌的作用。因此，医疗上常用山楂治疗菌痢、肠炎及小儿腹泻。如痢疾初起，即用山楂、红糖各30克，清茶9克，共煎汤饮，疗效神速。因为山楂的化瘀通滞，对脓血便的消失有直接作用。用山楂与乌梅共煎内服，治疗小儿腹泻，有效率为92.5%，治愈率可达85%。

山楂活血化瘀的效果可靠，近代医家张锡纯《医学衷中参西录》载："山楂，若以甘药佐之，化瘀血而不伤新血，开郁气而不伤正气，其性尤和平也。入血分为化瘀血之要药，能除疹癖癥瘕，女子月闭，产后瘀血作疼。"如妇女闭经，用山楂60克煎汤，冲化红糖30克，服之有效。闭经数月不通的，多服几剂即可。山楂还能使子宫收缩，可使产后宫腔内的血块易于排出，故能促进子宫复元，是治疗此病的首选药物。山楂还治疗胃及十二指肠溃疡出血和肠风下血等症。

近年来，国内外医学研究，证实山楂对心血管系统有多方面的药理作用，能软化血管，扩张冠状动脉，增加冠脉血流量，改善心脏活力，兴奋中枢神经系统，具有降低血脂、降低血压和强心、抗心律失常等作用。临床常以生山楂治疗动脉硬化症、高血压病、冠心病、老年性心脏衰弱及高脂血症，有明显的效果。用山楂制成的"冠心宁"，降低胆固醇很好，总有效率为90%。药理分析认为，山楂的降血脂作用是对脂质的清除，能改善血管粥样病变。有的地方用山楂、荷叶代茶叶煮水喝，对冠心病和高血脂症效果也不错。据报道，用山楂、麦芽二味药制成的"脉安冲剂"，疗效显著，患者较为满意。山楂除能降脂降压外，对老年性心脏病及二尖瓣狭窄的症状也有治疗作用。

山楂的叶、核也可药用，例如用山楂叶煎汤代茶喝，可健脾消食、清热解暑，久服可健身，并可用于洗漆疮。

山楂虽然有许多功用，但也不宜多食，如胃中五积、脾虚微弱和牙齿有病者，均不宜食用。山楂不可用铁锅熬煮，因果酸溶解铁锅中的铁垢，能生成低铁化合物，吃后引起中毒。因此，煮酸性大的果品时，忌用铁锅。

石榴

石榴为石榴科落叶灌木或小乔木石榴的果实，最早植于汉代，是张骞出使西域引入内地来的，因来自安石国，又名安石榴。还有丹若、金罂、天浆等别名。李时珍《本草纲目》曰：榴者瘤也，丹实垂垂如赘瘤也。《博物志》云：汉张骞出使西域，得涂林安石国榴种以归，故名安石榴。又按《齐民要术》云：凡植榴者须安僵石枯骨于根下，即花实繁茂。则安石之名义或取此也。若木乃扶桑之名，榴花丹赪似之，故亦有丹若之称。"临猗县临晋江石榴的栽培历史源远流长，临猗大石榴是一种别具一格的观赏植物，垂挂枝头的榴果五色绚烂，情景壮丽，给人以热情奔放、朝气蓬勃、欣欣向荣的感觉，"榴果垂枝"为当地一大景致。其美景最动人之处是榴果的个头特大，平常的榴果，最大的一个也不过 500 克左右，而临猗的平均每个重达 1 千克左右，该县许家庄发现过最大的石榴重达 1 800 克。

石榴果外包一膜，内分千房。它的真正果肉部分不能食用，只能食用它的籽粒浆汁。临猗大石榴，除去个大的特点外，还具有外膜薄、籽粒大、核儿软、液汁饱满而渣滓少的优点。味道分甜、酸、酸甜三种，甜，甜得醇浓、长久；酸，酸得诱人、爽口；先甜而后酸者，则由淡甜转为淡酸，是营养丰富、开胃化食的秋令佳果。晋代潘岳赋云："榴者，天下之奇树，九州之名果。千房同膜，千子如一。御饥疗渴，解酲止醉。"

临猗大石榴又是常用中药，可以治多种疾病。《名医别录》说石榴"疗下痢，止漏精"。《罗氏会约医镜》说："石榴皮，性酸涩，有断下之功。止泻痢、下血、崩带、脱肛、漏精。"石榴性味甘、酸，温，入大肠、肾经，具有涩肠、止血、止咳的功效，可用于久痢久泻、大便出血、肺痨咳嗽、老年慢性支气管炎、咽喉炎、口干、喑哑、口舌生疮等病症。石榴有明显收敛、抑菌、抗病毒作用。石榴鲜食，有"御饥疗渴，解酲止醉"之功。制成饮料，或酿酒造醋，别具风味。石榴的叶、花、皮、根均可作药用。其中药用最多的是石榴皮。石榴皮性温，味酸涩，入胃、大肠经，多炒黑用之。有涩肠止泻、收敛止血和杀虫的功效，凡虚寒久泻、久痢、脱肛、久咳、滑精、崩中带下等，均可使用。现代医学研究认为，石榴皮内含有石榴根皮素，对伤寒杆菌、痢疾杆菌、结核杆菌、绿脓杆菌和各种皮肤真菌都有抑制作用。石榴根皮素对绦虫的杀灭作用很强，但果皮有毒，应用时应多加注意。酸石榴含有的鞣质，有收敛杀菌作用，可止下痢，并开胃口、助消化。古时千金治痢方用的就是酸石榴。将酸石榴连皮带籽一起捣烂取汁，与生姜、茶叶一起，水煎，治疗下痢，有很好的效果。用石榴籽煎汁含漱，据说可治口臭和扁桃腺发炎。

石榴树的根和树皮，有驱除绦虫作用，可使虫体肌肉持续收缩，不能附着，故有驱虫效果。适用驱绦虫、蛔虫、蛲虫，可单用或配槟榔使用。驱虫时，如用泻药，只能用硫酸镁等盐类泻剂，不可用蓖麻油导泻，以免中毒。石榴花，色赤入心经，可治金创出血、九窍出血。石榴叶亦有相同的功效。陈藏器《本草拾遗》说，将榴花"阴干为末，和铁丹服，一年变白发如漆"。苏颂《图经本草》说，"千叶者，治心热吐血。又研末吹鼻，止衄血立效，亦敷金疮出血"。民间常将石榴花于瓦上焙燥研末，加冰片少许，吹耳，治中耳炎脓水不干，甚效。

石榴多食易伤肺，生痰，损齿。《名医别录》说："多食损人肺。"孟诜《食疗本草》云："多食损齿令黑。凡服食药物人忌食之。"朱丹溪《本草衍义补遗》云："榴者留也。其汁酸性滞，恋膈成痰。"李时珍《本草纲目》亦云："榴受少阳之气，而荣于四月，盛于五月，实于盛夏，熟于深秋。丹花赤实，其味甘酸，其气温涩，具木火之象。故多食损肺、齿而生痰涎。"

柿

柿为柿树科落叶乔木柿的果实。原产于我国，已有3 000多年历史，《礼记内则》中把柿子记载为"柹"，是有关柿的世界最早的历史资料。其他史籍中还把它称为"米果"和"猴枣"。司马相如的《上林赋》，张扬诸侯苑囿之盛，铺叙天子游猎之乐，已有黄河中游两岸栽种柿树的记载。山西主要分布在运城市的永济、芮城、垣曲、平陆、稷山、临猗、夏县、闻喜、万荣以及临汾、晋城等地。品种有红柿、黄柿、朱柿、青柿、方柿、扁柿、塔柿、盖柿、小柿、绵柿、牛心柿、猪头柿、镜面柿、铜盆柿等。以果熟时间分，又有"七月红""八月红"等。其中以蒲州（今永济一带）柿子最为有名，蒲柿产于蒲州，从历史记载可知，1 500多年以前，山西蒲坂一带就出现了"柿树连理"的盛况。元代杂剧《西厢记》中张生和莺莺相爱的故事，发生在那一带，至今位于黄河岸边的西厢村还有一座闻名的莺莺塔。《西厢记》中多次提到的深秋红叶，如"晓来谁染霜林醉""难传红叶诗"，不是指的枫叶，而是指的柿叶。清代乾隆年间蒲州知府周景柱在《蒲州柿林红叶》一诗中把这里的柿叶描写成："尽把珊瑚映夕曛，瑶仙齐着石榴裙。无边红树多情思，遮断青山锁白云。"永济县志还记载当地群众很早以前就开始制作柿饼和以柿酿酒做醋，别有风味；还把柿子加工成柿干，与杂粮混合磨成炒面香甜可口，可作主食，故被称为"木本粮食""铁杆庄稼"。"秋霜浇柿林，晋南四处红。屈指数名柿，尽唱蒲州城。"

蒲柿产量大，品种多，其中以青柿为上品，具有果大皮薄、肉细浆多，味甜无籽和最宜脱涩的特点。由青柿加工成柿饼，无核汁多，霜白似雪，肉色金黄，绵软味甜，用手掰开可拉30厘米长的油丝，以浓茶冲之，即可化为汤汁。因个大霜厚，可在柿饼上雕刻各种美丽的图案，明清两代一直是地方官吏向皇宫进贡之品。历史上蒲州人民以一曲歌谣总结了青柿的优点："树青叶大开黄花，结得青柿'桥顶大'。妙手加工将粉搓搽，油丝能拉一尺八。浓茶柿饼冲成水，色似金汤甜似蜜。"至今，当地群众还说："青柿包糕，赛过四川元宵。"

蒲州柿子含有丰富的胡萝卜素、维生素C、葡萄糖和果糖；它含的钙、磷、铁等矿物质和维生素比苹果、梨、桃、杏都多。柿子不怕冻，秋天，从树上选择未损伤的柿子等冬天冻实后，找个背阴的地方挖个土沟，垫上一点草，封土储藏，可以保存到第二年春天。冻柿子特别好吃，当天气转暖，冰雪消融时，吃上一个冻柿子，比起盛暑天吃冰糕，又别是一番滋味。

柿子、柿蒂、柿霜、柿叶都是有名的中药。柿味甘性寒，有清热、润肺、生津、止渴、祛痰、镇咳作用，用于治疗慢性气管炎、高血压、动脉硬化、痔疮出血、大便秘结等症。李时珍《本草纲目》载："柿脾肺血分之果也。其味甘而气平，性涩而能收，故有健脾涩肠，治嗽止血之功。"成熟的红柿是一种平和的滋养品，能补虚、健胃、润肠、利肺。柿饼性味甘平，能和胃肠、止血，蒲州青柿饼临床运用，能治疗痔疮肿痛、产后打嗝不止和直肠出血等症。适量熟食，可止泻止痢。将柿子或柿饼，蒸熟后当点心吃，可治痔疮下血。将柿子榨汁，名为柿漆，加牛奶或米汤调服，每次半杯，可用于高血压或有中风倾向时。

柿霜是制造柿饼的副产品，系由采摘将熟的柿子，削去外皮，经日晒夜露，约经一个月后放置席圈内，再经一个月左右即成柿饼，其上生有白色粉霜，用帚刷下，即为柿霜。蒲州柿霜很有名气，含有甘露醇、蔗糖、葡萄糖、果糖。当地群众把柿霜收集起来用小锅熬成饴糖，摊平冷却后即凝成块状，性味甘凉，入心、肺经，具有清热、生津解渴和止咳利咽的作用，可治肺热咳嗽、咽喉干痛、口舌生疮、吐血、咯血、消渴等症。近代张锡纯《医学衷中参西录》载："柿霜色白入肺，而甘凉滑润，其甘也能益肺气，其凉也能清肺热，其滑也能利肺痰，其润也能滋肺燥。"

柿蒂俗称柿子把，别名柿钱、柿丁、柿萼，性味苦平，归胃经，内含鞣质、三萜烯酸、桦树脂酸、齐墩果酸等，功能降气止呃，对治疗胃失和降所致的呃逆、噫气、恶心不止及夜尿症也很见效。常用的方剂如柿子钱散、柿蒂汤。另据报道，用带柄的柿蒂，研末内服，还有避孕的效果。蒲州镇里的一位老人即用柿蒂炭12克，研为细粉，黄酒冲服治好了多年不愈的便血症。李时珍《本草纲目》即载："按方勺《泊宅编》云：外兄刘掾云：病脏毒下血，凡半月，自分必死。得一方，只以干柿烧灰，饮服二钱，遂愈。又王璆《百一方》云：曾通判子病下血十年，亦用此方一服而愈。为散、为丸皆可，与本草治肠澼、消宿血、解热毒之义相合。则柿为太阴血分之药，益可征矣。"

柿树叶性味涩平，内含黄酮苷、酚类物质、类脂、香豆素、挥发油、有机酸和丰富的维生素C（每百克干叶含3 500毫克）。具有抗菌消炎、止血降压等作用，可用于各种急慢性炎症和出血，有效率达90%以上。对肺结核咯血、胃溃疡吐血、功能性子宫出血、支气管扩张咯血、痔漏便血、眼底出血、血小板减少性紫癜和肺气胀满、咳嗽痰喘等均有较好疗效。柿叶可作茶饮用，能预防治疗多种疾病。

不仅可软化血管，防止动脉硬化，治疗失眠，清热解毒，而且对消除水肿也有明显作用。

柿子虽可制成多种食品，又有很好的医疗作用，但也有它的不足之处，食用不当，亦可致病。因为柿子中含有鞣质，有涩味，有很强的收敛作用，遇酸可凝集成块，与蛋白质结合产生沉淀。吃多了，特别是空腹吃未削皮的柿子，容易和胃酸结合凝集成块而滞留胃里，形成不易消化的植物团，时间久了就引起"胃结石"，中医称为"柿石症"。可使人腹部膨胀，疼痛呕吐，甚至肠气不通，还可摸到移动性腹块。严重的会引起消化道出血、肠梗阻。因此，不可一次吃得太多，也不宜空腹时吃，更不要囫囵吞枣地连皮吃。

按苏颂《本草图经》："凡柿同蟹食，令人腹痛作泻，二物俱寒也。"据报道，柿与蟹同食后，多数人会发生吐泻，少数人还会昏迷不醒。这时可急用木香合开水，磨汁，灌下，可解。李时珍《本草纲目》记载："按王璆《百一选方》云：一人食蟹，多食红柿，至夜大吐，继之以血，昏不省人。一道者云：惟木香可解。乃磨汁灌之，即渐苏醒而愈也。"也有人认为饮酒时也不宜同吃柿子，陈藏器《本草拾遗》说"饮酒食红柿，令人易醉或心痛欲死"。此外，因柿子所含鞣质易与铁质结合，可妨碍人体对铁质的吸收。所以，缺铁性贫血患者以少吃柿子为妙。

黄花

黄花系百合科植物萱草、黄花萱草或小萱草的花蕾。又称萱草，俗称金针、黄花菜。我国自古即有栽培，远在 1 700 多年前的三国曹魏时，嵇康《养生论》中即有"合欢蠲忿，萱草忘忧"的记载。山西大同盛产黄花，大同县栽培黄花始于北魏时期，明朝永乐年间便远销东南亚。大同黄花，角长脆嫩，肉肥油大，味美爽口，质地优良，是著名的"黄花之乡"，为山西省黄花基地县。1983 年在北京举办的"全国出口商品生产基地专厂建设成果展览会"上展出，荣获国家对外经济贸易部荣誉奖状。此外广灵县亦产黄花菜，角长、肉厚、肥硕、脆嫩，在外贸出口中已成热门货，大有供不应求之势。黄花春季发芽，夏末秋初开花，秋后枯萎，冬季休眠，这样四季往复，可以生长 20～30 年。黄花栽培方法简单，适应性强，房前屋后，崖坡田坎，都可栽植，因而也是一种保持水土的优良植被。而且黄花株叶有特殊气味，牲畜和家禽都不爱吃，能确保它健壮生长。

黄花营养价值极高，可与木耳、蘑菇相媲美，内含多种维生素、矿物质，对人体有滋补作用。黄花也可入药，性味甘凉，入肝肾经，有养血止血、除湿热、利尿、宽胸、安脏之功能，可治疗血痔、月经少、贫血、胎动不安、老年性头晕、耳鸣、营养不良性水肿。本品水浸洗后，宜煎炒熟食，有养血补虚作用。与肉炖食可补虚下奶，治贫血、胎动不安。对情志不舒、烦热少寐者，常食可清热除烦，令人安睡。黄花菜又被称为"忘忧草""疗愁草"，能在一定程度上治疗失眠，缓解抑郁、悲伤情绪，令人心平气和，无有忧郁。用黄花菜炖点肉汤吃，可以起到稳定情绪，提升心理愉悦感的效果。周处《风土记》："怀妊妇人佩其花，则生男"。苏颂《本草图经》："作菹，利胸膈，安五脏，令人好欢乐，无忧，轻身明目。"药理分析，黄花含秋水仙碱、天门冬素、萱草根素等，有强烈毒性，服用过量则损害视力，动物实验还出现后肢瘫痪。因此，食用黄花菜，以加工的干品为好，不要食鲜黄花菜及腐烂变质品，也不要单炒食，以防中毒。大同当地采集黄花后，及时放在锅帘上蒸 8~10 分钟，之后用手轻轻挤出花棒中的水分，晒干妥善保存起来。蒸时，既不能夹生，又不要过熟。夹生，晾晒不易干，干后做菜生硬不好吃；过熟了，则色发黑，失去养分，品质变劣。

蘑菇

蘑菇为黑伞科蘑菇的子实体（菌盖及柄）。别名蘑菰、蘑菇蕈、肉蕈。山西省五台县、繁峙县生长的台山香蘑，肉头肥实，油性大，味道鲜美，营养价值高，为菜肴中的上品，尤以香蕈、银盘闻名，它在山珍中与张家口加工的"口蘑"一样驰名中外。台蘑泡汤泡莜面窝是广大旅游者欢迎的地方风味小吃。还可入药，能舒筋活络，专治腰腿疼。五台名方舒筋散即以台蘑为主药制成。此外，宁武、五寨县接壤处的芦芽山一带生长的营盘蘑菇，肉质细嫩，个大肥实，味道清香，亦不失为山珍佳肴。

蘑菇性味甘、平，入肠、胃、肺经，具有补益肠胃、化痰散寒的功效。《本草纲目》："益肠胃，化痰理气。"蘑菇味鲜美，能增进食欲，益胃气，适合于各种肿瘤、糖尿病、肝炎、慢性气管炎者经常食用。体虚者食用，可增强机体的免疫功能。尤其是近年来研究，蘑菇有抗癌作用，并有抑制胆固醇、降压和防治感冒等效果。从蘑菇中提取一种多糖物质，与抗癌药物合用，可减少药物剂量而达到治疗目的。肿瘤患者，可将蘑菇煮汤服用以辅助治疗。各种癌症手术后，持续服蘑菇，可防止癌细胞转移。但蘑菇动气发病，常人亦不可多食。《本草品汇精要》："蘑菇乃蕈之属，……今人肴汤中食之味甚鲜美，但不可多食，由其动气而发病故也。"另外，野生蘑菇要注意是否有毒，如中毒可用生绿豆和水研浓汁饮。

木耳

木耳为木耳属食用菌。其色茶褐或黑褐色，质柔软，外形似人耳，以片大肉厚、色正味鲜者为佳。在山西各地林木地带广有生长，其中蒲县东北部土石山区生长一种"剪子木耳"，具有形大、肉厚等特点，呈淡褐色，是名贵的食用或药用佐料。垣曲望仙乡的木耳河亦有特产，木耳片大肉厚，色泽鲜艳，入口香脆，营养价值很高。稍煮即可食用，久煮亦不烂。俱为木耳中之精品。

木耳为寄生桑、槐、柳、榆、楮等树上菌属，其性质优劣，随木而异。木耳营养丰富，滋味鲜美，是滋补强壮之品，被誉为"素中之荤"。性味甘平，入胃、大肠经，具有凉血止血、和血养荣、止泻痢的功效，适用于痔疮出血、便血、痢疾、贫血、高血压、便秘等症。木耳含有大量碳水化合物，如甘露聚糖、木糖等，所含胶质可起到清胃、涤肠功能。木耳含钙与铁量较高，脂肪中还含有卵磷脂和脑磷脂，所以木耳既可以用于菜肴滋补强身，又可药用治疗贫血、便血、便秘等。按《本草纲目》记载："木耳各木皆生，其良毒亦必随木性，不可不审。"认为各木所生，各有特性。桑耳，为桑树寄生，可治妇女月经过多、淋漓不止、月闭血凝、产后血凝、癥瘕积聚、久泻、脱肛、便血、鼻衄等症；槐耳，为槐树上寄生，治痔疮、脱肛、肠痔下血、月经不调等症；榆耳，为榆树上寄生，令人辟谷不饥；柳耳，为柳树上寄生，补胃理气，治反胃吐痰；柘耳，为柘树上寄生，治肺痈咳唾脓血腥臭；杨栌耳，为杨树上寄生，破血止血，治老血结块。木耳生于朽木之上，得一阴之气，乃湿热余气所生，故有衰精冷肾的弊病。国外科学家发现黑木耳能减低血液凝块，有防止冠心病的作用。

猴头

猴头为多孔菌目齿菌科的大型真菌，产于山间林区，常见成双成对寄生繁殖在栎、柞、桦、胡桃等阔叶树的腐木和立木上，也可生长于活立木的受伤处。大的如碗口，小的似拇指。它肉嫩味鲜，营养丰富，子实体头状，布满毛茸茸的肉刺，状如猴头，毛发口鼻皆酷似，故得其名。山西猴头主要分布在垣曲、安泽、绛县、霍州等地。其中产于垣曲县境皇姑幔、玻璃头、马马渠等地的垣曲猴头为山西之最，是名驰中外的晋地山珍之一。个大色艳，绒毛具光泽，肉质肥厚，气味芳香，是宴席佳肴，又是益气强身的补品。与燕窝并称，被人们列为山珍海味中。

猴头吃法甚多，著名的有"红焖猴头"和"酿金钱猴头"，还可红烧、清炖、荤炒、烧汤。除供食用外，猴头又是一种珍贵的中药材。猴头性平，味甘，能利五脏、助消化、滋补、抗癌，可治疗消化不良、胃溃疡、十二指肠溃疡、神经衰弱等病症，对胃癌、食管癌、贲门癌等消化系统的恶性肿瘤也有一定的疗效。现已制成的猴头健胃灵、猴菇菌片，为治疗消化系统疾病的良药。

萝卜

萝卜分白萝卜和胡萝卜两种。这两种萝卜三晋大地均广有种植。其中，临猗县陈庄白萝卜有 500 年的栽培历史，绿头白身，首尾匀称，味甜汁多，清脆可口。生食可开胃健脾，熟食滋阴补肾，长年食用可清血顺气。当地群众流传有"早吃萝卜晚吃姜，不寻医生开药方"的美誉。高平市的白萝卜也别有风味，最负盛名。河西镇河西村的白萝卜个大，内部结构实在，不虚不空，质地优良，营养价值高。在河西村，人们常常这样赞颂白萝卜的功绩："年过九月九，医生歇了手，萝卜小人参，疾病哪里有。"

白萝卜为十字花科植物莱菔的根，性味辛、甘、凉。入肺、胃经。具有消食化痰、下气宽中的功效，可用于翻胃吐食、鼻衄、食积饱胀、咳嗽痰多等症。白萝卜的品种很多，生吃、熟食都可。其中含有芥子油和淀粉酶，因此有辛辣味，可助消化、增食欲。白萝卜含有一定量的粗纤维，可促进胃肠蠕动，通利大便。本品还有止咳化痰作用，对感冒、流感、脑膜炎、白喉等传染病，有一定预防作用。此外还能缓解煤气中毒患者症状。所以适量食白萝卜，有利人体健康。《本草纲目》曰："主吞酸、化积滞，解酒毒，散瘀血，甚效。"《随息居饮食谱》亦曰："治咳嗽失音、咽喉诸病，解煤毒、茄子毒。熟者下气和中，补脾运食，生津液，御风寒。已带浊，泽胎养血。"但脾胃虚弱、大便溏薄者，不宜多食、生食。除白萝卜外，白萝卜籽也是常用中药，中医处方名称"莱菔子"，有降气平喘、消食化痰的作用，用于痰涎壅盛、气喘咳嗽、食积停滞等症。力量比白萝卜强，适用于体质较强者，体弱者不宜使用。

胡萝卜为伞形科植物胡萝卜的根。性味甘、平，入肺、脾经，具有健脾化滞、润燥明目的功效，可用于小儿消化不良、夜盲症、角膜干燥症等。胡萝卜是一种难得的果、蔬、药兼用之品。所以有廉价"小人参"之称。胡萝卜中所含的胡萝卜素，在人体内可迅速转化为维生素 A，能维护眼睛和皮肤的健康，防治呼吸道感染，调节新陈代谢。维生素 A 为脂溶性物质，因此凉拌生食不利于吸收，所以油炒或与肉同煮为宜。此外胡萝卜还含有较多的核黄素和叶酸，叶酸有抗癌作用。胡萝卜中的木质酸，有提高机体抗癌免疫力和消灭癌细胞的作用。所含的果胶物质可与汞结合，从而使人体内有害的汞成分得以排除。胡萝卜中含有 9 种氨基酸，其中人体必需氨基酸占 5 种。临床实践证明，胡萝卜有降压、降血糖、强心的作用，因此可作为冠心病患者及糖尿病患者的食疗。长期吸烟的人，每日饮半杯胡萝卜汁，对肺部有保健作用。《本草求真》曰："因味辛则散，味甘则和，质重则降，故能宽中下气。而使肠胃之邪，与之俱去也。"《医林纂要》亦曰："胡萝卜，甘补辛润，故壮阳暖下，功用似蛇床子。"

莲藕

莲藕为睡莲科植物莲的肥大根茎。藕虽为南方水乡植物，但在山西亦有生长，且为珍品。洪洞城在明代已有莲花城之称。城周所产莲藕个头大、藕瓜粗，质嫩脆，味香甜，带泥远销色味不变，容易保存。还有襄汾县襄陵镇南到东柴之间，遍地荷花，"十里荷香"为古襄陵十景之一。襄陵莲菜特点是：瓜节均匀，通身洁白，芯孔细小。向有"龙祠韭芽，襄陵藕瓜"之美称。新绛县三里镇一带亦盛产的莲菜，洁白如玉，味道脆美，为宴席佳品，行销附近各县及太原等地。民国时期的《河东民歌》中有"新绛莲菜打路宽"（销路宽）之誉。

莲藕性味甘、寒，入心、脾、胃经。生用清热润肺、凉血行瘀；熟用，健脾开胃，止泻固精。可用于咯血吐血、上焦痰热咳嗽、赤白痢疾、脾虚泄泻、霍乱吐泻等症。新鲜藕，清脆爽口，为清暑生津之佳品。热病及其病后都宜，有各种出血症，包括妇科出血更宜。《日用本草》言："清热除烦。凡呕血、吐血、瘀血、败血，一切血症宜食用之。"藕还可加工成藕粉，用开水冲食。

藕为莲的根，莲和藕，自叶至茎，从花到实，它的各个部分都可入药。莲花又叫荷花，有清暑祛湿、止血作用，用于暑热烦渴、跌损呕血。荷叶为莲的叶片，有清暑利湿、升阳止血的作用，可用于暑热病证及脾虚泄泻和多种出血症。莲的茎叫莲梗，即莲的叶柄，又叫荷梗，有理气宽胸、通乳的作用，可治胸闷、乳汁不通、肠风便血等疾患。莲蒂亦称荷蒂，即莲叶与莲梗相接的部位，又名"鼻荷"，起清暑利尿、安胎止血的作用，适用于暑热、泄泻、脱肛及妇女孕期胎动不安。莲须是莲花中的花蕊，有清心固肾、涩精止血之功，可治疗梦遗滑精、遗尿尿频、赤白带下、吐血崩漏等症。莲子为莲的成熟种仁，有补脾止泻、益肾固精、养心安神的功效，可用于脾虚久泻、食欲缺乏、肾虚遗精、滑精及虚烦、惊悸失眠等症。莲子心为莲子中青嫩胚芽，功能清心、去热止血、涩精，可治温热病如烦热神昏、吐血、遗精等症。莲房为莲的成熟花托，即莲蓬壳，功能消瘀止血，可治崩漏下血、尿血等症。藕节收敛止血，可用于治疗各种出血症。

辣椒

辣椒为茄科植物辣椒的果实。三晋各地均有栽培，品种甚多。其中代县种植辣椒历史悠久，与河北望都、河南永城、山东耀县并列为全国四大辣椒产地。代县辣椒有尖辣椒、羊角辣椒、柿子椒多个品种，素以质细、色红、个大、皮厚、籽少、味辣、油性大、果肉嫩、辣椒素丰富著称。

代县辣椒因为具有尖、小、辣的特点，所以药用最好。辣椒性味辛、热，入心、脾经，具有温中散寒、开胃除湿的功效，《本草纲目拾遗》曰："性辛苦大热，温中下气，散寒除湿，开郁去痰消食，杀虫解毒。治呕逆，疗噎膈，止泻痢，祛脚气，食之走风动火，病目发疮痔，凡血虚有火者忌服。"辣椒能促进食欲，增加唾液、胃液分泌及淀粉酶活性，内服适用于胃弱、消化不良、肠胃充气、胃痛等。大剂量口服可产生胃炎、肠炎、腹泻呕吐等。其辛能除湿，辣能散寒，对风湿寒湿之关节酸痛、冻疮、脱发等，可用辣椒汤浸洗。把羊角辣椒切细，用 60°的白酒浸泡 10 天，去渣过滤后频擦冻疮初期的红肿发痒处，可愈；频擦于秃发部位，可生新发。代县当地群众还用辣椒的枝叶烧烟熏室，能够预防麻疹。多食辣椒，亦使人内火旺盛，故阴虚火旺、咳嗽、目疾者忌用。

韭菜

韭菜为百合科多年生植物韭菜的叶。别名壮阳草。三晋各地广有种植。其中产于临汾市尧都区龙祠一带的"龙祠韭芽"，清香入口，饮誉晋南。河津市"连伯韭菜"，纤纹少，辛辣味浓。

韭菜性味辛、温，入肝、胃、肾经，具有温阳下气、宣痹止痛、散血、降脂等功效，可用于阳虚肾冷、胸痹急痛、反胃、吐血、呕血、衄血、淋血、尿血及一切血症。对于食管癌梗阻、滴水不入之症，可用鲜韭菜汁开道，能使痰涎减少，渐能进食，取一时之效。《丹溪心法》治反胃，即以"韭菜汁二两，牛乳一盏，生姜汁五钱"，和匀，温服。《本草逢原》亦说："韭，昔人言治噎膈，唯死血在胃者宜之。若胃虚而噎，勿用，恐致呕吐也。"研究证明，韭菜对高血脂及冠心病患者有好处，其中除纤维素发挥作用外，挥发性精油及含硫化合物更具有降血脂作用。《食疗本草》治胸痹急痛，以生韭菜捣汁服之。《本草纲目》曰："韭，叶热根温，功用相同。生则辛而散血，熟则甘而补中。入厥阴经，乃肝之菜也。《素问》言心病宜食韭，《食鉴本草》言归肾。文虽异而理则相贯。盖心乃肝之子，肾乃肝之母，母能令子实，虚则补其母也。道家目为五荤之一，谓其能昏人神而动虚阳也。有一贫叟病噎膈，食入即吐，胸中刺痛。或令取韭汁，入盐、梅、卤汁少许，细呷，得入渐加，忽吐稠涎数升而愈。此亦仲景治胸痹用薤白，皆取其辛温能散胃脘痰饮恶血之义也。"

民间用韭菜治病的方法很多，如恶心、呕吐时，在半杯奶中加入韭菜汁两匙，姜汁少许，温服；误吞金属异物，全株韭菜煮软，淡食，或用刀将韭菜乱剁而相连不断，食之，韭菜可将金属物裹住，一起排出；吐血时，将韭菜根100克捣烂取汁，用童便冲服；治足背扭伤，是将鲜韭菜洗净，加盐少许，一起捣烂。敷患处，轻者一次，重者数次，即愈。

韭菜籽亦有补肝肾、暖腰膝、壮阳固精的功效，适用于肾阳虚衰、肝肾不足引起的阳痿、腰膝疲软冷痛和肾气不固之遗精、尿频、白带过多等症。

韭性热，阴虚内热及疮疡、目疾患者均忌食。

芫荽

芫荽又名胡荽、香菜，为伞形科一年生草本植物胡荽的全草。天镇县内种植历史悠久，主产于西园、南园等地。特点是味道纯正，异香可口，味浓郁而不烈、气异香而不厌。株高茎嫩。一般株高0.3~0.4米，茎粗阔、叶稀小，亩产1000千克以上。春秋可种二茬，收获时节，常为礼物馈赠亲友。芫荽味辛性温，归肺、胃经，具有发汗透疹的功效，用于麻疹初期，透出不畅，可配入解表透疹剂中使用，亦可外用煎汤熏洗，或乘热频擦，能促使疹子顺利外透。芫荽略有芳香开胃的作用，多作菜肴中的调味品，可为炒、烩、塞、腌、酱食。当地名菜"鲜芫荽炒羊肉"，红、白、绿相间，有味香色美之誉。李时珍《本草纲目》曰："胡荽辛温香窜，内通心脾，外达四肢，能辟一切不正之气。故痘疮出不爽快者，能发之。诸疮皆属于心火，营血内摄于脾，心脾之气，得芳香则运行，得臭恶则壅滞故尔。"

花椒

花椒为芸香科灌木或小乔木花椒的干燥成熟果皮。在山西省分布很普遍，质量优良，品种繁多，以盂县、左权、五台、运城、闻喜、隰县、芮城、黎城、陵川、壶关、阳城、晋城、平顺、灵丘等县市面积较大。主要品种有小椒、大红袍、狗椒、大笨椒和白沙椒等 5 个品种。其中平顺花椒栽培起于唐朝，距今已有 1 400 多年的历史。其优点是皮细、籽少、果黄、色鲜、味香、油性大；无隔年结果和大小年现象；耐储藏，晒干的花椒放 3~5 年，香味不减，不生虫。品种有大红椒、大绿椒、小红椒、狗椒、白沙椒等。其中尤以大红椒（又名大红袍）、小红椒为最佳。平顺花椒到了即将收获的时候，椒香弥漫，温馨扑鼻，味道最浓，有"平顺花椒十里香"之称。盂县花椒盛产在县北龙华、滹沱河两岸。颗粒大、品味高、色泽鲜、味道好。

花椒为辛辣味香料的主要原料之一，是日用调味品。花椒除调味外，并作药用。性味辛、热，有小毒，入脾、肺、肾经，具有温中止泻、散寒止痛、燥湿杀虫、解鱼腥毒等功效，主要适用于胃部及腹部冷疼、呕吐、腹泻等症。用作健胃，能促进食欲；因花椒油能使蛔虫中毒，所以也用作驱蛔虫剂。外用煎水洗湿疹、皮肤瘙痒、脚气等有效。也有的用花椒 10 克，白酒 30 毫升，浸泡 10 天，用棉球蘸花椒酒塞龋齿蛀洞内止疼，效果显著。《本草纲目》曰："椒，纯阳之物，乃手足太阴、右肾命门气分之药。其味辛而麻，其气温以热。禀南方之阳，受西方之阴。故能入肺散寒，治咳嗽；入脾除湿，治风寒湿痹、水肿泻痢；入右肾补火，治阳衰溲数，足弱，久痢诸症。""散寒湿，解郁结，消宿食，通三焦，温脾胃，补右肾命门，杀蛔虫，止泄泻。"

花椒的果皮叫"椒红"，种子叫"椒目"。椒红可用来健胃、驱蛔；而椒目则为利尿剂，功能行水平喘，适用于水肿胀满、痰饮喘咳等。

胡桃肉

胡桃肉为胡桃科落叶乔木胡桃果实的核仁。胡桃，又名羌桃、核桃，我们一般称为核桃。原产于欧洲东南部和亚洲西部、南部。据《图经本草》记载："此果本出羌胡，汉时张骞使西域始得种还，植之秦中，渐及东土，故名之。"其实，我国也是原产地之一，因为新疆伊犁地区有大面积的野生核桃林。人工栽培最早在塔里木盆地一带。据考证，319年石勒占据中原，建立后赵，不准叫胡桃，从此改名为核桃。核桃在山西各地栽培普遍，太行、吕梁山系所在地栽培最为集中，其中孝义、汾阳、汾西为"汾州核桃"主要产地之一。其特点是果形美观，果实个大，皮薄肉厚，仁肥易取，香脆可口，耐细嚼，含油量70%左右。属优质营养佳品。平顺、左权、盂县、古县、洪洞亦为胡桃盛产之地，各有特色。平顺核桃皮薄、肉丰，含脂肪油、糖类、蛋白质均高。左权核桃颗大、皮薄、仁肥、甘香不涩。盂县核桃盛产在县北龙华、滹沱河沿岸，颗大、肉满、味香。洪洞山头核桃个大皮薄、出仁率高，清香可口。黎城所产核桃，个大、皮薄、色泽鲜净，营养丰富，含油率达60%~70%，产量大。古县名产核桃，历史悠久，古县志记载远在西汉时期树已成荫；面积宽广，品种多，粗分为棉、夹两种，细分则有大棉核桃、串状核桃、露仁核桃、纸皮核桃、光皮绵核桃、早熟绵核桃、夹核桃、耍核桃8个品种产量高，居全省第四位。古县古阳镇吴儿岭的核桃王栽培于明代，直径1.18米，高20余米，树冠遮地400平方米，年挂果均在200千克以上，至今枝叶茂盛。

胡桃肉性温，味甘，归肾、肺、大肠经，具有补肾、温肺、润肠、排石的功效，用于治疗腰痛脚弱、虚寒喘咳、阳痿遗精、肠燥便秘、尿路结石等证。定喘止咳宜连皮用，润肠通便宜去皮用。黄宫绣《本草求真》曰："养血去皮用，敛涩连皮用。"如治尿路结石，用胡桃仁120克，冰糖120克，以香油炸酥胡桃仁，共研为细末，每次用30~60克，日服2~3次，用温开水送下。《医学衷中参西录》曰："胡桃（亦名核桃），味微甘，气香，性温。多含油质，将油榨出，须臾即便黑色。为滋补肝肾、强健筋骨之要药，故善治腰疼腿痛、一切筋骨疼痛。为其能补肾，故能固齿牙、乌须发，治虚劳喘嗽、气不归元、下焦虚寒、小便频数、女子崩带诸症。其性又能消坚开瘀，治心腹疼痛，砂淋、石淋堵塞作疼，肾败不能漉水，小便不利。或误吞铜物，多食亦能消化。又善消疮疽及皮肤疥癣头上白秃，又能治疮毒深入骨髓，软弱不能步履。"

核桃壳里面的果隔，又叫核桃墙、分心木，也有补肾涩精的作用，可治噎嗝、遗精、遗尿等症，如果把它用来煮水当茶喝，能起安定神经、促进睡眠的作用。鲜核桃壳外面包裹的绿色果皮也入药，称青龙衣，可治顽癣。

小米

小米为禾本科植物粟的种仁，历来被尊为五谷之王，自神农氏炎帝尝百谷兴稼穑以来，小米就一直陪伴着中华民族走到今天。山西则是小米的故乡，早在新石器时期，山西的黍（粟）作农业就发达起来，"晋人以吃粟为大宗"，至今，仍是当地主要的粮食作物之一。谷子（未脱皮的小米）性寒喜阳，适宜在地势高燥，土质偏碱，气候温和，风速较大，温差明显的地域生长。三晋大部地区斤陵起伏，海拔在1 100~1 200米，土壤红白相间，是生长谷子的优势区域，也是优质小米生长的地方。为北方主要农作物。山西出产的沁州黄、东方亮小米，可谓精品。

沁州黄小米外观金黄透亮，圆滑油润，吃起来清香甜软，味美可口，营养丰富。品质极佳，状似金珠，熬稀饭锅边不挂米粒，蒸饭、闷饭不就汤菜也香甜味美。

沁州黄是一个特殊品种，与一般作物宜种在肥沃土地不同。"沁州黄"之前只长在沁县次村乡檀山、王朝、石料、钞沟、东庄等10多个自然村。把沁州黄引种到外地种植时，第一年尚有"沁州黄"的特色，第二年便会变种。据化验分析，这一带属含碎料浆石的深褐色黏性土壤，耕种时既不能施磷肥，又不能施氮肥，否则就会减产。

沁州黄不但煮饭味美甜香，营养价值也高于一般小米。当地百姓称其为"金珠子"，并且有一句民谚："金珠子，金珠王，金珠换不来沁州黄。"经山西农科院谷子研究所检验分析，沁州黄脂肪含量高达4.22%，比一般小米高1%~2.5%；可溶性糖类的含量为1.6%，也非普通小米可比；蛋白质、脂肪含量均高于一般大米、白面；其粗纤维含量则低于其他粮食品种。据分析，"沁州黄"得益于独特的气候、土质。沁县地处太行山深处，古语云："万峰环列，气候早寒。"也就是由于这特殊的地理、气候，特别适宜于谷子的生长发育，因此"沁州黄"才谷香味浓，植物脂肪、可溶性糖类、粗纤维、蛋白质含量均高于普通小米、大米等。

东方亮小米，原名御米，为明清两朝的贡米，据传曾是康熙皇帝的贡米。随着时间的推移，后改名为东方亮小米延续至今，历史悠久，驰名省内外。广灵县是东方亮小米的原产地，县域素有"塞外乌克兰"之称，肥沃的土壤和独特的气候条件，培育生产出了远近闻名的东方亮小米。其色泽金黄、颗粒均匀、口感甜润、香甜可口、营养丰富、经济价值高的特点，故有南有沁州黄，北有东方亮之说。而且，东方亮小米含有丰富的蛋白质、脂肪、多种微量元素，产妇喝东方亮小米粥，可增加乳汁分泌，加快体力恢复；对于治疗肝脏病、心脏病、神经官能症、贫血等均有一定辅助作用。经鉴定含有蛋白质 9.7%，脂肪 7.7%，碳水化合物 7.66%，粗纤维 0.1%，灰分 1.4%，并含有铁、磷、谷维素等多种营养物质。食用可做成美味可口的稠粥、小绿豆粥、红豆粥、红枣粥、小米稀饭、发糕、尖饼、尖饼干、锅巴、米面饼、米面黄等 20 余种不同风味的食品。

屯留县陈姚二岭的小米，色黄粒圆、黏甜可口，仅次小店大米，含多种维生素，为疗养者理想补品。

小米性味甘、咸，凉。入脾、胃、肾经，功能健脾和胃，可用于脾胃气弱，食不消化，呕逆反胃及胃热消渴。小米煮的焦饭锅巴，又名黄金粉，性味甘平，能补中益气，健脾消食，止泄。山西产妇多有服小米粥的习俗，亦是婴幼儿良好食品。《本草纲目》言："治反胃热痢。煮粥食，益丹田，补虚损，开肠胃。"此外，发芽的粟米称为粟芽，内含淀粉酶、维生素 B、淀粉、蛋白质等，有良好的助消化作用，可晾干研末服用。

莜麦

莜麦为禾本科植物燕麦属莜麦的种仁，是燕麦的一种，学名为裸粒类型燕麦或裸燕麦。原产中国的燕麦品种，华北称为油麦，西北称为玉麦，东北称为铃铛麦。根据播种期早晚分为夏征麦和秋蔽麦。莜麦籽粒瘦长，有腹沟，表面生有茸毛，尤以顶部显著。形状为筒形或纺锤形。

莜麦喜寒凉，耐干旱，抗盐碱，生长期短，所以山西莜麦的主要产区在晋西北，总产量占到全国的 10%。在中国众多莜麦品种中，以山西"五寨三分三"为最佳，茎秆粗壮，根系发达，分蘖力强，穗形长大，粒大饱满，且面白、味美、耐饥。

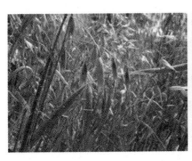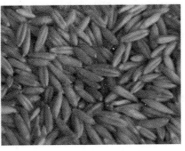

莜麦

莜麦的营养价值很高，蛋白质含量平均达 15.6%，高出大米 100%、玉米 75%、小麦面粉 66%、小米 60%，8 种必需氨基酸组成较平衡，赖氨酸含量还高于大米和小麦面粉；脂肪和热能都很高，脂肪是大米的 5.5 倍，小麦面粉的 3.7 倍。

莜麦性味甘、平，《本草纲目》言其可"充饥滑肠"。莜麦是营养丰富的粮食作物，在禾谷类作物中蛋白质含量最高，且含有人体必需的 8 种氨基酸，其组成也较平衡。由于莜麦营养丰富，耐饥抗寒，在晋北地区被誉为一宝。莜麦含糖分少，蛋白多，是糖尿病患者较好的食品。又因脂肪中含有较多的亚油酸，是老年人常用的疗效食品。

在晋北地区，干重体力劳动和出远门的人，要吃耐饥的莜面饭。或把莜面在瓷缸盖上推成薄如纸的"栲栳栳"，能一次搓出五根纤细而数尺不断的"鱼鱼"，能如飞般捏出满笼苦菜馅饺子；能在几分钟内做熟"块垒"、搅好"拿糕"。莜面饭，或浇胡油、葱花儿、酸菜汤；或加辣椒、黄芪、羊肉汤，都是塞上农民绝佳的美餐。但是，莜面绝不能吃得过饱，以防后胀。民间曰："莜面吃个半饱饱，喝点开水正好好。"

羊肉

羊肉为牛科动物山羊或绵羊的肉。山西北连内蒙古草原，是农耕文化与游牧文化的交界处，畜牧业广为发达。黎城县大青羊饥食茂密的野草、灌木，渴饮清澈的山泉、涧水，肉色紫红，组织致密，油大味香，膻味很小。石楼菜羊，亦称"百叶籽羊"，个小、角细、体壮、毛细短、产绒多、肉纹细、易煮、味香、膻味小。中阳县的柏籽山羊分布于东部山区灌丛状侧柏牧坡范围内。四季食柏籽、柏叶、柏草根，饮柏汁水。肉色紫红，油泽洁白，鲜嫩膻轻、补血开胃。在省内外享有盛誉，已列入"三晋百宝"畅销全国。

羊肉性味甘温，入脾肾经，功能益气补虚，温中暖下。历来作为补阳佳品，是助元阳、补精血、疗肺虚、益劳损之妙品，尤以冬月食之为宜。它的热量比牛肉高，冬天吃羊肉可促进血液循环，以增温御寒，因此，老年人、体弱者、阳气虚而手足不温者吃羊肉有益。《金匮要略》当归生姜羊肉汤即为代表名方。

牛肉

牛肉为牛科动物黄牛的肉。古生物学家在山西等地曾发现100万年以前的原始牛化石，可见黄牛的祖先是原始牛。万荣大黄牛是全国五大优种牛之一。万荣是晋南大黄牛的基地，久负盛名。万荣大黄牛共分三种类型：虎身牛、高脚牛、爬地虎。都具有万荣大黄牛的基本特征：狮子头、老虎嘴、兔子眼、顺风角、木碗蹄，前肢如柱立，后肢似弓弯，尾巴低于肥角，浑身枣红颜色。当地顺口溜曰："身长体高骨架大，四肢端正大嘴鼻，性格温和力气大，食草较宽好管理，人工配种繁殖快，役用肉用皆适宜。"此外平陆山地黄牛，肉役兼用，繁殖力强，力大耐久，敏捷灵活，最适合于山地饲养。兴县"四红牛"亦为名种。

山西对牛肉的制作亦有悠久的历史和独特的经验，如脍炙人口的平遥五香牛肉。平遥牛肉起源于嘉庆年间雷金银老师傅之手，世代相传，以其色泽红润、肉质鲜嫩、肥而不腻、瘦而不柴、醇香可口而享有盛誉。平遥牛肉之所以成为美食佳肴，主要有一套严格的宰杀技巧、颇为讲究的腌渍、加工工艺和当地特有的水资源，肉酥而不腻，软绵香美，味道纯正，清香可口。

牛肉性味甘、平，入脾、胃经，具有补脾胃、益气血、强筋骨的功效。《韩氏医通》曰："黄牛肉，补气，与绵黄芪同功。"故凡久病体虚，中气下陷，气短，唇白、面色萎黄，大便泄泻，手足厥冷等，均可用牛肉炖汁吃。如手术后患者可用牛肉加大枣10枚，能补中益气，助肌生长，促进愈合。

此外，牛奶是营养佳品，有养心肺、润皮肤的功效，可补养气血，善治一切虚劳瘦弱之体，对于贫血、肺结核、便秘患者特别有益。用牛皮熬成胶，名黄明胶，有滋阴、补血和止血的作用。牛粪也是药，名"百草霜"，可治肝炎黄疸等症。

"黄牛有病有牛黄"，这句正反皆可读的谚语，即说明牛黄是生长在牛胆囊、胆管和肝管中的结石，长在胆囊里的叫"胆黄"，生在胆管里的叫"管黄"，从肝管取出的叫"肝黄"。天然牛黄难得，科学家用牛胆汁、羊胆汁和猪胆汁为原料制成"人工牛黄"。牛黄性凉味苦，入心、肝经，有清热解毒、息风止痉、化痰开窍的功效，临床上常用于温热病、小儿惊风、中风癫痫所致的壮热神昏、烦躁谵语、痉挛抽搐以及热毒郁结所致的咽喉肿痛、溃烂、口舌生疮、痈疽疔毒等证。传统的中成药有安宫牛黄丸、牛黄清心丸、牛黄解毒丸、牛黄上清丸、六神丸、牛黄清宫丸、醒脑静、局方至宝丹和大活络丹等，都是以牛黄为主要成分制成的。

鲤鱼

鲤鱼为鲤科动物，山西境内沿黄河岸一带的河曲、保德、偏关县的黄河鲤鱼，素负盛名，每年解冻之"开河鱼"，味尤鲜美。其中石花鲤鱼独产保德县天桥峡，为黄河鲤鱼中珍品，特点是赤眼、金鳞、嘴大、鳞少，脊梁上有一条红线，肉雪白、个大体重，食之唯美，然产量不多，在春季流凌期间，方可捕获。山西境内黄河下游河津市境内的黄河、汾河均有鲤鱼，尤以黄河鲤鱼为贵。这种鱼肉质厚实，味道鲜美，营养丰富，并有医疗作用。

《神农本草经》将其列为上品，陶弘景《名医别录》说"鲤为诸鱼之长"。鲤鱼甘，平，无毒，有开胃健脾、消水肿、利小便、去寒气、下乳汁之功，可治水肿、黄疸和乳少等，特别是对孕妇的浮肿、胎动不安有卓效。李时珍《本草纲目》曰："鲤乃阴中之阳，其功长于利小便，故能消肿胀黄疸，脚气喘嗽，湿热之病。作脍则性温，故能去痃结冷气之病。烧之则从火化，故能发散风寒、平肺通乳、解肠胃及肿毒之邪。按刘河间云：'鲤之治水，鹜之利水，所谓因其气相感也。'"

五台县李家庄的石窟熬鱼，亦是山西一大名产。在李家庄的东南方向有两股相离 100 多米的泉眼，每逢清明节前后，这两股泉就会涌出世上罕见的鱼儿。鱼刚出现时，先露出短短的尾巴，摇来摆去，作试探状，好似欲出又止，并随时准备重新钻进那神秘的地方。当发现没有什么动静，就大摇大摆地游出来，随着水势，流入清水河（当地称为鱼田河）。开始，石窟熬鱼出来的少，间隔时间长。后来，就愈出愈多，越来越显得那样迫不及待，急不可耐。石窟熬鱼拥挤着，随着像煮沸了的开花水翻滚而出：有时挤得焦头烂额，有时挤得划破肚皮，有时又挤得水泄不通，几乎使泉水停止流动。不知从什么朝代起，人们就形象地把这种现象称为石窟熬鱼。两泉涌出的鱼儿都无须、头小、鳞少，大约有 20 厘米长，250~400克重。有区别的是，上边洞涌出的鱼脊梁上有一条金线，下边的洞涌出的鱼脊梁上有一条黑线。从来没有一条混淆的。这种不知名的鱼儿，肉丝细，鱼刺纤细柔软，吃起来清凉爽口，味道香甜，越嚼越有味。据当地群众反映，吃上这种鱼肉，可以明目、去火，治疗耳鸣、牙痛、头晕等病。

醋

醋是以米、麦、高粱或酒、酒糟等酿制成的含有乙酸的液体，为日常生活不可缺少的调味品，古代称为"醯""酢""苦酒"。陶弘景《名医别录》曰："醋酒为用，无所不入，愈久愈良，亦谓之醯。以有苦味，俗呼苦酒。丹家又加余物，谓为华池左味。"酿醋和酿酒一样，历史悠久，在数千年前，我国的祖先就已掌握谷物制醋的技术，这在世界上也是一项最早的发明。《周礼》一书就有关于酿醋的历史。春秋战国时代已有专门酿醋的作坊。据《史记》上说："通邑大都，醯酱千瓶。"天行有常，四时运转带来各地物候不同的特征。加之各地所用原料不同，酿造工艺又各有千秋，因此醋的产地、品种、风味各不相同。其中山西人因善酿醋、食醋而名传天下，尤其山西老陈醋声名远播海内外。外地人把山西人称作"老西儿"，其实老西儿是从"老醯儿"演变而来，周朝时期把管理的官员醋的官员称"醯人"，足见山西酿醋时间之早、影响之大。

山西夏日雨水少而多日照，冬日西北风紧而寒冻凛冽。山西老陈醋独具有"夏晒三伏，冬捞三九"的自然醇化过程，也只有在黄土高原特有的气候条件下得以充分实现。酿醋业有名言"曲是骨，水是血"。山西水清土厚，其特有水土是老陈醋独特风味的关键；山西空气和土壤中诸多有益于发酵酿制的微生物是山西老陈醋色浓味清的基础，佳地佳泉造就了天下名醋。山西老陈醋以其清香、浓郁、绵酸、醇厚的特色名扬天下，被誉为"华夏第一醋"。

山西老陈醋所有酿醋历经多年自然醇化，吸天地之气，取五行精粹，自然凝聚日月精华，而具非凡的养生之效。醋作为调料食物，不仅有调味作用，还可以使味酸增多，促进食欲，帮助消化，并有一定的杀菌作用。自古以来，食醋还作为药用。醋性味酸、苦、温，入肝胃经，具有活血散瘀、消食化积、消肿软坚、解毒疗疮的功效。汪昂《本草备要》说醋"酸温散瘀解毒，下气消食，开胃气，散水气，治心服血气疼，产后血晕，症结痰癖，黄疸痈肿，口舌生疮，损伤积血，谷鱼肉菜蕈诸虫毒。"民间常用醋治疗腮腺炎、体癣、灰指（趾）甲、胆道蛔虫、毒虫叮咬、腰腿疼等症，都有一定的效果。尤其是许多验方多用老陈醋配药内服外敷，以治疗腰腿疼、高血压、骨质增生等症。用醋浸泡花生米，让患者食之，还有降低血压和降低胆固醇的作用。醋不但可作为药引子应用，并用于中药的炮制，如醋炙、煮、淬等，以改善药物性能，增加疗效。李时珍《本草纲目》曰："大抵醋治诸疮肿积块，心腹疼痛，痰水血病，杀鱼、肉、菜及诸虫毒气，无非取其酸收之义，而又有散瘀解毒之功。"

酒

酒为米、麦、高粱等和曲酿成的一种饮料，在医药上的用途也比较广泛，是世界上最古老的药物之一。"醫"字从"酉"，有"医源于酒"的说法。《说文解字》有"酒之性然得酒而使从酉"，醫从殹，病声之意；下为酉，即用酒所以治病也。因此，古代有"酒为百药之长"的说法。酒为水谷之气，性味甘、苦、辛，温。入心、肝、肺、胃经，具有畅通血脉、散瘀活血、祛风散寒、消冷积、医胃寒、健脾胃和引药上行，行药势，助药力的作用。酒还广泛用于炮制中药，酒制升提，以增强药效，并作为药引使用。特别是各种药酒，将各种性质的中药单味或复方放入酒中浸制，借酒的辛温行散、活血行气、舒筋通络之性，以增强药力，便于药力迅速到达全身经脉。酒也是一种常用的调味品，在烹调时应用，以除腥秽。但酒损益兼行，不可过饮，诚如李时珍《本草纲目》所言："酒，天之美禄也。面曲之酒，少饮则和血行气，壮神御寒，消愁遣兴；痛饮则伤神耗血，损胃亡精，生痰动火。邵尧夫诗云：美酒饮教微醉后。此得饮酒之妙，所谓醉中趣、壶中天者也。若夫沉湎无度，醉以为常者，轻则致疾败行，甚则丧邦亡家而陨躯命，其害可胜言哉？此大禹所以疏仪狄，周公所以著酒诰，为世范戒也。"酒在三晋大地具有悠久的酿造历史，并广泛分布，兹择其要，分述如下：

1. 汾酒

产于山西汾阳杏花村，被誉为酒类珍品，名列八大名酒之一。早在商周时期，杏花村就开始酿酒。公元6世纪的南北时代，汾酒就成为珍品，享有极高的盛名。据《北齐书》卷十一载，北齐武成帝高湛称帝后，曾于晋阳品过汾酒，在给他"礼遇特隆"的侄儿河南康舒王孝瑜手敕中曰："吾饮汾清二杯，劝汝与邺酌两杯。"汾清，就是汾酒。《汾阳县志》有"老夫记得高王语，两字汾清补酒经"可证，《山西通志》也有"酒之美者，……汾清亦称佳酿"的记载。

汾酒的特色，在于它酒色晶莹，清香绵软，饭后余香，回味无穷。汾酒不仅"饮而不醉，醉而不上头"且对多种疾病有一定的疗效。以汾酒为"母酒"配制的其他种类佳酿，多加优质中药材，发挥其养生保健的作用，如肉桂、五加皮、茵陈、桂花、玫瑰花、佛手等。

白玉汾酒，是将汾酒与著名的中药材紫油桂混合浸泡，蒸馏提香，配以糖液而成。其酒体无色清亮透明，芳香浓郁，绵软味甜，柔和爽口，协调圆润。主药紫油桂亦称玉桂，主产于我国两广及云南等地，亦见于越南、缅甸和印度尼西亚，树皮含挥发油极香，性大热，味辛甘，功能温肾补火，散寒止痛，温通经脉，主治肾阳不足，命门火衰，脘腹冷痛，寒湿痹痛，痛经、阴疽等症。因此白玉汾酒是一种有效的温经暖胃、强身健体饮料酒。

玫瑰汾酒，是将鲜玫瑰花用汾酒浸泡数月后，拌糠蒸馏加糖液配制而成。酒体无色清亮透明，柔润爽口，回甜味长，具有玫瑰典型清香。现代药学认为，玫瑰花性味甘、微苦，温。归肝、脾经。具有行气解郁、和血调经的功效，主治肝胃不和所致的胁痛脘闷、胃脘胀痛，月经不调、经前乳房胀痛，以及损伤瘀痛等症。因此，少饮久饮玫瑰汾酒，可以收到去美容健肤、去梦除烦、身心爽快、周身芬芳之功效，加之酒质纯净，清香醇和，饮后令人产生心旷神怡之感。被誉为"女士最佳饮品"。

2. 竹叶青

是山西汾阳杏花村的又一奇珍，具有色、香、味"三绝"的独特风格，它以汾酒为底，配以广木香、紫檀香、公丁香、零陵香以及陈皮、当归、砂仁、栀子、竹叶等十余种名贵药材酿制而成，其酒液金黄涨绿，莹澈透明，芳香醇厚，柔绵微甜，饮后余香，回味无穷，而且具有祛病健体之功效。据专家鉴定，该酒具有养血、舒气、和胃、益脾、除烦、消食之功效；药随酒力，穿心入骨，对心脏病、高血压、冠心病和关节炎等，有较高的医疗效果。

竹叶是一味中药。药性歌诀曰："竹叶味甘，退热安眠，化痰定喘，止咳消烦。"竹叶味辛甘淡，性寒。有清热除烦止渴的作用，适用于温热病心烦口渴，睡眠不安症，并能化痰止喘，可治肺有热的咳嗽气喘。当地老人传说，古时候的竹叶青酒是单纯以竹叶浸泡，以使酒色变得青黄，饮用时清爽怡人，所以叫竹叶酒或竹酒。它同汾酒一样具有古老的历史。

3. 潞酒

长治，秦为上党，唐置潞州。郡府各县善酿酒，通称潞酒。潞酒始创于北周，因产于古时山西潞州而得名，至今已有 1 400 多年的历史。《山西通志》记载："酒之美者""汾潞之火酒，盛行于世。"可见潞酒与汾酒在我国古代已驰名。潞酒扬名于唐宋，兴盛于明清，千百年来，它不断沉淀、承载着源远流长的上党文化，与杏花汾酒同行，在山西一带共同演绎着"北汾南潞"的佳话。

"一壶潞酒十里香，入口绵绵永难忘。"潞酒以其透明清香、绵软味长而著称。早在中唐时期，潞酒就形成了独特的地方风格。据载，唐景龙元年（707 年），唐玄宗李隆基任潞州别驾时，潞州一带连年丰稔，人民安居乐业，酿酒业兴盛发达，有烧酒坊近 50 座。同时其酿造工艺也得到发展，色香味俱佳。

潞酒之非凡品质，在于占尽了"天、地、禾"之利。上党天高云清、气候宜人，植被丰茂、生态清纯，使潞酒清香品格卓尔不凡，堪称天造。地者，水也。

水乃酒之魂，没有好水，难求好酒。上党盆地，溪涧众多。明谢榛曾题诗："行经百度水，只是一漳河。"清浊漳河为潞酒之水源，清洌甘爽，矿质丰富。水之清者曰洌，酒之厚者曰醇。善水佳酿，如此便有了潞酒之绵软醇厚、余韵饶舌之清香风范，此为地利。禾者，粮也。典载，中华三皇五帝之炎帝神农氏，踏遍群山峻岭，率族众在上党历山断木制耒，播谷稼穑，把农耕文明的第一缕曙光洒在了上党。后神农氏的播种五谷之法，传遍各个部落进而遍传天下，于是便有了后人酿酒之母料——谷物高粱。据此，"天下酒母，源出上党"，炎黄子嗣人人皆知。至今上党一代的安泽、高平、长子等地，仍是高粱主要产区，为潞酒提供了丰盈的资源。正因为位处谷粱诞生之源，潞酒方历古到今香弥天下。

长治珍珠红酒属潞酒系列，早在宋徽宗（1101~1125 年）时已闻名于世，距今已有约 900 年的历史。据文献记载，珍珠红入口味美，及到咽间却感到刺烈，少量便醉，人喝了之后，悠悠忘形，犹如梦游华胥国一样美不可言。对此，宋人徐炬在《酒谱》中有"潞州烧酒名珍珠红"之说。当时，人们将"珍珠"作为潞酒的代名词悬于酒肆门楹："槽滴珍珠漏世乾坤一团和气，杯浮琥珀陶溶肺腑万种风情。"元代宋伯仁《酒小史》里有"潞州有珍珠红酒"的记载，《潞安府志》也有长治生产鲜红酒的记载，并称在河南、河北等地享有较高的声誉，尤为晋东南地区广大劳动人民所喜爱。珍珠红的名气不断发扬光大，逐渐成为潞州三宝之一。其特点有白酒芳香、葡萄色泽。除了美味还加入中药材，增加了保健养生功能。潞酒知名度、人气指数再次蹿升。这种酒连驻节潞州的沈安王朱铨铄也评价甚高，诗赞："潞州城中酒价高，胭脂滴出小檀槽。华胥一去不复返，汉使何须种葡萄。"如此盛赞此酒，足以说明珍珠红的品位。

新的珍珠红酒，选用山西地方名酒潞酒作"酒基"，添加白芷、红蔻、砂仁、边桂、排草、山奈、零陵香、细辛等 18 味名贵中药材，经浸泡 21 天，并以上等冰糖、白糖熬制糖液，精心配制而成。酒色呈宝石红，清澈透明，芳香悠长，入口清香绵甜，落口余香味长，饮后使人有爽心黏甜之感。经鉴定，该酒具有祛风湿、散寒气、健脾胃、理气血之功效。

4. 蒲城桑落酒

桑落酒是我国传统的历史名酒，产于永济市（永济古称河东、阿中、蒲州）。该酒系清香型大曲白酒，酒度高达 65°，酒质晶澈透明，清香纯正，入口醇香清冽，落口甜绵爽净，回味余香悠长。具有逐寒蓄热、祛风明目、顺气活血之功效。

据文献记载，桑落酒的酿制距今已有 1 600 多年的历史。北魏·郦道元《水经注·河水四》记载谓：“河东郡，郡多流杂，谓之徙民。民有姓刘名堕者，宿擅工酿，采挹河流，酝成芳酎，悬食同枯枝之年，排于桑落之辰，故酒得其名矣。然香醑之色，清白若滫浆焉。别调氛氲，不与它同。兰熏麝越，自成馨逸。方土之贡选，最佳酌矣。”

5. 襄陵特酿香

襄陵酒因产地山西襄汾县而得名，山西襄汾，旧称襄陵，属平阳府（今临汾）管辖。1954 年与汾城县合并，改名襄汾县。襄陵以有春秋晋襄公之陵而得名，《汉书·地理志》河东郡：“襄陵，有班氏乡亭，莽曰干昌。”颜师古注曰：“晋襄公王陵，因以名县。”《元和郡县志》：“县东南有晋襄公陵，因以为名。”《通典·州郡典》：“襄陵，汉旧县，有赵襄子墓，又有晋襄公之陵，因以为名。”今城西南 5 千米仍有古襄陵村。邻近的丁村，曾因发现三枚古人类牙齿化石而闻名于世。襄陵酿酒历史悠久，据《襄陵县志》载：“襄陵酒始于古之刘百堕，百堕襄陵人。”元代宋伯仁在《酒小史》中有“平阳襄陵酒”。“襄陵酒”在明代，可以说是和“羊羔酒”不相上下的名酒，明刘龙《诗注》：“襄陵酒美，人皆知之，第以山路险阻，难以达于京师，古缙绅非宦游晋中者，鲜得尝其风味。正德初，西涯当国，邃老、柄铨二公尝评此酒为天下第一。”可见，襄陵酒历史之悠久，地位之高悬。李时珍《本草纲目》即言：“山西襄陵酒、蓟州薏苡酒皆清烈，但曲中亦有药物。”可见襄陵酒亦为药酒，具有治疗作用。

6. 隰县玉屏酒

玉屏酒是由具有 500 年酿酒历史的山西省隰县生产的传统历史名酒，以优质白酒为底酒，采用中医古典医药名方玉屏风散配制而成的滋补酒，故名“玉屏酒”。

隰县古称隰州，地处吕梁山麓，黄河支流昕水上游，盛产高粱、小麦、玉米、谷子，且有党参、甘草、川芎等著名药材，具有悠久的酿酒历史。宋代熙宁年间（1068~1077年）隰州酒课达"五万贯以上"。县南午城，扼守晋、秦要冲，历史上不仅是兵家必争之地，也是名扬大河的午城白酒的唯一产地。明代正德年间（1506~1521年），县南午城镇即生产午城白酒，明清两代，远销大河上下、长江南北，传有"午城美酒满九州，引至商贾纷纷来"的民谣，许多人因善酿而致富。

午城白酒外观清澈明净，酒质绵甜清香，为白酒中的上品。玉屏酒是一种配制酒，它以清香称著的午城白酒作底酒，按照我国古典医药名方玉屏风散组方原则，选用黄芪、党参、防风、白术、檀香等15味名贵药材，精筛细选，配料得当，加冰糖和雪花白糖调味，再经过滤、陈贮等酿制而成。具有补气活血、醒脾生津、舒肝和胃、祛风固表、强身健志、延年益寿之功效，既是消除疲劳、驱散提神的滋补良药，又是四季均可、妇孺皆宜的筵宴珍品。

7. 汾州羊羔酒

羊羔酒，选用优质糯米和新鲜肥嫩的羊羔肉，并配以名贵中药材，采取独特的工艺，精心酿制而成的。它酒液澄澈透明，呈晶莹的琥珀色，浓郁鲜香，芬芳醇厚，甘甜怡人，回味悠长。具有补元气、健脾胃、益腰肾、生津利肺、强身壮体的功效。因酿制材料中有羊肉，故名。

羊羔酒的酿制方法、功用，《本草纲目》《遵生八笺》俱有记载。《本草纲目·谷部·第二十五卷·附诸药酒》说："羊羔酒：大补元气，健脾胃，益腰肾。宣和化成殿真方：用米一石，如常浸蒸，嫩肥羊肉七斤，曲十四两，杏仁一斤，同煮烂，连汁拌末，入木香一两同酿，勿犯水，十日熟，极甘滑。一法：羊肉五斤蒸烂，酒浸一宿，入消梨七个，同捣取汁，和曲、米酿酒饮之。"

8. 垣曲菖蒲酒

菖蒲酒产于山西垣曲，是一种配制酒，选用当地优质高粱为原料，以大麦及豌豆制成的大曲为糖化发酵剂，经传统工艺酿造而成的70°优质大曲酒为基酒，加入九节菖蒲为主料，辅以党参、当归、沉香、砂仁、天麻、阿胶、黄芪、栀子、陈皮等十余味名贵中药材，配以冰糖和绵白糖，经过浸泡、密封陈贮、过滤检验等精酿而成。菖蒲酒微黄翠绿，清亮透明，气味芳香，清香怡远，酒香酿厚，药香协调，而不失中草药之天然特色，入口甜香，略带药味，使人不厌，醇和爽口，甜而不腻，辣不呛喉，饮后令人神气清爽。据临床验证，有补脑益肾、除痹通脉、柔身扶老、清爽神气、益寿延龄之功效。可用于风湿痹痛、阳痿早泄、耳聋脱发、失眠多梦、月经不调等证，亦可提高健康人士免疫力，是男女老少均宜的健康用品。

垣曲菖蒲酒据说远在汉代已名噪酒坛，为历代帝王将相所喜用，并被列为历代御膳香醪。据《后汉书》记载："孟陀，字伯良，以菖蒲酒一斛遗张让，即拜凉州刺史。"在《争类统编》一书中也有"美酒菖蒲香两汉，一斛价抵五品官"之说。孟陀用菖蒲酒向朝廷换凉州刺史一事发生在 168 年，也就说在 168 年以前菖蒲酒早已成了朝廷贡品，在上层社会有很大的名气。此后历经改朝换代和历史变迁，菖蒲酒始终是朝廷官府常用的保健饮料。宋代苏东坡称其有"延年轻身之功"。宋代医学家王怀隐所著《太平圣惠方》一书更记载其功效："菖蒲酒，主大风十二，通血脉，治骨立萎黄，医所不治者。"

9. 清徐葡萄酒

山西清徐不仅是中国最早种植葡萄的地方之一，也是中国最早酿造葡萄酒的地方。葡萄酒是一种营养丰富的低度发酵饮料，含有丰富的维生素 B_{12}，对治疗贫血、心血管疾病等具有特殊的效力，故古人对它有特殊的评价。元朝太医忽斯大慧《饮膳正要》认为："葡萄酒益气调中，耐饥强志。"明代李时珍《本草纲目》也说："葡萄酒驻颜色，耐寒。"现代的葡萄酒，更为欧美各国日常不可缺少的饮料。

清徐县素有"葡萄之乡"美称，由于清源盛产葡萄，葡萄酒的制作随之兴起。据史书记载，清源葡萄、葡萄酒属朝廷贡品。三国时期，山西是魏国的属地，魏文帝曹丕非常喜欢喝清源葡萄酒。他在《诏群医》中写道："三世长者知被服，五世长者知饮食。此言被服饮食，非长者不别也……中国珍果甚多，且复为说蒲萄……又酿以为酒，甘于鞠蘖，善醉而易醒。道之固已流涎咽唾，况亲食之邪。"到了唐代，清徐葡萄已享誉海内，鲜葡萄及葡萄酒、汁、干等加工品也远销四方。

《唐书》记载"太原平阳皆作葡萄干，货之四方"。《太平御览》记载，李世民在山西期间，就特别钟爱清徐的葡萄酒，不仅把它作为招待最高贵客人的礼品，还亲自用清徐的龙眼葡萄酿造葡萄酒，他当皇帝之后，念念不忘清徐葡萄酒，并将清徐酿造葡萄酒的作坊统一御封了"李氏作坊"的名号。

唐代并州人王翰有《凉州曲》："葡萄美酒夜光杯，欲饮琵琶马上催。醉卧沙场君莫笑，古来征战几人回。"刘禹锡也写一首《葡萄歌》："自言吾晋人，种此如种玉，酿之成美酒，令人饮不足。为君持一斗，取往凉州牧。"称誉清徐葡萄和葡萄酒。唐代诗人白居易、宋代文学家司马光均为山西籍人士，他们都留下了脍炙人口的赞美清徐葡萄酒的诗句。宋代苏颂《本草图经》载："按史记云：大宛以葡萄酿酒，富人藏酒万余石，久者十数年不败。张骞使西域，得其种还，中国始有。盖北果之最珍者，今太原尚作此酒寄远也。"民间流传着"清源有葡萄，相传自汉朝"的说法。境内葡萄栽培历史可上溯到 2 000 年之前。《史记·大宛列传》记载，张骞出使西域，从大宛（塔什干）、康居（粟特）和大夏（巴克特利亚）带回葡萄种子，在新疆一带种植。后来，清源马峪边山一带有一姓王的皮货商人，从大西北贩皮货，带回葡萄枝条在当地栽植成功。之后，栽培渐广。金元时代太原秀容诗人元好问还提出葡萄酒非自外传，乃"吾乡""自然成酒"的意见，其在《葡萄酒赋·序》中说："刘光甫为余言，吾乡安邑多葡萄，而人不知有酿酒法。少尝与故人许仲，收摘其实并米炊之，酿虽成，而古人所谓甘而不饴、冷而不寒者，固已失之矣。贞祐中，邻里一民家避寇自山中归，见竹器所贮葡萄，在空盎上者，枝蒂已干而汁流盎中，熏然有酒气，饮之良酒也。盖久而腐败，自然成酒耳。不传之秘，一朝而发之。"

马可·波罗在《马可·波罗行纪》中写道："太原府过桥三十里，有许多好的葡萄园，制造成很多的美酒。"这里的葡萄园指的就是清徐的葡萄园，酒就是清徐"李氏作坊"酿造的葡萄酒。

明清时期，清徐葡萄酒的酿造技术逐步成熟。今清徐葡萄酒厂生产白葡萄酒以龙眼为原料，经陈酿三年以上，配以白糖及少量醋酸、维生素 C，再经过滤、装瓶、杀菌而成，色泽浅黄、味道酸甜适口，营养丰富。以黑鸡心葡萄为原料制作的红葡萄酒，色泽鲜艳，味可口，为其他葡萄酒所不及。

荆花蜜

蜂蜜为蜜蜂科中华蜜蜂或意大利蜂在蜂窠中酿成的糖类物质。山西特产荆花蜜，又称"精华蜜"。灵石、沁水、阳泉为山西省三大荆花蜜产区，而灵石县居首位。囚灵石属土石山区，灌木林占到荒山面积80%左右，广泛生长一种可编织箩筐的灌木，名为荆条，夏季盛开蓝色花，为重要的野生蜜源植物。荆花蜜新蜜为淡琥珀色，结晶后略带乳白。含糖量高，具有转化加酶多种维生素，气味芳香，甜而不腻，是国家一等出口蜂蜜。经化验其成分为葡萄糖32.9%、果糖41.4%、蔗糖4%、粗蛋白质0.3%、酶值17.9%，是人们喜食的补品，而且是高级的药用原料。

蜂蜜性味甘、平，归脾、肺、大肠经，具有补中缓急、润肺止咳、润肠通便的功效，用于治疗脾胃虚弱、倦怠食少、脘腹作痛，肺虚久咳及肺燥干咳、咽干等证，肠燥便秘。此外，还有解毒作用，可外敷疮疡、烫伤；内服解乌头、附子毒。李时珍《本草纲目》曰："蜂采无毒之花，酿以小便而成蜜，所谓臭腐生神奇也。其入药之功有五：清热也，补中也，解毒也，润燥也，止痛也。生则性凉，故能清热；熟则性温，故能补中；甘而和平，故能解毒；柔而濡泽，故能润燥；缓可去急，故能止心腹肌肉疮疡之痛；和可以致中，故能调和百药而与甘草同功。"

三晋世医及流派

历史上的三晋中医世家和流派

三晋医学源远流长，在其漫长的发展传承过程中，诞生过众多的中医世家，形成过不同的学术流派，丰富了三晋医学的内容。上溯春秋战国时代，扁鹊来山西行医授徒，扁鹊之学遂及三晋大地。汉晋时期医圣张仲景弟子河东卫汛、高平王熙传承仲景学说，继承发展壮大了伤寒学派。宋代并州高若讷与其子高保衡、婿林亿、学生孙奇等，对历代重要医籍进行了系统的收集、整理、考证、校勘，开校正医书之先河，形成颇具特色的高氏学派。元明以后实施严格的户籍制度，医户之家，世代承袭，不许变更，医学世家更是层出不穷。

平阳梁氏三世医：梁周泰，字百亨。元代山西稷山县人。精于医术，至正间（1341~1368 年）任平阳路医学教授。子梁权、孙梁叔东，皆能承家学，世其业。

介休武氏三世医：武瓛，字大器，明景泰（1450~1457 年）时，籍介休县石涧里。性聪敏，母久病，时无能疗者，叹曰："为人子不知医，不孝也。"乃之县南抱腹岩研究内、难诸书 3 年，人谤为读妖书，县系鞠之，知为母攻医，乃释。久之，脉诀未真，远游参证，得异人传授，治病按脉，决生死若神。每治危疑难辨诸证，不循常法，沉疴立起，人以是益奇之。瓛既精于医，益知医学之难，作论遗子孙，"非甚明理有救人之心者，戒勿轻学"。有欲试瓛术者，版筑崇堵上，忘瓅过，跃下索诊。瓅曰："汝速归，死在目下。"人以为戏，其人赴家，果即死，盖饱食致肠断也。名遂大著。武惟真，武瓅之子，亦能医，疗疾不计利。武鸣冈，武瓅之孙，著效甚多，实家传也。赵郡伯妇疾，帷数妇试之，至后一人，曰："余都无病，惟此人始受胎耳。"其夫未知也，曰："以药验之必动，然须小损，更一剂疗之，亦不致后患。"已而果然。郡人何三泉亦业医，患怔忪头晕，四肢无力，久不愈。鸣冈诊曰："汝躬炮炙，久坐药室中乎？脏腑弱，毒气所侵也。"饮甘草汤数碗而止。其效验皆类此。

明代任荣，云中（今山西大同）人。世业医，精其术，活人甚多，弘治间（1488~1505年），年六十，无疾而终。其曾孙任服远，自幼克绍祖业，精其术。万历庚辰（1580年）瘟疫大兴，得疾者亲友不相访问，染之即不起。服远以普济消毒饮治之，全活者数千，人皆以"神医"称之，远近礼迎。

朔平张氏"三世儒医"：张祖，清代山西阳高县人。以诸生贡于太学。屡举不遇，退而究心古方书，尤善治伤寒，深得仲景之旨，活人无算。子张云翼早年习儒，为举人，克绍父业，亦精医术，名满朔平府。云翼子张聪、张明，侄张智皆以医闻名。后迁居大同，时称"三世儒医"。

平遥道虎壁王氏妇科

山西平遥县道虎壁王氏妇科，号广济堂，累世业医，代代相传，绵延不断，久负盛名。王氏妇科始于宋代，历经800余年，迄今相传28代，为国内较为罕见的奇迹，可与江南何氏医学相媲美。王氏家学源远流长，积累了丰富的经验，尤其妇科治验丰富，有良好的临床实用价值，成为独树一帜的妇科流派，享誉三晋。

追溯王氏的妇科历史，从其传世家谱和王氏祠堂碑文可窥知，王氏源于太原王姓望族之后，始祖为王厚，北宋末年，躲避战乱，率子孙迁居平遥县东泉镇，为泉乐里三甲中人，遂占籍焉，为金国良医。从此累世不绝，广出名医。第四代传人王时亨尝中进士，因仕途不顺，专心向医，继承家学，著有《王氏脉诀》《王氏妇科秘方》，以抄本流传后世。第八代传人王士能善于总结临床经验，将先辈王时亨编写的《王氏脉诀》改编为《家传脉理全书》，并撰《王氏医学三字经》《王氏妇科验方集》。临证重视女子以血为本，主张治血崩以养血和血为主，每获良效。因给皇妃医疾有功，皇帝勒赐"龙衣"，并封为"历代良医"。元朝皇庆二年（1313年），第十一代传人王景刚，携侄子王伯广、王定全由东泉镇迁居道虎壁村，是王氏妇科承先启后的人物，从此道虎壁名声大震，成了王氏妇科的品牌。第十二代传人王伯辉撰写了《王氏妇科家传验方》《王氏妇科验案》2卷，突出了肝脾肾三经辨治妇科病的重要思想。因给皇亲国戚治病有功，被封为"世承先代医人"。第二十一代传人王笃生，是明末清初山西驰名的妇科医家，编写有《王氏家传妇科秘方全书》3卷。家谱记有"吾祖王笃生，妇科一艺精，至今二十世，后世遵道行"。

近代以来，王氏妇科更是承上启下，发扬光大，人才辈出，至新中国成立前，王氏妇科族人在道虎壁村行医诊所达5家之多。如第二十六代传人王裕宽、王裕普兄弟医术精湛，被誉为"术精岐黄""妇科神手"。

中华人民共和国成立以后，王氏妇科得到新的发展，1952年7月1日，王氏妇科族人联办平遥县第六区第一妇科诊疗所，1955年7月，扩大为平遥县第六区道虎壁妇科诊疗院，设有门诊部、住院部，住院床位20张；1957年8月经平遥县人民政府批准，更名为平遥县妇科医院，地址设在平遥县城内政府街，设床位40多张，是山西最早的县级中医妇科专科医院之一。1962年8月，响应国家的号召，并入平遥县人民医院，王氏族人一直在县人民医院工作到20世纪70年代。1985年平遥县城关医院专门为王氏妇科二十七代传人王培昌设立了平遥县道虎壁中医妇科专科门诊部。2009年王氏妇科成功申报为山西省非物质文化遗产，2010年被评审为国家级第三批非物质文化遗产。

王氏妇科在传承家学的基础上，学宗灵素，参与诸家，重点吸纳了《傅青主女科》的学术思想，重视妇科病从肝脾肾三经论治，形成了顾护正气、补偏归正、养血柔肝、和缓致中、重视脾胃、配伍适宜、补肾图强、相得益彰等临证特点，治月经不调多采用养血柔肝、调和气血为法；治闭经重视脾肾、补益气血；治崩漏活涩并用、攻补兼施；治带下病健脾化湿，升清降浊；治妊娠病先后天并重、脾肾双补；治产后病祛瘀生新、养血充津。

王氏妇科二十七代传人王培章介绍："我家从太祖王士能开始，九代祖传傅氏女科，济世活人，历300余年，'平遥道虎壁'已成为专治妇科病的代称，名闻遐迩。……我家世代传授之妇科处方，以傅氏女科处方为主，严格要求后代子孙，必须背诵傅氏女科之全部处方，作为继承家传妇科基石。在辨证论治方面，问病下药，凭证不凭脉和重在肝、脾、肾，亦与傅氏女科辨证论治之特点相一致。"

王氏妇科学术思想和治疗经验，其后人已整理出版了《傅氏女科家传应用》（王培章著，山西科学教育出版社，1987年5月第1版；山西科学技术出版社，1992年6月再版）、《中国平遥王氏妇科》（王金亮著，山西科学技术出版社，2012年9月再版）、《中国平遥王氏脉诀与经方》（王金亮著，山西科学技术出版社，2012年9月出版）、《王氏妇科精要》（王金亮编著，山西科学技术出版社，2011年9月出版）等书。

寿阳韩氏妇科

韩氏妇科，是近代山西妇科著名的一支，至今已历九代传承，名医辈出，医术精湛，活人无算。他们作为一个集体，其医术活动以山西寿阳、太原为主，学术思想则因为著书传播而影响到了全国。

韩家世代业医，已历九世，绵延200余年。自先祖韩运禄，悬壶于乡，因精于岐黄之术，而以医名于寿阳；雍正年间，县令胡公赐"仁义维风"匾；曾祖韩觐周考取生员，亦为当地名医。韩觐周自幼饱读经书，精通中医典籍。在家庭的熏陶下代代相传，耳提面命，口口相传，韩邦宁、韩昌士、韩现莲、韩来德，年自弱冠，即读《黄帝内经》《伤寒论》《金匮要略》及历代中医名家著作，俱精岐黄，尤擅长妇科，至不惑之年，皆名噪乡里，延誉社会。韩玉辉（1884—1970）幼承庭训，敏而好学，获家传医术之真谛，学尊青主，并独有见地，而集韩氏妇科之大成。

韩玉辉擅用傅山之方，每每略加化裁，而方圆不离规矩。《傅青主女科》有"闪跌血崩"一门，方用逐瘀止血汤（生地、大黄、赤芍、牡丹皮、当归尾、枳壳、龟板、桃仁），一剂而疼轻，二剂而疼止，三剂而血亦全止。韩玉辉认为此方甚善，原方中生地甘寒，佐龟板可以滋阴消瘀，清热凉血；当归甘温，配赤芍药、桃仁可以和血养荣，去瘀生新，调血脉而止痛；加枳壳之苦酸微寒，理气宽胸，止腹满痛；更以牡丹皮、大黄之苦寒，泻血分实热，活血止瘀。血行而瘀化，血活而痛止，血和荣得以养，崩血自愈。针对傅山这张以活血止血为主的逐瘀止血汤，韩玉辉临床略作化裁：去活血力强的赤芍、归尾、桃仁，加养阴清热、止血而不留瘀的白芍、贯众炭、黑黄柏等品，定名为"止崩汤"，转而以治疗临床更为多见的阴虚血崩之证。韩玉辉多将此方用于子宫突然大量出血，其色紫红，间有血块，腹痛拒按者（拒按痛甚者，加桃仁 6 克）。脉象多见牢、芤、涩。至于此方的用法，韩玉辉也有自己的心得，除随证加减而外，他认为这首处方不宜久服，两到三剂后，若血未净，再选魏夫人震灵丹补其缺。止崩汤不仅可以疗妇人之崩，失血诸证亦可借用。比如便前下血，属大肠燥热壅滞，止崩汤加地榆炭、槐花；口吐浊血，胸中满闷，恶心而烦，肺胃邪热不清，瘀血不化，止崩汤加白茅根等。

除此之外，韩玉辉还以《傅青主女科》中的顺经汤为基础化裁创制平肝降逆汤，以加减四物汤为基础化裁创制养血汤，以收膜汤为基础化裁创制当归黄芪汤，以扶气止啼汤为基础化裁创制黄芪汤……这些都是宗法傅山，不落窠臼的典范。

赵城中医世家

赵城中医世家鼻祖史文魁，字冠五，清乾隆五十五年（1790 年）生于赵城县下楼村一个诗书礼仪之家，家庭丰殷，人性捷悟，乐善好施，信奉佛教。受家庭先辈渲染教化，从小爱学习，善思考，年弱冠举秀才，18 岁中举人。后遇一位"方外高士"李禾阳，据传李禾阳原是李自成部的军师兼随军医生，精通阴阳五行，擅长内外妇骨各科，李自成兵败主力退到江南，在湖北被杀，余部有一支流落晋南，李禾阳年老身残，遂遁入空门，隐居于赵城罗云山屯儿沟寺庙。史文魁每年前往屯儿沟庙会去礼佛，并且平时闲暇也去拜佛诵经，年长日久与李禾阳相熟，交谊日厚。李观史文魁品德才学系可造之人，即将自己医学之术倾囊相授。史冠五不负厚望，勤奋苦学，遂成为享誉一方、济世活人的名医。实际按时间推算，史文魁生于乾隆末年，长在嘉庆年间，此时上距明末李自成成兵败，至少 160

余年，李禾阳不可能是李自成同时期之人，这只是传说者故神其说，或者说李禾阳可能是李自成部下的第二甚至是第三代后人。

史冠五成名后，前来求诊者络绎不绝，创办了乐善堂，坐堂应诊，因地处山西省临汾市洪洞县河西楼村，所以在当地几百年的民间流传中，老百姓习惯性地把乐善堂称为楼村药铺。其德厚心慈，诊病施药不收资费。医技日精，沉疴痼疾，药到病除，疑难怪病，应手而愈。他总结临床经验，自创八宝散、红升丹、生肌散、红粉散等丸散膏丹。用药均亲自采集，亲自炮制，疗效极好，被乡人誉为神医、奇人。到其晚年观其二子学非其人，悟性欠佳，遂将毕生经验传于聪明好学的侄儿史鹏鸣（字禹庭）。据张瑞玑为史禹庭撰写的墓志铭中记述："冠五公爱其殷悟，将授之公，公亦窃慕其术，遂尽弃举子业而学焉，不数年，尽其业，又更得《中脏经》及《金匮读书》而读之，公于是以医名。"史禹庭放弃科举仕途之路，而尽心随伯父史冠五学岐黄之术，由于其聪颖有捷悟，又进一步学习经典著术，所以青出于蓝而胜于蓝。据记载："每病至者，公曰愈，无不愈者。公曰某日愈，克期无不验者。凡病者，诸医敛手则延公，公至病辄愈，公之名遂噪一时。"当时已成为手到病除的一方名医。平阳府知府福公的内人患乳痈，以重赏遍请诸医，但众医都束手无能疗者。闻听人说楼村药铺史禹庭能妙手回春，便请到府。史禹庭诊断后，讲述其病源及发展变化，如同亲眼看见一样，福公一家大为惊奇。随即施以治疗，十数日痊愈。福公感恩，赠送金匾，并派衙役仪仗队送到先生家，将仪仗队的全部器物留给楼村药铺以示荣耀。

史禹庭不仅医术精明，其医德也受乡民口碑称颂。墓志铭记："公又常蓄药饵给人，登门者接踵不绝焉，公独不受谢而去，人皆以是廉公焉，公之行类如此。"在其晚年所著秘书自序里为后人制定了医德准则，写道：人负我则可，我负人则失仁术之本来面目也。史禹庭既精医术又通达事理，当时为赵城县的公益事业做出过突出的贡献。光绪三年（1877），山陕大旱，民间易子而食。清政府放赈救灾，当时饥民拥挤，哗噪无序，很难维持，县令刘公请禹庭入赈局主持，据记载"公危坐执笔，分别其次而给之，以目语，以手指，终日无倦容"。赈灾结束后，山西巡抚曾国荃向清政府为史禹庭请功，清庭为史禹庭钦封六品衔附贡生以示嘉奖。当时由赵城知县李寿芝撰文，立功德碑并建楼。赈灾事后二年，户部酌减差徭时，各项规章制度紊乱，诸事无法裁定，众议难决，众人都推举非史禹庭。当时禹庭公卧病，诸士绅强行挽到县里，据记载"公出，谒见当道，数言遂决之"。可见其思维敏捷，办事果断，是常人不可比。史禹庭亡故后，由山西财政司司长张瑞玑撰写墓志，五品衔芦广文撰写碑文，提督衔拔贡张知非书写，五品衔夏宝瑚撰额，为父立碑建楼。芦广文撰写的墓碑文称："禹庭老伯，世居楼村，吾乡之名儒也，以医名世广施药饵，邑人士感其恩者，咸与赠寿匾，立济众碑……，公之懿行不朽云尔。"李寿芝撰写的济众碑文记："余宰临汾，闻君斋中新至一名医，治病应手辄效，品学亦兼，梓询其翁姓氏，则史禹庭茂才……有古君子风范人士将其生平德行勒之贞珉以志不忘。"

史禹庭生有三子，均随父行医。尤其次子史直修，字慎轩，精通医业，继承医业，名噪霍州、汾西各县，与张瑞玑、李寿芝交谊深厚，才华横溢，应试霍州，得方和甫刺史赏识，拔之以冠其曹，遂入邑痒，列封侯诠儒学训导。有邻村刘家垣造坊一公子被骡子踢掉算子，随请医治，慎轩以香油清洗后，上八宝散，按其鼻梁施以包扎，之后神奇般的完好无痕。至今人还传为佳话。从史冠五到史禹庭父子四人祖孙三代，从清朝乾隆嘉庆到光绪六朝历史年代里，楼村药铺是当时赵城县及周边邻县乃至平阳府首屈一指的医学大家，也是授封享誉最高的医学世家，这一历史时期是楼村药铺发展史上最光辉的篇章。史直修生四子，长子海鳌、次子海仙，四子海君都夭寿，唯三子史海藻承父医业并发扬光大，成为倍受群众尊崇爱戴的神医。史海藻又名海同，字采舫（以下统称史老先生），生于1902年，卒于1971年，享寿69岁。自幼天资聪颖，勤奋好学，是楼村药铺第五代传人。16岁即继承父亲家传医学，对脉学、药性、诊断、治病已经娴熟，对秘传升丹配药全部掌握，独立行医，1923年7月尝到山西省中医传习所进修医学，时人称为奇才。谓"四大名医屈指数，风云一世潦余生，拂尘落座银针弹，三指到处能还魂"。

赵城中医世家人才辈出，代有传人，在继承和发扬祖传医学事业上各尽其力，不断创新。到如今200余年间已传到第八代，后辈中有26人学习医学，从事医疗卫生工作，服务大众，造福人类社会。如史海藻医技高深，断病如神，手到病除，人崇为神医。史作檋宅心仁厚，心地慈善，处方严谨，人赞为仁医。史作权胆大心细，勇治危症，活人无数，人尊为名医。史元恭师承高人，外科兼长，德高望重，人颂为德医。这父子四人是近代楼村药铺的代表人物，也是洪洞县知名度很高的医师。

孔氏眼科

孔氏眼科始于孔继鹏，历代相传至 1918 年出生的孔庆丰，已历五代，高祖继鹏、曾祖广众、祖父昭统、父亲宪仁均为眼科名医。孔继鹏字万里，生于乾隆四十年（1775 年），卒于道光十三年（1833 年），河北武安人，出生于世代为医的家庭，在山西太原、绛州与山东德州一带行医，后来在太原开起药店，以自己的名字命名商号，孔氏既是店掌柜，又亲自坐堂诊病。医药结合，医药兼营。

民国《武安县志》有其第三代孔昭新的传记，传曰：孔昭新，字绩成，圣裔，西苑城人。幼读书，兼习弓矢，旋以冠军入武庠，后弃举业，承乃祖衣钵，以眼科秘诀问世。施以剂不利其仪，远近之眩目而来者，无不明眸而去，直晋豫人士多蒙其惠。殁后，人为立碑以纪念之。孔昭新、孔宪仁父子继承祖业，在太原大钟寺挂幌开店，孔氏眼科远近闻名。

孔宪仁（1893—1960），字静山。承家学，祖传眼科，至宪仁，已历四代。孔氏在山西太原行医 40 余年，20 世纪 30 年代年代中期，太原市流行眼疾，患者痛苦不堪，是孔宪仁广施医药，拯救贫病，誉满古并州。1956 年，山西医学院在全省聘请 6 位社会名医，孔宪仁、孔庆丰父子双双受聘，任职于山西医学院第二附属医院，受命创建了山西省第一家中医眼科，"孔宪仁亲任主任一职，后由孔庆丰接任。孔氏重视医德修养，认为医药乃仁术仁业，不以富贵贫贱论高下，同等待人，皆如至亲。他们炼制的独门药品，都是经过自己亲身试用，亲尝药性，亲验药效，确信无害于人体以后方用于患者，留下许多佳话。孔氏认为，内障眼病，多系脾胃虚弱、中气下陷所致，故临证善调理脾胃，讲究运用脾胃升与降、纳与化、燥与湿之转化以燮理阴阳。于眼科用药亦有独到之处。曾献出祖传秘方，并亲授秘方炮制方法。研制养心明目丸、清肝退翳活血丸、健脾退翳丸、滋阴明目丸及外用洗眼灵光丹、还魂通关散等眼科用药，并对眼科疑难重证诊治进行探索。

孔庆丰（1918—），字润生，系孔氏祖传中医眼科第五代传人，与其父宪仁参加了山西医学院第二附属医院中医眼科的创建工作并把全部秘方无私地献给了国家，从事中医眼科临床工作 60 余年，治疗眼科各种疾病，积累了丰富经验，尤其长于青光眼、白内障、眼底出血、色盲等病的治疗。20 世纪 50 年代末，因其色盲治疗的突出成就，受到了卫生部的嘉奖，并荣获"破除迷信，解放思想，卫生医药技术革命先锋"的光荣称号。1985 年被选为中华全国中医学会眼科分会委员，并被聘为《山西中医》编委。又因其精于书法，被选为书法协会山西分会委员。孔庆丰临床经验丰富，形成了眼科痼疾尤重脾胃，翳障眼疾疏肝调脾，五轮五脏辨证根本，眼科诸疾方药配合等学术思想，分别载于《中国当代名医验方大全》《中国当代高级医师大全》《山西名老中医经验汇编》等书中。

孔庆丰的独子孔繁亮，1954 年 5 月生于山西介休，从小耳濡目染，悉心继承祖业，得其父医术真传，从事中医临床工作 40 年，在当地享有盛名。在长期诊疗疾病的实践中，发扬光大了孔氏眼科，形成了自己的医疗特色，从 2005 年 8 月开始，历时 20 个月，本着真实性和资料性的原则，整理汇编而成《孔庆丰医疗经验》一书，共分为 14 类，集病例个案 403 例，各类病例一般按时间顺序排列，旨在阐明孔老先生的诊治特点和医疗经验。2008 年 10 月 1 日由山西科学技术出版社出版发行。

三晋坰本医籍的刊行

辉煌一时的金元平水刻本

所谓"平水刻本",即平阳府(今山西省临汾市)所刊刻之版本。

宋靖康元年(1126年),金兵攻破京师汴梁,北宋遂灭,除掳掠徽钦二宗及皇室、嫔妃等数千人北上外,还把图籍版片及书肆雕版工人全部掠到平阳府,建立起北方唯一的书业中心。金天会八年(1130年),政府又于此设立了国家出版管理机构——经籍所。《金文最》卷二十八《孔天监藏书记》描绘,当时的平阳可谓"家置书楼,人蓄文库",雕版书坊栉比林立,其中既有官办的、也有私办的,是雕版业极盛的文化中心。金灭入元,太宗八年(1236年)六月,"耶律楚才请立编修所于燕京,经籍所于平阳,编集经史"。管理协调官私书坊的刻书经营活动。金时书坊,继续开张刻书。直至明代,才渐式微。平阳府,位于平水之阳,金时曾置平水县,故平阳刻书又称平水刻书。

平水本水名,《水经注》卷六"汾水"注:"汾水南与平水合,水出平阳县西壶口山。"金人刻书不曰平阳而多署平水,盖取义于平阳城临平水之形势。平水刻书,在金元冠绝一时,究其原由,叶德辉《书林清话》卷四"金时平水刻书之盛"条指出"金源分割中原不久,乘以干戈,惟平水不当要冲,故书坊时萃于此,而他处私宅刊本,亦间有之。"缪荃孙《艺风藏书记》卷一"新刻韵略"则以为:

"按《金史·地理志》平阳府，有书籍。其倚郭平阳县有平水，是平水即平阳。史言有书籍，盖置局设官于此。元太宗八年用耶律楚材言，立经籍所于平阳，当是因金之旧耳。"历史地考察平水金元之世以雕版巍然崛起的原因，不外数端：平阳地居河东南路，金人入侵，战火不绝而战区南移，平阳"因不当要冲"得以休养生息，富庶一方，元代情况与金相似。其次平阳物产丰富，在唐代这里就盛产雕版印刷所需要的纸张、墨锭、梨木或枣木，皆为刻版印书的好材料。平阳的白度纸、稷山的竹纸都很闻名，质地坚韧。加之金灭宋时，将中原雕版良工掳掠于此，或工人们自动北上避难等，都对平阳形成刻书之风产生重要的影响。

金元平水书坊盛极一时，其刻本善择底本，雕刻精美，古雅遒劲。其刻书品种之多样，卷帙之繁富，缮刻之娴熟，技艺之精良，影响之深远，均为其他地区所不逮。其中官私刻本多为经史文集，而坊刻则侧重于民间的需要，多是些医书、类书及民间说唱文学等。平水书坊著称于世的，有书轩陈氏、平水中和轩王宅、平阳张氏晦明轩、平水刘敏仲、平水曹氏进德斋、平阳府梁宅、平水许宅、平水高昂霄尊贤堂、平阳司家颐真堂、平阳道参幕段君子成。

平水坊刻至元末明初，由盛及衰，日渐式微，其刻本亦大多湮没不传，流布不广。传于后世者，被奉为至宝。学术界盛赞论金元文化，必说平水版；论戏剧历史，必述刘诸宫；溯年画根源，必提《四美图》；感佛教精深，必念赵城藏。光绪三十三年（1907 年），俄国人柯支洛夫在甘肃黑水城（今内蒙古额济纳旗）发掘西夏遗址时发现并盗走了金代平阳坊刻本《刘知远诸宫调》。原书 12 卷，现存 5 卷 42 页。这是宫调中最古老的节本，也是金平水坊刻说唱文学作品的唯一传本。诸宫调为宋金元三朝民间说唱文学，艺人边说边唱，为大众所喜爱。1961 年，苏联国家对外文化联络会将此书送还中国。在黑水城同时出土的尚有平阳姬氏刻《四美图》和平阳徐氏刻《义勇武安王位》两幅年画。《四美图》画的是汉代的王昭君、赵飞燕、班姬和晋代的绿珠，画幅高约 83 厘米，宽 33 厘米，上题"随朝窈窕呈倾国之芳容"字样，上边绕以回纹边栏，上端祥凤朝阳，下方蔓草缠枝。四人体态丰盈，容貌秀丽。《义勇武安王位》画的是关羽关云长。著名学者郑振铎对这两幅画有极高的评价，认为它们是中国版画艺术由佛像到人像的一大转折。它开了我国人像版画的先声。平水还刻印过大藏经中的孤本《金藏》，因原藏于赵城县广胜寺内，故称《赵城金藏》，这是我国仅存的一部藏经，共存 4330 卷，卷轴装，现藏于北京国家图书馆。

在蒙古大宗九年（1237 年），道士宋德方、秦志安，在平阳又进行了《道藏》的刻版和印刷，共雇了 500 多人，分为 27 个局，历时 8 年完成，其经卷装成 7 800 卷，由于刻于玄都观，也称《玄都宝藏》，其刻印工程之大，用工之多，足以证明平阳的印刷实力。

金元时期平阳雕印书籍近 30 种、15 000 卷，其中有不少珍品医籍，为医学知识的传播普及亦做过积极的贡献，如金世宗大定二十六年（1186 年）平水书轩陈氏刻有平水闲邪瞶叟著的《铜人腧穴针灸图经》5 卷，这是一部颇为实用的针灸学专著，它以铜人为式，分脏腑十二经，旁注腧穴所会，并为图法及主疗之术，故历来医学界对此颇为珍重。清末宣统元年（1909 年）刘世珩曾据此本影刻，日本涉园山崎之一亦据此本重印，1980 年，江苏广陵古籍刻印社又依据原书影刻行世。蒙古海迷失后元年（1249 年），平阳张存惠晦明轩刻《重修政和经史证类备用本草》30 卷，此本明代王世贞曾推为"古本中之精刻者"，写刻精雅，纸墨莹洁，插图亦工致可观，是平水刻本中的上乘之作，达到了当时雕版印刷的最高峰。曾为明末清初钱谦益绛云楼所藏，其后，经名家收藏，藏印累累，现存于国家图书馆。此外，元至元三十年（1293 年）平阳司家颐真堂刻《许氏御药院方》11 卷，元大德十年（1306 年）许宅刊印《政和经史备用本草》，明正德十年（1515 年）平阳府刻本《西方子明堂灸经》与《铜人针灸经》合刊本，明正德十年（1515 年）平阳府所刻医书六种：《新刊铜人针灸经》7 卷；《新编西方子明堂灸经》8 卷；《新刊华佗玄门脉诀内照图》1 卷；《锦身机要》2 卷，混沌子撰，鲁志刚注；《修真秘要》1 卷。俱为非常著名的珍贵的刻本。明以后，由于撤销了路的建制，山西正式组建行省，太原府成为全省政治、文化中心，平阳的雕版印刷优势，便逐渐衰退下来，但仍然有书坊坚持下来。

回顾曾经辉煌的平水版刻历史，对于促进出版事业的发展，医学版本的研究，均有启示和借鉴意义。

晦明轩本《重修政和经史证类备用本草》

《重修政和经史证类备用本草》，初为宋人唐慎微所撰，原名《经史证类备急本草》，大观二年（1108 年）经医官艾晟等重修后，改为《经史证类大观本草》，作为官定本刊行；后至政和六年（1116 年），复经曹孝忠重订，又易名《政和经史证类备用本草》；最后由平阳府张存惠，据寇宗奭《本草衍义》进行增订刊行，因又改名《重修政和经史证类备用本草》，即现存的平水晦明轩刻本。

晦明轩本所采用的底本，为金代解州庞氏刻本，麻革序中言："行于中州者，旧有解人庞氏本，兵烟荡析之余，所存无几，故人罕得恣窥。今平阳张君魏卿，惜其寝遂湮坠，乃命工刻梓，实因庞氏本仍附以寇氏《衍义》，比之旧本益备而加察焉。"

晦明轩本的修订者张存惠，史志无传，从《重修政和经史证类备用本草》的序跋中可知，他和当时著名的学者浑源刘祁、虞乡麻革有交往，麻革序中言"君讳存惠，字魏卿"，刘祁跋中曰"今岁游平水，会郡人张存惠魏卿，介吾友弋君唐佐来"（崔文印《归潜志》中误为"会郡人张存惠、魏卿介、吾友弋君唐佐来"），言其家重刊《证类本草》已出，及增入宋人寇宗奭《衍义》，完焉新书，求为序引，因为书其后。"可见张氏，名存惠，字魏卿，平阳人，晦明轩是其堂号。

晦明轩本是一部重要的、内容丰富的本草文献，全书 30 卷，载药 1 746 种，选辑书目达 247 种，其中药物书目 17 种，古今方书 97 部，体现了广收博采的特点，并保存了现已失传的部分药学文献，尤其是首次创造性地将《本草衍义》的内容随文散附入书中各药物条下，有拾遗纠谬之功，效果极佳。书中 900 余幅插图，是在宋嘉祐《本草图经》的基础上，重加订正，而且对"图像失真者，据所尝见，皆更写之"，按照自己的亲眼所见重新绘画。刻工刀法遒劲，一丝不苟，图像写实逼真，为我国现存最早的古代医药和动植物木刻系列图谱。明末著名藏书家钱谦益跋称："此书字画图绘惟宋版最精者可相上下，视元版则霄壤矣。"不愧是平水本中的上乘之作。书成后并请当时著名的学者麻革、刘祁写序作跋，代为揄扬，扩大了该书的影响。麻革，字信之，虞乡王官（今山西省永济县虞乡镇王官峪村）人，尝为王好古《阴证略例》作序；刘祁，字京叔，号神川遁士，浑源（今山西省浑源县）人，著有《归潜志》。二人与诗人元好问可并称为金代山西学界三杰。由晋人刊印书籍，复得三晋名士题序，珠联璧合，可谓出版史上的佳话。

所以，晦明轩本从一问世起，就受到医学家、刻书家、藏书家的重视，明、清之际不断有人翻刻重雕，因而流传很广，对后世影响很大。

司家颐真堂本《御药院方》

《御药院方》为元代山西曲沃许国祯等人所编的一部收集金元及其前代的宫廷用方以丸散膏丹之成药为主的方书，在至元丁卯年（1267年）首刊于平阳司家颐真堂。元人方书，传世无多，此书版本，一度失传，后从海外，辗转归来，弥觉珍贵。

御药院的设置始于宋，相当于唐朝的尚药局。按宋制设有勾当官、典、药童、匠等。勾当官无常员，以内侍充，"掌按验秘方，以时剂和药品，以进御及供奉禁中之用"；典8人、药童11人，匠7人。从其设置看，是一个颇具规模的皇家药厂。金元时代沿袭宋制，《金史·百官志》载，御药院置提点，直长等职，掌进御用汤药。《元史·百官志》载，御药院置达鲁花赤（蒙语，即掌印官）、大使、副使、直长、都监等职，专司受理各地进献的珍贵药物。当时规定御药院"秩从五品，掌受各路乡贡，诸藩进贡珍贵药品，修造汤煎"。因此，综观御药院的职责，是收集和验证有效方剂，接收全国各地进献的珍贵药品和道地药材，按方加工炮炙，制成成药，以备皇家不时之需，或修造汤煎以进奉。而《御药院方》就是这个宫廷药厂的验方汇编，它和专门修制药物卖给民间的太医局熟药所的名著《太平惠民和剂局方》同为成方便册。因此，在宋时就有《御药院方》2卷，曾为《政和本草》所引用，但亡佚已久。从许国祯等修订的元本《御药院方》内容来看，书中多留有金代年号、医事等遗迹，故其底本当为金朝所编撰而刊于蒙古太宗十四年（1242年）壬寅书版。

《御药院方》全书11卷，分14门，收方1 072首，包括内、外、妇、儿、五官、骨伤、养生、美容等多面的内容，尤其是"洗面药"一门，专载"皇后洗面药""御前洗面药"等美容外用方 24 首，突出了宫廷用方的特色，是研究宋金元宫廷医方极其重要的资料，该书上承宋金方书研究的成就，而有所发展创新，较全面地反映了当时宫廷用药的经验。

《御药院方》旧逸撰人名氏，但书前有翰林直学士河东高鸣于至元丁卯年（1267 年）所作的序。序中曰："太医提点荣禄许公暨二三僚友，取御药院壬寅所刊方书板，正其讹，补其缺，求其遗亡而附益之。"丹波元简据此在书后跋中考证曰："《元史·许国祯传》，世祖即位，录前劳，授荣禄大夫提点太医院事。壬寅，元太宗十四年，此时未建年号，乃宋淳祐三年也（当为宋淳祐二年）。由此观之，其书系于元太宗朝诸医官所集。高序成乎至元四年，距壬寅二十五年。许迁礼部尚书在至元十二年，乃知所谓许公者，为国祯无疑矣。"

许国祯等修定《御药院方》刊行后，曾经重刻，在元代曾有多种版本，但自明以后，传本断绝。值的庆幸的是，天不灭斯文，此书在国内不见踪影，反在国外得以保存流传。《御药院方》在元代刊行后，继传入朝鲜，有所残缺，经数种元刻配成完帙，活版印行。该版经朝鲜再传入日本，藏于佐伯侯高标红粟斋，壬子（1792 年）丹波元简誊抄之，千贺芳久借而读后，于宽政戊午（1798 年）冬，仿乾隆聚珍之式摆字刷印 250 部。庚申（1800 年）春，丹波氏送清商沈敬瞻数部，由其带回国内。另据说裘吉生亦从日本购回一部。查《全国中医图书联合目录》所载，《御药院方》11 卷，北京大学图书馆、中国中医研究院图书馆各藏一部日本宽政十年戊午（1798 年）刻活字本。此藏本谅由上述途径回归而来。1983 年 7 月中医古籍出版社据中医研究院图书馆藏日本宽政戊午活字本影印，该书才得以在国内流行，重新引起人们的注意。

中医古籍出版社影印出版所据的日本皮棉纸线装本，前有高鸣序，后目录，首行作"癸巳新刊御药院方"，目录后照刻有"颐真堂记"钟形牌记和"平阳府司家印"木牌记。书凡 11 卷，14 门，卷之一治风药门，卷之二治伤寒门，卷之三治一切气门上，卷之四治一切气门下，卷之五治痰饮门、卷之六补虚损门，卷之七积热门、治泄痢门，卷之八治杂病门，卷之九治咽喉口齿门，卷之十治眼目门、洗面药门、治疮肿伤折正骨门，卷十一治妇人诸疾门、治小儿诸疾门。原书板框高210毫米，幅150毫米，行款为每页20行，每行20字，四周单边，乌丝栏，花口，单黑鱼尾，书口上题"御药院方"，中为卷数，下为页数及"精思堂"。不过现存的宽政戊午本，书末"钱氏白术散"只有主治，没有药物组成和用法，似缺最后一页，而且行款亦不同，可见其为配本和残本。

《救荒本草》

《救荒本草》是我国明代早期的一部植物图谱，它描述植物形态，展示了我国当时经济植物分类的概况。它是我国历史上最早的一部以救荒为宗旨的农学、植物学专著。书中对植物资源的利用、加工炮制等方面也做了全面的总结，对我国植物学、农学、医药学等科学的发展都有一定影响。

《救荒本草》，明代朱橚（1360—1425）编写。永乐四年（1406年）刊刻于开封，朱橚是明太祖第五子，封周王，死后谥定，所以《明史·艺文志》对这部书题"周定王撰"。《救荒本草》是一部专讲地方性植物并结合食用方面以救荒为主的植物志。全书分上、下两卷。记载植物414种，每种都配有精美的木刻插图。其中出自历代本草的有138种，新增276种。从分类上分为：草类245种、木类80种、米谷类20种、果类23种、菜类46种，按部编目。《救荒本草》新增的植物，除开封本地的食用植物外，还有辉县、新郑、中牟、密县等地的植物。在这些植物中，除米谷、豆类、瓜果、蔬菜等供日常食用的以外，还记载了一些须经过加工处理才能食用的有毒植物，以便荒年时借以充饥。作者对采集的许多植物不但绘了图，而且描述了形态、生长环境，以及加工处理烹调方法等。李濂在《〈救荒本草〉序》中说："或遇荒岁，按图而求之，随地皆有，无艰得者，苟如法采食，可以活命，是书也有助于民生大矣。"朱橚撰《救荒本草》的态度是严肃认真的。他把所采集的野生植物先在园里进行种植，仔细观察，取得可靠资料。因此，这部书具有比较高的学术价值。

这部书原刊本早已亡佚，嘉靖四年（1525年）山西都御史毕昭和按察使蔡天祐重刻此书于太原，卷首增加了李濂序，这是《救荒本草》第二次刊印，也是现今所见最早的刻本。毕昭，明山东新城人字蒙斋，弘治己未进士，由部曹出守汝宁，兴学养民，境内大治。汝民竖碑记其事。嘉靖二年（1523 年）八月丁卯迁金都御史巡抚山西。嘉靖四年（1525 年）二月己酉以母疾，乞养。卒，朝议惜之。崇祀乡贤。蔡天佑（1440—1536），明河南睢州（今睢县）人，字成之，号石冈。弘治进士。改庶吉士，授吏科给事中。历任福建佥事、山东按察副使、山西按察使。嘉靖三年（1524 年）任大同巡抚，平定兵变。在镇七年，威德大著。官至兵部右侍郎，致仕。有《石冈集》。两位山西地方官政绩姑且不论，而联手刊刻《救荒本草》，实在是做了一件有益生民的大好事，是这部书得以流布至今，否则我们今天只能徒闻其名，感叹惋惜了。

稍后有嘉靖三十四年（1555 年）河南祥符人陆柬又据毕、蔡本重刻，并作序，值得指出的是，陆柬重刻此书时，误以为书是朱橚的儿子周宪王朱有燉编撰，后来李时珍《本草纲目》和徐光启《农政全书》对此书多所征引，但都沿袭了这个错误，以讹传讹。以后还有嘉靖四十一年（1562 年）胡乘刊本、万历十四年（1586 年）刊本、万历二十一年（1593 年）胡文焕刊本，徐光启《农政全书》把《救荒本草》全部收入。传到日本，有亨保元年（1716 年）皇都柳枝轩刊本。1959 年中华书局据嘉靖四年刻本影印出版。

《针灸大成》

《针灸大成》一书成书于明代，首刊于明万历二十九年（1601 年）八月，共计 10 卷 207 篇，其广泛采辑明万历以前的针灸文献，汇集历代诸家学说和实践经验，是继《内经》和《针灸甲乙经》之后对针灸学术的第三次大总结，被针灸学术界认为是明代以前的针灸学术发展的集大成者。《针灸大成》既收录经典医著原文，又有撰者注解；既有理论阐释，又有临床实践。该书图文并茂，资料全面，流传广泛，是一部对后世影响极大的汇编型综合类针灸文献专著，也是一个明以前针灸学文献资料库，是针灸学发展史上的里程碑，对针灸学的发展起到了承上启下的作用。《针灸大成》一书的成书和出版皆在山西，问世后流传甚广，对明代以后的中国针灸学史产生了深刻而久远的影响。

《针灸大成》的作者题为明代杨继洲，但不少医家学者通过对该书成书年代和背景等基本情况的深入探究，对此提出异议。著名中医文献专家范行准在 1957 年出版的《秘传常山杨敬斋先生针灸全书》的跋中曾经指出："且《针灸大成》卷一'针道源流'中也引用《玄机秘要》之书，更明标'三衢继洲杨济时家传著集'之文。因此我很疑心《针灸大成》一书并不是杨继洲的书，而应当是晋阳靳贤的书。证据也是根据《针灸大成》卷一'针道源流'之后的结语：'《针灸大成》总辑以上诸书类一部分为十一卷，委晋阳靳贤选集校正"。世界针联主席王雪苔也认为，"《四库提要》谓《针灸大成》为'明杨继洲编'是因为看到两篇序言中都提到了杨继洲，未从内容上细考"，在分析了《针灸大成》的编辑始末后认为，"《针灸大成》总辑以上诸书，类成一部，分为十卷。委晋阳靳贤选集校正"。因此，认为赵文炳是编辑该书的主持者，在赵文炳属辖之下的靳贤是次数的编者。中国中医研究院黄龙祥认为，是杨继洲原著，靳贤补辑重编；黑龙江省中医研究院张缙等认为，《针灸大成》的编著者是杨继洲，靳贤是选集校正者，赵文炳是出版者。总之，该书的面世，是多人努力的结果。观巡按山西督察御史赵文炳《针灸大成》序中记载，赵文炳因患"痿痹之疾，医人接踵，日试丸剂，莫能奏功。乃于都门延名针杨继洲者，至则三针而愈，随出家传秘要以观，乃知术之有所本也。"赵文炳出于对杨继洲治愈疾病的答谢，为杨氏出资刊印《卫生针灸玄机秘要》一书。将付梓之时，发现"尤以诸家未备"，于是委托靳贤"广求群书"，补辑重编为 10 卷，名曰《针灸大成》。分析史料中所载的整个出书过程，《针灸大成》的作者虽署名为杨继洲，实际上不是杨氏一人的专著，也不是杨氏亲手所辑集的。但是刊书的目的是为了传播杨氏的针灸经验，书中的主要内容是杨氏家传的《玄机秘要》，其内容约占全书的 43%，从针灸学术层面来看，该书主要体现杨氏的学术成就和观点，无疑杨继洲的贡献是最大的。可见，《针灸大成》并非完全由杨继洲著述，可能是在杨继洲的指导和授意下，在赵文炳的组织和资助下，由靳贤在杨氏所著《卫生针灸玄机秘要》一书的基础上增辑校正而成。

《针灸大成》在《四库全书总目》中名为《针灸大全》，是一部蜚声针坛的针灸医学名著。全书共 10 卷，总计 207 篇。卷一集录《内经》《难经》有关针灸的原文，以论述针灸源流，卷二、卷三为针灸歌赋选集，卷四主要为针具和针刺补泻手法文献，卷五为井荥俞原经合、子午流注、灵龟八法及八穴八法等时间针法，卷六、卷七详述十四经络、经穴及经外奇穴的部位、针灸方法及主治病症，卷八分类介绍各种病症的针灸选穴和证治方法，卷九采撷名医治法、灸法并记载杨氏医案，卷十附论小儿按摩及儿科疾病的诊断。《针灸大成》自赵文炳在明万历二十九年（1601年）首次刊行于平阳以来，迄今410余年，翻刻数十次。据薛清录主编的《中国中医古籍总目·针灸推拿篇》汇总，目前存世的就有79个版本，平均不到5年就出现一种版本，这种刊印密度在针灸著作中独一无二，该书翻刻次数之多，流传之广，影响之大，声誉之著，实属罕见。其书不但对针灸学的整理和发展起了很大的作用，而且还保存了许多古代针灸家的学术精髓；不仅在国内流传很广，而且还译成德、日、法等文，传到国外，对推动国际针灸学的发展起了较大的作用。在这众多的版本中，最为流行的为明万历辛丑年平阳本。

《傅青主女科》批注本

《傅青主女科》是一部颇具临床价值的妇产科专著，书约成于清康熙十二年（1637年），又名《女科》《傅氏女科》《女科摘要》《女科仙方》。其书之撰写虽在清初，但由于傅山之反清思想和屡次拒绝令其为官的背景影响，一直未能刊印，以抄本流传，祁尔诚《序》曰"此书晋省钞本甚伙，然多秘而不传"，但自清末该书刊印后，百年来竟刻印、石印、铅印及改编70多次，足见其价值和影响。

《傅青主女科》一书，对后世影响最大，成为通行本祖本的却是清道光十一年辛卯（1831年）祁尔诚重校刻本。祁本得以畅行的原因，固然因其详校精刻、差讹较少、内容全面、语言精练、医理明确，更重要的是增加了"眉批"，俾阅者有利于领会《傅青主女科》精义奥旨，故《傅青主女科》祁尔诚重校刻批注本的刊行，扩大了《傅青主女科》的流传和影响，有重要的临证指导意义。

"批注"者考

《傅青主女科》中眉批，一般均认为系清道光十一年（1831）祁尔诚重刻时所加的评注。祁氏在重刻《傅青主女科》序后题为"道光十一年新正上元同里后学祁尔诚谨序"，既言同里，则与傅山应同为太原人。故何时希《女科录要》中径言："祁尔诚，号竹崖，曾官知府，太原人，道光十一年辛卯校刊《傅青主女科方书》。"再考光绪八年（1882年）《凤台县续志》卷三《人物》曰："祁尔诚，字竹岩，北尹寨村人。由进士授兴国州知州。好博览，堪舆、医学靡不宣究。锓梓《傅征君山女科》数卷，加评注焉。"凤台县，"元为晋城县，明省入泽州。清雍正六年复置县，名凤台，属泽州府。民国三年改为晋城县。故治在今晋城市"。① 查"北尹寨村"在今山西省晋城市泽州县北义城乡，至今仍沿袭"北尹寨村"之名未变。由此可知，祁尔诚，字竹崖（岩），今山西省晋城市泽州县北义城乡北尹寨村人。清道光间曾任兴国知州。自幼博览群书，喜究方书，仕宦之暇，余事医学，刊刻《傅青主女科》，复加评注。方志所言，信而有征。

"批注"的意义和作用

祁尔诚结合自己的临证经验和对傅氏著作的切身体会，在诸多条上予以评注，使《傅青主女科》的内容更为充实而全面，意义畅晓明了。研究探讨祁氏批注，对于深入领会《傅青主女科》的精旨和提高临床疗效，确大有裨益焉。

1. 强调精心辨证论治

傅氏从临床疗效出发，不受古书理论的拘束，不尚空谈，论述简要，理法严谨，药简方效，灵活化裁，深得辨证论治之真谛。批注者亦谙此理，祁氏在《傅青主女科》序中即言"非精心辨证，因病制方，断不能易危就安，应手即愈"。"白带下"篇又注言："妇科一门，最属难治。不难于用方，难于辨证也。"因此在临证中强调要探寻病源，辨证论治，灵活处方用药，不拘泥于执死方而治活病，如言"五带症辨之极明，立方极善。倘用之不效者，必其人经水不调，须于调经、种子二门参酌治之，无不见效。即如白带症，倘服药不效，其人必经水过期，小腹急迫，宜服宽带汤"。"五带症古方极多，然有应有不应者，总属未得病原。此书揭透病原，故用无不效。"又如治疗月经不调，"但恐临时或有外感、内伤不能见效。有外感者，宜加苏叶一钱；有内伤者，宜加神曲二钱（炒）；有因肉食积滞者，再加东山查肉二钱（炒），临症须酌用之。若肝气郁抑又当以逍遥散为主，有热加栀炭、丹皮，即加味逍遥散"。提倡根据实际情况，灵活处方用药，辨证加

---

① 刘纬毅. 山西历史地名通检［M］. 太原：山西教育出版社，1990：332.

减。反对墨守成规，不知变通，拘泥成方。但对于辨证准确，方证相应者，又反对滥加减，如"妊娠口干咽疼"篇"润燥安胎汤"注云："方极妙，用之立应。万不可因咽痛而加豆根、射干等药。亦不可因过润而加云苓。"

2. 发挥书中未尽精义

《傅青主女科》中各方原仅论及妇科的治疗，批注者不拘泥局限方中主治，抓住病机，举一反三，灵活变通，在临证中推及内外各科，扩大了傅氏方的应用范围，一方多病，辨证加减，古方今用，推陈出新，有利于执简驭繁，掌握本质，提高诊治水平，是真知傅氏者也。如"两收汤"主治产后肉线出，批注曰："此方凡肾虚腰痛、遗尿皆可治，甚勿轻忽。"本方补任督、益肾气、升举带脉，病机的关键在于肾气虚。故举凡肾气虚所致的腰痛、遗尿、遗精、带下诸证，皆可治之。又如"逐瘀止血汤"治疗闪跌血崩，批注曰："凡跌打损伤致唾血、呕血，皆宜如此治法。若血聚胃中，宜加川厚朴一钱半，姜汁炒。"阐明逐瘀止血汤活血化瘀、行血止痛，不仅治疗闪跌血崩，尚用于跌打损伤、瘀血阻滞、血不归经所致的唾血、吐血、呕血诸证。由妇科推及内科，扩大了本方的应用范围。

祁氏在批注中还多处论及《女科》中未尽之蕴义，言简意赅，发挥至当。如"青带下"注曰："脾土喜燥而恶湿土，土病湿则木必乘之，木又为湿土之气所侮，故肝亦病。逍遥散减去当归，妙极。"简明扼要地点明青带病及肝郁脾湿之关系。再如"黄带下"注曰："丹邪、元邪四字未晰，拟易以真水真火为湿热之气所侵，绕于任脉，云云。较无语病。然原书究不可轻改，故仍之。按丹元指本体而言，湿热即水火不正之气，所以为邪合成者。如净银倾入铅铜，便不成正色矣。真水真火与邪混合为一，则不但侵矣，所以色变。""若湿久生热，必得清肾火而湿始有去路。方用黄柏、车前子妙。山药、芡实尤能清热生津。"不仅对《傅青主女科》中难解的生词僻语予以详加解释，而且还阐明用药之深意。他如"经水将来脐下先疼痛"篇注曰"冲任之气宜通不宜降，故化湿不用苍术、薏仁"。"妊娠小便下血病名胎漏"篇注曰："补血不用当归妙，以当归之香燥耳。"俱能将傅氏蕴义发挥无遗。

3. 补充用药经验体会

祁氏深刻领会《傅青主女科》立方用药之旨，师其意而不泥其方，在临证实践中，灵活变通，增损化裁，效果显著。书中多处批注提到注者自身加减用药的经验体会，阅此可提高《傅青主女科》方临床应用的疗效，如在"血崩昏暗""年老血崩""郁结血崩""年老经水复行"等证的治疗时，在《傅青主女科》对证方药的基础上，均补充说明，加贯众炭一钱或三钱，"研细末，以药冲服，尤妙""更妙"或"极效"。考贯众，李时珍《本草纲目》言："治丁血崩中带下，产后血气胀痛。"附方更言："产后血崩，贯众半两，煎酒服之，立止。"这充分体现了注者善于汲取前人经验、躬身实践、临证用药的独到之处。

又如"产后郁结乳汁不通"治用通肝生乳汤，方中"麦冬用小米炒，不惟不寒胃，且得米味一直引入胃中，而化乳愈速"。"妊娠子悬协痛"治用解郁汤，批注曰"方加薏仁三四钱尤妙"。"大便干结小产"治用加减四物汤，批注曰"此方加条芩二钱尤妙"。如此之类，俱为经验之谈。

4. 讲究药物真伪代用

药物的真伪优劣，关系到治疗的疗效和安全。祁氏在批注中对此亦加以关注和研究。如"妊娠子鸣"篇注云："黄芪用嫩黄芪，不可用箭芪，箭芪系北外苜蓿根。"此乃以假乱真，沿袭已久。明陈嘉谟《本草蒙筌·草部上》即言，黄芪"市多采苜蓿根假充，谓之土黄芪媒利，殊不知此坚脆味苦，能令人瘦，芪柔软味甘，易致人肥。每被乱真，尤宜细认。"如果临证用药一时难以找到真品，祁氏主张当用性味相同、功效近似之品代用，其在批注中多次介绍了这方面的经验，如"妊娠浮肿"篇注云："白术一味，今多以苍术充之，凡白术伪者更多。白术补胎，苍术打胎，用者当审。若恐其伪，以白扁豆、山药代之较妥。""妊娠少腹疼"篇注云："人参一两，无力者以党参代之。无上党参者，以嫩黄芪代之"。"妊娠吐泻腹疼"篇注云："白术多伪，肉桂更无佳者。用者若有真药固妙，如无真药，白术以白扁豆代之，肉桂以破故纸代之。""畏寒腹疼小产"篇注云："肉桂须用好的，如无佳者，用炮姜代之，或一钱二钱皆可，不可只用五分。""便涩腹胀足浮肿不孕"篇注云"若无好肉桂，以破故纸一钱（炒）代之。用核桃仁二个，连皮烧黑去皮，用仁作引。若用好肉桂，即可不用核桃引。"南朝齐褚澄《褚氏遗书·除疾篇》尝言："世无难治之疾，有不善治之医；药无难代之品，有不善代之人。"若此，则祁氏亦善代用药品之人也。

5. 注重治疗禁忌调摄

祁氏在批注中还对当时一些医者滥用温热、金石之品的治疗偏向，提出批评告诫，确有补偏救弊的作用。如"下部冰冷不孕"篇注云："今之种子者多喜服热药，不知此方特为胞胎寒者设，若胞胎有热则不宜服，审之！""年未老经水断"篇注云："善医者，只用眼前纯和之品，而大病尽除。不善医者，立异矜奇，不惟无效，反致百病丛生。凡用药杂乱，假金石为上品者，戒之戒之！""妊娠中恶"篇注云："辅正逐邪，方极平正。如此可知，用金石之药以化痰者，皆矜奇立异，欲速取效，不知暗耗人之真气。戒之！"此外，对于房事、饮食的调摄，亦反复叮咛，提出告诫。如"少妇血崩"篇注云"妊娠宜避房事，不避者纵幸不至崩，往往堕胎，即不堕胎，生子亦难养。慎之！戒之！""血海太热血崩"篇注云"凡血崩症，最宜绝欲避房。无奈少年人彼此贪欢，故服药往往不效。若三月后崩止病愈，而房事仍无节制，病必复作，久则成劳。慎之！""行房小产"篇注云："小产血崩，多由行房而致。……凡有妊娠者，须忍欲谨避房事，万勿自蹈危途。慎之！""产后血崩"篇注云："此证皆系临产一二日前入房久战所致，戒之。""黑带下"篇注云："病愈后当节饮食，戒辛热之物，调养脾土。若恃有此方，病发即服，必伤元气矣。慎之！"因此，治病不能徒恃药物，尚须顺应四时、生活规律、饮食合理、劳逸适度、节制性欲，才能获得预想的效果。

6. 说明不同版本的差异

祁氏本着严谨的治学态度，实事求是的精神，对于《傅青主女科》诸版本存在的差异，不轻易取舍，有不同之处或疑义，则书于其旁，批注说明，以供后人对比校勘，参看研究。如："妊娠恶阻"顺肝益气汤注云："苏子一两疑是一钱之误。然国初上元生人，禀赋最壮，或非用一两不效。今当下元，用一钱可也，万不可用一两"。"产后编·类伤寒二阳症"加味生化汤注云："一本无桃仁，有黑姜四分。"并说明："查刊本去桃仁。然必须问有块痛与否，方可议去。""产后编·

患淋"茅根汤注云："一本小注载：症由内虚，方用石膏一两，无此治法，不可拘执陈方以致误人。一本石膏作一钱，无滑石。一作各等份。"古籍差讹，后果严重；医学著作，动关生死，尤宜准确无误。祁氏严肃的态度、严谨的学风、严密的方法，是值得后人学习的。

《植物名实图考》

《植物名实图考》是一部长篇植物学巨著，在近代植物学界有深刻的影响。作者吴其濬在通过多年积累、掌握了丰富的植物学知识的基础上，先后参考了800余种古代文献，经过整理总结，编著成《植物名实图考长编》22卷，收载植物838余种，是一部研究植物学的重要文献。在此基础上，再经修改补充，包括"耳治目眼"所得，并广泛采集植物标本，绘制成图，编著成《植物名实图考》38卷，收载植物1 714种，分为谷、蔬、山草、隰草、石草、水草、蔓草、芳草、毒草、群芳、果、木共12类。书中对所载植物的名称、产地、品种、形态、性味、功用（着重药用价值）做了较详细的叙述，并且绘有植物原图1 800多幅。该书的成书和出版均与山西有不解之缘。最后成书于山西，出版、再版均在山西印行。

吴其濬（1789—1847），字季深，一字瀹斋，号吉兰。河南固始县人。他一生著述除《植物名实图考》《植物名实图考长编》外，还有《治淮上游论》《念余阁诗钞》《滇行纪程集》《滇南矿厂图略》《云南矿厂工器图略》《军政辑要录》《奏议村稿》等。

吴其濬生长在一个世家望族中，祖、父、兄皆进士，门第生辉。其祖父吴廷瑞，字履丰，一字云亭。乾隆三十一年（1766年）进士，官至广东粮储道、广东按察使，著有《清芬书屋文稿》。父亲吴烜，字旭临，一字鉴庵，乾隆五十二年（1787年）进士，官至兵部吏部左右侍郎、礼部右侍郎，著有《中州文献考》《读史笔记》等。母亲许氏为翰林院庶吉士许家齐之女。胞兄其彦生于乾隆四十四年（1779年），长其濬整整10岁，字美存，一字誉堂，嘉庆四年（1799年）进士，官至礼部侍郎，提督顺天学政，擢兵部右侍郎，著有《藤花书屋遗稿》等。吴其濬有条件自幼就受到良好的教育。嘉庆十五年（1810年），吴其濬参加了顺天乡试，中举人。第二年照例荐纳内阁中书。二十二年（1817年），参加会试，中试第231名，殿试中一甲一名进士。28岁的他高中状元，这是有清一代河南省唯一的状元。依例授翰林院修撰。二十四年（1819年）充广东乡试正考官。道光元年（1821年）充实录馆纂修官。这数年中，吴其濬一家父子三人皆供职朝廷，是何等荣耀。他曾回忆："臣父、臣兄备员卿贰，岁蒙恩赉。臣供奉南斋时叠承优赐。"不幸的是，在道光元年秋天，其父礼部右侍郎吴烜病逝于北京。吴其濬与胞兄兵部右侍郎吴其彦一道，奉枢归里，将父亲安葬于固始高庙集之东南。从此吴其濬丁忧在家。这一年他34岁。第二年，他在距县城五里的河东买田，创建植物实验园地，取名"东墅"。常年在此读书著述，潜心研究植物。道光五年（1825年）秋，其母病逝，吴其濬复丁母忧，直至道光八年（1828年）服阕。在丁忧的8年中，吴其濬生活在东墅之中，不仅阅读了大量古籍，还亲自栽培、观察植物生长。同时还有机会对家乡的各种植物进行了细致的观察。道光九年（1829年）服除，吴其濬进京补官，时年42岁。先后任教习庶吉士、南书房行走、司经局洗马、鸿胪寺卿、兵部左侍郎、户部左侍郎等京官。从道光二十年（1840）起，53岁的吴其濬开始宦游天下。到过湖南、湖北、浙江、云南、贵州、江西、福建、山西等省很多地方，有"宦迹半天下"之称。道光二十五年（1845年），调山西巡抚，兼管盐政。

道光二十六年（1846年），59岁的吴其濬积劳成疾，因病重乞归，是年冬病逝于山西节署。道光皇帝上谕：著加恩赏吴其濬太子太保衔，并赐祭文致祭。次年归葬于故里固始县城西南八里松。

吴其濬生前并没有看到《植物名实图考》和《植物名实图考长编》的刊行，本书是在他去世后两年由山西巡抚陆应谷校刊印行的。陆应谷（1804—1857），字树嘉，号稼堂，云南蒙自东村人。清道光二年（1822年）中举，十二年（1832年）参加壬辰恩科会试，中进士，钦定翰林院庶吉士，四年后授编修。道光十九年擢升监察御史，道光二十年（1840年），鸦片战争爆发，陆应谷倾主战派。二十二年（1842年）初春，陆应谷擢升山西朔平知府，离开北京。到任未满一年，应新任山西巡抚梁蕚函召，移调太原知府，离任时父老依依不舍。在太原，政余之暇，他据伯父生前写成的"堪舆"原稿写成《地理或问》一书，"二十八年戊申

（1848）自刻于太原府署"。吴其濬去世后他继任山西巡抚，在其府署之"退思斋"承担起整理遗稿的重任。两年后，他终于实现了吴其濬的愿望，《植物名实图考》和《植物名实图考长编》问世了。

清光绪六年（1880 年）山西濬文书局利用初刻本原版重印。其时少数原版已经散失，又补充了一小部分新版，此本比原刻本多出"光绪庚辰冬十月湘乡曾国荃补·厅"，余皆同初刻本。根据曾国荃的序可知，时任山西巡抚的曾国荃发现"近年山西医士固陋，较他省为尤甚，推求其故，盖由书籍不多，不足以资考核"，上奏朝廷获准，光绪五年（1879 年）在太原设立了濬文书局，于刊刻四书五经之外，"购求善本医书，镂板以行，亦欲饷文人而甦民命耳"。《植物名实图考》原刻"板存太原府署，散失板片五十有二"，山西布政使葆亨建议从印本书叶摹刊，依次补入，"使如数千百十板，不致终为爨下物"。书未付梓，光绪六年（1880 年）六月，曾国荃奉旨督办山海关军务，离开了山西。离晋后，他仍然十分关心《植物名实图考》的出版及濬文书局的发展，戎马倥偬之际，于当年冬十月补书序言，并致信山西代理巡抚葆亨商谈书局校书人员的选用问题，《植物名实图考》才得以再版重印，不至于散佚不全。而濬文书局在风雨飘摇的乱世，能够苦苦撑持，惨淡经营，亦由于曾国荃的鼎力支持。

1919 年山西官书局又根据濬文书局本重印，即据 1880 年重印版再次重印，又补充了一些新版。增加了阎锡山的序。根据该序，距光绪庚辰本又近 40 年矣，近来求购该书者"几无虚日，旧藏精本寥寥殆尽"，为了满足需要，"命官书局详加整理，板之漫漶者，更之图之，剥落者补之，重印若干部，自是则先生之书庶可永传，并以俾世之留心植物者，得所靠考镜焉"。1919 年商务印书馆据陆应谷校刊本铅印。1957 年商务印书馆重印该书，以 1919 年商务排印本为底本，据 1880 年山西濬文书局重印本校勘。校改了就本排印及原书中的一些错误。对于有些当时对少数民族和农民起义领袖的称呼，进行了个别的删改。该印本采用新式标点，书末又编有植物名称、人名、地名、引书索引四种，用四角号码检字法排列，甚便检查。1963 年中华书局重印本，即采用商务纸型重印。2008 年 1 月中医古籍出版社又以光绪六年濬文书局本为底本，以其他后出本为校本，予以校勘再版。此书由吴其濬最后绝笔于太原府署，陆巡抚、葆巡抚、阎督军三代晋地封疆大吏先后整理梓版，后之梨枣俱以此为祖本，则是书与山西之关系不尤为亲切乎！

《植物名实图考》保存了大量植物学文献，其数量超过历代任何一种本草和植物学著作。它是研究植物学的重要文献，具有很高的学术价值。吴其濬平日博览群书，而又寄情于草木，每读到与植物相关的文章都加以摘录。尤其是利用去各地任职的机会，四处巡行，深入调查，上山采集标本，入村访问"乡人"，对植物进行了大量的实地考察，掌握了第一手资料，有些植物，甚至亲自栽培种植，以便于观察。他对每一种植物，总要"耳治目验"，"以印证古今，辨其形色，别其性味"，从而发现、补充并纠正了前人著作中的许多错误和不全面之处。并广泛采集植物标本，绘制成图，其所绘的植物形态图，比较精细而近于真实。《植物名实图考》的影响绝不仅在国内，在世界植物学界亦颇具影响，受到国际学术界的高度评价。被誉为"包孕万有，独出冠时，为本草特开生面"，德国、日本、美国先后翻译此书，1890 年由日本翻译出版，以后日本出版的《植物名汇》和《日本植物图鉴》，大多数的植物名称是以此书为依据的。

《植物名实图考》取材丰富，据中国中医科学院中药研究所张瑞贤、张卫等统计，共引用经史子集中相关的古今文献 450 种，2778 次，其中包括《山西志》《山西通志》《大同府志》《五台志》《保德州志》《霍州志》《长治县志》《清凉山志》等山西地方文献。同时对山西的植物也进行了详细的记载和考证，这在书中经常可以见到。如言稷米食物，"山西以米为饼，只呼为黄，以售于市，或漉粉以浆衣，盖谷之贱者，谓之蔬食亦宜"。论山西北地特产莜麦的生长食用特点，"青稞即莜麦，一作油麦。……今山西以四五月种，七八月收，其味如荞麦而细，耐饥，穷黎嗜之。性寒，食之者多饮烧酒、寝火炕以解其凝滞。南人在西北者，不敢饵也"。论山西当地植物金莲花的特性，"山西五台尤多，以为佛地灵葩。性寒。或干其花入茶瓯中。插枝即生，不喜骄阳。《山西通志》：金莲花一名金芙蓉，一名旱地莲。出清凉山"。论山西道地药材党参与人参的不同，功效迥异，并亲自移栽盆养，察其形状，论其真伪，"党参，山西多产，长根至二三尺，蔓生，叶不对节，大如手指。野生者根有白汁，秋开花如沙参花，色青白。土人种之为利，气极浊"，"案人参昔以产泽、辽、上党及太行紫团者为上，皆以根如人形、三桠四桠、五叶中心一茎直上为真。今形状迥殊，其可谓之参耶？举世以代神草，莫知其非，而服者亦多胸满气隔之患。《山西通志》谓党参今无产者，殆晓然于俗医之误，而深嫉药市之售伪也。余饬人于深山掘得，莳之盆盎，亦易繁衍。细察其状，颇似初生苜蓿，而气味则近黄芪。昔人有以野苜蓿误作黄芪者，得非此物耶？举世服饵，虽经核辩，其孰信从？但太行脉厚泉甘，此草味甜有汁，养脾助气亦应功亚黄芪。无甚感郁之人，借以充润肠胃，当亦小有资补。若伤冒时疫，以此横塞中焦。羸尪杂症，妄冀苏起沉疴，未睹其益，必蒙其害。世有良工，其察鄙言"。所述形象逼真，言简意赅，卓有见地。对于一些植物的治疗作用，吴其濬常常亲身实践，目睹其验，如忍冬"近时为解毒治痢要药。吾太夫人曾患痢甚亟，祷于神得方，以忍冬五钱，煎浓汁呷之，不及半日即安，其效神速如此"。

百年沉浮

近代中西交汇时的三晋医学

近代以来，西学东渐，西医西药快速向中国传播。至民国初年，专业的西医院和西药店在全国各大城市相继完善，这给延续了几千年的中医药带来了极大的挑战，形成了中西并举的局面。西医药和中医药有着截然不同的思维方式和治疗方法，前者取决于病的具体形态而诊疗，后者取决于病的证候而诊疗，各有千秋。然而，西医西药以其先进的医疗设备、技术及立竿见影的疗效在中国社会占据了一席之地，逐步成了中国卫生医药行业骨干，而中医始终活跃在民间。于是自民国以来，就有一些人开始叫嚣废弃中医中药，中医药面临着一段惨淡的岁月。但是，中医药的魅力和医疗价值毕竟被在这里生活了几千年的中国人所认可，所以，中医药的研究和运用可谓是生生不息，代有传人。

民国成立以后，西医界认为中医是旧医，这一态度逐渐明朗化，并认为中医不是科学，而认为西医是新医，产生了新旧之争。而在当时，西医领域占据了政府卫生部门领导的位置，以至于1925年中医药界欲求将中医药纳入学校教育，却因为西医界的抵制而未能入编。经此一役，中西医关系恶化，两家遂成水火之势。一直到1929年2月，矛盾发展到极致，国民政府卫生部召开了第一届中央卫生委员会，以余岩、褚民谊为首的西医派提出了废止中医的议案，当时余岩的提案很激进，但最后还是正式通过了《废止旧医以扫除医事卫生之障碍案》，并形成了《规定旧医登记案原则》的文件，其中规定："旧医（中医）登记至民国十九年为止，禁止旧医学校，其余如取缔新闻杂志等非科学医之宣传品及登报介绍旧医定事由，卫生部尽力相机进行。"中医存废霎时成为医卫界的矛盾焦点。因此，激起了中医界的极大愤慨，引发了全国规模的请愿运动。

从那年3月开始，上海《申报》《新闻报》就开始发表通告，要在上海召开全国医药团体大会，要求政府废除已形成的文件，承认中医，保护中医。因为废止中医关系到中医药界的饭碗问题，所以中医药界反应强烈，声势浩大，旗帜鲜明地提出口号："提倡中医，以防文化侵略；提倡中药，以防经济侵略。"目的在于"促进健康，强种强国，维护民权；职业自由，扫除障碍，张吾民权；发挥天产，推销中药，富裕民生"。3月17日，全国医药团体代表大会在上海如期举行，山西省也派代表参加大会，大会对西医操控中央卫生委员会，摧残中医药的做法进行猛烈抨击，强调中医的价值决不在西医之下。大会还推选谢观、陈存仁、张梅庵等中医药界知名人物赴南京请命，要求政府撤销废止中医案。由于当时国民党政府内部对废止中医案的意见并不统一，请愿团抓住这一矛盾，请国民党主张保存中医药的谭延闿、于右任、林森等政要说话，加之卫生部长薛笃弼是冯玉祥的心腹，原本对中医药的存废无明确主张，一些国民党元老也出面支持，迫使国民党政府取消了该案，撤销一切禁锢中医药的政策，并于1930年成立中央国医馆，1936年1月公布《中医条例》，同年12月又在中央卫生署内设立了中医委员会，承认了中医的合法存在地位。尽管如此，政府排斥中医的主张没有改变。

经过这次中医废止案的闹剧，中医药界更加重视自身的队伍建设，中医药与西医药在整个社会的认识被重新审视。全国大部分省份的中医药事业在整个欧风美雨的风气以及民国政府中医废止案的影响下，显得有些萎靡和萧条。然而山西没有因为中医废止的闹剧而受到影响，由于阎锡山政府在中医药研究方面的关注、支持和政策，使山西的中医药事业在风云动荡的民国年间得到有效的保护和发展。

山西地势险要，环境封闭，地理条件独特，一些其他地区形成的思潮、动态传至山西需要相当长的一段时间，使山西能够超脱于动乱之外，有一个比较安宁的生活条件。当时山西的最高军政长官阎锡山，对外界的新思想、新观念既不全盘接受，也不全部否定，政治上自成体系，经济上自给自足，保持相对独立。

阎锡山（1883—1960），字百川（伯川），号龙池，山西五台县河边村（今属定襄县）人，日本陆军士官学校毕业。1911 年，领导太原辛亥革命起义，而后主政山西长达 38 年。在他主政山西期间，由于他多次拒绝军阀混战，山西社会比较稳定，从民国成立到抗日战争前夕，山西社会各项建设循序进行。他曾刊印《植物名实图考》，并为之和《灵素生理新论》作序，有些做法也常与中央国民政府相悖，面对省外废止中医的风潮，并不随波逐流，相反对中医采取了保护甚至扶持的政策，提供稳定的政治环境。

山西的中医药事业发展良好，这与政府的支持和社会的安定是分不开的。由于地方政府对中医的保护和扶持态度，吸引了一批京、沪及江浙的中医有识之士、名贤睿哲，纷纷北上，云集山西，汇聚太原，悬壶应诊，授学办班，著书立说，传承和发展中医药事业，使山西成为近代中医学术相对活跃的省份，引起了中医界的广泛关注。

尽管在近代中医受到重大冲击，但是由于西医药的短缺而致使中医药在社会各阶层仍然广泛使用，大批中医和中药店仍是中国医药行业的主流，西医药在很长时间内无法与中医药平分天下。中医药从诞生至今，延续几千年，对世界的贡献巨大，有着完整的理论体系和治疗经验，是一门科学。山西中医药在民国年间仍然是整个社会就医用药的主流，中医中药仍然是广大民众就诊医病的主要依靠，在治病救人方面起着举足轻重的作用，为地方群众的健康事业贡献了巨大力量。

这一时期，中医中药在行医方式和药品的生产方式上，还大部分保留着古老的传统，中药材加工主要是切片和简单炮制，都是由药铺和医生进行。中医医药不分家，学医途径大体分为祖传、师承或自学等，行医方式有自设诊所、中药店坐堂或游医乡间。晋南、晋东南的中医药铺实力比较雄厚，经营有方而各具特色，如永济有四大药局：敬亭药局、济世药局、自新元药局、修德合药局；临汾地区有大兴堂（明末清初）、福厚堂（1911 年）、万全堂（1922 年）、永顺益（1922 年）等。晋中、晋北的中医行医方式则以名医坐堂开铺子为主，如太谷县洸村王文善等药铺（店）17 家，汾阳名中医"四大家"和"八小家"。

这些颇有声望的老字号、名字号中医中药堂、馆、所，按照祖传秘方，以手工操作制造的丸、散、膏、丹、剂、粉，对解除患者病痛和防治地方性常见病、消弭流行的伤寒、副伤寒、猩红热、天花、喉疾、肺疫等，都发挥了很大的作用。但在社会近代化的发展趋势下，也发生了一些变化。有的中医已开始学习西医的诊断方法、接受并使用一些常规的西药用品，一些中药店也在重要原料的碾压、切削、磨研等加工技术上采用比较先进的机械，成药的包装有了一定程度的改进。

清末民初时期，山西出现了专门的中医院。据《山西通志·卫生医药志·卫生篇》记载，近代山西的中医院共有4所：山西卫生医局、山西中医改进研究会附设医院、晋城慈善医院和太原市中医公会平民诊所。这些中医院，由于有了官办的性质，取代了相沿数千年之久的坐堂、开业等方式，在医疗条件、管理制度及管理模式方面有了新的探索。部分中医院提供的免费诊疗，为部分贫困病患提供了接受及时救助的机会。山西卫生医局的《卫生医局简章》规定：凡来局诊视者，不取脉资、药资及号费。凡患者必须来局诊治，局内医员概不出诊。但各区巡警有重症，不在此列。病势沉重者，可破例先行诊视。可见山西卫生医局虽然是山西省巡警总局所属，但是面向社会开放的，而且属于公费医疗性质的。

此外，以清光绪六年（1880年）基督教英国圣公会在太原创办首家教会诊所为开端，基督教会医疗事业在山西开始出现。在以后的半个世纪中，基督教和天主教在山西陆续开办了斯科菲尔德纪念医院、若瑟医院等十几所教会医院。基督教以重建、新建后的医院为依托，先后在山西开办了医院、诊所18所。西方医药技术逐渐被国人接受，公立、私立医院和诊所逐年增加。随着西医药在中国的传播，人们对西药的认可程度和接受能力逐渐上升，西药业也随之扩大，据1933年的统计，山西有中西药铺达3 581家，仅平定县就251家之多。这些药铺中有不少是专营西药的药铺，兼营西药的情况比较普遍。

随着西医西药的强势传播及其良好的医治效果的凸显，人们对西医西药的态度也变得较前更加宽容和容易接受。是故，省内一些城镇的西医西药事业在原有的基础上有了进一步的发展。一方面是私立的医院、诊所的设立，至1934年，山西已拥有私立医院和诊所216所。如在太原地区，1919年，江苏扬州人孙达生毕业于江苏省医学专门学校，同年来山西，在太原桥头街创建了山西省首家私立西医医院——达生医院。该医院以西方医疗技术诊疗内科、儿科等疾病，举办医徒训练班、讲授西医技艺。1936 年，由清源县路子祥、庞如松、孟景山等人筹资 2000 元在县城南关街开办了梗阳医院，院内设有内科、外科、妇科、化验室，有医护人员 8 人，病床 20 张。据 1938 年统计，太原私立小型医院有晋安、小庆、固生、新新、惠安、亚东、双和、协善、颐和、太原、慈善、普济、中和等 29 家。这些医院大多拥有 2~5 名医护人员，开设病床 2~6 张，主要收治内科患者兼收外科患者及产妇。开业者多为学徒出身，仅少数为西医院校毕业者。1945 年私人诊所因战事而增多，仅新绛县即有 72 所。另一方面是公立医院的增加。1907 年正太铁路通车后，设立正太铁路总管理处，下设医务处，为山西官办企业最早的医疗机构。1913 年山西都督府创办山西陆军医院。1933 年，西北实业公司医院在太原南肖墙成立，并在北门外化学厂设立了城北诊疗所，有医护人员 20 人，病床 30 张，设有内科、外科、齿科、耳鼻喉科、皮肤花柳科、妇产科、小儿科、理疗科、调剂室等科室；医疗设备有 X 线设备、太阳灯、超短波电疗器、显微镜、孵卵器、冷藏器、电动离心沉淀器及外科手术器械等，主要服务对象为西北实业公司的职工。1934 年，山西省公立医院发展到 7 所，其中太原 3 所，文水、晋城、吉县、安邑各 1 所。

1909 年 10 月，山西警务处设立专管卫生事务的卫生科，为山西最早的医事管理机构。1949 年间，这一管理机构只限遴选医官、颁布条规等管理事项。省内的医疗机构以中医诊所、中药店、西医诊所、西医院为主要内容，到 1949 年 5 月，山西全境解放时，全省共有医疗卫生机构 1 262 所（含医院 51 所），医务人员 14 989 名（含 1 万余名散在医生），病床 917 张。平均每个医院（所）不到 1 张。

近代山西的中医药社团

20世纪初，随着西学东渐，西医西药快速向中国传播。时至民国初年，专业的西医院和西药店在全国各大城市已经相继完善，这对中医的发展造成了巨大的冲击。中医不科学、否定中医、废除中医的言论和思潮逐渐出现，甚至影响和左右了北洋政府与国民党政府，在教育体制和卫生政策等方面表现出了明显的抑中扬西的态势。中医的发展陷入了困境，全国大部分省份的中医药事业在整个不良风气以及民国政府中医废止案闹剧的影响下，显得有些萎靡和萧条，尤其是中医药鼎盛的江浙一带。在此背景下，我国中医界意识到一盘散沙不利于事业学术发展，于是从分散的个体开业到结团集社维护自己合法权益，研讨和交流学术，一些中医社团组织相继出现。值得注意的是，当时阎锡山执政的山西军政要员却并不主张废止中医药，对中医给予了极大的保护与扶持，阎氏认为中医"能明了自身之脏腑，便能得生人之血气循环，如《黄帝内经》皆道家者流，而圣医以道家为法，此中医之长"。"譬如诊脉，奥妙不可言宣。西医最为反对，直斥诸荒唐呓语，中医精此者偏能判断病情，确凿有据"。"由此以观，中医非不善，因其陈义过高，常人不易学习，故不善；西医因其注重证凭，有形可求，常人易于学习，故比较为善"。(《会长阎督军兼省长第一次开会演说》) 其不仅发表主张，而且付诸行动，亲自发起组织山西中医改进研究会，开展了一系列工作，使山西的中医药事业得到有效的保护和发展，成为我国近代中医研究较为活跃的省份之一，尤其是在中医汇通的实践方面，不仅成为本省医界的主流，而且在全国亦居于前列。

1919年4月20日，时任山西督军兼省长的阎锡山在太原亲自参与和组织，成立山西中医改进研究会，这是山西中医药界首次以政府的形式成立的研究性机构，地址设在督军府西楼会议室，1920年2月迁入新民中正街新址。阎氏曾曰："锡山不敏，窃以医之为道，在行政上至为重要，爰于民国八年一月组织中医改进研究会，为中医谋改良之初步。越年夏，创设医校，聘请中西名医，以资讲授，附设医院，以资实验，俾中西医士得以朝夕观摩，交换智识，浸渍既久，渐至融洽，吾知其必有殊途同归之一日也。"（《灵素生理新论序》）"吾设此会之苦心已如前述……使中医能应世界之潮流，成一种有统系之科学，不胜奢愿。"（《会长阎督军兼省长第一次开会演说》）

在人员的配备上，山西中医改进研究会既有政府的政要，也有外省的医药界名流。由地方行政长官阎锡山亲自任会长，陆军第四旅旅长赵戴文任名誉理事长，政务厅厅长杨兆泰任理事长，理事有张思卿、杨百成（如侯）、时逸人、赵意空、陈观光、王鸿迂、孙达生、薄桂堂、郭自励等17人，这使研究会从事研究工作得到了政府保护和政策支持。研究会成立时就提出，理事不受名额限制，广泛面向全国中医界聘请名誉理事，名士丁福宝、周小农、张锡纯、裘吉生、丁甘仁、谢观、王一仁、恽铁樵、冉雪峰、陈邦贤、陈兰圃、陈登山、何廉臣、曹炳章、薛宝辰、谢利恒、王鞠仁、杨医亚等近百人先后被聘，遍及全国14个省、市，一时中医界名流耆宿尽在其列。其会员更是遍及省内外，到1937年研究会解体前夕，会员约有千人之众。

鉴于当时国内崇尚西医、歧视中医中药的状况，研究会的研究宗旨是："以发扬中医精神为主，以改革形式为辅，注重推究旧学理，探讨新学理，沟通各家学说与中西学说。"要求"遇病求其试验，掌握疾病客观规律"及"改进中医及药学，使能成一高等有系统之学术宗旨"，注重以科学方法"以发扬中法，阐扬中医精粹，使成一有系统有价值切合实用之医学"。研究范围包括医学、药学、方剂学三大类。医学研究以《素问》《灵枢》《脉经》等古医籍为理论基础，以伤寒、温病、瘟疫、妇科、儿科、外科、眼科、杂症、针灸、卫生等应用医学为研究科目；

药学研究以《神农本草经》为基本内容，涉及药物的产地、采取、性味、形态、标本制作及应用药理研究和实验；方剂学则以《伤寒论》《金匮要略》《千金要方》等为主要内容，进行学理研究和实验。该会采取会员撰写论文，送理事会审查，而后交全体会员讨论的方法。在研讨中，注重推究旧学理，发明新学理，力求沟通折中各家学说和中西医学说。此外，该会还举办了征集处方及有奖征文活动。

该会成立后，官绅富商捐金 20 万元，存入殷实商号，以利息"作为常年经费"。再以 15 万元"作为建筑及购置标本器具之用"，用来创建山西医学传习所、附属医院、创办《医学杂志》，这对山西中西医汇通学术潮流，提供了一个相对宽松的政策环境和一些必要的物质条件，从而使得民国时期山西的中西医汇通的医事特征甚为显著。

首先，研究会创办了正式的中医药学校，即山西医学传习所，由政府每年拨款 1.3 万元作为经费，当时由政府出资办中医药教育的省份在全国只有广西和山西。山西医学传习所的最初地址在国民师范学校东院，后又迁至新民中街，与川至医学院同在一处。

其次，吸纳社会著名中医药界人士参与研究会的工作，由于阎锡山政府的支持和山西社会的稳定，使得江南名医纷纷北上，云集太原，悬壶应诊，授学办班，著书立说，传承和发扬中医学术。杨百成、赵意空、陈观光、时逸人等都曾到研究会工作，江苏名医杨百成、时逸人等在山西中医改进研究会主持中医部教学，贡献尤著。

又次，1921 年山西中医改进研究会创办了《山西医学杂志》，前后历时 16 年，是当时享有较高声誉的中医期刊。该会还出版了《中国传染病学》《中国时令病学》《灵素生理新论》等图书。并以重价向民间收购医药秘方，整理审查，予以出版。

1922 年内务部颁布《管理医士暂行规则》。该会致函山西省警务处卫生科，认为此规则"束缚中医，苛虐太甚"，按此办理，必致中医"摧残无余"，"断断不可行"，并逐条加以驳斥。同时，该会还致函全国中医界，反对苛法，最后迫使内务部"暂缓实行"。

1925 年 8 月 17~23 日，中华教育改进社在太原召开第四届年会，到会者 700 余人，会长阎锡山到会讲话。研究会在会议上提议将中医一门咨明教育部，加入教育系统，并发表宣言："如不提倡中医，我黄农数千年之绝学，我中国四百兆之民命，我中药亿万数之财源，殆将尽于今日乎!"该会积极参加了历次废止中医的抗争活动，为维护中医药起了重要作用。该会在山西省先后成立了浮山、翼城、介休、沁源、夏县等处分会，以期开展学术活动，改进中医学术。

其他的中医药学术团体还有：1931 年 3 月 17 日成立的中央国医馆山西分馆，1932 年 1 月成立的太原市中医公会，1941 年 1 月 6 日成立的太原市国医公会，1945 年日军投降后成立的大同中医公会，以及具有 400 年历史的大同药王庙会。

近代山西中医教育的开展

传统中医教育以师带徒为主要途径，自清代末年起，我国中医界顺应历史潮流，努力与各门自然科学的专业教育同步相适应，方开始尝试兴办中医学堂，山西中医界亦由此开始中医办学机构。民国年间，中医界图谋自救，艰苦抗争，争取办学立案，努力将中医教育列入学制系统之内，虽然未能如愿，但迫使政府当局公开肯定中医中药的重要作用，答应中医药学校课程暂从缓议，允许民间中医学校可先行自谋足见，社会各界也给予中医办学以大力支持，从而给中医教育造成了一个较为宽松的发展环境。另外，也不断总结经验，深入地进行医学教育理论与实践的探索，从而丰富充实了近代中医学校教育的内容。由于山西地方政府与其他省区政府不同，对中医采取比较重视的态度，政府出资兴办中医教育，获得了较为成功的效果。

1906 年，清政府拨款建立山西专门学堂，地址在太原上马街，分设中医西医两科，其中中医本科 24 名，预科生 70 名，监督（校长）初为朱世豪，继为郭象升。但该校于 1911 年停办。据何时希《近代医林轶事》言，1907 年尝创立山西医学馆，周雪樵任教务长。1917 年，在京议员刘弗苏回乡，与晋城知县朱鸿文合作，创办晋城医学馆，学制三年，课程原以中医为主，兼授英语、国文、数学等，后又由驻军军医加授西医课目，毕业学生两期共 60 余人，后因故停办。

1919 年 4 月，山西中医改进研究会成立，同年 8 月，中医改进研究会创办附属医校，即山西医学传习所，是辛亥革命后山西正式举办医学教育的开始。

山西医学传习所由研究会理事长杨兆泰（字阶三，山西省新绛县人，时任国民政府内政部长兼山西省财政厅厅长）兼任所长，地址在山西太原国民师范学校东院。后迁入新民中街。第一期招收3个班，办学经费每年由省政府筹拨1.3万元，传习所提供讲义、制服，学生"由各县保送素习医业者"，学生伙食费由各县负责代交。另有1/10为插班自费生。第一期学生184人。课程都是中西兼授，中医课程有医学丛谈、素问、灵枢、难经、伤寒、金匮、温病、诊断、本草、针灸、杂症、外科、妇科、儿科、痘科等，西医课程有解剖学、生理学、病理学、药物学、内科大意、外科大意、产科大意、卫生学、防疫等，另外尚需修英文、体操2门。教员多为山西中医改进研究会理事、名誉理事兼任。各科教师24人。山西医学传习所先后招生6期13个班，1920年2月，第二期招收2个班（此后各期均为2个班）；1921年2月，第三期招生，前3期7个班，学制一年半；1922年2月续招第四期，学制改为2年，1923年6月第五期开班，1925年2月第六期开班，3期共招6个班。到1926年12月，共毕业学生640人。1922年附设医院亦宣告成立，门诊中西医兼设，病房则以西医为主，可供学生实习。

1921年8月，传习所改为山西医学专门学校，校长仍为杨兆泰，10月开始招考第二班专门医学生，学制4年。办学宗旨为："注重中医，兼授西医，以期发明中国医理，改进中国医术，俾能成一有系统之科学。"招生对象须"有中等学校八学期程度"者，16~25岁。"天子聪颖，性情慈和"，且须有三大志趣："思想高尚，有发明中国医学之宏愿者；天性慈爱，有济世活人之热心者；天性淡泊，有以医为终身营业之志愿者"。入学考国文和理化2科。一经录取，学费免缴，学校发给课本，学生只需每年缴纳伙食费24元（大洋），分两季缴清。课程设置包括所有中医课程及西医主要课程，并加授英、德、日文3门外语。1924年6月第一班42人毕业，续招第二班学生28人，1929年5月，中医专门班第二班毕业；1927年3月招收第三班36人，1930年7月中医专门班第三班毕业，3个班，共毕业106人。同时，传习所各班继续办理。

1927年4月，传习所开始改招中医专修科1个班，学制2年，但不再要求有行医经历。招生条件与医校专门班相差无几："志愿学习中医，性情慈和，文理通顺，年在十八岁以上，三十岁以下者"，不要求中学学历，也无理化考试，但要考试国文；年龄下限比医校提高 2 岁，上限提高 5 岁；大概是因为原本预期 2 年即可毕业悬壶，因此学生岁数可比医校稍大。"先教应用科学：（一）医经择要；（二）诊断；（三）感症伤寒、温病；（四）杂症，金匮附；（五）方药、本草方剂。再教应用专科：（一）妇科，产科附；（二）儿科，种痘附；（三）针灸。务期毕业后准能在社会行医、再发给医经（《内经》《难经》），俾学者由浅深入，参考研究。再发给名医学案，俾学者知历代中医学术源流，各家专长，以备博采精取"。1928 年 8 月，又续招中医专修 1 个班，入学不到 3 个月，中医专修科 2 个班的在读学生一起被并入医校，分别被编为中医专门班第三班与第四班，学制亦改为 4 年。

1928 年 8 月，该校又改名为山西医学专科学校，杨兆泰仍兼任校长，学制 4 年，最后一年为临床实习，至 1930 年 8 月，招收 4 个专科班，2 个中医班，2 个西医班。1929 年 5 月西医专门班第 2 班招生，1930 年 8 月中医专门班第五班才得以续招。

1932 年 1 月，该校又改组为私立山西川至医学专科学校（以下简称川至医专），学制仍为 4 年，中西医课程兼授，这是民国时期西医院校内允许中医教学存在并占相当比例的唯一学校。尚未毕业的中医专门班第四班、第五班，西医专门班一班、二班与附设医院均被川至医专收编，不再隶属于改进会。同年 10 月，山西中医改进研究会提出改进中医方案，中医科目分为基础医学、专科医学两项。基础医学包括卫生及卫生行政法、病理、诊断、药物、处方、治疗学、古医学之精义；专科医学包括内科、精神系病科、妇科、产科、儿科、外科、折骨科、针灸科、花柳科、按摩科、耳鼻齿咽喉科、眼科。到 1935 年 6 月，山西川至医专专科招生 9 个班。毕业 4 个班 214 人；产科招生 5 个班，毕业 3 个班 54 人。

1933 年 10 月，川至医专在教育部立案，正式取得合法地位。1934 年 6 月，该校变为主授西医课程。山西中医改进研究会理事长因病辞去校长职务，由靳瑞萱接任校长，并兼附设医院院长。靳瑞萱是西医出身，早年留学日本，毕业于名古屋爱知医科大学，受阎锡山资助才得以继续深造。回国后，曾治好阎的肺病，还一度在医校教授病理学课程。阎锡山委任他做川至医专的校长，就决定了以后的办学方向要向西医倾斜。实际上，等到 2 个中医专门班学生毕业后，川至医专便不再招收中医学生，而是专门讲授西医课程了。至此，山西川至医学专科学校成为一所纯粹的西医学校，1940 年 3 月并入山西大学，称山西大学医学专修科，是为山西医科大学之前身。

传习所与医校同为改进会所建，1921 年后同校办学，但它们最初的培养对象是不同的，一是临床实用人才，一是医学研究人才，因之招收的对象不同，学制不同，课程也有差异。

传习所培养的是早已执业的中医。由于历史存留自由行医的问题，以致任何人都可随意开设中医诊所。他们中间的相当一部分"缺乏精深学识，苦于无良善师资"，医术平庸，难以担当救死扶伤的重任。因为不能轻易取缔这些行医者的资格，所以改进会开设传习所，"加以讲习，正其途辙，复经医院实习而授之术"，使已业医者得到正规的医学教授和训练。此外，针对当时山西瘟疫频发而医护人员缺乏的实际情况，特别强调要"普及医术知识"，所以要求传习所学员"必须人人会防疫，必须人人会种痘。以痘为吾人必经之生死关，而疫为社会最大多数之危险"。

医校则是以"培植专门人才"为长远打算，学生毕业后要"分派欧美医学最高之国留学，以在医科大学专科毕业为度"。回国后在改进会服务，"专心研究，务期融贯中西，发明中医真理，改进中医技术，编为科学，兼译西文"。为的是将来医学大会上公开，"中医亦能列居一席，乃能与西医并存于世界"。

而传习所于 1927 年 4 月、1928 年 8 月突然开始改招"中医专修科" 2 个班，是缘于当时山西的中医人数有限，到 1926 年 12 月最后 1 期学生毕业为止，传习所 6 期 13 个班，已将山西境内可造之中医网络殆尽，因而当年夏季的循例续招缺乏生源不足以开班，故不得不在蹉跎徘徊半年之后，改弦易辙，与医校招收同样的对象。但传习生是积年老医，尚需 2 年才能肄业，中医专修科学生的中医课程又多了名医学案、实验制药，这些从未接触过医学之人如何能在 2 年间迅速出师？何况中医专修科并非专修中医，与传习生一样，他们还要学习"生理卫生、内科大意、外科简要方法"等西医课程。但"嗣以医学之道，博大精深。先贤毕生钻研，尚难窥其底蕴，浅尝涉猎，终属无益"。（杨兆泰《十九年七月山西医学专门学校第三班毕业同学录序》）对于医学素无接触的门外汉来说，欲用 2 年的时间掌握中西医知识，并用西医来检验证明中医，不免欲速则不达。举办方很快认识到这个缺陷，"因期限短促，兼需于实质的考察，恐难达到目的"。（杨兆泰《十九年七月山西医学专门学校第三班毕业同学录序》）因此将中医专修科 2 个班的在读学生并入医校，学制亦改为 4 年。

传习所和学校在教学过程中，多使用自行编写的教材，当时编写的教材讲义有民国初年陈晋编的《内经存粹》（山西中西医学馆稿本）、杨百成编的《灵素生理新论》（1923 年山西中医改进社研究会铅印本）、时逸人编的《中医时令病学》（1935 年山西中医改进研究会）、《中医妇科学》（1935 年太原山西中医改进社研究会）等，颇有新意和特色。医校开办之初的办学方针很明确："注重中医，兼授西医，以期发明中国医理，改进中国医术，俾能成一有统系之科学。"也就是说，中医为主，西医为辅，"欲融西于中"，走中西医汇通之路。但在实际教学中，教材中医与西医内容互不牵涉，完全分离。

梁秉钧编辑的《伤寒讲义》以清代陈修园的《伤寒论浅注》为蓝本，陈注不可取者，则在许叔微、朱肱、柯韵伯、尤在泾、徐灵胎、王朴庄、陆九芝、唐容川等各家注释中采选。《金匮讲义》则是以陈修园的《金匮要略浅注》为基础，陈注不可取者，则摘选自高世栻、沈明宗、周扬俊、程林、魏荔彤、沈自南、喻嘉言等诸家之见。《素问讲义》采用的是张志聪、马莳二家合注，稍涉吴崐。阴庆元编辑的《幼科讲义》则径用元代曾世荣的《活幼心书》，以清代陈飞霞《幼幼集成》的内容稍作补充。彭承祖（子益）编写的《医学丛谈》是个大杂烩，也是他后来的《圆运动的古中医学》的雏形。前面是 8 幅圆运动图，接着是关于中医理论的问答，然后是"伤寒读法韵释义"，即用四言歌诀，将《伤寒论》概括为抵当汤、承气汤、柴胡汤、四逆汤、附子汤、乌梅丸、桂枝汤、麻黄汤 8 个主方，下附注解，最后是山西考究中医办法议与问答续编。《温病讲义》《杂症讲义》虽系新编，但并未见西医传染病、内科学的内容。《针灸讲义》讲授骨骼、穴位，用的皆是中医术语，于西医解剖学全然无涉。同样，薄桂堂的《卫生学讲义》和杨怀德的《山西防疫要则》也与其他西医教材一样，完全不涉及中医。

这种中医内容与西医内容互不牵涉的做法，与民国时期流行的以西医来解释中医的风气完全不同。当时，将生理、病理等西医学科分类术语运用于中医的书籍层出不穷，不断有新说、新论出现。然"虽有种种之表示，尚无一定之主张"。如果贸然使用刚问世的书籍作为教材，就会遇到理论尚不成熟，汇通多嫌生硬的问题，这样势必会加深学生心中的"中医落后，必须借助西医支持"的印象。其时教师一心追求中医的改进，以被社会接受，却使学生更迅速地脱离中医。

阎锡山在建立医校之初，曾经函询张骞，讨教如何编辑课程等问题。得到的答复却是中医教材缺乏，教师又缺乏通才，和西医教材教法大相径庭，很难沟通。因此，张氏只得计划"于中医科加生理、化学，西医科加本草、药物二科，令学生自相融洽，希冀沟通"。虽属无奈之举，但也许这才是非常时期最实用的办法。

山西中医改进研究会顺应时代潮流，谋求中医发展，兴办教育事业，培养了一批中医药学的专门人才，为山西的中医事业做出了积极的贡献。其办学经历，举步维艰，命运多舛，既有成功的经验，也有失败的教训。传习所与医校同样都开设中西医课程，传习所前6期显然较为成功，毕业生大都继续以中医为业，成为各县区中医之骨干，当时"各县区奏刀圭为平民疗疾者，多半曾熏陶于讲习所"。（杨兆泰《十九年七月山西医学专门学校第三班毕业同学录序》）。而医校中医专门班毕业生，毕业时只有20%～30%的学生坚守中医，其余则纷纷改投西医。

传习所的学生之所以会坚守中医，主要是由于他们在入学之前已对中医有很大的投入。他们或出身医学世家，或早已跻身杏林，具有不同程度的理论基础和实践经验，对中医亦有相当程度的认识，职业的取向也基本确定。以传习所第一期学生为例，毕业184人中，"世传业医者"45人，"世传业医兼制药者"47人，"非世传而行医已久者"71人，其余21人为近年来"锐志治医者"。（杨兆泰《中医改进研究会附设医学传习所第一期同学录序》）因此，他们在毕业后多归家重操旧业。而医校的学生入学前中西医经验皆为空白，如果学校中西医课程比例一样，学生多会选择易于理解而见效较快的西医，就会出现纷纷转行的情况。此外，兵荒马乱之际，西医外科人才更为军队所需，因而成为军医也是当时择业以养家糊口的不错选择。以医校第一班毕业生为例，"询其志向，则趋重西医者十之七八"，只剩下"少数人志在发明中医"。其实这种中医学生转学西医的现象并非山西一地独有。近代教育家张骞在回复阎锡山请教办学方法时就曾感慨过："欲学生先习中医，后习西医，气化形体，洞悉无遗，期以十年，人材当有可言；所苦学生志愿，利于速成，重在谋生。"更何况，当时的国内舆论几乎是一边倒地认为中医落后于西医，中医专门班学生更觉得前途黯淡。因此，即使医校后来试图模仿传习生的先入为主，前两年教授中医，后两年教授西医，也会以失败告终。

此外，1946年国民政府举行了一次全国中医考试，原定于全国11处举行。自经上海医团呈请后，增设上海、台湾各1处，全国参加考试共3 000人，及格人员362名，山西地区合格25名，分别是何定生、傅稷清、姬乾园、李茂如、贾亮采、郑经仁、蔡忠诚、赵岱岳、秦育杰、吴梅村、卢维翰、谷祥生、靳子愚、孙绍邈、亢子和、程寿民、银璧、乔俊良、王子钦、高学圣、张映斗、罗文焕、焦佩香、田中武、宁绍良。其中何定生获优等10名中之第五名，姬乾园、李茂如等新中国成立后成为山西中医界的名老中医。从中可窥见当时山西中医之人才情况。

民国时期山西地区的中医药期刊

中医药期刊系指有关中医药学的定期连续出版物。这种学术交流形式是近代西方文化传入的结果。清代乾隆年间唐大烈主编的《吴医汇讲》，为国人自办医刊之嚆矢，但严格地说，其只能算作一部医论杂著的总集，并不是近代意义的中医期刊。民国年间，山西当地的中医学术团体创办的中医药期刊，在中医学术传承、医学知识普及、进行舆论抗争、加强业界联系等方面，曾起过积极的作用。同时顺应时代潮流，也用一定篇幅介绍西方医药知识，促进中西医汇通。

《医学杂志》

《医学杂志》（月刊），创刊于 1921 年 6 月，由山西中医改进研究会编辑发行，社址设在太原新民街即精营东二道街北首门门牌第一号，是民国时期山西地区的第一种中医药学术性刊物。至 1937 年 11 月 8 日，日军侵占太原，杂志被迫停刊，历经 16 载，共发行 16 卷 95 期，是国内创办时间较早、发行范围较广、刊行时期较长的医学期刊之一。

《医学杂志》由中医改进研究会的常务理事及理事负责编辑，当时著名的中西医汇通医家杨百成、时逸人先后为编辑室主任。并聘请著名医家丁福保、周小农、张锡纯、张山雷、裘吉生、陈邦贤、葛阴春等近百人为名誉理事，遍及全国 14 个省市。在中医改进研究会的推动下，《医学杂志》从创刊伊始就有一个较高的起点，享有一定的知名度。并通过邮局在省内外公开发行，还在千顷堂书局、广州杏林医报所、台湾皇汉医报社等设有代售处，在全国中医界具有一定的影响。根据对收藏于山西中医学院图书馆与山西省图书馆（含创刊号）第1~86期的研究统计，《医学杂志》自1921年至1935年，共发文2 842篇，涉及作者339名。其中，杨百成160篇、时逸人84篇、张山雷74篇、张锡纯63篇、杨星垣66篇、沈仲圭49篇、费泽尧46篇、周小农40篇。正是由于这些知名医家长期积极撰稿，既提高了刊物的质量，扩大了刊物影响，又使得刊物的学术性得到了保障。

《医学杂志》为竖式16开本。以阐发中医真理，参证西医科学，究源溯流，融会贯通为宗旨，其创刊宣言云："中西两派各自为学，互相訾诋。近则多数学者咸思媒合沟通，融冶新旧，潮流所致，风会所趋。中医重气化，西医重解剖，一为形上之学，一为形下之学，一为哲学，一为科学，一为精神文明，一为物质文明，二者相辅相成，不可偏废。往者中医墨守陈规，了无发展，于是取西学生理、解剖、药学，推求考查。今英皇召集医学博士，研究中国古书，我国古有之学，若不急起直追，人将据为彼有，如此不十年间，彼或其以我之所有者，举以傲我，尤吾侪莫大之耻，可不惧哉！"随着时代的进程，其宗旨演化为"整理旧学，输入新知，以组成有系统之学说，谋医学上革新之建设"，目的是为"沟通中西造成世纪之新医学，使中医合国际化"，成为"中国北方唯一富有建设性的医学杂志"。

纵观《医学杂志》，体例鲜明，内容丰富，在编排体例上主要分医务纪要门、论说门、纂述门、医案门、报告门、通讯门、译从门、杂俎门8个栏目，其中纂述门，又别为生理、卫生、诊治、药物、方剂五纲，后分为特藏、政务纪要、论坛、医药学说、专著、生理、卫生、处方、药物、病理、诊断、证治丛谈、医案、通讯等栏目，主要刊载有关中医学术、临床经验及介绍西方医药知识的稿件，还有一部分主办单位例会纪要及各医团之来件，文稿于博中突出重点。在栏目设置注重学术研究、临床技能、科学普及相结合。由于名家主编，政府支持，社会业界名流投稿，所以编写水平很高，参考价值极强，在当时社会影响甚大，为山西医药业的发展注入了学术空气，对中医的发展以及中西医汇通起到了一定的促进作用，这些医家学术思想和临床经验具有极高的参考价值和研究价值。

湖南名医曾觉叟在1936年1月出版的《医界春秋》中发表《〈医界春秋〉十

周年纪念祝辞》评价曰："此数年中，国内同人，因对于之抗争，故其刊物，叠出不穷，其一时风起云涌，卫道热心，均可钦佩，而其历史之最久者，一为山西《医学杂志》，一为上海《医界春秋》。两种刊物，出版皆在百期以外，惟其历史之久，故推行亦最广，声誉亦最宏。《医学杂志》，注重讲学，其学说多成统系。《医界春秋》，虽亦采收学说，然因处上海交通之地，值中西医竞争之时，投稿者多注重于御外侮，故其中以中西辩论之文为多，欲求中西竞争之历史，非此不可。此两种刊物，其内容虽微有不同，然皆为中医最重要壁垒。"《医学杂志》能与当时最富声望的《医界春秋》相提并论，而且在学术上又过之，确见其影响深远，身价不凡，绝非过誉。

山西《医学杂志》创办时期，尽管国内战乱频繁，但山西的中医界仍维持着浓厚的学术氛围。其学术内容表现在以下一些方面。

1. 开展专题征稿活动，促进中医学术交流

中医改进研究会经常组织学术演讲会，并在《医学杂志》上登载提倡医学征集医稿奖励办法和"每星期日标出医学问题于次日登载山西日报供大家研究撰疑，研究此问题者所撰医稿限于七日之内送交本编辑室收集，之后与五日内由理事评阅审定较优者五名予以发表"。例如，《医学杂志》第 8 期星期征稿选刊栏中就登载有薛复初著《仲景脉法寸口多与趺阳合诊试详言其意义并引证以明之》第 15 期载曹鸿仪著《血之化源与其病证及其治法说》，第 30 期载徐世长著《针灸功用与药饵》，第 75 期载时逸人所著《五脏为阴》和《时令病学序例》等。第 1～86 期共刊载征稿 111 篇，发挥了《医学杂志》倡导学术争鸣，共同提高的导向作用。为了鼓励会员和医界人士投稿，曾举办过 150 余次有奖征文。

2. 刊载中医论著，提高学术水平

《医学杂志》在论说门中刊载了大量中医药学术性论文论著。如：张锡钝的《元气论》《疸之理由》《医学宜参观丹经论》张山雷的《论三十三难肝沉肺浮之义》《论〈素问〉经文疑窦及诸注家异同得失》，莫枚士"《研经言》释膈篇书后"系列，费泽尧的《修正伤寒论文之商榷》，葛阴春的《肺病论》和《时病论》，宓公锐的《说脉》和《理想脏腑虚体之功用》等，对当时中医药学术研究有一定的

指导作用。

3. 汇集名医治疗经验，促进临床医技水平

在《医学杂志》医案门，张锡纯、周小农、张山雷等名医临证验案均可见诸其间，如张锡纯《温病虚极兼大气下陷案》《温病兼气郁气虚案》《志诚堂医案》，周小农的《张青聿医案八则》，张山雷的《医案平议》和张蕴石的《姚啸岗医案》连载，这些医案资料内容丰富，是民国时期著名医家的诊疗心得和临床经验的真实再现，对提高当时的中医临床技术水平，具有十分重要的实践指导意义。

4. 倡导中医革新，推进中西医结合

《医学杂志》在纂述门中开设了生理、卫生、病理、诊治、药物、方剂等中西医汇通的小栏目，不仅弘扬祖国医学，而且注重介绍西方医学知识。如生理栏刊有包蔼春的《中国生理教科书》、杨百成的《灵素生理新论》、杨焕文的《论新生气说即元神》，其中连载在第13~25期上的《灵素生理新论》，于1935年由山西中医改进会出版铅印本，成为早期的中医教科书；卫生栏刊有张锡纯《论肢体废痿之原因及治法》、杨书培的《饮食卫生谈》；《诊治》栏刊有周小农的《儿科暑厥兼肺痹治愈》、张谔的《苔象真假辩》、张锡纯的《论治痢》；在《专著》栏中刊载了时逸人的《病理学》、杨百成的《纂辑中西解剖病理》。另在《译丛》栏中，还刊载了杨永超的《西医外科进化考》《麻醉术》《剖腹手术后肠管麻痹之最新疗法》（译自德国医学周报），将国外医学研究成果介绍到国内来，以促进国内学术研究。

5. 总结中医特点规律，探索未来发展方向

《医学杂志》在论坛栏目，对中医改良、中西医争鸣等问题开展了深入的探讨，积极思考中医发展之路。如第1~12期连载的《中西论脉搏之对照谈》《中西解剖血室考》《论中西脉候法异同》《中西生理相合》《中西解剖三焦》《中西医学理同而说异之一端》《中西医学折衷论》《中西医根本的不同》《问中西医能否沟通》等文章，就反映了当时中西医学比较研究的进展。而第36~37期刊载的张锡纯《深研中西医学原可沟通论》、第51期《驳中西医理相同论》则阐发了作者的中西医结合思想。

6. 呼吁同仁团结进取，谋求中医生存发展

《医学杂志》的《通讯门》《论坛》等栏目，主要是抨击政府当局对中医的种种限制和歧视，号召全国中医界加强团结，努力抗争，谋求中医的生存与发展。如时逸人的《现今我国医界救亡唯一之出路》《中医果不合潮流趋势耶》《整理国医学说之主张》，周镇的《为西医驳斥国医条例事告全国中医界书》，薛复初的《我对于中国医药前途人格的感情及呼吁》，药向荣的《全国医药界同仁对于中央国医馆应有之认识与努力》，张文元的《中医中药到底与国家有什么关系》等文章，在维护中医合法权益、加强同道之间联系、探索未来生存发展方面起了一定的作用。

《医钟》

《医钟》（季刊），创刊于 1932 年 12 月，由山西省太原市中医公会编辑发行，社址位于太原精营街的川至医院。聘中医改进会理事、山西川至医学专科学校教授时逸人、戴景遽为顾问，山西川至医学专科学校中医科教务主任薛复初及刘紫庭、苏晋、相里规等 45 人为执行委员。该刊的创办旨在发扬中医学术，促进中西汇通，加强中医界的交流。其征稿启事云："付望同人凡有关于中国医药学说之鸿文巨著既具有科学化之短篇言论或治疗方法欲在敝刊登载者，毋任欢迎之至。"

《医钟》杂志在栏目上设纪载、著述、研究、介绍、会闻、杂俎 6 门，研究门下又分生理、病理、方药、诊断四目。其纪载栏"取材务期翔实，凡关于医界的历史与言论，勿论会内会外，新旧事实上较有价值的记录以及名人硕士对于国学的评论"。著述栏"重在立言，凡对于我国的医药学说，具有精确不拨之真理，而著成卷帙者或另辟蹊径而能独树一帜者，无分先圣后贤，西亚东陆"。研究栏"注意分类，凡关于国学的理论，能融会古今，沟通中西，其见解的趋向，能以科学规范为依归者，勿论大篇、短论、具体、片面，但得切合生理、病理、方药、诊断四分目之一，而自抒所见，虽供同人钻研，以索其究竟者，悉刊之"。

《医钟》创刊之初，就得到了山西地方政府官员的支持，当时的山西省行政长官阎锡山题有"国医圭臬"，并在创刊号《阎绥靖主任莅会之志略》中云："余认定中医确有提倡的价值，其治病的方法，确有保存与研究改进的必要。现在外洋

各国，都来研究我国的医学和药学，然而人家的进度，一日千里，回观我们中医，非但不进，反形日退，长此以往，能不淘汰之一途吗？所以余在民八（民国 8 年）时候，拿数十万之金钱，来办这个医会，实想救济中医的学术不死呀。"当时的题词还有中医改进研究会理事的"医学进步之精神"，时逸人的"医林之望"等。但在 1933 年 9 月，因时局动荡，经费短缺等问题，《医钟》杂志刊行不到一年就停办。

从《医钟》的内容看，杂志在中医学术的研究方面连载有薛复初的《新编内经摘要讲义》，相里规的《解剖与气化不可偏废说》；在中医发展问题上有黎伯慨的《医乘时代而推进说》，时逸人的《中医见弃于国人之感言》；在中西医汇通方面有张忍庵的《六气为物理的病因说》，仰道子的《破天荒之脉学革命谈》，前人的《国医气化溯源说》；在医学知识普及方面有《预防流行病之卫生须知》《烟酒有害于人须知》等。这些文章显示，虽然只有短短的三期，我们还是能看到《医钟》杂志为山西地区中医发展所做的积极努力。

总之，《医学杂志》和《医钟》是民国时期山西中医界创办的医学刊物，刊行于中西医论争爆发、中医抗争运动时期，其办刊目的明确、栏目设置清晰、特色鲜明，在繁荣中医药学术、促进中西医汇通、中医药学术改良革新、提高中医药临床和中医药教育普及医学知识等方面都发挥了一定的历史作用，对研究民国时期山西中医史，具有重要的学术价值和史料价值，是我们研究民国时期中医发展史的宝贵文献资料。

任职山西的中西医汇通的著名医家

民国时期，太原陆续汇集了一批以杨百成、赵意空、陈观光、时逸人等为代表的全国著名中西医汇通派医家。其中尤以杨百成、时逸人两人为著。

杨百成（1861—1927），字如侯。江苏泰兴人。少孤贫，青年时期即入泮为廪生，继又肄业于南菁书院，后多次参加举人考试。好藏书，自兵事、刑律、方舆、医方、导引延年之书无所不收。后来西医东渐，复又潜心理化等学，逐步形成"非科学不足以裨国计民生"的思想。1909 年，受山西省政法学校之邀来太原任教，此后即定居太原。深知医理，任事警厅卫生科。1912 年，转任山西卫生医局医员（即医师），1919 年山西中医改进研究会成立后担任理事，担任温病教授一席，在传习所讲授名医学案等课程，同时担任《医学杂志》编辑室主任。1920 年代初期，与江西陆晋笙、盐山张锡纯、香山刘蔚楚同负盛名，称为"四大名医"。杨氏认为中医长在气话，西医精在体象，应相互取长补短，曾曰："当今欲治医学，非从《内经》入手不可；欲治《内经》，尤非仿照西例之区分门类，纂成一有系统之学科不可。"杨氏躬身实践，勤于著述，在晋期间尝著有《灵素生理新论》1 卷（现有 1924 年山西中医改进研究会铅印本）、《灵素气化新论》1 卷（现存 1931 年天津评报馆铅印本、1931 年天津杨达夫医社铅印本）、《医学新论》1 卷（现存 1931 年天津评报馆铅印本、1931 年天津杨达夫医社铅印本）、《五色诊钩元》1 卷（现存 1931 年天津评报馆铅印本、1931 年天津杨达夫医社铅印本）、《温病讲义》1卷（现存1931年天津评报馆铅印本、1931年天津杨达夫医社铅印本）等。其中《灵素生理新论》《灵素气化新论》，两者皆融会中西，阐发幽微，为医林推重。后者以《灵枢》《素问》为经，以电光热力为纬，旁及天文、地质、历法、算数之术，使气化之学虚者实之，意在沟通中西文化。另著有《脑病新论》《仲师圣法》《温病讲义》《丹溪四诀》《名医学案》《辨证比较表》《医案》《家庭卫生须知》等书。据其子杨焕文（达夫）《医学新论》例言中曰："先君鉴于我国医籍汗牛充栋，学者无门径可寻，倡议分门别类编纂教本，俾得为有系统之科学，除已成《灵素生理新论》等9种陆续梓行外，其余遗稿散佚堪虞，爰汇集付梓，以广流传。"可见其著述之多。张锡纯曾赞曰："道貌霭如太古春，天人合撰笔通神。内经精义融中外，仲圣而今有替人。莫道书生无相才，经纶小试亦安怀。慈悲大众恒河数，前度如来今又来。"

杨焕文（1897—1966），字达夫，江苏省泰兴县人，杨百成之子。杨氏自幼从父习医，家学渊源，已具根基。1915年就读于山西大学采矿冶金系，入社会后因用非所学，遂继续随父习医，以期能以医术济世。1924年悬壶于山西太原，医名渐著。时以提高中国医学为己任，任山西中医改进研究会理事。常命稿论医，为时所称。1928年执业天津，自1930年起先后整理刊行其父如侯先生遗著如《灵素气化新论》《温病讲义》《五色诊勾元》《医学新论》等书。张建于1931年5月在《五色诊钩元》序中言："泰兴杨如侯先生，大江以南名儒也，于书无所不读，尤精于医。余服务晋省军旅余暇，获从先生游，宏论卓识，钦佩久矣。哲嗣达夫与余为忘形交，戊辰之春，养疴晋祠山中，无事时与达夫携史讨论于青山白水间。……夫通天地人，始得称儒，亦通天地人，始得称医，医岂易言乎？如侯先生著述等身，久为世所推崇，达夫复能爱护手泽，梓行流传，通儒名医，家世相承，懿欤盛哉！"推许之情，溢于言表。新中国成立后，杨焕文任中医学术研究委员会主委等职。1954年，在中医政策号召下，应邀组建天津总医院（天津医学院附属医院前身）中医科，任主任。1958年中医科受到中央卫生部的嘉奖，并出任天津医学院中医教研室主任；指导"西学中"的同志以中医的"温热学说"治疗急性传染病等，开展"中西医综合治疗病房"。后任天津市南开医院顾问，参加中西医结合研究工作。著有《集注新解叶天士温热论》。杨氏生前还兼任天津中医学会副会长、中华医学会内科学会常务委员。工作一贯认真负责，以其丰富的临床经验，使许多疑难病症得到正确的诊治，在群众中享有很高的声誉。杨氏对中医经典著作均有很高的造诣，通晓历代名家医著，对温热学说研习尤勤，推崇叶天士，其致力于温热学的研究达数十年，对叶天士的《温热论》细加校勘，逐条注释。

时逸人（1896—1966），江苏仪征人，从师汪允恭习医。年20悬壶济世，善治温热、时疫。1928年于上海创办江左国医传习所，并在上海中医专门学校、中国医学院教授古今疫症及温病学等课程。1929年时逸人受聘于山西中医改进研究会任常务理事，并担任私立山西川至医学专科学校教授、《医学杂志》（山西）主编，历10载。1932年兼任中央国医馆学术整理委员会专任委员、山西国医分馆馆长。1933年，任太原市中医公会名誉顾问、常务执委等职。1938年，太原沦陷，即避难南行，辗转于武汉、重庆、昆明、上海等地，1941年日寇占领上海租界，遂再返山西太原行医谋生。时逸人先后两次客居山西达20年之久，是山西中医改进研究会后期的中坚。时氏学术主张融贯古今、中西汇通、创造新医学，他曾说："目前中医应能赶上去，改进整理，不墨守旧说，不盲从新说，用科学方法，检讨过去的错误，采纳现在的特长，创造第三者之医学也。"其学术见解，较之山西中医改进研究会前期代表杨百成、赵意空等只将中西医理相互比附，更为深刻。时氏毕生从事学术研究，著有《时氏内经学》《时氏诊断学》《时氏妇科学》《中国急性传染病学》《中国时令病学》《中医伤寒与温病》《中国药物学》《时氏处方学》等，形成了鲜明的时氏风格，为山西中医药事业的发展做出了重要贡献。

陈观光（1881—1953），山西吉县城内人。3岁丧父，随叔父攻读，10岁考中秀才，被人誉为神童。求学之余，博览医学经典，对病理药性有较深的领悟。1903年，以优异成绩考入山西大学堂西斋，毕业被赏"举人"衔。宣统年间任清军医官。1912年，任绛县知事，他关心民生，清除积弊，深得群众爱戴。卸职时群众攀辕不舍，赠伞送匾。观光工作几年深感官场腐败，政风日下，毅然弃政从医，矢志救死扶伤。由于他潜心研究医学，认真为患者施诊，德艺双馨，成为省城名医，被聘为山西省参议会医师。民国初年，阎锡山看中了中医受群众欢迎，中医经济价值大的机遇，于 1919 年 10 月创立山西中医改进研究会，陈观光受聘为理事，与王鸿迁等开展医学、药学、方剂等方面的研究，取得很大成绩。山西中医改进研究会下属机构川至医专和附属医院于 1921 年相继创办，观光任川至医专校长，他锐意改革教学，学校很有起色，该校按国民政府教育部门规定纯学西医，观光到任后将原山西中医讲习所并入，开设中医专门班，中西兼学，他亲授伤寒，颇受欢迎，当时山西各县新毕业的医生多出自他的门下。观光还与京、津、沪诸省名医孙达生、薄桂堂、郭自励、施今墨、时逸人等过从甚密，交流医学理论，蜚声医坛，被聘为《华闻晚报》医药顾问。观光热心公益，关心桑梓。民国初年，主持翻印清光绪版《吉州全志》，为筹建县图书馆购回《二十四史》《饮冰室文集》等典籍。1931 年，省政府拨款 400 元，请其代表山西赴杭州参加全国中医代表会。会后，将节余费用悉数印成《国难地图》遍发全省，当时正值"九一八"以后，对鼓励民众共赴国难，积极参加抗日救亡效果很好。抗战期间，被邀任第二战区行营医师，他不以公职为限，继续为农民患者看病，从不收取酬谢，有时还慷慨解囊为贫苦患者支付药费。1943 年，任山西中药供应社经理后，仍坚持为人义务看病。

1950 年，观光被邀请为吉县各界人民代表会议代表。每次会议，他都建议人民政府重视教育事业，重视农村医疗及乡医培训提高，提倡学前教育，多举办启迪儿童智力的活动。生前著有《脉话》《伤寒论讲义》等，并研制成医治感冒、痢疾、消疡、宣郁等十数种中成药，疗效甚佳，为社会赞许。

赵熙（1877—1938），字辑庵，号遁仙，山西代县人，近代针灸家。自幼好学，通经史，擅针药，博采各家之长，治病从验。重医德，不以医谋利。临证治疗针药并用，被誉为"三晋名医"。曾任山西中医改进研究会讲师。以《内经》《难经》《针灸甲乙经》《伤寒论》为基础，结合本人经验，与针灸医家孙秉彝合编《针灸传真》8 卷，刊行于 1923 年，为辛亥革命后刊行的第一部针灸巨著。凡《素问》《灵枢》诸篇无不择要胪列以冠书首，并辑录《针灸大成》之精华，另外加入孙氏进针、退针、行针诸手法之独见及重绘的人身经络图式。特别是所论"指针"独树一帜，认为指针可以起到通气血而交经脉的作用，且较针来得方便，详细介绍了指针的操作方法。孙秉彝、赵熙继承了晋代葛洪手掐人中法，而且加以发扬，因此指针之法得以传播，而成为针灸医学的一支流派。

战争时期及新中国成立后三晋中医学的发展

　　抗日战争、解放战争时期，八路军三大主力转战山西，深入敌后先后建立晋察冀、晋冀豫、晋西北敌后山区抗日根据地，开辟解放区。革命根据地和解放区的医药工作者，在极其艰苦的条件下，自力更生，生产自救，重视发挥中医中药作用，就地取材，利用中草药，建立药厂生产药品和卫生材料，供应根据地和解放区军民的需要。同时开展了中医培训教育与研究工作，支援了抗日战争和解放战争，促进了根据地和解放区的卫生建设，为人民解放事业做出了重要贡献。

　　1939 年，八路军前方卫生部在太行山建立了制药研究所。研制出来柴胡注射液，用以治疗疟疾和一般热性病。除了单味药研究外，还研究复方制剂，如用银花、连翘、升麻等配制合剂，用当归、延胡索、益母草等配制成康宁丸，用麻黄、柴胡、黄芩等配制成替阿林等。1940 年 7 月，西北药厂在试制新药的同时，还将建厂以来生产研究工作的经验，编写成一本《抗战新药集》，记载了该厂所产的 20 余类 100 多种药品作用、用法制法等。同时收集有关科技情报资料进行研究，加强对新品种的研制。1943 年该厂成立了研究室，经过一段时间的努力，使肝注射液、精制食盐、碳酸氢钠、石膏等 10 多个新品种得以投产，麻黄素的提取、羊肠线的试制也获得成功。此外，还研究解决了最为紧张的药用中性玻璃的生产问题。在晋绥边区卫生试验所，李志中、瓮远等研制成功破伤风类毒素、破伤风抗毒素、牛痘苗。1942 年建立的晋绥制药厂，从黄芩中提炼制得黄芩素，用作解热剂。还用乌梅、苏叶、薄荷脑、甘草等提炼制成清凉片，用于急性热病的食欲缺乏、烦渴及胃酸缺乏、消化不良等症。总之，根据地和解放区的药学科研机构和人员虽不多，但却取得了很多成果，为人民解放事业做出了贡献。

其中，柴胡注射液为第一个中药注射剂，1941年诞生在太行山上的利华药厂，是清热治感冒的良药。1939年，日军侵华的硝烟弥漫中华大地，太行山的抗日根据地正处于最严峻的局面。很多坚持英勇杀敌的八路军将士患上了流感、疟疾，浑身疼痛、高热不退。由于日军的严密封锁，治疗这些疾病的奎宁等药品异常缺乏，严重地影响了部队的战斗力。当时，任八路军第十八集团军一二九师卫生部长的钱信忠很是着急，他根据当地中草药资源的分布情况，号召并带领广大医务人员上山采集传统中草药柴胡，采回清洗后将其熬成汤药给病号服用，收到了很好疗效。

第二年，钱部长向在太行山武乡、黎城一带坚持游击生产的第十八集团军野战卫生材料厂（又名利华药厂）建议，将柴胡进行蒸馏提取制成针剂。不久，便由该厂药剂研究室主任韩刚和李昕等进行研制，并使用下属玻璃厂自制的安瓿，成功地制成了全国首创的柴胡注射液。后经临床试用，治疗疟疾及一般的发热疾病效果显著，且未发现有毒副作用。于是，一二九师卫生部正式把这种针剂命名为柴胡注射液。由于疗效较好，使用广泛，部队的需求很大，因此，一个药厂每月要生产10万盒左右。

1941年5月1日，该药受到晋冀鲁豫边区大会的奖励。1943年5月，《新华日报》（华北版）发表了题为《医学界的新贡献———利华药厂发明柴胡注射液》的报道，盛赞柴胡注射液的研制成功是我国中药西制的重大创举。从此，这个药名一直沿用至今。1948年8月，利华制药厂迁出山西省境内，迁往河北省武安县大洛元村，并更名为利华大药厂，隶属华北人民政府企业厅。

新中国成立以来，革故鼎新，中医事业，日新月异。1953年山西省中医学校成立。1957年山西省中医研究所及附属医院成立，同年山西省中药材学校成立，1994年山西省中医研究所更名为山西省中医药研究院，2005年1月增挂山西省中医院院牌，2007年增挂北京中医药大学附属医院院牌。

1982 年经国务院批准，开始筹建山西中医学院，1989 年 6 月经国家教委批准正式成立。

1984 年山西省针灸研究所成立，1999 年与山西中医学院合并成立了山西中医学院第三中医院。

20 世纪 50~60 年代，山西独创的中西医结合非手术治疗宫外孕取得巨大成功，震惊海内外，其学术成就至令仍是高等医药院校教材的重点内容。20 世纪 70 年代，山西首创的"头针疗法"开针灸科学之先河，在中医学术发展史上再拔头筹。20 世纪 80 年代，山西的小型中医专科异军突起，锐不可当，成功引领中医药学科发展的时代潮流，并通过国家推广等途径遍及全国，生根发芽，开花结果。

2001 年 5 月 19 日山西省第九届人民代表大会常务委员会第二十三次会议通过了《山西省发展中医条例》，7 月 1 日起施行。2013 年 9 月 29 日召开的山西省第十二届人民代表大会常务委员会第五次会议审议通过《山西省发展中医药条例》，10 月 11 日，《条例》在山西省正式施行，为山西省中医药事业发展提供了更加有力的法制保障，对深化医药卫生体制改革、提高人民群众健康水平具有重要意义。

近代三晋医学的成就及人物志

近代以来，山西名医辈出，各领风骚，尤以韩玉辉、白清佐、王雅轩、李翰卿"四大名医"名震一时，享誉三晋。

韩玉辉（1884—1970），字韫山，山西省寿阳县人。出身中医世家，高祖韩运禄仁术济民，名噪乡里，雍正年间，县令赐"仁义维风"匾；曾祖韩觐周考取生员，亦为当地名医。韩氏幼失怙恃，由祖父母抚养成人。祖父韩现莲为三世家传名医，深爱其孙，玉辉4岁即从祖父启蒙背诵医学入门之书，年16即儒医并学，21岁时辍学经史，专攻岐黄，并随祖父应诊乡里。1921年，因祖父去世，执教村学，兼以行医。数年即名闻乡里。1927年移居太原行医，并在山西省中医改进研究会医学传习所学习，毕业后，经过考试获取正式行医执照。新中国成立后，响应党的号召，发起组建联合诊所，任副所长、所长等职。1955年诊所扩大为太原市第一中医联合医院，任院长。1957年应聘于山西省中医研究所（现山西省中医药研究院）从事临床研究工作。1958年山西省中医学会成立，任副理事长，并先后被推选为山西省政协委员、太原市政协常务委员。1958年因其成绩优异受到卫生部嘉奖，"在继承发扬祖国医学方面表现积极，成绩颇佳"。韩玉辉熟谙岐黄之术，精于辨证论治，从医60余年，学识渊博，经验丰富，内外妇儿无不通晓，妇科一门尤为所长。他宗法傅山，又有所阐发。辨证多从肝、脾、肾三脏立论，固本培元，调理气血，理法严谨，方效药简，屡起沉疴。其医德高尚，学术精湛。

被誉为山西四大名医之一。著作有《妇科挈要》《妇科挈要补注》《妇科挈要》
（修订本）《妇科学》《解肝煎临床应用经验》等。

白清佐（1888—1967），字辅臣，山西省太原市阳曲县泥屯镇思西村人。五世
业医，秉承家学，15 岁从师学医，又私淑黄元御、傅青主之学，年 18 即坐堂应
诊，开业于太原济生堂、体元堂、仁育堂，颇有医名。1931 年参加太原光明制药
社，任名誉总经理，负责处方。新中国成立后，1953 年参加太原市第十四联合诊
所，任医师，兼太原市中医学会理事。1957 年山西省中医研究所成立时，欣然应
邀参加该所的医疗研究工作。曾多次荣获先进工作者称号。擅长内、妇杂病，临
证多从脾肾入手，倡"脾湿肾寒说"，善用大剂桂、附、参、芪，屡起沉疴，是山
西省四大名中医之一。注重实践，不善写作。1962 年经陈重光、李长普整理其临
床验案数十则，发表于《中医研究通讯》及《山西医学杂志》（1964 年 4 月号），
后又汇集为《白清佐先生临床经验辑要》（于 1963 年 12 月由山西省中医研究所内
部印行）。

王雅轩（1904—1986），山西省神池县人。出身中医世家，其先祖王猷曾在
1835 年获医学训剩，例赠登仕佐郎，王猷两子王德齐、王德明俱议叙太医院品衔，
有"艺精仁术，功同良相，四代名医"的美称。王雅轩受家族的影响，自幼随父
王大宾习医，勤学好问，医学日精，声誉鹊起。擅长治疗温病、血液病、肝病及
其他杂病，精于辨证论治，理论造诣高深，临床经验丰富，对不少疑难杂病，见
解独到，疗效显著，有力挽狂澜之效，回天有术之功。新中国成立后于 1954 年被
任命为太原市卫生局副局长，1957 年山西省中医研究所成立，又被任命为副所长。
1958 年曾作为山西省医卫界代表光荣地出席全国"群英会"，受到毛主席及中央领
导的亲切接见。历任太原市第二、三届人民代表大会代表，山西省第二、三届人
民代表大会常务委员会委员，政协山西省第一、二、四、五届委员会委员。

李翰卿（1892—1972），又名希缙，字华轩，山西省灵丘县上沙坡村人。其舅
父张玉玺乃当地有名的儒医，幼时即从张玉玺学医，尽得其传。15 岁便独立诊病
开方，被当地人称为童医。1919 年县推荐到山西中医改进研究会医学传习所应试，
以成绩第一名被录取。1922 年毕业，先后应邀在太原复成堂、体乾堂等行医。35

岁始独立开业，悬壶并州，声名大震。被选为太原中医公会执委。1925 年应聘山西中医学校任教，后在太原开业行医。日军侵占太原时，慕其医术精湛，曾以高官厚禄聘请，均遭拒绝。1949 年后，主动将家藏《万有文库》等近 2000 册图书捐献给国家。历任太原市职工医院医师、医务主任、副院长。1956 年任山西中医研究所所长兼中医研究会理事长。同年加入中国共产党。为山西省第一、二、三届人人代表，第二届政协常委。李翰卿治学宗《内经》《难经》《伤寒杂病论》《诸病源候论》《千金方》，兼收各家之长，并汲取西学知识。重视四诊合参，尤重腹诊。治病尤遵仲景，精于《伤寒》《金匮》，喜用经方、小剂，每能救危难、起沉疴而得心应手。李氏在治疗上重护脾胃，主张攻邪，攻而不猛，补而不滞，常以小方治大病，多获疗效。1955 年他开始与山西医学院第一附属医院妇科主任于载畿合作，进行中西医结合非手术治疗宫外孕的研究，对宫外孕辨证为少腹血瘀，治以活血化瘀，以活络效灵丹为主治疗，取得非手术治疗宫外孕之成果。1970 年"中西医结合非手术疗法治疗宫外孕"的研究成果公开发表，开创了中西结合治疗宫外孕之先河，改写了宫外孕必须手术治疗的历史，被评为全国十大医学科研成果之一。1970 年 11 月赴京参加中西医结合会议，受到周恩来总理接见。1960 年编著成《伤寒论 113 方临床使用经验》一书。20 世纪 90 年代初，山西省中医药研究院根据李翰卿生前常用的治疗小儿腹泻、厌食症的丁桂填脐散立项，研制开发成中药新药"丁桂儿脐贴"。

此外，山西当代著名的医家还有王新午、刘济民、张子琳、肖通吾、陈清廉等人。

王新午（1901—1964），山西汾阳人。父礼庭，伯厚甫，素尚方术，治病辄效。幼承庭训，除攻读诗书外，从伯父学中医，熟读医籍。早岁游学北京，曾从许禹生学太极拳，又拜吴鉴泉为师习岳氏八翻手。1919 年毕业于北京体育专科学校。后至太原，创国术促进会，倡导医疗体育。曾任山西国术促进会会长。中年悬壶西安，行医诊病，所治多效。因医术高明，又重医德，被医界公推为西安中医师公会理事长，担任《医药汇刊》主编，并创办诊所，免费为贫苦民众治疗疾病。中华人民共和国成立后，1950 年赴京参加第一届全国中医会议，被选为全国

482

中医专门委员会委员。后历任西安市中医医院医务部主任、市中医业余大学副校长，市九三学社社员，西安市中医学会会长、政协陕西省委员会委员。王一生诊务繁忙，治验颇多，特别长于诊治伤寒、温病，尤善治急症。1942 年秋季一个大雨倾盆的日子，王应邀乘胶轮马车去城南五典坡，为一位患伤寒病 13 天，人已昏迷，又不饮、不食、不便，医皆推手不治的患者诊病。在认准病症后，嘱其家人赶快将患者移至城内，以便就近治疗。次日上午，王得知患者已到城内其妹家，便急往诊视。未入门即听内有哭声，入室后见患者已换殓衣，直卧于床，一动不动。王急开药，服后两小时，大便即通，翌晨转危为安。他对流行性乙型脑炎的治疗亦有较深研究，1956 年率中医治疗乙脑小组在西安市传染病院主持流行性乙脑治疗，效果显著，并将其所率小组治疗乙型脑炎经过，撰成《西安市中医治疗流行性乙型脑炎纪实》。王一生勤奋好学，手不释卷，除精于医药、武术之外，诗文、书法亦其所长。常勉励子女、后学要多读书，说："读书如耕耘，每读一遍必有一遍之收获，细细品玩方得其中之味。"著有《岳氏八翻手拳法》《太极拳阐宗》《太极拳法实践》等。其医疗经验经整理为《王新午医话医案》（1963 年）。

刘济民（1983—1966），名纯仁，山西崞县（今山西原平）人，世业医，父精外科。幼承庭训，随父侍诊。1923 年就读于山西中医改进研究会医学传习所，后返乡执医，1948 年迁居呼和浩特市设诊。新中国成立初入联合诊所，后历任呼和浩特市医院中医科主任、市中医研究所副所长。为第三、四、五届市人大代表、市政协委员。擅内、妇科，兼通外科、眼科。辨证论治注重培补脾土，兼顾肾气，并加滋阴或温肾填下之品，使阴生阳长，气旺血生，邪可自除。妇科则以气血并重为要。重视立方，遣药精当，治疾多选用前贤成方。著有《刘济民医案》（1961 年），又有经验方十余首传世。

张子琳（1894—1983），字桂崖，号宏达，山西五台县五级村人。其父润雨，精医、工书画。子琳幼承家学，随父以《医学三字经》启蒙，又受业于本县儒医刘采臣门下，攻读《医宗金鉴》及徐灵胎、陈修园、唐容川诸家著作。年甫二十，即为亲友诊治，屡获效验。其父供职大同观察使署医官，子琳随往，更得临证指教，加之本人勤奋研习古今医籍，越六年，医术大进，深为前辈赏识。

　　子琳中年丧父，乃在家乡开设药铺，自任坐堂医。辨证明析，用药轻灵，见效显捷，善用小方剂治大病，患者多往就之。他两代业医，敦重德行，常告诫子孙说："医虽小道，关系人命，当以济世活人为重。应量力取酬，况身居乡土，举凡族邻，尤宜斟酌。"以是施治售药，从无重索。遇有邀诊者，不路论远近，无分昼夜，必及时往视，于是声誉日隆。

　　新中国成立后，张子琳积极响应党的号召，学习政治，研究医学。在县邑首创集体诊所，于地方防病灭病，卫生保健工作无不率先以赴，无计得失，深为各级领导及地方群众所推崇。1956 年，当选为五台县人民代表。1957 年，山西省中医研究所建成，他毅然应聘。在职 14 年，诸凡考训医籍，诂释疑难，总结经验，解答询访，临证治疗，以及培养中医后继人才等各项医疗、科研、教学工作无不致力，为继承发扬祖国医学遗产多有建树。1972 年 78 岁退休，但求诊者仍络绎不绝。

　　张子琳业术有自，源出正派，理论根基一本《内经》《伤寒》《金匮》之学，崇尚前辈名家徐灵胎、陈修园等"尊古无妄"之说。张子琳行医 70 余年，积累之医札、病案、记述甚多，惜多已失落。现仅存 1970 年以来历年登录内、外、妇、儿各科病例，约 3 万有余；经验札记 40 余万言，已由山西省中医研究所指派专人协助整理，初步选出临证经验 30 例，捷效医案百例，汇集成册，定名为《张子琳医疗经验选辑》，于 1978 年由山西人民出版社出版发行。

　　张子琳临证用药轻灵，辨证准确，药量虽小，亦能"以巧破千斤"而愈病；反对大剂，不轻易施以克伐药品，以免患者元气受损，注重培补，善于调理，处置久治不愈复杂病症有独到之处。"平肝清晕汤"为其首创独到经验方，盖本《内经》论病机精义，参以张寿甫治疗现代医学所称高血压症之"建瓴汤"方义推衍成方，用于高血压、轻度动脉硬化、慢性肝炎、神经衰弱等病症，亦即中医所谓肝肾阴虚、肝阳上亢病因，发为眩晕、头痛，心烦、失眠、出血、癫痫、纳呆、便秘等疾病。20 年来，他以此方随症化裁施治，多应手而愈。此方曾为山西省中医研究所所刊及广东中医学院主编之《新中医》杂志转载，介绍于《老中医医案医话选》。同道中每有治用此方者，多见卓效。1981 年，湖南科学技术出版社出版之《著名中医学家的学术经验》一书，选录其医案业术甚详。1983 年 11 月，张子琳病逝于太原，终年 89 岁。

萧通吾（1890—1973），男，字广远，河北省武安市人。山西省名老中医，出身于中医世家。7 岁开始读私塾，在父辈行医的影响下，12 岁弃儒随父辈学医，初步掌握了中医学的基本理论和诊断治疗疾病的基本技能。父辈先后去世后，因同族兄弟行医者众多，1913 年迁居太谷县任村定居，开有隆太和药铺，边看病边卖药，悬壶乡里。隆太和药铺声誉日隆，求诊者络绎不绝。1953 年太谷县任村成立第八诊所，他积极响应，将药铺归并诊所，并在诊所工作。数月后因诊务繁忙，积劳成疾，突发脑血栓半身不遂回家休养。1955 年身体刚刚康复，应太谷县人民医院的邀请，任职于中医科。1962 年 2 月调至山西省中医研究所高干门诊工作。代表作有《萧通吾脉诀及脉案》，获 1989 年度山西省医药卫生科技著作三等奖。

陈清廉（1884—1966），山西天镇人。幼家贫，15 岁学裁缝，后从师习医 8 年，术大进。曾赴库伦（今蒙古乌兰巴托）行医十余年。1912 年抵包头，后又转赴柴沟堡。因当局拒发行医执照，愤然蓄发从道，道号洗尘，并继续行医。新中国成立后，任职于内蒙古自治区中蒙医研究所，曾任内蒙古中医学会名誉理事长、自治区第三届人大代表、卫生厅中医顾问。擅长内、妇、针灸科。学宗仲景，对张景岳、傅青主、张锡纯诸家学说悉心研究，颇有心得，又兼取各家精华，学习民间医技。治学以求实著称。善治偏枯、风痹等病。临证论治主张据证知理，因理立法，斟酌针药补泻。于补养气血、推荡积滞多用方药；于通径导络、燮理脏腑多取针灸，论证配穴必以脏腑、经络辨证为据。更于角法、火针、挑割、过海针（指过梁针、透针）独具丰富经验。重医德，对贫寒求治者，免费或代付药金。为人淳朴仁慈，热心传授经验。遗著有《陈清廉治验选》。

刘志亮（1893—1975），山西浑源人。幼练武术，后于北京因病经张钦霖（杨式太极拳传人）指点练武当内功而愈。1928 年偶得《小儿推拿广义》，苦心钻研，掌握气、指合并之"气功指针术"疗法。曾主编《气功指针治疗学》，未见传世。

结　语

最后以庚寅年潴月应赵怀舟君之邀为山西中医研究院建院五十三周年所作的《三晋中医赋》作为本书的结语。

二晋中医，其来尚矣。肇自炎皇，流于轩岐。神农揉木未耜，植艺五谷，复尝本草于烈山，医教兴焉；黄帝逐鹿中原，临观八极，理身绪余，君臣问难于明堂，《内经》作矣。嗣后尧都平阳，舜都蒲坂，禹都安邑，山右河东，民族繁衍，人民生息，遂为华夏文明发祥之地。更有夸父逐日，精卫填海，大禹治水，山海神话，至今美丽神奇流传不息。自古医文同道，医道同宗，天文地理，取类比象，儒道佛释，援以入医，岐黄医学，自成一体。

春秋战国，三家分晋，合纵连横，诸子蜂起，名医方士，周游列国。于是秦医有和缓，东入晋室，诊晋侯之疾。医缓洞悉沉疴，二竖为虐，病入膏肓；医和探析病原，六气为疢，生疾如蛊。扁鹊师长桑，断简子死生而见殃于秦李醯，至今永济、潞城留遗迹；义姁巾帼医，尝宫廷出入而受赏于武帝母，千古《史记》《汉书》传佳名。高平王熙传医圣人之著述，重编次，著《脉经》，后世才知有伤寒；河东卫汛为仲师之高足，知书疏，有才识，方论尚留于《千金》。高僧昙鸾，兼治医学，受术弘景，悉传本草。王勃序《难经》，亲拜师于曹元；狄公针赘疣，妙施术于脑后。宋代文仕，以医余事，良相良医，伯仲之间，汾州介休文彦博，陕州夏县司马光，《药准》《医问》，彪炳当世，一时盛事。宋后方书，蔚为大观，三晋医家，亦厕其间。王衮《王氏博济方》，杨倓《杨氏家藏方》，并行于世，至今不衰。尚有铜鞮杜思敬《济生拔萃》，清源庄季裕《膏肓灸法》；阳城王翼《素问注疑难》，介休王堉《医草醉花窗》。及明古芮张吾仁，又《撰集伤寒世验精法》，详审旧帙，独宗仲景，间引诸家，辨析疑似。宋代校书，发凡起例于高若讷；《御药院方》，编订校勘于许国祯。金元时期，学术纷争，学说传承，流布四方。平阳马宗素，学宗刘河间，撰《伤寒医鉴》；秀容元好问，赠序李东垣，并汇《集验方》。镇阳常仲明，传承张戴人之学，撰有《伤寒心镜》；虞乡麻信之，揄扬王好古之书，作序《阴证略例》。而医中翘楚，名声籍籍，首推傅山，节义声闻天下，医术名动后世，博通古今典籍，亦工诗书画医，天下学问无二，大河以北第一。惟晦名匿迹，著述真伪，扑朔迷离，至今难明。平水医籍，古本之精刻。晦明轩本《政和证类本草》，金代遗民张存惠之杰作，刘祁、麻革、元好问，三位山右名家为之序梓；濬文书局，近代之官刻，太原府署《植物名实图考》，山西巡抚吴其濬之绝笔，陆抚、葆抚、阎督军，三代晋府方伯为之枣梨。中医教育，自古或家传，或师承，或私淑，或自习，清末民初，政府拨款，兴医办学，冠绝一时。名贤睿哲，纷至沓来，楚才晋用，于斯为盛。医学传习所，赓续数十年，中西并举，融汇古今，保持旧学，牖启新知，弦歌不辍，桃李成蹊。

惜哉山西，地处边陲，治世之重镇，乱世之强藩，南侵北伐，首当其冲。医史人事，散佚失载，医学典籍，饱经兵燹，零落散轶，寥若晨星，遗留后世，什不存一。吉光片羽，弥觉珍奇。

新中国成立以来，革故鼎新。中医研究，焕发新生，丁酉之年，设所建院。历五十三稔之风雨历程，筚路蓝缕，励精图治，春华秋实，铸就辉煌；汇三晋大地之英华精粹，继承创新，独树一帜，各擅其技，自成体系。重点学科频传佳绩，硕博士点人才济济。创盛世之名院，领傲人之风骚。庚寅菊月，再添新景，中研大楼，拔地而起。纵比既往，喜巨变而自豪；横观海内，知差距而自励。煌煌大业，今奠其基，漫漫长路，任重道远。承先启后，继往开来，直挂云帆，再济沧海。善仁、精医、传承、致远，秉先贤之遗志，铸中医之航母。创名院、创名科、创品牌，出名医、出名药、出品牌，众志成城创新业，聚精会神谋发展。弘扬传统文化，随时代而焕新，发扬国医学术，与时代而继进。三晋中医，由此而登峰造极，中华瑰宝，由是而日新月异。

附　录

附录一　山西中医学大事年表

前 1700 年　相传伊尹创制汤液。陶器的发明，为汤液的创制提供了物质保证。

前 656 年（周惠王二十一年、晋献公二十一年）　晋国骊姬以"堇"（乌头）作为毒药使用。

前 585 年（周简王元年、晋景公十五年）　四月，晋自绛迁都新田，号新绛。时晋国韩献子谓："居土薄水浅之地，有沉溺（湿疾）重腿（足肿）之疾。"足见时已知建城的地理选择、地理环境与疾病的关系。

前 581 年（周简王五年、晋景公十九年）　五月，晋景公疾。景公疾笃，求医于秦，秦使名医医缓往视，医缓为晋景公诊病，认为其病已"入膏肓"。谓病在膏之下、肓之上，"攻之不可，达之不及，药不至焉，不可为也"。六月，晋景公薨。

前 549 年（周灵王二十三年、晋平公九年）　晋国然明论程郑有惑疾（惑疾为精神病中之幻想）。翌年十二月，程郑卒。

前 541 年（周景王四年、晋平公十七年）　晋平公有疾，郑简公使子产如晋聘。晋平公求医于秦，秦使医和往诊。医和诊晋平公疾，倡导阴、阳、风、雨、晦、明六气致病说，劝其节女色。

前 531～前 526 年（周景王十四年至十九年、晋昭公元年至六年）　扁鹊诊赵简子疾，预言三日内必醒，后果如扁鹊言，扁鹊因此得赏田四万亩。

前 140～前 87 年（汉建元元年至后元二年）　义姁入宫为汉武帝母亲王太后诊病，封为侍医。

3 世纪　张仲景弟子河东卫汛著《四逆三部厥经》《妇人胎藏经》《小儿颅囟方》等书。王叔和著《脉经》。

528 年（梁大通二年） 雁门释昙鸾曾受业陶弘景。陶氏"接对欣然"，倾其所学医学、药学及辟谷导引之法，热心传授，又应昙鸾请求，授予《仙经》10 卷。

608 年（隋大业四年） 隋炀帝即派遣文林郎、鸿胪卿掌客闻喜裴世清率领代表团一行十三人回访日本答礼，促进了中日医学交流。

652 年（唐永徽三年） 山西绛州僧，病噎食（食管癌），遗令弟子在他死后进行病理解剖，得见遍体肉鳞状物。

656~660 年（唐显庆年间） 太原狄仁杰为患儿施针脑后，治疗赘疣获愈。

997~1055 年（宋至道三年至至和二年） 并州榆次高若讷（字敏之）在世，著有《素问误文阙义》1 卷、《伤寒类要》4 卷，并考校《伤寒论》等医书多种。

1047 年（宋庆历七年） 太原王衮辑成《王氏博济方》5 卷，刊刻于世。

1129 年（宋建炎三年） 清源庄绰（字季裕），考医经异同，参诸家之说及所亲试，撰成《灸膏肓腧穴法》（或名《膏肓灸法》《膏肓腧穴灸法》）1 卷。

1178 年（南宋淳熙五年） 代州崞县杨倓辑《杨氏家藏方》20 卷，刊刻于当涂郡斋。

1196 年（南宋庆元二年） 汾州郭坦辑《十便良方》（又名《备全古今十便良方》）40 卷，刊刻于世。

1217 年（金兴定元年） 崞阳常仲明著有《伤寒心镜》（又名《张子和伤寒心镜别集》《伤寒心镜别集》）1 卷。

1234 年（金天兴三年） 平阳洪洞马宗素著有《伤寒医鉴》（一名《刘河间伤寒医鉴》）1 卷。

1242 年 秀容元好问（字裕之，号遗山），根据自身的用药实践，集"亲验"药方数十首，辑成《元氏集验方》1 卷。

1243 年 王好古来山西行医、讲学授徒，执业晋州。

1249 年（蒙古定宗四年） 平阳张存惠晦明轩刻《重修政和经史证类备用本草》30 卷，著成《阴证略例》，虞乡麻革为之作序。

1267 年（元至元四年） 曲沃许国祯等撰《御药院方》20 卷。

1283 年（元至元二十年） 许国祯又奉命与翰林承旨撒里蛮，召集诸路医学教授，增修本草，名为《至元增修本草》。

1315 年（元延祐二年）　铜鞮杜思敬（晚号宝善老人），撰《济生拔粹》19 卷。

1482 年（明成化十八年）　大同都督同知王玺著《医林类证集要》10 卷。

1545 年（明嘉靖二十四年）　高平郭鉴辑成《医方集略》8 卷。

1573~1620 年（明万历年间）　介休韩医妇曾为孝义县周佑之母治噎食症，先令漱以花椒水，后以六棱之尖端白石，纳入口中，令咽其液，复以指摩招喉咽，外用箸探吻中，略出肉两片而愈。

1601 年（明万历二十九年）　山西巡按御史赵文炳委派晋阳靳贤协助杨继洲选集校正家传《卫生针灸玄机秘要》，著成《针灸大成》10 卷，并在平阳首次刊行。

1666 年（清康熙五年）　芮城张吾仁著《撰集伤寒世验精法》8 卷刊行。

1772 年（清乾隆三十七年）　介休范毓𬮤著《太乙神针》刊行。

1827 年（清道光七年）　阳曲傅山（字青主）著《傅青主女科》刊行。

1847 年（清道光二十七年）　晋阳王伯伟（廷魁）著《天花八阵编》3 卷刊行。

1880 年（清光绪六年）　山西巡抚曾国荃举荐阳曲知县汪守正入京为慈禧太后诊疗疾病。

1919 年　山西中医改进研究会成立，同年 8 月，中医改进研究会创办附属医校，即山西医学传习所，是辛亥革命后山西正式举办医学教育开始。

1921 年　山西中医改进研究会创办了《医学杂志》。

1923 年　代县赵熙（字辑庵，号遁仙）等编《针灸传真》（又名《绘图针灸传真》刊行。

1953 年　山西省中医学校成立。

1955 年　山西省中医研究所及附属医院成立，李翰卿任所长。

1984 年　山西省针灸研究所成立。

1985 年　山西中医学院成立。

2001年　山西省第九届人民代表大会常务委员会第二十三次会议通过了《山西省发展中医条例》，7月1日起施行。

2013年　山西省第十二届人民代表大会常务委员会第五次会议审议通过了《山西省发展中医药条例》，10月11日起正式施行。

附录二　山西省与中医药相关的非物质文化遗产

山西省（第一至第四批）国家级非物质文化遗产传承人名录（传统医药类）

1. 山西省第三批国家级非物质文化遗产传承人

03-1442 IX-4 中医传统制剂方法：杨巨奎（龟龄集传统制作）山西省太谷县

2. 山西省第四批国家级非物质文化遗产传承人

中医诊法：王培章（王氏中医妇科）山西省平遥县

中医传统制剂方法：柳惠武（龟龄集、定坤丹）山西省太谷县

中医正骨疗法：武承谋（武氏正骨疗法）山西省高平市

山西省省级非物质文化遗产名录（传统医药部分）

1. 第一批非物质文化遗产（共计2项）

序号	编号	项目名称	申报地区或单位
86	IX-1	傅山养生健身术（八珍汤、傅青主女科、傅山传说）	太原市尖草坪区
87	IX-2	龟龄集酒药传统制作工艺	晋中市太谷县

2. 第二批非物质文化遗产（共计8项，涉及保护单位9家）

序号	编号	项目名称	申报地区或单位	备注
113	IX-1	竹叶青酒泡制技艺	杏花村汾酒集团	124
114	IX-2	梅花点舌丸制作技艺	山西双人药业有限责任公司	125
115	IX-3	小儿七珍丸制作技艺	山西双人药业有限责任公司	126
116	IX-4	榆社阿胶熬制技艺	榆社阿胶厂	127

续表

序号	编号	项目名称	申报地区或单位	备注
117	IX-5	定坤丹制作技艺	山西省广誉远国药有限公司	128
118	IX-6	垣曲菖蒲酒泡制技艺	垣曲县舜皇菖蒲酒业有限公司	129
119	IX-7	武氏正骨法	高平市文化馆	130
120	IX-8	平遥道虎壁王氏中医妇科	平遥县王恭诊所	131
			晋中市道虎壁王氏妇科研究院	132

3. 第三批非物质文化遗产（共计 2 项，2 个保护单位）

序号	编号	项目名称	申报地区或单位
68	IX-11	针灸（一针消肿疗法）	临汾市非物质文华遗产保护协会
69	IX-12	中药炮制技术（山西颐圣堂醋制药材）	山西黄河中药有限公司

4. 第四批非物质文化遗产（共计 2 项，3 个保护单位）

中医烧伤疗法（杨氏中医烧伤疗法）　平遥县杨复兴诊所

中医烧伤疗法（冯氏中医皮肤烧伤疗法）　万荣皮肤烧伤研究所

中药炼制技艺（传统丹药炼制技艺）　稷山县清河镇秦家庄卫生所

5. 扩展项目

传统医药（共 4 项，11 个保护单位）

（1）中医养生（沙袋循经拍打疗法）太原市御生堂文化养生服务有限公司

中医养生　芮城县吕洞宾中医养生文化研究会

（2）中医传统制剂方法（乾德堂小儿止泻散制作技艺）平遥乾德堂邓兆泉中医内科诊所

中医传统制剂方法（楼氏中医史家胃灵散制作技艺）洪洞县乐善堂商贸有限责任公司

中医传统制剂方法（贾氏乌金散制作技艺）洪洞县贾氏乌金散中医研究所

中医传统制剂方法（襄汾关梁氏膏药）襄汾温泉医院

（3）韩式正骨术　陵川县西河底镇卫生院

摸骨正脊术　晋中市灵石县

赵氏正骨　河津堡子沟中医骨伤专科医院

（4）中医诊疗法（吴氏妇科）太谷县康福药店

中医诊疗法（武氏中医脾胃派疗法）运城武氏中医院

附录三　全国老中医药专家学术经验继承工作指导老师及继承人名单（山西省）

第三批：

指导老师（14 名）：李国章　郭耀康　侯振民　贾六金　吕景山　柴瑞霭

张玉芬　王裕颐　陈家礼　白祯祥　介　霭　尹翠梅

高天爱　单　镇

学术继承人（26 人）：王祥云　王　洋　郭俊杰　刘亚丽　李　瑛　申宝林

翟瑞琦　石　岳　赵保东　赵立新　杨红蓉　黄　安

白小丁　薛　征　刘小渭　柴　巍　范星霞　赵俊萍

李变华　崔丽琴　杨　虹　郝丽晓　罗晋萍　吕改英

杨宝龙　武　滨

第四批：

指导老师（13 人）：王晞星　冯五金　王裕颐　张玉芬　侯振民　郭耀康

关宝莲　魏中海　陈家礼　白兆芝　赵尚华　吕景山

高天爱

学术继承人（26 人）：李宜放　李廷荃　李聚林　李　晶　李宝玲　孙小红

王　红　张淑芬　刘爱军　王世荣　贺振中　郭　霞

李小军　王家仁　张海生　王步青　陈筱云　苗建英

王　健　贾　颖　魏峰明　文　雅　郝重耀　吕玉娥

安志强　崔宇宏

第五批：

指导老师（15 人）：王晞星　冯五金　梁瑞敏　张晋峰　宋明锁　胡兰贵

韩履祺　李建仲　魏中海　贾六金　赵建平　高继宁

文　洪　王有奎　柴瑞霁

学术继承人（30人）：赵剑锋　南晓红　安彦军　贾志新　郭晓霞　李怀长

薛勤梅　赵淑英　王小芸　赵怀舟　张德雄　李晓东

钱雅玉　邢大庆　赵立胜　关　芳　彭宝虹　胡志耕

袁　叶　张　焱　冯振宇　赵　文　赵怡蕊　李　红

张天生　聂培瑞　王济梅　尹政先　宁云峰　柴　岩

附录四　全国优秀中医临床人才名单（山西省）

第一批：刘光珍　胡兰贵　梁瑞敏

第二批：马文辉　刘丽坤

第三批：王世荣　秦艳虹　赵玉珍　郜志宏　申宝林　张永康　张文红

杜秀娟　王文革　张　捷

参考文献

［1］山西省史志研究院．山西通史．太原：山西人民出版社，2001.

［2］侯伍杰．山西历代纪事本末．北京：商务印书馆，1999.

［3］降大任．山西史纲．太原：山西人民出版社，2004.

［4］降大任．话说山西．太原：山西古籍出版社，2003.

［5］卢昆，曹振武．山西市县简志．太原：山西人民出版社，1990.

［6］山西省地方志办公室．民国山西史．太原：山西出版集团·三晋出版社，2011.

［7］杨秋梅．山西历史与文化．太原：山西出版集团·三晋出版社，2008.

［8］瞿大风．元朝时期的山西地区——政治·军事·经济篇（中国蒙古学文库）．沈阳：辽宁民族出版社，2005.

［9］马晓东．历史人物与山西地名．太原：山西人民出版社，1983.

［10］安介生．历史地理与山西地方史新探．太原：山西出版集团·山西人民出版社，2008.

［11］高增德．中国文化世家·三晋卷．武汉：湖北长江出版集团·湖北教育出版社，2008.

［12］张捷夫．山西历史札记．太原：书海出版社，2001.

［13］刘纬毅．山西历史人物传．山西省地方志编纂委员会办公室，1984.

［14］刘毓庆．上党神农氏传说与华夏文明起源．北京：人民出版社，2008.

［15］王守信，秦海轩．炎帝神农与上党（山西历史文化丛书第十八辑）．太原：山西春秋电子音像出版社，2006.

［16］申维辰．华夏之根——山西历史文化的三大特色．太原：山西教育出版社，2008.

［17］杜秀荣．山西省地图册．北京：中国地图出版社，2001.

［18］王晓毅，乔文杰．岁月遗珠：20世纪山西考古重大发现的文化解读．太

原：山西出版集团·山西人民出版社，2006.

[19] 李镇西．魂系山西．北京：中国科学技术出版社，1995.

[20] 冯建国．千年三晋．太原：山西经济出版社，2006.

[21] 王云飞、王进、郝卫平．回望山西——五千年文明看山西．太原：山西经济出版社，2004.

[22] 张舜徽．中国古代学者百人传．北京：中国青年出版社，1986.

[23] 赵瑞民．拂去历史的尘埃——考古寻踪（百年山西丛书）．太原：山西人民出版社，2003.

[24] 张成德．老字号·名字号（百年山西丛书）．太原：山西人民出版社，2003.

[25] 郝平．丁戊奇荒：光绪初年山西灾荒与救济研究．北京：北京大学出版社，2012.

[26] 李国荣．帝王与炼丹．北京：中央民族大学出版社，1994.

[27] 李云．中医人名辞典．北京：国际文化出版公司，1988.

[28] 李经纬．中医人物词典．上海：上海辞书出版社，1988.

[29] 裘沛然．中国医籍大辞典（上、下）．上海：上海科学技术出版社，2002.

[30] 何时希．中国历代医家传录（上、中、下）．北京：人民卫生出版社，1991.

[31] 陈梦赉．中国历代名医传．北京：科学普及出版社，1987.

[32] 黄树则．中国现代名医传（一）．北京：科学普及出版社，1985.

[33] 李茂如，胡天福，李天钧．历代史志书目著录医籍汇考．北京：人民卫生出版社，1994.

[34] 郭霭春．中国分省医籍考（下册）．天津：天津科学技术出版社，1987.

[35] 严世芸．中国医籍通考（第一卷）．上海：上海中医学院出版社，1990.

［36］严世芸．中国医籍通考（第二卷）．上海：上海中医学院出版社，1991．

［37］严世芸．中国医籍通考（第三卷）．上海：上海中医学院出版社，1992．

［38］严世芸．中国医籍通考（第四卷）．上海：上海中医学院出版社，1993．

［39］贾得道．中国医学史略．太原：山西人民出版社，1979．

［40］俞慎初．中国医学简史．福州：福建科学技术出版社，1983．

［41］甄志亚．中国医学史（高等医药院校教材）．上海：上海科学技术出版社，1997．

［42］李经纬．中医史．海口：海南出版社，2007．

［43］李经纬，李志东．中国古代医学史略（古代科学史略丛书）．石家庄：河北科学技术出版社，1990．

［44］朱建平．中国医学史研究．北京：中医古籍出版社，2003．

［45］何时希．近代医林轶事．上海：上海中医药大学出版社，1997．

［46］赵洪钧．近代中西医论争史．合肥：安徽科学技术出版社，1989．

［47］邓铁涛．中医近代史．广州：广东高等教育出版社，1999．

［48］严建明．远古中国医学史．北京：中医古籍出版社，2006．

［49］黄仑，王旭东．医史与文明．北京：中国中医药出版社，1993．

［50］马伯英．中国医学文化史（上、下）．上海：上海人民出版社，2010．

［51］赵阳．历代宫廷御医档案揭秘．北京：北京科学技术出版社，2006．

［52］廖育群．繁露下的岐黄春秋——宫廷医学与生生之政．上海：上海交通大学出版社，2012．

［53］沈伟东．医界春秋——1926～1937 民国中医变局中的人和事．桂林：广西师范大学出版社，2011．

［54］张志斌．中国古代疫病流行年表．福州：福建科学技术出版社，2007．

［55］姚奠中．元好问全集（上、下）．太原：山西人民出版社，1990．

［56］郝树侯．傅山传．太原：山西人民出版社，1981．

［57］魏宗禹．傅山评传（中国思想家评传丛书）．南京：南京大学出版
社，1995．

［58］侯文正．傅山传．太原：山西古籍出版社，2002．

［59］贾跃胜，曹培林．山西中医史话（山西历史文化丛书第八辑）．太原：
山西人民出版社，2003．

［60］山西省卫生厅．山西名老中医经验汇编．太原．山西科学技术出版
社，1992．

［61］王晞星，李源增．医苑英华（上、下）．北京：中国中医药出版
社，2007．

［62］张瑞贤，等．植物名实图考校释．北京：中医古籍出版社，2008．